面向 21 世纪精品课程教材
全国高等医药教育规划教材

Mental Disorder Nursing

精 神 障 碍 护 理 学

主 编 冯 怡

副主编 王秀华 张燕敏

U0276807

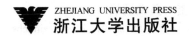 ZHEJIANG UNIVERSITY PRESS
浙江大学出版社

图书在版编目（CIP）数据

精神障碍护理学 / 冯怡主编. —杭州：浙江大学
出版社，2013.1（2017.5 重印）
ISBN 978-7-308-10830-0

Ⅰ. ①精… Ⅱ. ①冯… Ⅲ. ①精神障碍—护理学
Ⅳ. ①R473.74

中国版本图书馆 CIP 数据核字（2012）第 277032 号

精神障碍护理学

主　编　冯　怡

丛书策划	阮海潮（ruanhc@zju.edu.cn）
责任编辑	阮海潮
封面设计	刘依群
出版发行	浙江大学出版社
	（杭州市天目山路 148 号　邮政编码 310007）
	（网址：http://www.zjupress.com）
排　　版	杭州好友排版工作室
印　　刷	浙江省良渚印刷厂
开　　本	787mm×1092mm　1/16
印　　张	22.25
字　　数	570 千
版 印 次	2013 年 1 月第 1 版　2017 年 5 月第 4 次印刷
书　　号	ISBN 978-7-308-10830-0
定　　价	49.00 元（含光盘）

面向 21 世纪精品课程教材
全国高等医药教育规划教材

《精神障碍护理学》

编委会名单

主　编　冯　怡（浙江省立同德医院）

副主编　王秀华（浙江省精神卫生中心）

　　　　张燕敏（浙江省立同德医院）

编　委　邵华芹（浙江省精神卫生中心）

　　　　方晓云（浙江省精神卫生中心）

　　　　王丽娟（浙江省立同德医院）

　　　　沈国珍（浙江省立同德医院）

　　　　李晓一（浙江省精神卫生中心）

　　　　王云仙（杭州市公安局安康医院）

　　　　章秋萍（杭州市第七人民医院）

　　　　杨　颖（浙江大学医学院附属第二医院）

　　　　徐美英（湖州市第三人民医院）

　　　　金素萍（浙江省立同德医院）

　　　　季显琼（温州市第七人民医院）

　　　　刘　影（杭州市第七人民医院）

　　　　章小彩（杭州市第七人民医院）

　　　　李玉凤（青岛市市立医院）

　　　　赵国秋（杭州市疾病预防控制中心）

　　　　章健民（浙江省精神卫生办公室）

　　　　储伟芳（浙江省立同德医院）

前　言

随着社会经济的快速发展和竞争的日趋激烈,各种矛盾冲突纷呈,各种心理社会因素给人们的心身健康带来极大的冲击和考验,精神障碍问题日益突出,已成为全球重大的公共卫生问题和突出的社会问题,中国疾病预防控制中心2007年进行的一项调查显示,中国的精神障碍患者数量超过1亿,其中重度精神障碍患者人数超过1600万,不仅严重影响患者及家属的身心健康与生存质量,还影响社会稳定和人民群众生命财产安全。2012年卫生部出台了中国精神卫生工作规划(2012—2015年)(征求意见稿),提出了一系列目标、策略和措施,以进一步维护和促进人民群众的心理健康,防治各类精神障碍、预防和干预各类心理行为问题、促进全民心理健康,2012年10月26日《中华人民共和国精神卫生法》结束了27年的立法长跑,对精神卫生工作的方针原则和管理机制,心理健康促进和精神障碍的预防、诊断、治疗和康复,精神卫生工作的保障措施,维护精神障碍患者和合法权益等作了明确的规定,这必将促进我国精神卫生事业的发展。精神障碍护理学也必将成为一门独立的学科,它所承担的角色和发挥的作用,是其他学科所不能替代的。为了适应精神卫生事业发展的需要,我们以生物—心理—社会医学模式为指导,重视基本理论、基本知识和基本技能的培养,强调整体观念,并力求在理念和内容上与时俱进,参阅了大量最新资料编写该书,主要供高等院校本科护理学专业作为教材使用,也可作为临床护理工作人员毕业后继续医学教育的参考书籍。

全书共十八章,约57万字,可供38~48学时教学讲授。第一章至第五章主要介绍精神障碍护理学的发展简史与发展趋势、精神障碍护理学的相关理论、伦理与法律,精神障碍的病因与分类,精神障碍症状学,精神障碍护理的基本内容与要求等。第六章至第十三章介绍了临床常见精神障碍,包括器质性精神障碍、活性物质所致精神障碍、精神分裂症、心境障碍、应激相关障碍、神经症、心理因素相关生理障碍以及儿童青少年精神障碍的临床特征与护理程序等。第

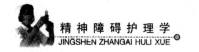

十四至十八章主要介绍精神障碍患者危急状态的防范、治疗与康复护理、社区与家庭护理、患者安全与护理等。并附有同步练习和教学配套（PPT）光盘，以方便读者更好地理解和自我检验。

编者均为具有丰富精神障碍护理学教学和临床经验的专家，但仍难免有不妥甚至谬误之处，恳请各位读者在使用过程中提出宝贵意见，使之日臻完善。

在本书的编写过程中，自始至终得到了各编者单位领导的高度关心和大力支持，尤其是浙江大学出版社责任编辑的严格把关，在此一并表示诚挚的谢意。

冯 怡

2012 年 11 月于青柯园

目 录
CONTENTS

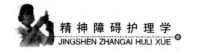

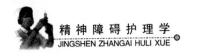

第一章 绪 论

【学习目标】
- 掌握:精神障碍护理学、心理现象、精神卫生、精神障碍等概念;精神障碍护理学的基本任务。
- 熟悉:精神障碍护理学发展趋势;精神障碍专科护理人员的角色和素质要求。
- 了解:精神障碍护理学的发展简史;精神障碍护理相关的伦理与法律。
- 运用:能运用相关理论指导精神障碍患者的临床护理与科研。

随着社会经济的快速发展和竞争日趋激烈,各种矛盾冲突纷呈,瞬息万变的社会变革等心理社会因素给人们的心身健康带来极大的冲击和考验,精神障碍问题日益突出,已成为全球重大的公共卫生问题和突出的社会问题。按照国际衡量健康状况的伤残调整生命年来量化各类疾病的总负担,我国的精神障碍排名已超过心脑血管疾病、呼吸系统疾病及恶性肿瘤等疾病,而跃居首位(WHO,1996)。据 WHO 资料预测,到 2020 年,我国精神障碍负担将上升到 25%,继续排名我国疾病总负担的首位。精神障碍不仅严重影响患者及家属的身心健康与生存质量,而且影响社会稳定和人民群众生命财产安全。为了发展精神卫生事业,规范精神卫生服务,维护精神障碍患者的合法权益,增进公民心理健康,预防和治疗精神障碍,促进精神障碍患者的康复,2012 年 10 月 26 日第十一届全国人民代表大会常务委员会第二十九次会议通过了《中华人民共和国精神卫生法》,自 2013 年 5 月 1 日起施行。对精神卫生工作的方针原则和管理机制、心理健康促进和精神障碍预防、精神障碍的诊断和治疗、精神障碍的康复、精神卫生工作的保障措施、维护精神障碍患者合法权益等作了规定,必将促进我国精神卫生事业的发展。精神障碍护理学也必将成为一门独立的学科,它所承担的角色和发挥的作用,是其他学科所不能替代的,精神障碍护理的实践、研究与发展任重而道远。

第一节 概 述

一、概念

精神障碍护理学(mental disorder nursing)是以精神病学为指导,以护理学理论为基础,结合精神障碍的具体特点,从生物、心理、社会三个方面研究和帮助精神障碍患者恢复健康,研究和帮助人类保持健康和预防精神障碍的一门应用性学科。它不仅与精神病学和护理学有关,还与心理学、社会学、行为医学以及相关的伦理、宗教和法学等内容有关。

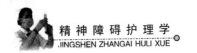

心理现象（mental phenomena）是心理活动的表现形式，是人脑在反映客观环境时所进行的一系列复杂的功能活动的总称。心理现象包括心理过程与个性两部分。心理过程是人脑对客观事物的反映，通常包括认知、情感和意志行为三个既有联系又有区别的方面。个性包含个性倾向性和个性心理特征两个方面，个性倾向性是指个体对客观事物的稳定的态度，决定着个体的行为的方向；个性心理特征则是个体身上经常表现出来的本质的、稳定的心理特点。人的心理活动一般受遗传及发育水平、社会文化及历史背景、学习与文化传统等多因素的影响。因此，在同一自然环境和社会环境中生活的人，其心理活动却是千差万别的。

精神卫生（mental health）又称心理卫生，是指积极有效地维护和促进大众的心理健康，预防和矫正各种精神障碍，保持并促进人们的身心健康，以提高人们适应社会环境的措施和方法。

精神障碍（mental disorder）又称为精神疾病（mental illness），是个体在生物、心理和社会等多种因素的影响下，大脑功能活动紊乱，导致认识、情感、意志行为及智力等不同程度的异常，有些可伴有生理功能障碍。精神障碍不仅包括传统的、临床症状明显、社会功能受损严重的精神障碍，也包括临床症状和社会功能受损轻微的神经症、人格障碍和适应性障碍。由于对精神疾病存在着一定程度的社会偏见，所以对"精神疾病"的称呼，目前以使用"精神障碍"为好。

心理问题也称心理失衡，是正常心理活动中的局部异常状态，不存在心理状态的病理性变化，具有明显的偶发性和和暂时性，常与一定的情境相联系，常有一定的情景诱发，脱离该情景，个体的心理活动则完全正常。临床上心理问题通常指人们在外界应激源刺激下，出现紧张、烦躁、沮丧、伤心、绝望、焦虑、抑郁等消极的与不良的心理状态。心理与任何自然现象一样，是一个动态的开放系统，它不断地和自身以及外界进行信息交换，各种因素都有可能对心理产生影响。随着社会经济的快速发展以及生活环境的变化，心理社会因素给人类的心身健康带来极大的冲击与考验，心理问题日趋严重。

二、精神障碍护理学发展简史

精神障碍护理学是在精神医学和护理学基础上逐步形成和发展起来的，凝聚着一代又一代终身致力于精神科护理事业同仁的不懈努力和奉献精神。由于许多精神障碍的病因和发病机制不明，加之人们对精神障碍的认识不足和长期存在的偏见，其发展较其他护理学科的发展经历了更加漫长而艰辛的过程。

远古时代，人类对疾病的产生尚不了解，认为疾病是鬼神等超自然力量对人类的惩罚，精神障碍也不例外，治疗的方法则是求神拜佛、请巫师。我国最早有关精神障碍现象的文字记载大约见于公元前11世纪，如《尚书·微子》中有："我其发出狂"，表明殷代已有"狂"这种病名。此外，在先秦诸子百家的著作中，也都有不少有关精神障碍的零散记载，如《管子·业内》有"忧郁生疾"，《韩非子·解老》有"思虑过度则智识乱"等。到了春秋战国（公元前770年—前221年）时期，中国历史上第一部中医学专著《内经》中就有论述精神障碍的专门篇章《灵枢·癫痫》，提出了以"癫"、"狂"两症来概括精神障碍的分类方法。此后，历代医家在不同的时期对精神障碍的病因病机和辨证诊治均有系统的论述，对精神医学的发展作出了不同程度的贡献，但一直未形成专科。由于古代家长制、宗法制都极为发达，精神障碍患者的照管保护皆归于家长。目前全国精神障碍专科医院的管理模式，大多仍沿用西方国家传入的管理模式。

古希腊最伟大的医学家希波克拉底(Hippocrates,公元前 460 年—前 377 年)是科学医学的奠基人,也被尊崇为"精神病学之父",他将各种病态的精神兴奋归于一类,称为躁狂症,将相反的情况称为忧郁症,这是精神病理现象最早的概括和分类。中世纪(从公元 5 世纪到 17 世纪),阿拉伯帝国曾有治疗精神障碍患者的机构。不幸的是到中世纪后期,精神障碍患者遭到残酷的迫害,当时流行着一种观点,认为躯体疾病可能是自然因素引起,而灵魂的疾病则必然是罪恶和魔鬼所致。不少精神障碍患者被认为"魔鬼附身"而受到严刑拷打,甚至被活活烧死,许多患者遭受捆绑和监禁的生活,这一时期精神病学的发展特别艰难。

国外精神病学的真正发展是从 19 世纪逐渐开始的,随着现代医学的迅速发展,精神障碍患者不再被认为与魔鬼有关,精神障碍是一种需要治疗的疾病。法国大革命后,比奈尔(Pinel,1745—1826)是第一个被任命为"疯人院"院长的医生,他去掉了患者身上的铁链,主张人道地对待患者,被认为是精神医学的首次革新运动。到了 1814 年,希区(Hitch)开始在疗养院招用受过训练的女护士,从此收容精神障碍患者的疗养院才有了医院的形式。这一时期,精神病学的临床与理论研究也逐渐繁荣起来,尤其是 19 世纪末与 20 世纪初,一大批卓越的精神病学家脱颖而出,如国际著名的神经精神病学家克雷丕林(Kraepelin,1855—1926 年)充分利用前人积累的经验和自己大量的临床实践,将内外科疾病的研究方法运用于精神障碍的分类,创立了"描述性精神医学",尤其是明确区分了躁狂忧郁性精神病(现称心境障碍)和早发性痴呆(现称精神分裂症),被誉为现代精神病学之父。1860 年,护理学创始人南丁格尔(Nightingale)在伦敦开设了第一所护士学校,由此开创了专业性的护理工作。1873 年,美国的琳达·理查兹(Linda Richards)女士,主张精神障碍患者应与内科患者一样得到完善的照顾,并制订了一整套精神科护理计划,奠定了精神科护理的基本模式,被称为"美国第一位精神科护士"或"精神科护理的先驱者"。1882 年,在美国麻省马克林医院建立了第一所培养精神科护士的学校,将内外科护理运用于精神病医院的环境中,教学内容主要是保护及管理技巧,护理人员的主要工作是照顾躯体功能,如给药、营养供应、提供生活照料及参与病房活动,虽然涉及精神科方面的内容很少,但为精神科护理的建立与发展奠定了坚实的基础。

20 世纪各种学说蓬勃发展。1913 年诺格契(Noguchi)在进行性脑麻痹患者的脑中发现梅毒螺旋体而提出精神障碍的"器质性病因论";瓦格尔·焦瑞克(Wagrer Jauregg)的高热疗法、沙寇(Sakel)的胰岛素昏迷疗法和梅德纳(Von Moduna)的药物痉挛疗法等,打破了精神障碍不可治疗的观念;S. 弗洛伊德(S. Freud)创立的心理分析学派,利用自由联想和梦的解析去了解人类的心理症结,突破了器质性病因论研究的瓶颈,将精神医学带入"心因性病因论"的研究范畴,被认为是精神医学的第二次革新运动。随后,由于生物化学、心理学、社会学等相关学科的进步及流行病学调查,使大众了解到社区精神卫生问题的重要性,而要求改变对精神障碍患者的治疗方式,在英国推行治疗性社区以缩短患者和社区之间的距离,社区精神卫生运动被称为精神医学的第三次革新运动。1953 年精神药物的发现,人们研究其药效机制进而研究神经介质与脑中各受体之间的关系,探讨精神障碍发生的生物机制,使得精神障碍能够以科学和客观的方法诊断与治疗。因此,生物精神医学的发展可以说是精神医学的第四次革新运动。

随着精神医学的发展,许多躯体治疗方法被精神医学领域广泛接受,例如深度睡眠治疗

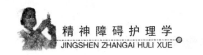

(1930)、胰岛素休克治疗(1933)、精神外科疗法(1935)、电休克治疗法(1938),特别是20世纪50年代以后的药物治疗,从根本上改变了精神障碍治疗手段的困境,精神障碍护理的角色和要求也渐渐发生改变,强调专科护理,注重心理护理技能的学习和提高。1954年,苏联医生普普金撰写的《精神病护理》,详细阐述了精神科病房的组织管理,对医护人员的要求,对精神障碍患者的基础护理和症状护理,强调尊重和爱护患者,恢复患者的权利,废除约束,开展文娱活动和劳动等。一些大城市的精神病医院组织患者参加工娱疗活动,成立患者管理委员会,让患者参加病区管理,实行开放和半开放管理模式。1963年后,在社区精神卫生运动的推动下,精神科护理逐步由院内封闭的护理,开始走向社区、家庭,走向精神障碍的预防保健及康复,我国各地开展了城乡的精神疾病防治工作。1990年,中华护理学会成立了全国精神科护理专业委员会,各省也纷纷成立分会,区域间和国际间的学术交流活跃,大大促进和推动了我国精神障碍护理学的发展。20世纪末,随着社会进步和科学发展,人们对心理健康需求水平的提高,精神障碍护理的功能也发生了重大改变,工作内容由以往对精神障碍患者的安全护理、生活护理及治疗方面护理,延伸到提高精神障碍患者的生活质量而进行的心理护理、康复护理、健康教育和社区护理。服务的对象也扩展到一般心理问题和健康人群。大批大学本科和硕士毕业的护理人才从事精神障碍护理的临床、教学、科研等。

三、精神障碍护理学发展趋势

随着社会的进步和生物医学与神经科学的进展,人们逐渐认识心理社会因素对精神活动和疾病的影响,精神卫生工作者不仅要重视精神障碍患者的预防、治疗、康复等问题,也要关注大众群体的心理健康问题。精神障碍护理学的发展进入了一个新的阶段,其发展趋势主要有以下几个方面:

(一)以预防为主

由于精神医学在整个医学体系中起步较晚,加之专业本身基础理论的复杂性,许多常见精神障碍的病因和发病机制尚未阐明,精神障碍的预防工作仍处于探索阶段。目前,精神障碍的预防工作主要以不同的组织形式,结合不同的社会制度和文化特点,采取不同的措施,包括预防精神障碍的发生,早发现、早诊断、早治疗、争取完全缓解和良好的预后,防止复发,减少精神障碍导致的功能衰退。

(二)社区—家庭化护理

精神障碍是一种慢性疾病,患者长期住院易出现"住院综合征",加速社会功能的衰退。20世纪80年代以来,WHO提倡精神卫生服务应从精神病院为中心转向以社区家庭化为中心,使精神障碍患者回归家庭和社会,尽量与家人及正常人群一起生活,促进患者更好地康复。

(三)精神科会诊—联络护理

精神科会诊—联络护理是一种护理业务模式,指由具有精神科护理专业知识与技能的护理人员对有特殊需要的群体提供协助,以解决该群体所面临的心理行为问题。综合科住院患者有精神卫生方面的问题而出现治疗或护理有困难时,主动地邀请与其有持续关系的精神科资深护理人员前来指导并协助解决困难,即为精神科会诊—联络护理。

(四)实行开放型护理

长期以来,精神病专科医院多采用传统的封闭式治疗与管理,影响患者的心身健康和重返社会。随着医学模式的转变,强调人与周围环境的协调和社会适应。开放型护理即指精神障碍患者在住院期间,根据病情状态不同,可实行自由进出病区,或周末、节假日回家等开放式管理,使患者保持与社会接触、与家人团聚,增加患者与社会的联系,缩短患者角色差距,减少住院恐惧感,消除自卑心理,改善治疗依从性,对促进患者的精神康复和重返社会具有积极的作用。

(五)实行康复护理

精神障碍给患者社会功能带来的损害及精神残疾,严重影响了患者的生活质量。加强患者社会功能的康复,减少精神残疾是精神卫生工作的重要内容。康复护理的任务是指导和帮助精神障碍患者训练和恢复生活能力、社交能力、学习能力等,将患者的精神残疾降到最低,最大限度地恢复其社会功能。

(六)综合性临床护理

从健康的定义上看,人是一个完整的个体,其生理、心理和社会的健康处在同等重要的位置,精神健康服务和躯体健康服务融为一体是发展的必然趋势。目前国内也趋向两方面的发展,即在精神卫生机构内设立多种学科和精神科临床管理模式多样性,如开放化、家庭化、整体化相结合。

(七)精神障碍护理学成为一门独立的学科

随着精神医学和现代护理的发展,人们对精神健康的重视和社会需求的增加,精神障碍护理学所承担的角色和发挥的作用是其他学科所不能替代的,精神障碍护理研究及教育的发展,也促进了精神障碍护理学的发展并使之成为一门独立的学科。

(八)心理护理成为不可或缺的重要护理手段

生物、心理和社会因素始终贯穿于人类健康和疾病的整个过程,从患病前的疾病倾向,到疾病发生、发展、转归、预后,每一阶段都与心理、社会因素密切相关。心理护理是运用心理学的理论和方法,探索患者从发病到就诊,从治病到康复整个过程中的心理活动规律和变化特点,并通过护患关系和相应的心理护理措施,处理患者在疾病过程中出现的心理问题,改变患者的心理状态和行为,使其获得最适宜的心身状态,促进疾病的康复或向健康方向发展。心理护理作为现代护理模式的重要组成部分和实践性很强的应用学科,已得到普遍认同并将更加科学和广泛地应用于临床护理实践。

第二节 精神障碍护理学的任务与要求

一、精神障碍护理学的基本任务

1. 研究和实施对临床精神障碍患者科学管理的方法和制度。保障患者知情同意等权益保证、医疗护理任务的完成和预防意外事故的发生,使患者在安静、舒适、安全的环境中接受治疗并康复。

2. 研究和实施与精神障碍患者进行有效沟通的途径与技巧。建立信任的治疗性人际关系,探索和理解精神障碍患者的病态体验与正常心理需求,准确把握患者的心理变化,开展针对性心理护理。

3. 研究和实施精神障碍患者的特殊治疗与护理,探究具体疾病的具体治疗与护理

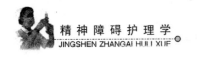

方法。

4. 研究和实施精神障碍患者的病情观察及信息获取和整理工作,为医疗、科研、教学、预防工作积累资料,并作为法律和劳动鉴定的参考依据。

5. 研究和实施综合科住院患者的心理问题与护理,缓解患者的负性情绪,促进患者的康复及防止意外事件的发生。

6. 研究和实施精神障碍患者的康复护理,积极开展各种康复活动,帮助患者恢复生活自理能力和社交功能,促进患者回归家庭与社会。

7. 研究和实施对精神障碍患者、家庭和社区开展精神卫生知识宣教工作。做到防治结合,医院与社区、家庭结合,最终实现医院、家庭、社区及社会共同防治精神障碍,满足人们对维护心理健康的需求。并参与开展普查、培训、随访、家庭护理等。

8. 研究和实施精神障碍患者护理过程中相关的伦理和法律问题,尊重患者的人格和尊严,维护患者的利益和权力。

9. 研究和提高精神障碍专科护理人员的职业技能和职业道德水平,能以同情心去关爱患者,具备为精神障碍患者解除病痛的专业理论和技能。

10. 研究和提高精神障碍专科护理人员的教学和科研能力,不断提高专业学术水平和科研能力,促进精神障碍护理学健康快速地发展。

二、精神障碍专科护理人员的角色

1. 管理者的角色　精神障碍专科护理人员既是环境设施的管理者,也是患者组织的管理者,既要为患者提供舒适、整洁、安全的治疗环境,又要保证患者接受治疗和参加各种工娱康复活动。

2. 治疗者的角色　精神障碍专科护理人员既是精神药物的执行者,又是心理治疗的实施者,应掌握相关的理论知识及技能,与医生共同制订并完成患者的行为治疗、放松治疗、特殊治疗以及康复治疗等。

3. 照料者的角色　部分患者在患病期间丧失自理能力,安全意识减退,或对住院感到恐惧、焦虑,需要护士提供饮食、睡眠、冷暖、卫生和排便等方面的照顾,同时要安慰和鼓励患者,增强患者的安全感和信任感。

4. 辅导者的角色　帮助患者矫正其病态行为,恢复正常的生活和社会交往能力,训练患者料理个人卫生,增进人际交往,提高日常生活能力和社会适应能力。

5. 咨询者的角色　随着社区医学的发展,护理工作逐渐面向社区和家庭,重视心理健康的维护,应掌握心理咨询的相关知识与技能,为患者、家属、公众提供关于精神障碍治疗、康复和心理健康等问题的解答。

6. 教育者的角色　精神障碍具有慢性、反复发作的特点,护理人员应向患者和家属进行宣教,使他们了解科学的治疗与照护方法,提高患者的自理能力和对治疗的依从性,预防复发。此外,还承担着向公众宣传心理健康知识的责任。

7. 协调者的角色　精神障碍的预防和治疗需要不同专业人员的共同配合与协作,护理人员负责联络与协调医生、心理治疗师、社会工作者和家属相互配合,共同促进患者康复,达到最佳治疗和预防效果。

三、精神障碍专科护理人员的素质要求

1. 职业素质 精神障碍专科护理人员应充分认识到精神障碍患者的护理对社会、对患者的价值,具备敬业和奉献精神,尊重和关爱患者,充分理解精神障碍患者在病态状态下,无法控制自己的言行而做出一些伤害自己与别人的行为,面临患者的暴力行为威胁及其他行为带来的困扰时,应充分理解患者所承受的痛苦,以接纳、关怀、信任和尊重的态度,维护患者的利益及尊严,建立良好的护患关系。

2. 心理素质 应有坚强的意志、较强的心理承受能力、良好的自制力和慎独精神,善于调控自己的情绪,不受精神障碍患者的干扰,自觉地控制自己的行为,做到急而不乱、纠缠不怒。还应具备健全的人格,规范的言行举止,果断灵活的心理品质,善于发现患者瞬间的变化,迅速做出反应,沉着冷静地处理各种突发或意外事件,从而保护患者、他人和自身安全。良好的情绪和健康的心态既是维护自身心理健康的需要,也是帮助患者缓解紧张、恐惧、焦虑的情绪,从痛苦中走出来的良方。

3. 专业素质 应有广阔扎实的社会、心理、生物医学知识与技能。精神障碍的许多病理现象不仅有生物学基础,而且涉及社会心理因素,许多治疗与护理过程都需要心理社会学的知识与技巧。因此,既要掌握丰富的生物医学知识和娴熟的护理技能,具备精神病学和医学专业理论和临床护理经验,还应具备心理学和社会学等多学科知识,善于从患者的言语、表情、行为、姿势和眼神等预测患者的心态,防止意外事件的发生;并不断扩充新知识,掌握新技能,提高实践工作能力,努力探索促进精神障碍患者康复,预防精神卫生问题发生的新方法、新途径和新措施。

四、精神障碍护理的主要内容与要求

精神障碍患者与躯体疾病患者的区别在于疾病表现为精神与行为方面的异常而非躯体问题。患者的整个心理过程紊乱,思维活动脱离现实,难以正确理解客观事物,对疾病的自知力部分或完全缺乏,常拒绝住院,不接受治疗;有的可发生伤人、自伤或毁物行为,或对医护人员抱有敌视态度;有的表现为孤僻退缩或生活不能自理,需要护理人员全面照顾;也有部分患者表面似乎安静合作,但在症状支配下可突发各种意外。护理工作的主要内容包括基础护理、危急状态(自伤自杀行为、攻击行为、出走行为、噎食等)的防范与护理,特殊治疗的护理,异常精神活动与行为的护理,患者回归社区或家庭后的家庭护理等。以下强调精神障碍患者护理的一些特殊要求:

(一)心理护理

心理护理对精神障碍患者甚为重要。患者的各种异常活动往往难以引起别人的同情或理解,甚至遭到亲友的误解和指责,而加重患者的心理创伤。尤其当疾病处于恢复期或自知力尚存的患者,回忆疾病发作期的行为或展望自己的前途,往往情绪压抑、消极、无所适从。为此,要帮助患者从不良情绪中摆脱出来,以积极的态度接受治疗与康复训练。

心理护理的重点是启发和帮助患者以正确的态度对待疾病,认识住院治疗的重要性和必要性,打消顾虑,积极配合治疗。鼓励患者以坚强的意志和乐观的精神去战胜疾病过程中出现的各种困难,调动患者的主观能动性,提高患者的治疗与康复训练的依从性,努力恢复和提高生活自理能力和社会适应能力。

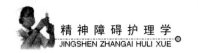

心理护理的成败取决于良好的护患关系、护理人员掌握专业知识的程度、良好的服务态度和沟通技巧。护理人员要细心观察,对患者一视同仁,平等相待,当患者感到护理人员亲切可信,才肯流露内心的真实想法。护理人员要根据患者的不同心理状态,运用恰当的沟通技巧,给予安慰和指导,解除患者的心理痛苦。

(二)安全护理

精神障碍患者由于受幻觉妄想等症状支配,常出现自伤自杀、伤人毁物等行为,或否认自己患病,拒绝治疗与护理,且会出现激怒、冲动等暴力行为或出走行为,危及患者自身与他人的生命安全和环境安全。因此,精神障碍患者的安全护理贯穿于护理活动的全过程,应随时警惕潜在的和现存的不安全因素,防止意外事件的发生。

(三)饮食护理

服用抗精神病药物后,部分患者可出现锥体外系副作用,影响吞咽功能,导致患者进食困难或发生噎食和窒息;部分患者受妄想、幻觉等症状的支配,坚信饮食中被人投毒而拒绝进食;也有的患者坚信自己犯了滔天大罪而不进食。因此,护理人员要按时按量,按病情需要给患者适宜的饮食,保证患者营养和水分摄入,必要时给予鼻饲或肠外营养。对吞咽困难者给予软饭或流食,劝慰患者缓慢进食;对食欲亢进、不知饥饱或暴饮暴食者,应适当限制入量,必要时单独进食;对一般集体进食的患者,也要有工作人员照顾,管理好餐厅秩序,保证患者在安全环境中进食,预防患者利用餐具等自伤或伤人,防范噎食所致窒息等意外。

(四)睡眠护理

对于精神障碍患者而言,睡眠质量的好坏常预示其病情的好转、波动或恶化。做好睡眠护理,对巩固治疗效果、稳定患者情绪、促进病情恢复和预防意外事件的发生有着重要的作用。因此,要为患者创造良好的睡眠环境,提供整洁、舒适、安静的睡眠环境,做到动作轻、说话轻、脚步轻、关门轻,督促患者遵守作息制度,白天多鼓励患者参加有益活动,睡眠前避免易兴奋的谈话或活动。勤巡视多观察,及时处理失眠患者,发现患者有辗转不安、经常上厕所或蒙头睡觉现象,应严加观察,防范其乘人不备自杀或逃离医院。

(五)个人卫生护理

有的患者生活不能自理,要协助做好个人卫生,每周定时洗澡更衣、理发、修剪指(趾)甲;洗澡时要有工作人员陪同,防止患者烫伤、跌倒或溺水;对卧床患者及老年体弱者要重点照顾,做好晨晚间护理;对拣食脏物、意向倒错的患者加强管理,严防食入有害物品。

(六)保证医嘱的执行

精神障碍患者大多存在不同程度的自知力障碍,否认自己患病,拒绝治疗。因此,在进行各项治疗前,要耐心地向患者说明治疗的目的和意义,取得患者的合作。服药是常用的治疗方法,发药时要精力集中,认清患者,先易后难,最后给拒药者发药,检查口腔并确保患者服下后方可离开,严防患者吐药或私藏药物(例如藏于舌下、衣袖中,吐于水杯里,快速扔在地上等)。对于拒不服药者,应及时报告医生,更改用药途径或治疗方法。

第三节　精神障碍护理学的相关理论

精神障碍护理学是护理学和精神病学的分支,其基础和相关理论源于护理学和精神病学。随着现代精神障碍护理学的发展,其理论和护理模式也不断地吸收其他学科的理论,促进了精神障碍护理学的专业化发展。下面主要介绍在精神障碍护理中最常用的护理理论和心理学理论。

一、需要层次理论

从心理学角度分析,人的一切行为源于需要,需要使人产生欲望,欲望导致动机,动机产生目标,然后产生行为。马斯洛(Maslow)将人的需要分为五个层次,即生理需要、安全需要、爱与归属(社交需要)、尊重需要和自我实现的需要。这五种需要是从低级向高级发展并密切联系相互影响的,基本需要不能得到满足,就会出现内环境失调导致疾病。大多数精神障碍患者虽然意识清晰,也能正常行走,但由于精神症状的影响,出现生活不能自理或其他异常情况,使其基本需要不能满足。因此,应以马斯洛的需要层次理论为框架,评估患者的需要和识别未被满足的需要及影响因素,按轻重缓急的优先顺序制订护理计划并实施,消除或减少阻碍需要满足的因素,满足患者的需要并促进康复。例如,给患者营造清洁、舒适、安全的生活环境,满足其生理需要;入院及各项治疗活动中做好解释工作,使患者有安全感;鼓励家属探视和陪伴患者,指导患者解决实际困难,使患者的爱与归属的需要得到满足;礼貌称呼患者,认真听取患者的意见和建议,尊重患者的人格和隐私权,维护患者的尊严;组织患者开展工娱活动和康复治疗,促进患者康复和重返家庭与社会,满足患者自我实现的需要。

二、应激与适应理论

塞里(Selye)1936 年首先提出"应激"一词,他认为应激是机体对伤害性刺激的非特异性防御反应。现代应激理论将应激定义为:应激是个体面临或觉察(认知、评价)到环境变化(应激源)对机体有威胁或挑战时作出的适应性和应对性反应过程。从心理学角度看,应激是个体在特定情景中被引发出来的具有较高激动水平或持续紧张的情绪状态。应激源是一种客观条件,它必须经过主体的知觉评价才能引起相应的生理心理反应,这种反应可能是适应性的,即提高机体的应对能力;也可能是非适应性的,即导致躯体损伤或精神障碍。在精神障碍护理实践中,护理人员既要针对患者的生理改变进行护理评估,找出有效的护理措施,帮助患者适应由于生理改变引起的反应;又要针对患者心理方面的改变,运用心理护理技巧,给予心理支持,帮助患者采用积极的应对方法,包括积极行为、顺其自然、寻求信息和帮助、运用恰当的心理防御机制等,应对那些具有伤害性、威胁性和挑战性的应激事件,缓解负性情绪反应。同时,护理人员还应该积极主动地找出医院环境中易对患者造成威胁的应激源,避免引起患者非适应性应激反应,并通过健康教育,使患者学到有关的应对技能,促进康复。

三、奥瑞姆的自理模式

自理模式也称自我照顾模式,是美国护理理论学家奥瑞姆(Orem)于 1971 年首次提出的,强调护理的最终目标是恢复和增强个体的自理能力。奥瑞姆认为患者有能力学习及发展自我照顾能力的,人的一生都在不断完善自我,都在学习如何完成自理活动,人们通过自己的智慧、经验及他人的指导帮助,可以加速完善这种自理活动。自理模式包括自理理论、自理缺陷理论和护理系统理论,三个理论密切衔接,相互联系。每个人都有自理需要,且因不同的健康状况和生长发育阶段而不同,当个体的自理能力小于自理需要时就会出现自理

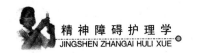

缺陷。护理系统是在人出现自理缺陷时护理活动的体现,是根据患者的自理需要和个体的自理能力来制定的。并将护理系统分为完全补偿性系统、部分补偿性系统和支持—教育系统。

1. 完全补偿性系统　是针对完全丧失自理能力或自理能力绝对受限,不能承担自我照顾的责任,需要护士进行全面帮助以满足自理需要。

2. 部分补偿性系统　是针对患者有能力完成部分自理需要,部分需要须依靠护士提供帮助来满足,即护士和患者共同参与自理活动。

3. 支持—教育系统　是针对能自己满足自理需要,但必须在护士提供咨询、指导和健康教育的前提下才能完成。

奥瑞姆的自理模式是精神障碍护理实践中广泛运用的理论。在临床护理中护士通过评估患者的自理需要与自理能力,为患者设计合理的护理系统和恰当的护理方案,消除和缓解导致患者自理缺陷的原因,协助患者及家属进行自理活动,达到满足患者自理需要和预防新的自理缺陷发生的目的。自理模式认为外在的帮助、支持为自理创造条件,但不能取代自我护理。精神分裂症患者的急性期,可用完全补偿系统,而在缓解期或慢性期应用部分补偿系统或支持-教育系统,有利于促进患者自理能力的提高和康复,早日回归社会。

四、罗伊的适应模式

罗伊(Roy)是著名的美国护理学家,于 1964 年开始研究护理模式,并于 1970 正式发表适应模式理论,该理论认为人是具有生物、心理和社会属性的有机整体,是一个适应系统,个体在面对环境中各种刺激时,会导致内在和外在的变化,而人的行为是适应系统对刺激的反应。适应性反应可促进个体的完整性,并使个体得以生存、成长、繁衍、主宰和自我实现;无效性反应则不能达到上述目的。为了增进有效适应,护理应恰当地对个体的适应问题和原因加以判断和干预,从而促进个体在生理功能、自我概念、角色功能与社会关系方面的整体性适应,帮助恢复健康。精神障碍患者大多对内外刺激产生无效反应,可运用罗伊的适应模式,分析判断患者的适应问题及原因,采取措施加以干预,帮助精神障碍患者提高适应环境和应对生活压力的能力。

五、行为主义理论

行为主义理论是以大量的科学实验结果为依据,提出行为的脑机制,并依此解释异常行为,最后提出矫正方法。行为主义理论认为人的良好行为可以通过学习、模仿、强化而习得,不良行为也可通过特定的环境和条件学习、强化而习得。因此,行为治疗就是用新的刺激和条件反射为患者创造学习条件,使其形成健康的行为,抑制和摒弃不良的行为,从而达到治疗目的。

(一)巴甫洛夫的经典条件反射学说

伊万·巴甫洛夫(Lvan Pavlov)是行为主义学派先驱,他通过动物实验,提出了将无条件刺激与条件刺激多次结合就能在条件反射和反应之间建立联系,形成条件反射。该学说认为高级神经活动的基本过程是条件反射。条件反射是以非条件反射为基础,在后天生活过程中,在一定条件下形成,又在一定条件下消失。巴甫洛夫的经典条件反射,具有获得、消退、恢复、泛化四个特征,并在行为治疗中得到了广泛的应用。

（二）华生的行为主义理论

美国心理学家 B. 华生（B. Waston）认为人和动物除少数情感是遗传外，其他各种行为都是后天习得的。环境决定了一个人的行为模式，无论是正常的行为还是病态的行为都是经过学习而获得的，也可以通过学习而更改、增加或消除。主张心理学应该摒弃意识、意象等太多主观的东西，只研究所观察到并能客观地加以测量的刺激（S）和反应（R），查明了环境刺激与行为反应之间的规律性关系，就能根据刺激预测反应，或根据反应推断刺激，达到预测并控制动物和人的行为的目的。

（三）斯金纳的新行为主义学习理论

斯金纳（B. F. Skinner）是新行为主义者的创始人之一，以"操作条件反射"为基础，建立了操作行为主义，这是斯金纳新行为主义学习理论的核心。他修正了华生的极端观点，将行为主义的公式 S-R（刺激-反应），修改为 S-O-R，"O"指个体的生理和心理状态。斯金纳著名的"斯金纳箱"动物实验发现，白鼠在偶然去压杠杆获得食物后不久，会连续压杠杆，以获得食物，这便是操作条件反射形成，但若白鼠去压杠杆后不再得到食物，即没有强化，则操作条件行为会消失。斯金纳把动物的学习行为推衍到人类的学习行为上，他认为虽然人类学习行为的性质比动物复杂得多，但也要通过操作性条件反射而形成。

斯金纳在对学习问题进行了大量研究的基础上提出了强化理论。强化就是通过强化物增强某种行为的过程，而强化物就是增加反应可能性的任何刺激。并把强化分成正强化和负强化两种。正强化是通过呈现刺激增加反应概率，即当个体做出某种行为或反应，随后或同时得到某种奖励，使其行为或反应的强度、概率或速度增加的过程。负强化是终止不愉快条件来增强反应概率，即当个体做出某种希望的行为时，就撤去厌恶刺激，以促使这种行为再发生。在此基础上，斯金纳提出人的行为是可塑造的，并提出了行为矫正技术，该技术在临床广泛应用并被证实有效地控制患者某些不良的行为。

（四）班杜拉的社会学习理论

阿尔伯特·班杜拉（Albert Bandura）属新行为主义学派，他更强调人与社会环境的相互作用，从而提出了社会学习理论。他认为人类不仅能通过强化来形成新的行为，而且能够通过观察、模仿别人而形成新的行为，因而提出模仿学习是行为形成的一个重要途径。其基本观点包括：①人能够操纵行为，思考外部事物，预见可能性，这是班杜拉最重要的概念"观察学习"；②人可以自我评价行为，进行自我奖赏或批判，自我强化；③人可以调节、控制自己的行为，而不受外界左右。

行为主义理论奠定了行为治疗的基础，假设人类行为是习得的，个体可以通过学习获得必要的适应性行为，也可以通过学习消除那些不良或不适应的行为。在精神障碍患者的治疗护理中，常应用行为主义理论和方法来矫正患者的不良行为或不适应行为。

六、弗洛伊德的精神分析理论

精神分析理论是奥地利精神科医生西格蒙德·弗洛伊德（Sigmund Freud）于 19 世纪末 20 世纪初创立，属于心理动力学理论。精神分析理论是现代心理学的奠基石，其影响远不局限于临床心理学领域，对于整个心理科学乃至西方人文科学的各个领域均有深远的影响。其基本理论包括：

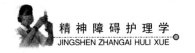

（一）精神层次理论

该理论阐述人的精神活动,包括欲望、冲动、思维、幻想、判断、决定、情感等在不同的意识层次里发生和进行。不同的意识层次包括意识、下意识和潜意识,犹如深浅不同的地壳层次而存在,故称之为精神层次。人的心理活动有些是能够被自己觉察到的,只要集中注意力,就会发觉内心不断有一个个观念、意象或情感流过,这种能够被自己意识到的心理活动称为"意识";而某些原始冲动、与本能有关的欲望等,因不符合社会道德或受到禁忌而被压抑在意识之下,虽然不能被个体意识到,但仍在不断活动中,这种潜伏着的不被觉察的思想、观念、欲望等被称为"潜意识";"下意识"则介于"意识"与"潜意识"的中间层次,其作用是保持对欲望和需要的控制,延缓本能的满足,避免遭受痛苦,以及按外界现实的要求和个人的道德水平来调节心理活动。当个体的控制能力松懈时,如醉酒、催眠状态或梦境中,潜意识就可能会出现在意识层次里,让个体觉察到。心理干预和心理护理就是帮助患者发现潜意识中的心理冲突与矛盾,将潜意识层次中的问题提到意识层次来认识,并帮助患者了解自己为了控制焦虑曾采用的防御机制,患者一旦洞悉自己潜意识中的问题和症结,便能以更现实的方式处理和适应各种情况,问题也将得到解决。

（二）人格结构理论

弗洛伊德认为人格结构由本我、自我、超我三部分组成,精神健康的人这三者是互相协调统一的。"本我"是人与生俱来的本能部分,包含生存所需的基本欲望、冲动和生命力,是一切心理能量之源,按"快乐原则"行事,而不理会社会道德、行为规范,目标是求得个体的舒适、生存及繁殖,它是无意识的,不被个体所觉察。"自我"是后天在与环境和现实的交互作用中从本我分化发展起来的,是现实化的本能,充当本我与外部世界的联络者与仲裁者,并且在超我的指导下监管本我的活动,它是一种能根据周围环境的实际条件来调节本我和超我的矛盾、决定自己行为方式的意识,代表的是理性或正确的判断,它按照"现实原则"行动,既要获得满足,又要避免痛苦。"超我"是人格结构中代表理想的部分,它是个体在成长过程中通过内化道德规范,内化社会及文化环境的价值观念而形成,其机能主要是监督、评价及控制自己的行为,超我的特点是追求完美,要求自我按社会可接受的方式去满足本我,遵循的是"道德原则"。心理干预和心理护理就是帮助患者达到本我、自我、超我三者的动态平衡,保持身心健康。

（三）性本能理论

弗洛伊德认为人的精神活动的能量来源于本能,本能是推动个体行为的内在动力。人类最基本的本能有两类:一类是生的本能,另一类是死亡本能或攻击本能。生的本能包括性欲本能与个体生存本能,其目的是保持种族的繁衍与个体的生存。弗洛伊德是泛性论者,在他的眼里,性欲有着宽泛的含意,是指人们一切追求快乐的欲望,性本能冲动是人一切心理活动的内在动力,当这种能量(弗洛伊德称之为"力必多")积聚到一定程度就会造成机体的紧张,机体就要寻求途径释放能量。弗洛伊德将人的性心理发展划分为5个阶段:①口欲期;②肛门期;③生殖器期;④潜伏期;⑤生殖期。并认为前三个发展阶段的经历会直接影响人格的基本形成,所以儿童的早年环境、早期经历对其成年后的人格形成起着重要的作用,许多成人的变态心理、心理冲突都可追溯到早年期创伤性经历和压抑的情结。

弗洛伊德在后期又提出了死亡本能,它是促使人类返回生命前非生命状态的力量。死亡是生命的终结和最后稳定状态,生命只有在这时才不再需要为满足生理欲望而斗争,只有在此时,生命不再有焦虑和抑郁。死亡本能派生出攻击、破坏、战争等一切毁灭行为,当它转向机体内部时,导致个体的自责、甚至自伤自杀,当它转向外部时,导致对他人的攻击、仇恨、谋杀等。

(四) 释梦理论

弗洛伊德认为人类的心理活动有着严格的因果关系,没有一件事是偶然的,梦也不例外。在睡眠时,超我的检查松懈,潜意识中的欲望绕过抵抗,并以伪装的方式,闯入意识而形成梦。梦是通向潜意识的一条秘密通道,是对清醒时被压抑到潜意识中的欲望的一种委婉表达。梦并不是所压抑欲望的本来面目,还应加以分析和解释,探究潜意识中的欲望和冲突,找到真正的根源,可以治疗神经症。

(五) 心理防御机制理论

弗洛伊德认为人在遇到挫折和冲突时会产生焦虑引发潜意识的防御机制。超我与本我之间、本我与现实之间常会有矛盾和冲突,个体就会感到痛苦和焦虑,心理防御机制的运用可使个体在不知不觉中,以某种方式调整冲突双方的关系,既使超我的监察可以接受,又使本我的欲望得到某种形式的满足,从而缓解焦虑或消除痛苦,这就是心理防御机制,它包括压抑、否认、投射、退化、隔离、抵消、转化、合理化、补偿、升华、幽默、反向形成等各种形式。人类在正常和病态情况下都在不自觉地运用,运用得当可减轻痛苦,帮助个体度过心理难关,防止精神崩溃,运用不当就会表现出焦虑抑郁等负性情绪。

第四节 精神障碍护理学相关伦理与法律

精神障碍患者的临床服务面临比其他临床科室更多的法律和伦理问题。近年来,对患者权益和临床安全性日益重视,国内外在精神卫生相关的法律与伦理规范方面已经形成了许多共识。我国精神卫生立法工作正在逐步推进,公民法律意识的不断提高,精神障碍护理工作也必将步入高度法制化、规范化的轨道。《中华人民共和国精神卫生法》明确规定了精神障碍的诊断、治疗,应当遵循维护患者合法权益、尊重患者人格尊严的原则,保障患者在现有条件下获得最有利的精神卫生服务。因此,护理人员应学法、懂法,在提供健康服务的过程中既要充分尊重患者的权利也要维护自身的合法权利。

一、精神障碍患者的权利

《中华人民共和国精神卫生法》在总则中明确指出:患者的人格尊严、人身和财产安全不受侵犯;患者的教育、劳动、医疗以及从国家和社会获得物质帮助等方面的合法权益受法律保护;有关单位和个人应当对精神障碍患者的姓名、肖像、病历资料等信息予以保密;任何组织或者个人不得歧视、侮辱、虐待患者,不得非法限制患者的人身自由;新闻报道和文学艺术作品等不得含有歧视、侮辱精神障碍患者的内容。并对保障患者权利作了一些具体规定,主要有:

(一) 保障患者获得救治、康复的权利

1. 精神障碍的诊断和治疗应当遵循维护患者合法权益、尊重患者人格尊严的原则,保障患者在现有条件下获得良好的精神卫生服务。不得违背本人意志进行确定其是否患有精神障碍的医学检查。

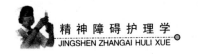
2.精神障碍的住院治疗实行自愿原则。诊断结论、病情评估表明,就诊者为严重精神障碍患者并有下列情形之一的,应当对其实施住院治疗:

(1)已经发生伤害自身的行为,或者有伤害自身的危险的。经其监护人同意,医疗机构应当对患者实施住院治疗;监护人不同意的,医疗机构不得对患者实施住院治疗,监护人应当对在家居住的患者做好看护管理。

(2)已经发生危害他人安全的行为,或者有危害他人安全的危险的。患者或者其监护人对需要住院治疗的诊断结论有异议,不同意对患者实施住院治疗的,可以要求再次诊断和鉴定。再次诊断结论或者鉴定报告表明,不能确定就诊者为严重精神障碍患者,或者患者不需要住院治疗的,医疗机构不得对其实施住院治疗;再次诊断结论或者鉴定报告表明有危害他人安全的危险或行为的,其监护人应当同意对患者实施住院治疗。监护人阻碍实施住院治疗或者患者擅自脱离住院治疗的,可以由公安机关协助医疗机构采取措施对患者实施住院治疗。

3.自愿住院治疗的精神障碍患者可以随时要求出院,医疗机构应当同意。对已经发生伤害自身的行为或危险的精神障碍患者,监护人可以随时要求患者出院,医疗机构应当同意。医疗机构认为精神障碍患者不宜出院的,应当告知不宜出院的理由,患者或者其监护人仍要求出院的,执业医师应当在病历资料中详细记录告知的过程,同时提出出院后的医学建议,患者或者其监护人应当签字确认。

4.医疗机构及其医务人员应当尊重住院精神障碍患者的通讯和会见探访者等权利。除在急性发病期或者为了避免妨碍治疗可以暂时性限制外,不得限制患者的通讯和会见探访者等权利。不得强迫精神障碍患者从事生产劳动。

5.精神障碍患者在医疗机构内发生或者将要发生伤害自身、危害他人安全、扰乱医疗秩序的行为,医疗机构及其医务人员在没有其他可替代措施的情况下,可以实施约束、隔离等保护性医疗措施。实施保护性医疗措施应当遵循诊断标准和治疗规范,并在实施后告知患者的监护人。禁止利用约束、隔离等保护性医疗措施惩罚精神障碍患者。

6.对精神障碍患者使用药物,应当以诊断和治疗为目的,使用安全、有效的药物,不得为诊断或者治疗以外的目的使用药物。禁止对精神障碍患者实施与治疗其精神障碍无关的实验性临床医疗。禁止对精神障碍患者实施以治疗精神障碍为目的的外科手术。

7.医疗机构及其医务人员应当在病历资料中如实记录精神障碍患者的病情、治疗措施、用药情况、实施约束、隔离措施等内容,并如实告知患者或者其监护人。患者及其监护人可以查阅、复制病历资料,但患者查阅、复制病历资料可能对其治疗产生不利影响的除外。病历资料保存期限不得少于 30 年。

8.除个人自行到医疗机构进行精神障碍诊断外,疑似精神障碍患者的近亲属可以将其送往医疗机构进行精神障碍诊断。对查找不到近亲属的流浪乞讨疑似精神障碍患者,由当地民政等有关部门按照职责分工,帮助送往医疗机构进行精神障碍诊断。

9.疑似精神障碍患者发生伤害自身、危害他人安全的行为或危险的,其近亲属、所在单位、当地公安机关应当立即采取措施予以制止,并将其送往医疗机构进行精神障碍诊断。医疗机构接到送诊的疑似精神障碍患者,不得拒绝为其诊断;不得因就诊者是精神障碍患者,推诿或者拒绝为其治疗属于本医疗机构诊疗范围的其他疾病。

10.有关方面应当为严重患者免费提供基本公共卫生服务,提供精神科基本药物维持治疗,按照规定对家庭经济困难的严重患者参加基本医疗保险给予资助。患者通过医保支付医疗费用后仍有困难或者不能通过医保支付医疗费用的,应当优先给予医疗救助。社区康复机构应当为需要康复的患者提供场所和条件,对患者进行生活自理能力和社会适应能力等方面的康复训练,监护人应当协助患者进行康复训练。

(二)保障患者知情同意等权利

医疗机构及其医务人员应当将患者在诊疗过程中享有的权利和治疗方案、方法、目的及可能产生的后果告知患者或者其监护人;实施导致人体器官丧失功能的外科手术等治疗措施,应当取得患者书面同意并经医疗机构伦理委员会批准。

(三)保障患者接受教育和就业的权利

政府及有关部门应当采取有效措施,保证患有精神障碍的适龄儿童、少年接受义务教育,扶持有劳动能力的患者从事力所能及的劳动,并为已经康复的人员提供就业服务。

(四)保障患者申请救济的权利

对有危害他人安全行为或者危险的严重患者实施住院治疗,患者或者其监护人对需要住院治疗的诊断结论有异议的,可以要求再次诊断;对再次诊断结论有异议的,可以自主委托依法取得执业资质的鉴定机构进行精神障碍医学鉴定。

精神障碍患者的人格尊严、人身安全等宪法规定的公民基本权利不受侵犯,享有的受教育、劳动、医疗、隐私、从国家和社会获得物质帮助等合法权益受法律保护;全社会应当尊重、理解、关爱精神障碍患者,任何组织或者个人不得歧视、侮辱、虐待精神障碍患者,不得非法限制精神障碍患者的人身自由。对患者实施临床治疗或进行实验性临床医疗等医疗、科研活动时,应如实向患者或其家属告知病情、措施、风险等,在取得患者或家属的同意后方可进行。除法律另有规定外,不得违背本人意志进行确定其是否患有精神障碍的医学检查,只有当精神障碍患者不能辨认或者不能控制自己行为,且有伤害自身、危害公共安全或者他人人身安全、扰乱公共秩序危险时,才能按规定程序对其实施非自愿住院治疗。

二、精神障碍护理的知情同意

"知情同意"(informed consent)的理念是基于精神健全的成年人的人权而实施的,其主要内容包括:患者有权了解自己所患疾病的诊断、治疗、预后等具体内容,医务人员有义务作与此疾病有关的解释和说明,这是患者的知情权。患者有权要求检查和治疗,不管是否有益于患者,也有权拒绝,这是患者的同意权。当患者因缺乏医学知识或其他原因拒绝合理的诊疗措施,而这种拒绝将会带来不良后果时,医务人员要耐心劝说,陈述利弊,但不能采取强迫手段。

在精神医学领域,精神障碍患者的知情同意是一个较为复杂且长期被临床医师忽视的问题,大多数精神障碍患者具有对影响其生活的重要事件做出正确选择和决定的能力,只有少数病情严重的患者这种能力可能受损。各国法律对此都有相应的规定,目的是平衡或保护患者的基本权益,亦即"用最有利于患者的方式来处理其个人的事务"。因此,虽然并非每位患者都具备良好的判断能力,但仍应受到"知情同意"准则的保护。住院治疗的精神障碍患者恢复辨认、控制能力后,对治疗、检查等医疗行为以及是否继续住院,具有选择权。医疗机构及其医务人员应当将精神障碍患者在诊断、治疗过程中享有的权利告知患者及其监护人,并遵循精神障碍诊断标准和治疗规范,为患者制订周详的治疗方案,向患者及其监护人

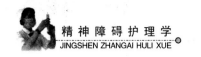
说明治疗方案及具体治疗方法、目的以及可能产生的后果。因此,知情同意是护理工作中必不可少的伦理和法律规定的行为准则。

(一)知情同意的基本要素

知情同意包括知情和同意两部分,两者都是患者的权利。一般来说,知情同意包含提供信息、信息的理解、做决定的能力和自愿参加等基本要素。

1. 提供信息　指对患者和监护人提供有关临床过程的各种信息。包括:①疾病的诊断和预后;②治疗或检查过程的程序,可能会感受到的不适、可预见的风险和受益,其他可供选择的治疗或检查方法;③价格;④自愿决定接受、拒绝、中断治疗或检查的权利和风险;⑤患者信息的保密性等。

2. 信息的理解　了解和评价患者或监护人是否已真正理解应掌握的信息,医护人员有义务接受患者或监护人的询问。

3. 做决定的能力　评估患者是否具有正确作出接受或拒绝医疗过程的决定能力。精神障碍患者的行为责任能力和决定能力有不同程度的缺损时,需要合法的监护人知情同意。

4. 自愿参加　自愿参加是知情同意过程的目的所在,事先应申明无论患者接受、拒绝或中途退出医疗或研究过程,都会一视同仁,在随后的医疗服务中利益不会受到影响。

(二)精神障碍患者的知情同意

1. 有做决定能力的精神障碍患者应由自己完成知情同意过程,这是患者应该享有的权利。

2. 做决定能力缺损的精神障碍患者,知情同意过程应由合法的监护人来完成(合法监护人的等级顺序一般为配偶、父母、子女、其他直系亲属等)。

3. 判断精神障碍患者对知情同意过程有无做决定的能力包含四个方面:①能否正确地理解相关信息;②能否明了自己的状况;③能否理性分析接受医疗过程的后果;④能否正确表达自己的决定。

总之,精神障碍患者的"知情同意"愈来愈受到各个国家和地区的重视。精神障碍患者"知情同意"的原则是在不妨碍他人安全的情况下,以患者的利益为最大利益,尽最大努力促使患者对其所患疾病的全面认知和对治疗的同意。

三、精神障碍患者的刑事和民事法律问题

(一)刑事犯罪

尽管世界各国普遍在刑法中规定了精神障碍患者的刑事责任,但判定标准或所采用立法方式却存在相当大的差别,涉及精神障碍者这一特殊群体之罪、责、刑问题一直是刑法学的重点和难点。《中华人民共和国刑法》第十八条规定,精神障碍患者在不能辨认或者不能控制自己行为的时候造成危害结果,经法定程序鉴定确认的,不负刑事责任,但是应当责令其家属或监护人严加看管和医疗,必要时由政府强制医疗。间歇性精神障碍患者在精神正常时犯罪,应当负刑事责任;尚未完全丧失辨认或者控制自己行为能力的精神障碍患者犯罪的,应当负刑事责任,但是可以从轻或者减轻处罚。我国的《精神疾病司法鉴定暂行规定》中规定:刑事案件中,精神障碍司法鉴定包括确定被鉴定人是否患有精神障碍、患何种精神障碍、实施危害行为时的精神状态、精神障碍和所实施的危害行为之间的关系、有无刑事责任能力等。法院在尊重医学鉴定结论基础上,综合被告人实施危害社会行为时的病情、实施行

为的动机、实施行为前后的生活状态等因素进行考量。

（二）民事法律问题

精神障碍患者的民事诉讼问题主要涉及财产处理、婚姻、家庭及子女等方面。《中华人民共和国民法通则》第十三条规定：不能辨认自己行为的精神障碍患者是无民事行为能力人，由其法定代理人代理民事活动。不能完全辨认自己行为的精神障碍患者是限制民事行为能力人，可以进行与其精神健康状况相适应的民事活动，其他民事活动由其法定代理人代理，或者征得他的法定代理人的同意。第十七条规定：无民事行为能力或者限制民事行为能力的精神障碍患者，由下列人员担任监护人：①配偶；②父母；③成年子女；④其他近亲属；⑤关系密切的其他亲属、朋友愿意承担监护责任，经精神障碍患者所在单位或者住所地的居民委员会、村民委员会同意的。对担任监护人有争议的，由精神障碍患者所在单位或者住所地的居民委员会、村民委员会在近亲属中指定。对指定不服提起诉讼的，由人民法院裁决。第十九条规定：精神障碍患者的利害关系人，可以向人民法院申请宣告精神障碍患者为无民事行为能力人或者限制民事行为能力人。被人民法院宣告为无民事行为能力人或者限制民事行为能力人的，根据其健康恢复的状况，经本人或者利害关系人申请，人民法院可以宣告他为限制民事行为能力人或者完全民事行为能力人。

精神障碍患者的结婚、离婚和子女的抚养问题等。《民法通则》第十九条规定，被法院宣告为无民事行为能力的精神障碍患者，因缺乏意愿表示的实际能力，违反了"婚姻自由"和"男女双方完全自愿"等有关法律规定，故不能登记结婚。《母婴保健法》第九条规定，经婚前医学检查，精神障碍患者在发病期内的，医师应当提出医学意见，准备结婚的男女双方应当暂缓结婚。因此说，精神障碍患者在发病期内不能结婚。轻型精神障碍患者或精神障碍已经痊愈的人可以准许结婚。对有明显家族遗传倾向的精神障碍患者应说服其不生育；夫妻一方患有不能治愈的精神障碍，另一方可以提出离婚，但应根据具体情况安排好患者离婚后的生活照料；子女的抚养问题应以有利于子女的心身成长和教育为前提，结合双方的具体情况和条件，根据法律有关规定加以解决。

总之，精神障碍患者的临床服务体系无论在管理上、法制上和日常实践中，应将保障患者安全上升到维护患者权益和精神卫生行业修养的高度加以重视，开展法律法规和规章、规范、常规等的培训，制定完善和细化的院内规章制度，严格遵守并加强监督管理，将如何保障患者安全作为提高医疗质量的优先支持项目。做到勤解释、勤告知、勤观察、勤检查、勤记录，建立良好的护患互动关系，硬件环境和软件建设方面切实注意保护性医疗，从预防药物不良反应、使用约束和隔离、防止住院患者自杀等方面开展保障患者安全的活动，推动精神卫生服务的不断发展。

（邵华芹、冯怡、金素萍）

参考文献

[1] 中华人民共和国卫生部.中国精神卫生工作规划（2012—2015年）（征求意见稿）.2012.

[2] 中华人民共和国精神卫生法.2012.中国人大网 http://www.npc.gov.cn

[3] 沈渔邨.精神病学[M].第5版.北京：人民卫生出版社，2009.

[4] 张维熙，沈渔邨，李淑然，等.中国七地区精神疾病流行学调查[J].中华精神科杂

志,1998,31(2):69—71.

[5]沈晓玲,王祖承."知情同意"准则在精神科的应用[J].国外医学精神病学分册,2001,28(3):135—139.

[6]莫洪宪,刘维新.医事刑法视域中的精神障碍[J].中国刑事法杂志,2011,5:10—15.

[7]吴建红,梅红彬,张春娇.现代精神障碍护理学[M].北京:科学技术文献出版社,2010.

[8]曹新妹.精神科护理学[M].北京:人民卫生出版社,2009.

[9]雷慧.精神科护理学[M].郑州:郑州大学出版社,2009.

[10]王志英,杨芳宇,等.精神障碍护理学[M].北京:北京大学医学出版社,2010.

[11]张雪峰.精神科护理学[M].北京:高等教育出版社,2004.

[12]井霖源.精神科护理[M].北京:人民卫生出版社,2010.

[13]李凌江.精神科护理学[M].第2版.北京:人民卫生出版社,2006.

[14]郝伟.精神病学[M].第6版.北京:人民卫生出版社,2011.

[15]王荣俊.精神科护理学[M].合肥:安徽科学技术出版社,2010.

附:同步练习

一、填空题

1. 精神障碍专科护理人员在工作中扮演了_____、_____、_____、_____、_____、_____、_____的角色。

2. 精神卫生是指_____、_____、_____、_____。

3. 奥瑞姆的自理模式将护理系统分为_____、_____和_____。

4. 判断精神障碍患者对知情同意过程有无做决定的能力包含_____、_____、_____、_____四个方面。

5. 知情同意包含_____、_____、_____、_____等基本要素。

6.《中华人民共和国精神卫生法》于_____年_____月_____日通过,_____年_____月_____日施行。

二、单选题

1. 我国最早有关精神障碍现象的文字记载见于 （ ）

    A.《内经》   B.《尚书·微子》   C.《素问》   D.《难经》

2. 最早将精神病理现象概括和分类为躁狂症与忧郁症的学者是 （ ）

A. 柏拉图　　　　B. 阿米德勒　　　　C. 亚历山大　　　D. 希波克拉底

3. 美国第一位从事精神科护理工作的先驱者是　　　　　　　　　　　　（　　）

A. 南丁格尔　　　　B. 琳达·理查兹　　C. 克雷佩林　　　D. 希波克拉底

4. 下列哪项不属于精神障碍专科护理工作的内容　　　　　　　　　　（　　）

A. 研究精神病学原理

B. 研究对精神障碍患者科学护理的理论和方法

C. 研究和实施接触、观察精神障碍患者的有效途径

D. 研究和实施对精神障碍患者各种治疗的护理

5. 精神障碍患者的知情同意权包括　　　　　　　　　　　　　　　　（　　）

A. 隐私及保密权　　　　　　　　　B. 人格尊严

C. 了解病情、诊断、治疗方案、预后　　D. 诊断复核权

6. 将精神医学带入"心因性病因论"的研究范畴,被认为是精神医学的第几次革新运动

（　　）

A. 第一次　　　　B. 第二次　　　　C. 第三次　　　D. 第四次

7. 关于精神病学的学科地位,以下哪种说法正确　　　　　　　　　　（　　）

A. 精神病学是生物医学的分支学科　　B. 精神病学是行为医学的分支学科

C. 精神病学是社会科学的分支学科　　D. 精神病学是临床医学的分支学科

8. 精神障碍患者的饮食护理,下列哪项不正确　　　　　　　　　　　（　　）

A. 一般采取集体进餐　　　　　　　B. 拒食、抢食、暴食的患者一起进餐

C. 吃异食的患者需专人看护　　　　D. 年老、吞咽困难的患者给以重点照顾

9. 安全护理的措施,不正确的是　　　　　　　　　　　　　　　　　（　　）

A. 有伤人、自杀、外走的患者护士要做到心中有数

B. 严重患者安置在重症室内 24 小时监护

C. 病区危险品要严加管理

D. 每 30 分钟巡视住院患者 1 次

10. 马斯洛的需要层次理论不包括　　　　　　　　　　　　　　　　（　　）

A. 生理需要　　　　　　　　　　　B. 自尊的需要

C. 自我实现的需要　　　　　　　　D. 健康的需要

三、多选题

1. 精神障碍专科护理工作的范畴包括　　　　　　　　　　　　　　　（　　）

A. 安全护理　　　B. 社区护理　　　C. 心理护理　　　D. 基础护理

2. 奥瑞姆自理模式的主要概念包括　　　　　　　　　　　　　　　　（　　）

A. 自理理论　　　B. 自理不足理论　　C. 家庭护理理论　D. 护理系统理论

3. 罗伊的适应模式中提出了几种适应方式包含　　　　　　　　　　　（　　）

A. 生理功能　　　B. 自我概念　　　C. 角色功能　　　D. 人际关系

4. 马斯洛的需要层次理论包括　　　　　　　　　　　　　　　　　　（　　）

A. 生理需要　　　　　　　　　　　B. 自尊的需要

C. 自我实现的需要　　　　　　　　D. 健康的需要

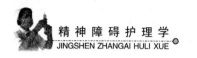

5. 属于精神障碍范围的是 （   ）

    A. 人格障碍　　　　B. 精神分裂症　　　C. 攻击行为　　　D. 神经症

6. 护理兴奋躁动患者时,下列哪几项措施属于合理 （   ）

    A. 鼓励其多与其他患者交往　　　　　B. 安排在较安静的地方

    C. 避免伤人、自伤　　　　　　　　　D. 保证其饮食和睡眠

7. 精神障碍患者的饮食护理,正确的措施有 （   ）

    A. 不能自行进食的患者应做好喂饭,必要时给以鼻饲或输液

    B. 开饭时要巡视病房,防止遗漏

    C. 重点患者要专人照顾,加强观察

    D. 采用单独进餐的方式

8. 对于暴饮暴食者的护理中,正确的是 （   ）

    A. 适当限制患者入量　　　　　　　　B. 限制患者进餐的速度及数量

    C. 可采用单独进餐的方式　　　　　　D. 鼓励集体进餐

9. 精神障碍患者安全护理的内容包括 （   ）

    A. 自杀、自伤行为的护理　　　　　　B. 睡眠的护理

    C. 出走行为的护理　　　　　　　　　D. 进食行为的护理

10. 精神科护理人员的基本要求是 （   ）

    A. 良好的医护职业道德　　　　　　　B. 强烈的敬业精神

    C. 男性　　　　　　　　　　　　　　D. 精湛的业务技术

第二章　精神障碍的病因与分类

【学习目标】
● 熟悉:精神病学、医学心理学、医学社会学、医学人类学、行为医学的概念,精神障碍的病因。
● 了解:常用的精神障碍分类标准。

第一节　概　述

一、概念

精神病学(psychiatry)是临床医学的一个分支学科,是研究各种精神障碍的病因、发病机制、临床表现、发展变化规律、治疗、预防以及康复的一门临床医学。近年来,精神病学的概念已远远超出了传统的精神疾病概念所覆盖的范围,许多学者认为应将"精神病学"改称为"精神医学"更为贴切,既能较好地涵盖主要内容,也减少了对精神障碍患者的误解与歧视。由于精神障碍本身的特殊性,精神病学往往涉及其他方面的问题,如社会文化、司法问题、特殊人群问题等。因此,它既有学科本身的特殊性,也有与其他学科密切联系的共同性。

神经科学(neuro science)与精神病学联系最为密切。神经科学寻求解释精神活动的生物学机制,即细胞生物学和分子生物学机制;寻求了解在发育过程中神经回路是如何感受周围世界、如何实施行为,又如何从记忆中找回知觉;寻求了解支持我们情绪生活的生物学基础,情绪如何使人们的思维发生改变,以及当情绪、思维及行为失调时如何导致抑郁、狂躁、精神分裂症和阿尔茨海默症等病症,其复杂程度远远超过任何其他生物学领域中曾经面对的问题。当前,神经科学发展迅速,在中枢传导通路、神经递质、神经电生理等方面的研究,都有助于人们进一步了解神经系统的功能。此外,睡眠研究等也有助于人们解开人脑之谜。

分子遗传学(molecular genetics)有助于揭开精神障碍之谜。DNA重组技术超越了传统遗传学研究的范围,使精神障碍的遗传学研究得到了新的发展。如使用聚合酶链式反应(polymerase chain reaction,PCR)等方法,在进一步探索精神障碍(如精神分裂症、心境障碍、老年性精神障碍等)的病因方面有更大的促进作用。

医学心理学(medical psychology)是心理学与医学相结合的一门学科,是以心理学的理论和方法来研究与医学有关的内容。因此,与精神病学的关系非常密切,是精神病学的基础学科之一。在精神障碍的诊断和治疗中,应用各种心理测验对患者进行检查,采用各种心理干预进行心理治疗,是精神病学的重要内容。

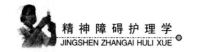

医学社会学(medical sociology)和医学人类学(medical anthropology)分别是社会学和人类学在医学中的分支。医学社会学是用社会学的理论和方法,从群体角度研究社会结构和社会过程中有关健康和疾病问题,在精神病学领域中则是研究与疾病有关的社会因素。医学人类学是以文化人类学的理论和方法来研究医学问题。人们的言行表现,均与特定的文化背景密切相关,正常的和异常的精神活动均是如此。

行为医学(behavioral medicine)是研究人的行为(包括产生行为的思维、情感、意志等)与精神障碍的关系,以及人们的正常行为与异常行为的发生发展过程,从而来矫正人们的异常行为。

上述学科与精神病学的关系十分密切,它们有的属于自然科学,有的属于社会科学。因此,精神病学是医学中与社会科学关系最为密切的一门学科。

二、精神病学的临床工作特点

在精神病学的临床工作中,除遵循一般临床医学共同原则外,还须强调一些特别要求。

1. 病史和精神检查　由于精神障碍的特殊性,提供病史者往往是患者家属、亲友或同事等。因此,必须重视病史内容的可靠性;其次,要重视病史内容中的心理社会因素、生活史和家族史等,必要时应做社会调查复核。在检查方面,除了体格检查以外,更要重视精神检查。精神检查主要是通过检查者与患者的交谈和观察来进行的,熟练而恰到好处的精神检查是全面了解患者的主要手段和方法,对正确诊断精神障碍起着非常重要的作用。

2. 治疗和管理　对住院精神障碍患者的治疗与管理,是由医护人员以及其他相关人员间的默契配合来集体完成的。在治疗方面,除了躯体治疗(药物治疗、物理治疗以及其他辅助治疗)外,恰当的劝慰、解释、支持性心理治疗是必不可少的。此外,要重视护理工作在精神障碍患者的诊断、治疗、康复和病房管理中的重要作用。

3. 职业素质　尊重和关心患者,是精神障碍专科工作人员的必备素质。由于精神障碍患者不能正确反映自己的痛苦和要求,医务人员更需要关心患者,用诚恳、热情的态度对待患者和家属,建立良好的医患关系,做好患者的隐私保密工作,这也是对精神障碍专科工作人员的最基本要求。

第二节　精神障碍的病因学

精神障碍病因学是复杂而又十分重要的课题,是目前精神病学中亟须研究和解决的主要内容之一。前人对精神障碍的病因做了大量探索性研究,但至今仍有较多的精神障碍,包括最常见的精神分裂症和心境障碍等,病因尚未完全阐明。

精神障碍病因学,主要从两方面来寻求。一是生物学因素,二是心理社会因素,而两者往往是相互作用的。精神障碍的病因不是单一的致病因素,而是多种因素共同作用的结果。

一、生物学因素

(一)遗传因素

遗传因素决定个体生物学的特征,在某些精神障碍的发病中有一定的作用,如精神分裂症、心境障碍、人格障碍、精神发育迟滞等具有明显的遗传倾向。国内外对精神分裂症与心境障碍的家系、双生子、寄养子的遗传因素调查均提示有明显的遗传倾向。但细胞遗传学和分子遗传学研究至今缺乏一致性结果。目前一般认为精神分裂症属多基因遗传方式。在多基因遗传病中，遗传和环境因素的共同作用，决定了某一个体是否患病，其中，遗传因素所产生的影响程度称为遗传度（heritability）。遗传因素对某些精神障碍的发生有重要作用，但不能忽视社会环境在疾病的发生、发展、严重程度、表现特点、疗程及预后等方面仍起着非常重要的作用。良好的环境及心理应激控制能力有可能减少和避免发病。

（二）性别因素

女性由于性腺内分泌和某些生理过程的特点，如月经、妊娠、分娩、产褥等影响，常可出现情绪不稳、冲动、焦虑、抑郁等表现，可能与性激素不平衡有关。同时，女性情感丰富且脆弱、敏感等，当面临心理应激时易出现各种神经症和某些精神障碍。而男性常因饮酒、吸毒、外伤、性病、感染等机会较多，易患酒依赖、脑动脉硬化性精神障碍、颅脑损伤性精神障碍等。

（三）年龄因素

不同的年龄易出现不同的精神障碍。儿童期由于整个精神发育和心理活动还未成熟，仍处于幼稚情感和原始行为时期，缺乏控制自己情感和行为的能力，从而对外界环境适应性差，容易出现儿童期特有的症状、行为和情绪障碍等。青春期由于内分泌系统特别是性腺发育逐渐成熟，植物神经系统不稳定，情绪易波动，对外界应激因素敏感，遇到应激因素时容易出现强迫症、癔症、心境障碍和精神分裂症等。中年期正处在脑力和体力最活跃充沛的时期，思维和情感的变化复杂，日常工作和生活处于兴奋、紧张状态，思考问题较多，在心理因素下易发生抑郁、心身疾病乃至其他精神障碍。更年期由于内分泌系统特别是性腺的生理功能减弱或衰退，导致情感脆弱，易激动、多虑、过敏、抑郁以及植物神经功能障碍。老年期由于脑和躯体的生理功能处于衰老时期，容易患脑动脉硬化性精神障碍、帕金森病、阿尔茨海默病和其他脑退行性疾病所致精神障碍。

（四）躯体因素

1. 感染　包括急、慢性躯体感染和颅内感染。由于细菌、病毒、原虫、螺旋体的感染导致高热、电解质平衡失调、中间代谢产物蓄积和吸收、维生素缺乏、血管改变等引起脑功能或器质性病变出现精神障碍。

2. 躯体疾病　包括内脏各器官、内分泌、代谢、营养和胶原病等疾病，导致脑血流量减少、脑缺氧、电解质平衡失调、神经递质改变等引起精神障碍。如肝性脑病、肺性脑病、肾性脑病和内分泌机能障碍等。婴儿时期缺乏营养可导致精神发育迟滞，或者日后的人格改变等。

3. 中毒　由于某些体外物质中毒，如各种毒物、食物、药物等从不同途径侵入脑部或因取暖、燃煤不当导致一氧化碳中毒等，均可引起智能损害、人格改变和多种精神障碍。

4. 颅脑外伤　由于颅脑被冲击、坠跌和炮弹、炸弹爆破以及气浪伤直接导致颅内血液循环障碍和脑脊液动力失去平衡或颅内出血、脑水肿等引起短暂的或持续的精神障碍。

二、心理社会因素

（一）心理应激因素

1. 急性应激事件　是指突然、强烈而急剧的精神应激，如地震、火灾、洪水、爆炸、泥石流、交通事故、战争、抢劫、亲人突然死亡等严重事故，均可能出现应激反应或直接引起精神

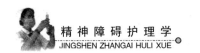

障碍。张本等对唐山大地震导致的心理创伤应激障碍的抽样调查结果,发现抽样调查的1813名人口中,地震导致的急性应激障碍和延迟性应激反应(PTSD)的患病率均明显增高,分别为22.2%和18.5%,尤以一级亲属因地震死亡和遭受严重财产损失的患病率更高,且灾难后孤儿幸存者30年后仍有较高的 PTSD 现患率。

2. 慢性生活事件 如离婚、丧偶、失业、失恋、失学、家庭纠纷、人际关系紧张、经济问题等,均可促发心身疾病、神经症或应激相关障碍,也可通过削弱机体防御功能,诱发各种功能性精神障碍或躯体疾病。

(二) 社会文化因素

1. 环境因素 是指社会和环境因素的影响。如交通混乱、噪音、居住拥挤、大气与环境污染、社会大动荡、移民等,均可增加人们的心理和躯体应激,使人们长期处于厌烦、紧张状态之中,而出现焦虑、抑郁、紧张、烦闷等反应,易导致心身障碍,且发病率很高。

2. 文化环境 不同的民族、不同的文化、不同的社会风气及宗教信仰、生活环境和习惯等均与精神障碍的发生密切相关,并表现出特有的精神障碍形式。例如,恐缩症(Koro)、拉塔病(Latch)多见于东南亚国家;冰神附体见于日本冲绳岛、蒙古的比伦奇、加拿大等地区。另外,来自农村和文化程度低的精神分裂症患者,其幻觉妄想的内容比较简单,常与迷信等内容有关;来自城市和文化程度较高的患者,幻觉妄想的内容多与高科技的现代生活有关。

3. 社会支持因素 社会支持是指人们从社会、家庭、亲友、团体中得到的关心和帮助,包括实际可见的客观支持与体验到的被尊重、被支持、被理解的主观支持两个方面。当个体遭遇到严重的应激性事件后,若能得到足够的社会支持与援助,则有利于减轻或消除应激事件的刺激作用或帮助当事人矫正歪曲的认知与不良应对机制,从而减轻心身反应,降低精神障碍的发生。社会支持不足可能在精神障碍的发生、发展和预后中则起着不良的作用。

(三) 个体素质因素

1. 人格(个性) 指先天素质和后天习得性综合形成的个体精神活动模式。个体的心理素质,即个体的神经系统解剖、生理生化等特点所形成的不同信息内容与综合分析等功能,构成了特有的神经系统兴奋性与稳定性,表现为不同反应强度、速度、觉醒程度和情绪。不同人格特征的个体易患不同的精神障碍。例如,精神分裂症患者大多病前具有分裂样性格,表现孤僻少友,生活缺少动力,缺少热情或情感较为冷漠,自己难以体验到快乐,对他人关心也少,过分敏感、怪癖等;而具有强迫人格特征的个体,多做事犹豫不决,按部就班,苛求完美,事后反复检查,对己过于克制和过分关注,遇事易焦虑、紧张、苦恼;性格敏感、脆弱的个体,在外界不良因素刺激下,容易患应激相关障碍或神经症等;癔症性人格特征的人,容易患癔症等。

2. 机体功能状态 个体的体质,即个体以遗传为基础,在发育过程中受内外环境影响所形成的整体功能状态,是个体反应潜力和决定个体精神活动方式的生物学基础。当机体处于饥饿、疲劳、缺乏睡眠、高度紧张等不良的生理或心理状态时,也可成为破坏生理或心理平衡的应激源。几乎所有激素均会从不同方面影响免疫功能。例如,下丘脑—垂体—肾上腺皮质轴在应激中的调节作用之一是通过下丘脑的促肾上腺皮质激素释放素(CRF),进而改变外周糖皮质醇水平,影响免疫细胞反应性,易诱发各种功能性或器质性疾病。

总之,生物学因素和心理社会因素,即内在因素和外在因素在精神障碍的发病中共同起着决定性的作用,但两者的作用并非平分秋色,在一些精神障碍中某些因素起着主导作用,而在另一些疾病中则另一些因素起决定性的影响。因此,在各种影响因素中,必须分清决定事物性质的主要因素,例如,精神分裂症、心境障碍、人格障碍和精神发育迟滞的某些类型,发病主要是生物学因素(如遗传因素)或性格特征等因素起主导作用,但心理社会因素的促发作用不能忽视。而在颅脑损伤、感染、中毒和各种躯体疾病所致精神障碍中,躯体因素则成为引起精神障碍的主要因素。因此,必须综合考虑遗传、性格、年龄和躯体功能状态等相关因素。

第三节　精神障碍的分类

一、精神障碍分类与诊断标准有关问题

疾病分类学研究的目的是把种类繁多的不同疾病按各自的特点和从属关系,划分为病类、病种和病型,并归成系统。这可加深对疾病之间关系的认识,并可作为进一步探讨各种疾病的基础,为诊断和鉴别诊断、治疗和临床研究提供依据。在疾病的分类中,按病因、病理改变进行诊断与分类,是医学各科所遵循的一个基本原则。在器质性精神障碍中,脑部感染、中毒、外伤所致精神障碍、重要内脏器官疾病与代谢、内分泌疾病所致精神障碍的诊断与分类,长期以来都遵循病因学分类的方向。但是,多数精神障碍的病因与发病机制不明,缺乏实验室诊断手段,加上学派众多,观点不一,较难形成统一的分类和诊断标准。

在 20 世纪 70 年代以前,精神障碍的诊断还没有公认的诊断标准,就精神分裂症的诊断而言,有的医生按照 E. 布鲁勒(E. Bleuler)提出的 4A 症状,即联想障碍、情感障碍、矛盾意向、孤独症等为诊断依据,显然非常重视精神分裂症的阴性症状,而这 4 个症状中究竟出现几个才可以确诊没有一致的认识。另一些医生很少考虑阴性症状的诊断价值,强调施耐德(Schneider)一级症状或阳性症状诊断精神分裂症的重要意义。P. 伯尔尼(P. Berner)在维也纳两个精神病院中收集 200 例功能性精神障碍病例,发现如果使用 E. Bleuler 的 4A 症状作为诊断标准,则有 1A 症状者 91 例,2A 症状者 53 例,至少有 3A 症状者 22 例。而使用 Schneider 的一级症状作为诊断标准,则至少出现 1 个一级症状者 121 例。这是由于 Schneider 的标准以阳性症状为主,E. Bleuler 的标准以阴性症状为主,造成了上述差别。目前,就全部精神障碍而言,约 10% 的病例属于病因和病理改变比较明确的,而 90% 左右的病例都属于病因不明的精神障碍。因此,使整个精神障碍的诊断和分类,不能完全贯彻病因学分类的原则。

二、病因学和症状学分类与诊断

病因病理学分类与诊断是根据疾病的病因和病理改变建立诊断,同一病因可有不同症状,在症状出现后,诊断不变,如酒精所致精神障碍,可见病因学分类有利于病因治疗。症状学分类与诊断是根据共同症状或综合征建立诊断,症状或综合征改变时,临床诊断会相应改变,同一症状或综合征可有不同病因,可见症状学分类有利于对症治疗(表 2-1)。

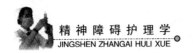
表2-1 病因学诊断与症状学诊断比较

	病 因 学 诊 断	症 状 学 诊 断
方向	根据病因建立诊断	根据症状或综合征建立诊断
稳定型	病因不变,症状可变,诊断不变	症状或综合征改变,诊断也变
亚型	同一病因可有不同综合征	同一症状或综合征可有不同病因
治疗	有利于病因治疗	有利于对症治疗

三、常用的精神障碍分类诊断标准

由于对大多数精神障碍的病因与发病机制尚不明了,当前精神障碍的分类与诊断仍停留于症状学水平,而不能像其他内外科疾病一样按病因或病理学特征进行分类。各种诊断标准主要依靠精神症状间的组合、病程的演变、严重程度等来确定。国际上常用的精神障碍分类与诊断是由世界卫生组织(WHO)组织编写的《国际疾病分类》第10版(ICD-10)与美国的《精神障碍诊断与统计手册》第4版(DSM-IV)。中华精神科学会遵循具有中国特色,符合中国国情,满足患者和社会的需要,注意与国际接轨,继承CCMD以前版本的优点以及简明和便于操作的原则,即注重传统性、科学性、可理解性、可接受性、可操作性和相对稳定性,制订了《中国精神障碍分类与诊断标准(CCMD-3)》。该版兼顾病因、病理学分类和症状学分类、分类排列次序服从等级诊断和ICD-10的分类原则,并沿用了ICD-10的名词解释,仅在必要时作了修改和补充。CCMD-3将精神障碍分为10大类:

1. 器质性精神障碍;
2. 精神活性物质或非成瘾物质所致精神障碍;
3. 精神分裂症和其他精神病性障碍;
4. 心境障碍(情感性精神障碍);
5. 癔症、应激相关障碍、神经症;
6. 心理因素相关生理障碍;
7. 人格障碍、习惯与冲动控制障碍、性心理障碍;
8. 精神发育迟滞与童年和少年期心理发育障碍;
9. 童年和少年期的多动障碍、品行障碍、情绪障碍;
10. 其他精神障碍和心理卫生情况。

举例:《中国精神障碍分类与诊断标准(CCMD-3)》对于精神分裂症的诊断标准如下。

附:20 精神分裂症(分裂症)[F20]

【定义】本症是一组病因未明的精神病,多起病于青壮年,常缓慢起病,具有思维、情感、行为等多方面障碍及精神活动不协调。通常意识清晰,智能尚好,有的患者在疾病过程中可出现认知功能损害。自然病程多迁延,呈反复加重或恶化,但部分患者可保持痊愈或基本痊愈状态。

【症状标准】至少有下列2项,并非继发于意识障碍、智能障碍、情感高涨或低落,单纯型分裂症另规定:

(1)反复出现的言语性幻听。

(2)明显的思维松弛、思维破裂、言语不连贯,或思维贫乏或思维内容贫乏。

（3）思想被插入、被撤走、被播散、思维中断，或强制性思维。

（4）被动、被控制，或被洞悉体验。

（5）原发性妄想（包括妄想知觉，妄想心境）或其他荒谬的妄想。

（6）思维逻辑倒错、病理性象征性思维，或语词新作。

（7）情感倒错，或明显的情感淡漠。

（8）紧张综合征、怪异行为，或愚蠢行为。

（9）明显的意志减退或缺乏。

【严重标准】自知力障碍，并有社会功能严重受损或无法进行有效交谈。

【病程标准】

（1）符合症状标准和严重标准至少已持续1个月，单纯型另有规定。

（2）若同时符合分裂症和情感性精神障碍的症状标准，当情感症状减轻到不能满足情感性精神障碍症状标准时，分裂症状需继续满足分裂症的症状标准至少2周以上，方可诊断为分裂症。

【排除标准】排除器质性精神障碍，及精神活性物质和非成瘾物质所致精神障碍。尚未缓解的分裂症患者，若又罹患本项中前述两类疾病，应并列诊断。

20.1　偏执型分裂症[F20.0]

符合分裂症诊断标准，以妄想为主，常伴有幻觉，以听幻觉较多见。

20.2　青春型（瓦解型）分裂症[F20.1]

符合分裂症诊断标准，常在青年期起病，以思维、情感、行为障碍或紊乱为主。例如明显的思维松弛、思维破裂、情感倒错、行为怪异。

20.3　紧张型分裂症[F20.2]

符合分裂症诊断标准，以紧张综合征为主，其中以紧张性木僵较常见。

20.4　单纯型分裂症[F20.6]

【诊断标准】

（1）以思维贫乏、情感淡漠，或意志减退等阴性症状为主，从无明显的阳性症状。

（2）社会功能严重受损，趋向精神衰退。

（3）起病隐袭，缓慢发展，病程至少2年，常在青少年期起病。

20.5　未定型分裂症[F20.3]

【诊断标准】

（1）符合分裂症诊断标准，有明显阳性症状。

（2）不符合上述亚型的诊断标准，或为偏执型、青春型，或紧张型的混合形式。

【说明】本型又名混合型或未分型。

20.9　其他型或待分类的分裂症[F20.8；F20.9]

符合分裂症诊断标准，不符合上述各型的诊断标准，如20.91儿童分裂症、20.92晚发性分裂症等。

分裂症的第4位编码表示：

20.x1　分裂症后抑郁[F20.4]

【诊断标准】

（1）最近1年内确诊为分裂症，分裂症病情好转而未痊愈时出现抑郁症状。

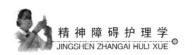

(2)此时以持续至少2周的抑郁为主要症状,虽然遗有精神病性症状,但已非主要临床相。

(3)排除抑郁症、分裂情感性精神病。

20.x2 分裂症缓解期[F20.x5 分裂症缓解型]

曾确诊为分裂症,现临床症状消失,自知力和社会功能恢复至少已2个月。

20.x3 分裂症残留期[F20.x4 分裂症残留型]

【诊断标准】

(1)过去符合分裂症诊断标准,且至少2年一直未完全缓解。

(2)病情好转,但至少残留下列1项:①个别阳性症状;②个别阴性症状,如思维贫乏、情感淡漠、意志减退,或社会性退缩;③人格改变。

(3)社会功能和自知力缺陷不严重。

(4)最近1年症状相对稳定,无明显好转或恶化。

20.x4 慢性[F20.x8 其他病程类型]

【诊断标准】

(1)符合分裂症诊断标准。

(2)病程至少持续2年。

20.x5 分裂症衰退期[F20.x8 其他病程类型]

【诊断标准】

(1)符合分裂症诊断标准。

(2)最近1年以精神衰退为主,社会功能严重受损,成为精神残疾。

(李晓一、冯怡、邵华芹)

参考文献

[1] 沈渔邨.精神病学[M].第5版.北京:人民卫生出版社,2009.

[2] 郝伟.精神病学[M].第6版.北京:人民卫生出版社,2011.

[3] 孔军辉.医学心理学[M].北京:人民卫生出版社,2012.

[4] 姜乾金.医学心理学[M].第2版.北京:人民卫生出版社,2010.

[5] (美)考克汉姆著,高永平等译.医学社会学[M].第11版.北京:中国人民大学出版社,2012.

[6] 张有春.医学人类学[M].北京:中国人民大学出版社,2011.

[7] 王明旭.行为医学[M].北京:人民卫生出版社,2011.

[8] 张本,王学义,孙贺祥,等.唐山大地震心理创伤后应激障碍的抽样调查研究[J].中华精神科杂志,1999,32(2):106－108.

[9] 张本,张凤阁,王丽萍,等.30年后唐山地震所致孤儿创伤后应激障碍现患率调查[J].中国心理卫生,2008,22(6):469－473.

[10] 中华医学会精神科分会.CCMD-3中国精神障碍分类与诊断标准[M].济南:山东科学技术出版社,2001.

[11] 陈彦方.CCMD-3相关精神障碍的治疗与护理[M].济南:山东科学技术出版社,2001.

附：同步练习

单选题

1. 研究认为精神分裂症、情感性精神病与遗传因素有肯定的关系,属于一种　　（　　）
   A. 单基因遗传方式　　　　　　　　B. 遗传性疾病
   C. 多基因遗传方式　　　　　　　　D. 双基因遗传方式

2. 关于生物学因素和心理社会因素在精神障碍的发生中的作用,正确的是　（　　）
   A. 各起一半作用
   B. 生物学因素为主
   C. 心理社会因素为主
   D. 在不同的精神障碍中不同致病因素起的作用大小不同

3. 关于心理社会因素与疾病的关系,下列说法不正确的是　　　　　　　（　　）
   A. 可以作为相关因素影响精神障碍的发生、发展
   B. 与躯体疾病毫无关系
   C. 可以在躯体疾病的发生、发展中起重要作用
   D. 可以引起身心疾病

4. 关于精神障碍,下列说法错误的是　　　　　　　　　　　　　　　（　　）
   A. 精神障碍与遗传因素有关
   B. 精神障碍的病因包括生物学因素和社会心理因素
   C. 精神障碍是遗传性疾病
   D. 大多数精神障碍的明确病因与发病机制目前还不清楚

5. 《中国精神疾病分类与诊断标准》的缩写字母为　　　　　　　　　　（　　）
   A. ICD　　　　　B. DSM　　　　　C. CCMD　　　　D. CCND

6. 精神障碍的诊断与分类主要是根据　　　　　　　　　　　　　　　（　　）
   A. 病因　　　　　B. 症状　　　　　C. 病程　　　　　D. 严重度

7. 精神症状发生于中枢神经系统病变的基础上,但症状的内容却明显受下列哪个因素的影响　　　　　　　　　　　　　　　　　　　　　　　　　　　　（　　）
   A. 社会心理因素　B. 生物学因素　　C. 遗传因素　　　D. 个性因素

8. 精神病学属于以下哪个学科　　　　　　　　　　　　　　　　　　（　　）
   A. 社会学　　　　B. 人文科学　　　C. 内科学　　　　D. 临床医学

9. 病因相对明确的精神障碍是　　　　　　　　　　　　　　　　　　（　　）
   A. 酒精性幻觉症　B. 抑郁症　　　　C. 精神分裂症　　D. 神经症

10. 病因和病理改变明确的精神障碍约占全部精神障碍的比例　　　　　（　　）
    A. 30%　　　　　B. 40%　　　　　C. 50%　　　　　D. 10%

第三章 精神障碍的症状学

第一节 概 述

异常的精神活动通过人的外显行为,如言谈、书写、表情、动作行为等表现出来称之为精神症状。研究精神症状及其发生机制的学科称为精神障碍症状学,又称精神病理学。目前,临床精神病学的诊断尚缺乏可靠的客观检查手段与方法,仍以精神症状结合病史为主要依据。而精神症状是错综复杂的,一方面精神症状表现受患者不同的社会背景、文化水平、生活经历、年龄及躯体状况等因素的影响;另一方面,不同的精神障碍可以表现出相同或类似的精神症状,不同的精神症状之间又有许多相似之处,容易混淆;正常与异常精神活动之间无绝对标准。因此,学好精神障碍症状学必须要有科学的、动态的、实事求是的态度和方法,客观地判断各种精神症状,这也是精神障碍专科护理人员必须掌握的基础知识技能。

精神症状一般具有以下特点:①症状的表现形式和内容与周围客观环境明显不相符;②症状的出现与消失不能自控;③症状给患者带来痛苦或不同程度的社会功能损害。判断某种精神活动是否属于病态,可从四个方面加以分析:①纵向比较,即与患者过去的一贯表现相比较,精神活动的改变是否明显;②横向比较,即与大多数正常同龄人的精神状态相比较,差别是否明显,持续时间是否超过了一般限度;③结合当事人的心理背景和所处的环境进行具体分析和判断;④症状出现的频率、持续时间和严重程度。此外,患者的精神症状也并非每时每刻均存在的,必须仔细和反复观察:①确定是否存在精神症状以及存在哪些精神症状;②症状的强度、持续时间和严重程度;③分析各症状之间的关系;④重视各症状之间的鉴别;⑤分析和探讨各种症状发生的可能诱因或原因及影响因素,包括生物学和社会心理因素。

按照心理学概念,人类正常心理活动分为认知、情感和意志过程。精神障碍的症状也按这三个过程加以阐述。

第二节　精神障碍的常见症状

一、感知觉及其障碍

感知觉包括感觉(sensation)和知觉(perception)。感觉是人脑对作用于感觉器官的客观事物的个别属性的反映,如物体的色、光、声、味、形、冷热、软硬以及躯体的各种疼痛感等。视觉、听觉、味觉、嗅觉、触觉、平衡觉、运动觉等均属于不同类型的感觉,反映客观事物的个别属性,是人类最初级最简单的心理过程。知觉是人脑对作用于感觉器官的客观事物的整体属性的反映。是人脑对感觉到的事物经过综合,并借助于过去的经验所形成的一种完整的印象。但知觉不能等同于各种感觉的相加,而是经大脑皮层的调节与整合,将事物的各种属性按相互关系组合为一个整体。知觉具有两个特征:一是知觉的整体性,即客观事物的某些个别属性发生变化,不影响个体对整体的认知。例如,熟悉的人穿什么颜色的衣服仍认得出,知道不同颜色、形状、大小、质地的水杯是饮水的用具;二是知觉的恒常性,即个体对客观事物的知觉与过去的经验有关,当客观条件在一定范围内改变时,个体的知觉映象在相当程度上仍保持着它的稳定性。恒常性包括形状恒常性、大小恒常性、明度恒常性、颜色恒常性等。还有一种与感知觉有关的现象是表象(representation),它是指过去感知过的事物形象在头脑中再现的过程。例如,美好的音乐使人产生"余音绕梁,三日不绝",表象不如知觉完整、稳定和鲜明。正常情况下的感知觉与外界客观事物相一致,当感知觉与客观事物不符或缺乏客观事物的刺激而产生知觉体验时,则为感知觉障碍。其中,感觉障碍(disorders of sensation)多见于神经系统器质性病变和癔症,知觉障碍(disorders of perception)常见于各种精神障碍。

(一)感觉障碍

1. 感觉过敏(hyperesthesia)　又称感觉增强,由感觉阈值降低或强烈的情绪因素所致,表现为对一般强度的刺激难以忍受。例如,耳边的轻语便感觉很响,关门声犹如枪炮声,皮肤的轻微触摸即感到疼痛难忍,有的甚至不能耐受正常的心跳和胃肠蠕动。多见于丘脑或周围神经病变,也见于神经衰弱、癔症、疑病症、更年期综合征等。

2. 感觉减退(hypoesthesia)　又称感觉抑制,由感觉阈值升高或强烈的情绪抑制所致,表现对强烈的刺激感觉轻微。例如,强烈的疼痛(用针刺入皮肤)、难闻的气味只有较轻微的感觉。多见于神经系统疾病、入睡前状态、木僵状态、癔症、催眠状态和意识障碍。对强烈的刺激完全不能感知称为感觉缺失(anesthesia),多见于癔症,如癔症性失明、癔症性失聪等。精神障碍患者的感觉障碍一般不存在神经系统的器质性损害,也不符合神经系统的生理解剖定位,常呈手套型、袜型、条块型等,且感觉障碍的部位、范围或界限常可通过暗示而改变。

3. 感觉倒错(paraesthesia)　患者对外界刺激产生与正常人不同性质或相反的异常感觉。例如,对冷的刺激反而产生了热感,用棉球轻触皮肤产生疼痛感等。多见于癔症。

4. 内感性不适(senestopathia)　患者感觉体内产生各种不舒服或难以忍受的异样感觉,如牵拉、挤压、转动、溢出、虫爬感等,且难以描述,患者不能明确指出体内不适的部位和程度,常伴焦虑不安。多见于神经症、精神分裂症、抑郁状态及颅脑创伤所致精神障碍。

31

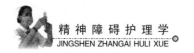
（二）知觉障碍

1. 错觉（illusion）　错觉是对客观事物歪曲的知觉，患者把实际的客观事物歪曲地感知为与实际事物不相符的事物，即对客观事物整体属性的错误感知。包括错听、错视、错嗅、错触和内感性错觉等。正常人在疲劳、注意力不集中、强烈的情绪状态以及感觉条件差等状态下也可出现错觉，如"草木皆兵"、"杯弓蛇影"、"太阳围着地球转"等，但正常人的错觉是偶尔出现的，在条件改善或解释后能够很快纠正或消失。病理性错觉多见于感染、中毒等因素导致的意识障碍，也见于癔症和精神分裂症。

2. 幻觉（hallucination）　幻觉是一种虚幻的知觉体验，指没有现实刺激作用于感觉器官时出现的知觉体验。例如，无人在场时，患者却听见有责骂自己的声音，或看见某人在窗外等。幻觉的内容是以往知觉痕迹的重现，如先天的聋人无幻听，先天的盲人无幻视。幻觉常与妄想合并存在，是精神障碍患者最常见且重要的症状之一。幻觉具有四个特征：①逼真的知觉体验，并非想象；②存在于客观空间；③不属于患者自己；④患者不能控制。由于其感受常常生动逼真，可引起患者愤怒、忧伤、惊恐、逃避乃至攻击别人的情绪和行为反应。病理性幻觉多见于脑器质性精神障碍、精神分裂症、心境障碍等。在生理情况下，如半醒半睡状态以及长期感觉剥夺或过分期待时也可出现幻觉，如听见铃声或某人的名字等，通常是短暂和单纯的。

（1）按幻觉所涉及的感觉器官分类

① 幻听（auditory hallucination）：是临床最常见的，且具有诊断意义的幻觉。患者听到各种不同种类和性质但实际并不存在的声音，包括语言交谈声、鸟叫声、噪声、辱骂声等，并可产生相应的情绪和行为反应，如与幻听对骂，或侧耳谛听，或以棉花塞耳等。幻听中最常见的是言语性幻听，可以是单词、一段话或几个句子。如果言语内容是评论患者的，称为评论性幻听。如果是几个声音在争论，且争论的内容以患者为中心，有的在揭露患者的错误，有的则为患者辩护，称为议论性幻听。如果幻听内容是命令患者做某事，称为命令性幻听。幻听常影响患者的思维、情感和行为，产生兴奋冲动、自杀自伤或出走行为等。可见于多种精神障碍，其中评论性幻听、议论性幻听和命令性幻听是诊断精神分裂症的重要症状。

② 幻视（visual hallucination）：幻视比幻听少见，常与其他幻觉一起出现，内容丰富多样，形象可以是清晰、鲜明和具体的，如简单的闪光、动物、复杂的图画、有声有色的电影、各种人物等，有时是比较模糊或令人惊恐的怪物猛兽。幻视多见于器质性精神障碍，如谵妄、中毒、癫痫等，形象多生动鲜明，并常为恐怖性质的，如洪水猛兽、妖魔鬼怪等。也见于精神分裂症等。

③ 幻嗅（olfactory hallucination）：指患者闻到环境中或体内有各种特殊的气味，其强度不一。如花香、异香、奇臭、血腥、烧焦气味等。多数是患者以前接触过的令人不愉快的气味，往往引起患者不愉快的情感体验或继发被害妄想，认为有人施毒要害自己。患者常采取相应的某些行为，如用毛巾捂鼻或捏鼻、拒食拒水或要求换房间等。单一的幻嗅常见于颞叶癫痫，精神分裂症的幻嗅多与其他幻觉和妄想同时存在。

④ 幻味（gustatory hallucination）：指患者尝到食物中或水中有某种特殊的或奇怪的味道，因而导致患者拒食拒饮行为。幻味常与幻嗅等其他幻觉同时存在，见于精神分裂症和脑器质性精神障碍。

⑤ 幻触（tactile hallucination）：又称皮肤与黏膜幻觉。患者感到皮肤或黏膜上有虫爬、

通电、火灼、手抓、麻木等异常感觉。见于中毒性精神障碍与精神分裂症。有的患者表现为性器官接触感觉，称为性幻觉，多见于精神分裂症。

⑥ 内脏性幻觉（visceral hallucination）：又称本体幻觉。患者感到躯体某部位或某内脏有异常的感觉，能清楚地描述某内脏被捏、拉、膨胀感或断裂、穿孔、扭转、刀割或虫爬行等体验。这类症状常与疑病妄想、虚无妄想或被害妄想伴随出现。多见于精神分裂症，也见于抑郁症及更年期综合征等。

⑦ 运动性幻觉（motor hallucination）：指患者的本体感受器如肌肉、肌腱、关节等运动和位置的幻觉。有的患者虽然沉默不语但却感觉自己的唇舌在运动，称为言语运动性幻觉；有的患者虽处于静止状态，但自觉肢体或躯干有运动感，称为精神运动性幻觉；有的患者自感失去平衡，处在斜面或旋转的位置，因而紧抓扶手不放或呈现奇特姿势，称为前庭性幻觉。多见于精神分裂症、脑器质性疾病。

（2）按幻觉的性质分类

① 真性幻觉（genuine hallucination）：又称完全性幻觉、知觉性幻觉。患者体验到的幻觉内容来源于客观空间，且通过患者的感觉器官感知，幻觉形象具体、鲜明和生动，与真实的事物完全相同。患者常常叙述是亲眼看见或亲耳听见的，坚信不疑，并伴有相应的思维、情感和意志行为反应。如某精神分裂症患者听到对面楼房中有人辱骂自己，就对着窗口大骂，并多次冲到对面楼房吵闹。

② 假性幻觉（pseudo hallucination）：幻觉内容存在于患者的主观空间（如脑内、体内），不是通过患者的感觉器官而获得，幻觉形象不鲜明生动。例如，患者可以不用自己的眼睛就能看到头脑里有一个人像，可以不通过耳朵就听到脑子里有人说话的声音，或仅仅看见人的头部而没有其他的部位等。虽然幻觉的形象与一般知觉不同，但患者并不觉得奇怪和不正常，且往往非常肯定地认为自己的确听到或看到了，因而坚信不疑。

（3）特殊类型的幻觉

① 功能性幻觉（functional hallucination）：是指患者在感受现实刺激的同时，出现同一感官的幻觉体验。其临床特征是幻觉（通常是幻听）与现实刺激同时出现，同时存在而又同时消失。即患者听到外界某个真实存在的声音的同时，出现了与该声音无关的言语性幻听，当现实刺激停止幻觉也随之消失。例如，患者听见流水声时，便听到流水声中夹着声音"革命就是胜利"，将自来水关闭声音即消失了。前者是真实存在的声音，后者是幻觉，两者同时为患者所感知，互不融合。引起功能性幻听的现实刺激一般是单调的声音，如钟声、流水声、刮风声、雨声、脚步声、鸟叫声、车轮声等，出现的言语性幻听一般也比较单调和固定。多见于精神分裂症。

② 反射性幻觉（reflex hallucination）：指患者某一感官接受客观刺激产生某种感觉体验时，另一感官即出现幻觉。例如，听到广播声时眼前出现播音员的人像，看见流水的同时闻到臭鸡蛋味，见于精神分裂症。反射性幻觉是共感（synesthesia）的一种病理表现。共感是指兴奋由一个感官扩散到另一感官，以视听感官最常见，主要见于癔症，也见于癫痫发作的先兆阶段。

③ 思维鸣响或思维化声（audible thought）：患者想到什么就听到（幻听）说话声讲出他所想的内容，即幻听的内容就是患者当时所想的事。例如，患者想吃饭，即出现"吃饭！吃饭"的声音，患者想看书就听见"看书去、看书去"，患者对声音的体会是"自己的思想变成了

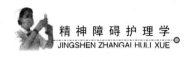

声音"。多见于精神分裂症。

④ 入睡前幻觉(hypnagogic hallucination):幻觉出现在入睡以前,患者闭上眼睛就出现幻觉形象,多为幻视,如各种动物、风景以及身体的个别部分等,与睡梦时的体验相似。多见于酒精中毒或谵妄状态。

⑤ 心因性幻觉(psychogenic hallucination):是在强烈心理因素刺激下出现的幻觉,其内容与心理因素密切相关。见于应激相关障碍、癔症等。

3. 感知综合障碍(psychosensory disturbance) 这也是一类较常见的感知觉障碍。患者对客观事物(或自身)的整体知觉是正常的,但对其个别属性(如形象、大小、颜色、位置、距离等)的感知发生障碍。多见于器质性精神障碍、癫痫,也可见于精神分裂症。临床上常见的类型有:

(1)视物变形症(metamorphopsia):患者感到周围的人或客观事物的大小、形状、颜色等发生了变化。若看到物体的形象比实际增大,称为视物显大症(macropsia)。例如,看见家里的小猫像老虎一样大了,或某人的嘴、鼻、眼耳等变得特别大。另一种为看到的物体形象比实际缩小,称为视物显小症(micropsia)。例如,看见自己的房间、某个建筑物、马路或人变得特别小。

(2)空间感知综合障碍(spatial psychosensory disturbance):患者感到周围环境和事物的距离发生了改变,不能确定周围事物与自己的实际距离,或者感到某些东西似乎不在其原来的位置上了。例如,患者想把东西放在桌子上,但因与桌子的实际距离不符而掉到地上了;汽车已经进站,但患者仍感觉还很远而错过上车等。

(3)时间感知综合障碍(time psychosensory disturbance):对时间的快慢出现不正确的知觉体验。例如,患者感到时间在飞逝,外界事物的变化异乎寻常地快,自己似乎处于"时空隧道"中;或感到时间凝固了,外界事物停滞不前,岁月不再流逝。

(4)周围环境改变的感知综合障碍:患者感到周围的一切似乎是不活动的,甚至是僵死的。或相反,感到周围的一切均在急速猛烈地变化。部分患者感到周围环境和事物变得不鲜明、模糊不清、缺乏真实感,似乎隔了一层东西,称为非真实感(derealization)。多见于抑郁症、神经症、精神分裂症、中毒或颅脑损伤所致的精神障碍。

(5)体形/体像障碍(body dysmorphic disorder):患者感到自己的整个躯体或个别部分发生了变化,包括轻重、长短、粗细、形态、颜色等。有的患者觉得自己变得像羽毛一样轻,一阵风就能吹到天上去;或感觉自己的双腿或双臂变得很长,一伸脚或手就到达隔壁的院子里;某些精神分裂症患者不断照镜子(即"窥镜症"),看见自己的五官移了位,眼睛不等大,耳朵变得像猪耳般大,非常难看。可见于精神分裂症、脑器质性精神障碍等。

二、思维及其障碍

思维(thinking)是人脑对客观事物的一般特性和规律的间接与概括的反映。思维是人类的高级心理现象,反映事物的本质和事物间规律性的联系。人们的思维过程是在感觉和知觉的基础上产生,并运用概念、判断、推理的形式对外界信息不断进行分析、综合、比较、抽象和概括的过程。因此,思维与感知都是人脑对客观现实的反映,感知觉反映的是事物的个别属性、个别事物及其外部的特征和联系,属于感性认识;思维反映的是事物共同的、本质的属性和事物间内在的、必然的联系,属于理性认识。大脑通过思维活动使个体的认识从感性阶段上升到理性阶段。思维具有间接性和概括性的特征,思维的间接性是指人们借助于一定的媒介和知识经验对客观事物进行间接的反映,使个体能够超越感知觉提供的信息,去认识没有或不能直接作用于个体的各种事物和特性,从而揭示事物的本质和规律,预见事物的发展。思维的概括性指的是在大量感性材料的基础上,人们把一类事物共同的特征和规律提取出来,加以概括,使人们可以脱离具体的事物进行抽象思维,并使思维活动在一定条件下进行迁移。例如,在护理过程中,根据对病史的了解、症状的观察以及检查等,结合既往的经验,对患者的病情作出判断,采取有效的护理措施等,这整个的过程就是思维过程。思维障碍是不符合思维过程、规律、特征的思维,是精神障碍的重要症状。思维障碍的临床表现多种多样,主要包括思维形式障碍和思维内容障碍两个方面。

(一)思维形式障碍

思维形式障碍(disorder of thinking form)是指在联想过程中思维活动的速度、数量、目的性和连贯性等方面的障碍。包括思维联想障碍、思维逻辑障碍和思维活动形式障碍。

1. 思维联想障碍　指思维联想活动量和速度方面的障碍。

(1)思维奔逸(flight of thought):是一种兴奋性的思维联想障碍。主要指思维活动联想量的增加和速度加快。患者联想过程异常迅速,概念不断涌现,内容丰富生动,与周围现实相关而不荒谬,有一定的目的性,但常被环境中的变化吸引而转移话题,不能贯彻始终(随境转移),内容往往不深刻,给人以缺乏深思熟虑或信口开河之感。患者表现健谈,语速加快,滔滔不绝,口若悬河、出口成章,一个主题未完又转入另一个主题,自感脑子反应快,特别灵活,好像加了“润滑油”,或出现音联意联。如“我是中国人,祖国在我心中,我从高中毕业”。是躁狂症的典型表现之一。

(2)思维迟缓(retardation of thought):是一种抑制性的思维联想障碍。与思维奔逸相反,患者的思维活动显著缓慢,联想困难,思考问题感到困难,语速缓慢,应答迟钝。患者表现言语简短,语音减低,语速缓慢,回答一个简单问题也要花费很长时间,常使提问者感到不耐烦。多伴有动作和行为的减少或抑制。是抑郁症的典型表现之一。

(3)思维贫乏(poverty of thought):指联想数量减少,建立联想的概念和词汇贫乏,思维内容空虚。患者对一般询问往往无明确应答反应,或仅简单的回答“没什么”、“不知道”。患者常感到“脑子空空,没什么可想的”,并对此漠然处之。思维贫乏与情感淡漠、意志缺乏相伴出现,构成慢性精神分裂症的三主症,也见于痴呆。

(4)病理性赘述(circumstantiality):以思维过程的主题转换带有黏滞性、停留在某些枝节问题上,作不必要的过分详尽的累赘描述为特征。患者在思维过程中不失去基本的线索和目的,但其联想过程迂回曲折,过分的详细,夹杂了大量次要的、琐碎的枝节,做不必要的过分详细的叙述,虽然能最终达到要说的主题,但重点不突出,抓不住要领,行为也常拘泥于细节。例如,医生问“你上次配的药吃完了吗?”患者答:“上星期的今天也就是星期一,我在你这位医生这儿,配了21粒药,我记得很清楚的,每天早饭后吃1粒,中饭后吃1粒,晚饭后再吃1粒,每天3粒,一星期有7天,3乘以7等于21,刚吃完。”见于癫痫、脑器质性及老年性精神障碍。相反,陈述过于简单,可利用的概念减少,则称为病理性简述(pathological brevity of association)。

(5)思维散漫(looseness of thought):又称思维松弛。指思维活动联想松弛、内容散漫。表现为患者认真讲了一段话,每句话都通顺,结构完整,意义可理解,但整体内容缺乏主题,

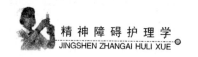
段与段之间缺乏内在联系,东拉西扯,旁人对其阐述的主题和用意难以理解,交谈困难,严重时发展为思维破裂。多见于精神分裂症。

(6)思维破裂(splitting of thought):指患者在意识清楚的情况下,思维联想过程破裂,缺乏内在意义上的连贯性和应有的逻辑性。表现为说话或书写时,虽然每个句子的语法正确,可以理解,但句与句之间缺乏内在联系,使旁人无法理解其用意。如护士问"你叫什么名字啊?"患者答:"天亮了,流水哗哗地响,人民都兴高采烈,我的眼睛不好,要上学,但手指甲不好……"多见于精神分裂症。患者对此丝毫觉察不到有问题,甚至给以更荒谬的解释。严重时,言语支离破碎,词与词之间缺乏内在联系,成了词的杂乱堆积,称为词的杂拌(word salad)。

(7)思维不连贯(incoherence):表面上与思维破裂相似,但产生的背景不同,是在严重的意识障碍情况下产生,患者的言语更为杂乱,语句片断,毫无主题可言。多见于感染中毒、颅脑损伤引起的意识障碍、癫痫性精神障碍。

(8)思维中断(blocking of thought):患者无意识障碍,又无明显的外界干扰等原因,思维过程突然出现中断。表现为话说半句,突然中断或停顿,再开口已换成别的内容。多见于精神分裂症。

(9)思维被夺(thought deprivation):患者感到在思考过程中,自己的某些思想或灵感突然被外界力量夺走了。见于精神分裂症。

(10)强制性思维(forced thought):又称思维云集(pressure of thought),指患者脑中涌现大量不受患者意愿支配的、杂乱无章的联想(有别于强迫性思维的同一意念的反复联想),往往突然出现,突然消失,无法控制,患者欲罢不能的感受不明显。多见于精神分裂症,也见于脑器质性精神障碍。

(11)思维插入(thought insertion):患者感到脑子里插入了别人的思想(有别于强制性思维),是在思考过程中别人强加于他的。见于精神分裂症。

(12)思维扩散(diffusion of thought):患者体验到自己的思想一出现,所有人都知道了,感到自己的思想被共享,毫无秘密可言。如果患者认为自己的思想是通过广播而扩散出去的,称为思维被广播(thought broadcasting)。多见于精神分裂症。

2. 思维逻辑障碍

(1)病理性象征性思维(pathological symbolic thinking):属于概念混淆,患者用某个具体的事物或概念代替某个抽象的概念,不经患者解释旁人根本无法理解。例如,患者反穿衣服表示自己"表里合一、心地坦白",不穿衣服表示自己"光明磊落",吞食骨头表示自己有"硬骨头精神"等。常见于精神分裂症。正常人也可有象征性思维,如以鸽子象征和平,以玫瑰象征爱情,但正常人的象征是以传统和习惯为基础,彼此能够理解,且不会将象征与现实混淆。

(2)语词新作(neologism):指概念错误地融合、浓缩及无关概念的拼凑,患者常自创一些符号、图形、文字或语言并赋予特殊意义,不经患者解释旁人无法理解。如"犭市"代表狼心狗肺;"%"代表离婚。多见于精神分裂症。

(3)逻辑倒错性思维(paralogic thinking):主要特点是推理缺乏逻辑根据,离奇古怪,不可理解,甚至因果倒置。例如,某患者拒食,问其原因,答"我是生物系毕业的,生物进化是从单细胞到多细胞,从植物到动物,植物和动物是我们的祖先,父母从小就教育我们要尊敬祖先,我吃饭菜就是对祖先的大不敬。"可见于精神分裂症、某些人格障碍等。

（4）诡辩性思维（sophistic thinking）：指思维过程中表象和概念在逻辑论证上的联想障碍,其特点是认识内容空泛,缺乏现实意义和确切的根据,对一些想入非非的事情,无限制地运用一些空洞或缺乏意义的词句,长篇阔论,侃侃而谈,且拒不接受别人的批评和意见。其语句的结构是正确的,但给人以牵强附会,似是而非,进行诡辩的印象。多见于精神分裂症。

3. 思维活动形式障碍

（1）持续言语（perseveration）：指患者的思维活动在某一概念上停滞不前。向患者提出一系列问题时,其每次重复第一次回答时所说的话。例如,护士问"您姓什么?"患者答"姓张。"再问"您多大年纪?"答"姓张。"多见于脑器质性精神障碍。

（2）重复言语（palilalia）：指思维展开的灵活性受损,表现说话时多次重复一句话的最末几个字或词。例如"我要到食堂去吃饭、吃饭、吃饭"。患者能意识到这样是不必要的,但自己无法控制,也不因当时的环境影响而变化。多见于脑器质性精神障碍。

（3）刻板言语（stereotype of speech）：指患者的思维在原地踏步,概念转换困难,并且脑中概念相对较少,表现为机械而刻板地重复一些没意义的词或句子。如"生蛋、生蛋……"常与刻板动作同时出现。

（4）模仿言语（echolalia）：指患者刻板地模仿周围人的言语,周围人说什么患者就重复什么。例如,护士问"您叫什么名字?"患者答"您叫什么名字?"常与模仿动作同时存在,多见于精神分裂症。

（二）思维内容障碍

思维内容障碍包括妄想、超价观念和强迫观念。

1. 妄想（delusion） 是思维内容障碍中最常见、最重要的精神症状。它是指一种在病理基础上产生的歪曲的信念、病态的推理和判断。它虽不符合客观现实,也不符合所受的教育水平,但患者对此坚信不疑,无法说服,也不能以亲身体验和经历加以纠正。正常人也会产生或坚持一些错误的想法及判断,但有其社会文化基础,如知识不足、受迷信的影响等,随着知识的掌握、教育和生活经验的积累或事实得到澄清而纠正。妄想的特征包括：①妄想的内容与客观事实不符,且不接受事实与理性的纠正；②妄想的内容与个人切身利害有关,即自我关联性。如"我伟大"、"他人要加害于我"、"我是有罪的"等；③妄想具有个人特性,其内容是个人所独有的,与文化或亚文化群体的某些共同的信念（如迷信观念、宗教观念、偏见等）不同；④妄想的内容可因文化背景和个人经历而有所差异,但与其所受的教育水平不一致。

妄想的诊断意义不单纯在内容,必须结合妄想的发生方式、结构与性格的关系以及合并的症状特点进行综合分析。如精神分裂症（偏执型）的妄想发展慢,系统性好,结构严谨,逻辑性强,内容固定；精神分裂症（青春型）的妄想结构松散,系统性差,内容荒谬、多变、泛化；器质性精神障碍的妄想多,内容片断、多变,持续时间短；心境障碍的妄想多与情感变化有关,如抑郁症多为被害、罪恶妄想,躁狂症患者多为夸大妄想等。

（1）按妄想发生的背景分类,可分为原发性妄想和继发性妄想。

① 原发性妄想（primary delusion）：是一种突然发生的,与既往经历和当前处境无关的,内容不可理解的,也找不到任何心理过程上的原因的一种病态信念。例如,患者出门看见一条狗、电视上看见主持人等,就突然认为将要发生某种特殊意义的事情。原发性妄想包括：妄想知觉（患者对正常知觉体验,赋以妄想性意义）、妄想心境（患者突然产生一种情绪,感到

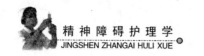
周围发生了某些与自己有关的情况)、妄想表象(突然产生一种记忆表象,接着对之赋予一种妄想意义)、突发性妄想(妄想的形成既无前因,也无后果,没有推理,无法理解)。若排除器质性疾病,原发性妄想对精神分裂症的诊断具有重要意义。

② 继发性妄想(secondary delusion)指继发于其他心理过程障碍的妄想,如以错觉、幻觉、情绪高涨或低落等精神异常或某种愿望为基础所产生的妄想,或者在某些妄想的基础上产生另一些妄想。一旦作为基础的心理现象消失,这种妄想也随之消失。可见于多种精神障碍,其诊断意义远低于原发性妄想。

(2)按妄想的结构分类,妄想可分为系统性妄想和非系统性妄想。

① 系统性妄想:指发展缓慢,内容前后相互联系,结构严密,逻辑性较强,接近现实的一类妄想。其形成和系统化经过不断补充和充实阶段,形成后难以动摇。患者将周围的所见所闻与固定的妄想观念交织在一起,形成一种结构严密的系统性妄想。多见于偏执型精神分裂症。

② 非系统性妄想:指内容凌乱、结构松散、前后矛盾、杂乱无章、漏洞百出、缺乏逻辑推理的一类妄想。多继发于意识障碍、智能障碍以及其他感知觉障碍。

(3)按妄想的内容分类。

① 关系妄想(delusion of reference):又称牵连观念(idea of reference),患者将周围环境中一些实际无关的现象认为与己有关。例如,患者认为周围人的谈话、吐痰、咳嗽,一举一动都是针对自己的,甚至认为报纸上的文章和电视里的故事也是别有用心针对他的,或在"暗示"、"影射"他。多见于精神分裂症、抑郁症、器质性精神障碍。

② 夸大妄想(delusion of grandeur):多发生在情绪高涨的背景上,患者对自己各个方面的能力给予过高评价,内容常因时间、环境、文化水平和经历而有不同。例如,声称自己是国家主席、发明家、科学家,坚信自己有非凡的能力、财富、权利等。见于躁狂症、精神分裂症和器质性精神障碍。

③ 被害妄想(delusion of persecution):患者无中生有地坚信自己或家人受到他人或某个群体的迫害,被监视、下毒、跟踪、打击陷害等,常与幻觉同时存在,相互影响。患者在妄想的支配下可出现拒食、拒药、自杀和冲动等行为。多见于精神分裂症。

④ 罪恶妄想(delusion of guilt):患者毫无根据地坚信自己贪污、受贿、玩忽职守等不良行为,给国家和人民造成不可挽回的损失,犯下了不可饶恕的罪行,罪孽深重,死有余辜,但又说不出犯罪的具体内容与经过。常常将生活中以及家人的一些不如意事情与自己相联系,归咎于自己。容易出现自伤自杀等行为,有的公安局自首要求把自己抓起来。常见于抑郁症、精神分裂症。

⑤ 物理影响妄想(delusion of physical influence):又称被控制感。患者认为自己的精神活动(思维、情感、意志与行为)受外界某种力量的控制、支配和操纵,失去自主能力,或认为有外力刺激自己的躯体,产生了种种不舒服的感觉。例如,患者反复要求公安局保护,说"情报部门在我的大脑中安装了特殊仪器,操纵我的一举一动,连说话的声音和内容都是他们的,只是借我的大脑和喉咙而已"。多见于精神分裂症,是精神分裂症的特征性症状之一。

⑥ 钟情妄想(delusion of love):患者毫无根据地坚信自己被某异性爱上了,因而反复向对方表达爱意追逐对方,即使遭到对方的严词拒绝后仍坚信对方在考验自己而纠缠不休。多见于精神分裂症。

⑦ 嫉妒妄想(delusion of jealousy):患者毫无根据地坚信自己的配偶对自己不忠,常跟踪、监视和逼问配偶,检查配偶的衣物和用品,无理纠缠吵闹,甚至出现伤害配偶的行为。常见于酒精所致精神障碍、精神分裂症等。

⑧ 被洞悉感(experience of being revealed):又称内心被揭露感、读心症(mind reading)。患者认为自己所想的事未经语言和文字表达,别人就知道了,甚至搞得满城风雨,所有的人都在议论自己,但通过什么方式被人知道则描述不出。被洞悉感与假性幻觉、被控制感相结合出现,即康金斯基综合征。多见于精神分裂症。

⑨ 疑病妄想(hypochondriacal delusion):患者毫无根据地坚信自己患了某种严重疾病或不治之症,因而到处求医,即使通过一系列详细的医学检查和和医生的反复解释,仍不能改变患者的病态信念。严重时患者认为自己的内脏不存在了,都腐烂了,脑子变空了等,称为虚无妄想。多见于精神分裂症、老年期抑郁症和脑器质性精神障碍。

⑩ 非血统妄想(delusion of non-consanguinity):患者毫无根据的坚信自己的父母并不是亲生父母。多见于精神分裂症。

⑪ 变兽妄想(delusion of metamorphosis):患者确信自己变为某种动物,如狗、猪等,并出现相应的异常行为,如趴在地上、吃草等。多见于精神分裂症。

⑫ 附体妄想(delusion of possession):又称着魔妄想。指患者在意识清晰的情况下自感神灵、佛祖或祖先的灵魂附在自己身上,从而影响与支配其行为。主要见于癔症。

2. 超价观念(overvalued idea)　是指由某种强烈情绪加强了的,并在意识中占主导地位的观念。其发生一般以某种事实为基础,由于强烈情绪的存在,患者对某些事实作出超过平常的评价,并坚信这种观念不能自拔,因而明显影响其心理活动和行为。超价观念与妄想的区别在于其形成有一定的性格基础与现实基础,逻辑推理上并不荒谬,内容比较符合客观实际,伴有强烈的情绪体验,多见于人格障碍。

3. 强迫观念(obsessive idea)　又称强迫性思维,指患者脑中某一观念、想象或冲动反复持续地出现,尽管患者自己也认为不必要、不合理,但无法克服和摆脱,且伴有主观的被迫感和痛苦感。强迫观念可表现为对往事、经历反复回忆(强迫性回忆);反复思索毫无意义的问题,如"先有鸡还是先有蛋?"、"话讲多了会不会死人?"反复询问,但对别人的回答结果均不能长久接受(强迫性穷思竭虑);或反复出现某种冲动的欲望,虽然不出现具体行为,但患者感到非常紧张害怕。如攻击别人、危险行为等(强迫冲动/强迫意向);或对自己做的事情持续地怀疑或担忧,如门是否已关,煤气是否已关等(强迫性怀疑);或脑中总是出现一些对立性的思想,如听见或看见"和平"、"友好"马上就出现"战争"、"敌视"等(强迫性对立思维)。强迫观念常伴有强迫动作,多见于强迫症。

三、注意及其障碍

注意(attention)是心理活动对一定对象的指向和集中,是一种有选择地加工某些刺激而忽略其他刺激的心理倾向。注意是否为一种独立的心理过程还存在争议,但它与意识密切相关则为众所公认。例如,"注意红绿灯"、"注意你的态度",都要求形成清晰的意识。注意是一切心理活动的共同特征,也可以说是所有心理过程的一个特殊方面。指向性和集中性是注意的两个基本特征。注意的指向性是指心理活动有选择的反映一定的对象,而离开其余的对象;注意的集中性是指心理活动停留在被选择对象上的强度和紧张度,使心理活动

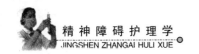

离开一切无关的事物,并且抑制多余的活动。注意具有选择、保持、调节监督三大功能,注意的功能使人们在某一时刻选择有意义的、符合当前活动需要的刺激信息,同时避开或抑制无关刺激,使心理活动具有一定的方向性;注意的保持功能将选取的信息在意识中加以保持,即感觉记忆的材料必须经过注意才能进入短时记忆,不加注意就会很快消失;注意的调节和监督功能可以提高活动的效率,在注意集中的情况下,错误减少,准确性和速度提高,注意的分配和转移则能适应变化多端的环境。注意既受外界刺激性质的影响,强烈的、新异的、多变的刺激易于引起注意,重复的、雷同的刺激,或新异刺激产生了习惯性适应后,便不再引起注意;注意也受到个体的欲望、心境、兴趣、身体健康状况与疲劳程度的影响。

注意一般分为两类,即主动注意(active attention)和被动注意(passive attention)。主动注意又称随意注意,是对既定目标的自觉和主动地注意,需要主观努力才能完成,与个人的思想、情感、兴趣和经验等有关。被动注意又称不随意注意,是没有既定目标,由外界刺激引起的不自主地、自然地注意,不需要主观努力。通常所说的注意主要是指主动注意。

(一)注意程度方面的障碍

1. 注意增强(hyperprosexia)　为主动注意的增强,指患者在异常精神状态下,特别易于注意某种事物。例如,有被害妄想的患者对环境保持高度的警惕,过分地注意别人的一举一动;有疑病妄想的患者过分注意自己身体的细微变化;嫉妒妄想的患者对配偶的言行举止过分地注意,以寻求配偶有外遇的证据。多见于精神分裂症、神经症、更年期抑郁症等。

2. 注意减弱(hypoprosexia)　为主动和被动注意的兴奋性减弱,患者的注意力很难在较长时间内集中于某一事物,同一时间内所掌握的客体的范围显著缩小,注意的稳定性也明显下降,因而影响患者的记忆。多见于疲劳状态、神经衰弱、脑器质性精神障碍等。

(二)注意稳定性方面的障碍

1. 注意转移(transference of attention)　为被动注意的兴奋性增强,但注意不能持久,稳定性降低,随着外界环境的变化不断转换注意对象或不断变换话题。是躁狂症的主要症状之一。

2. 注意涣散(divergence of attention)　为主动注意明显减弱或丧失,注意的稳定性降低,即注意不集中。例如,患者不能把注意集中于某一事物并保持相当的时间,即便是看了很长时间的书仍不知所云,就像没看过一样。多见于神经症、精神分裂症、儿童注意缺陷。

3. 注意固定(fixation of attention)　主要表现为注意稳定性增强且不易转移。患者的注意力高度集中在妄想观念或强迫观念上,且固定无法转移。

(三)注意集中性方面的障碍

1. 注意缓慢(blunting of attention)　指注意兴奋性的集中困难和缓慢,但注意的稳定性障碍不明显。例如,患者对第一个问题的回答完全正常,但对第二、第三个问题的回答显得缓慢。多见于抑郁症。

2. 注意狭窄(narrowing of attention)　指注意范围显著缩小,主动注意减弱。当患者的注意集中于某一事物或事物的某一方面时,不能再注意与之相关的其他事物或事物的其他方面。例如,患者的注意固定集中于幻觉内容或妄想体验中,其他一般刺激不易引起患者的注意。

四、记忆及其障碍

记忆(memory)是既往事物经验的重现,是一种在感知觉和思维基础上建立起来的精神活动。记忆包括识记、保存、认知(再认)和回忆(再现)四个过程。即记住、不忘、认得和回想起来,四者既相互关联又密切组合。识记是记忆过程的开始,是事物或经验在大脑中留下痕迹的过程,是反映感知的过程;保存是把识记了的事物储存在脑内,使信息储存免于消失;认知是现实刺激与以往痕迹的联系过程;回忆是在需要的时候将保存在脑内的痕迹重新活跃或复现出来。对既往感知的事物不能回忆称为遗忘(amnesia)。人们感知的事物不可能全部回忆起来,所以正常人也存在遗忘。根据 Ribot 定律(Ribot law),遗忘一般是由近事遗忘到远事遗忘,越新近识记的事物遗忘越快。

(一)记忆量方面的障碍

1. 记忆增强(hypermnesia)　是一种病态的记忆增强,患者对病前不能够且不重要的琐碎事情都能回忆起来。多见于躁狂症,也见于抑郁症、强迫症、精神分裂症等。

2. 记忆减退(hypomnesia)　是指识记、保存、认知和回忆四个过程普遍减退,表现为对日期、年代、专有名词、概念、术语等回忆困难;有的表现为由近而远的记忆减退。多见于脑器质性精神障碍,也见于正常老年人。

3. 遗忘(amnesia)　是指患者部分或完全不能再现某一事件或某一时期内经历的事件。它不是记忆普遍性的减弱,而是一种回忆的丧失。

(1)顺行性遗忘(anterograde amnesia):患者不能回忆起在疾病发生以后一段时间内所经历的事件。如脑震荡、脑挫伤的患者,对于如何受伤、住院抢救等经过都不能回忆。

(2)逆行性遗忘(retrograde amnesia):患者不能回忆起在疾病发生以前一段时间的事件。例如,患者不能回忆起自己受伤前在何处、正在做什么等。多见于脑卒中发作后、颅脑损伤,也见于老年性精神障碍。

(3)进行性遗忘(progressive amnesia):指遗忘逐渐加重,再认和回忆功能进行性下降,患者除有遗忘外,同时伴有日益加重的痴呆和淡漠。主要见于老年性痴呆。

(4)心因性遗忘(psychogenic amnesia):又称选择性遗忘或界限性遗忘。患者在应激或经历创伤性事件后,对某一特定的情境或创伤性情境出现遗忘,而与此无关的记忆则保持相对完好,即遗忘的内容只限定于与某些痛苦体验有关的事情。多见于应激相关障碍、癔症。

(二)记忆质方面的障碍

1. 错构(paramnesia)　是一种记忆的错误。患者对过去实际经历的事物,在发生的时间、地点、情节上出现错误回忆,张冠李戴,且坚信不疑。多见于精神发育迟滞、酒精所致精神障碍和痴呆患者。

2. 虚构(confabulation)　指患者在回忆中将事实上从未发生的事情或体验,说成确有其事,以一段想象的、未曾经历的事件来填补记忆缺损。由于患者有严重的记忆障碍,因而自己也记不住虚构的内容,所以虚构的内容常常变化,且容易受暗示的影响。虚构与近事遗忘、定向障碍同时出现时,称为科萨科夫综合征(Korsakov syndrome)。多见于酒精所致精神障碍、器质性精神障碍等。

3. 似曾相识症和视旧如新症　患者对新感知的事物或进入某个陌生环境时,有一种早已经历或熟悉的体验,称为似曾相识症。患者对于已熟悉的事物或环境,有一种初次见面的陌生感,称为视旧如新症。似曾相识症和视旧如新症都是回忆和再认的障碍,多见于癫痫患者,也可见于正常人,但正常人能很快纠正自己的错误。

4. 潜隐记忆(kryptomnesia)　也称歪曲记忆,是视旧如新症的一种特殊表现。患者对

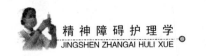

过去见过、听过、读过的或梦中体验过的事物,内容仍保持在记忆中,但来源却忘记了,在某种场合,不自觉地(并非故意的)作为自己的首次经验或自己独创的见解而提出来。例如,患者把从杂志上看来的科学发明当作是自己首创的,反复申请专利或宣传自己的"科学发明成果"。

五、智能及其障碍

智能(intelligence)是一个复杂的综合精神活动功能,反映个体对既往积累的知识、经验以及运用这些知识和经验来解决新问题、形成新概念的能力。它是先天素质和后天实践共同作用的结果,涉及感知、记忆、注意、思维、语言、行为等整个过程,并在解决问题的过程中表现出来。同时,智能的成长和发挥与社会环境和教育有密切关系,良好的教育有利于智能的成长,但不是决定智能水平高低的唯一因素,年龄、文化程度、职业及职位等因素与智能都有一定的联系。总之,进行智慧活动的一般能力即为智能。临床上常用智力测验来评估个体的智能水平。智力测验所得的结果用数字表示,称为智商(IQ)。正常人智商90~110,大于130属于高智能,小于70属于低智能。智能障碍(disturbance of intelligence)指智力明显落后于同龄正常人水平(智商低于平均值的两个标准差),也就是智力商数为70分以下,同时伴有适应能力缺陷的人。

(一)精神发育迟滞

精神发育迟滞(mental retardation)是指先天或围生期以及在生长发育成熟以前(18周岁以前),由于遗传、感染、中毒、创伤、内分泌异常或缺氧等各种致病因素,导致大脑发育不良或受阻碍,使智能的发育停留在一定阶段,随着年龄的增长,其智能发育及社会适应能力明显低于同龄人的水平。

(二)痴呆

痴呆(dementia)是一种综合征,指大脑发育已基本成熟,智能发育达到正常水平之后,由于各种有害因素引起大脑器质性损害或大脑机能抑制,导致智能、记忆和人格的全面受损,但没有意识障碍。常是慢性或进行性的,可见定向、记忆、理解、计算、学习等能力以及判断力的障碍,甚至生活不能自理,并伴有精神行为症状,如情感淡漠、行为幼稚及本能意向亢进等。

根据痴呆的性质和涉及范围可分为以下几种:

1. 全面性痴呆　大脑的病变主要呈现为弥漫性器质性损害,智能活动的各个方面均受到损害,从而影响患者全部精神活动,常出现人格的改变、定向障碍及自知力缺乏。见于阿尔茨海默病和麻痹性痴呆等。

2. 部分痴呆　大脑的病变只限于某些区域,如侵犯大脑血管的周围组织,患者只产生记忆力和理解力减退,分析综合困难等,但其人格一般仍保持良好,定向力基本完整,有一定的自知力。见于脑外伤及血管性痴呆的早期。

3. 假性痴呆　个体在强烈的精神创伤后产生的一种功能性的、可逆的、暂时的类似痴呆的表现,而大脑组织结构无任何器质性损害。常突然发生,突然消失,通过适当的治疗和处理,在短期内可以完全恢复正常。见于癔症、应激相关障碍等。主要有以下两类表现:

(1)刚塞尔综合征(Ganser syndrome):患者对简单问题作近似而错误的回答,给人以故意开玩笑的感觉,可伴有幻觉、定向障碍、意识朦胧。例如,问一位大学生患者"一只手有几只手指"? 患者答"4 只",问其"2+3="? 答"6",说明患者能理解问题的意思,而回答内容不正确。行为方面也有类似表现，如将钥匙倒过来开门，把裤子当上衣穿。但患者对某些复杂问题反而能正确解决，如能下棋、打牌，解决日常生活问题等。

（2）童样痴呆（puerilism）：患者的精神活动似乎回到童年，行为言语带有稚气，并模拟幼儿的语言和行为。例如，成年患者，表现类似儿童稚气的样子，咿呀学语、吸吮手指，以幼童的声调说话，逢人就叫"叔叔"、"阿姨"。

六、定向力及其障碍

定向力（orientation）又称定向能力。是指个体对自身所处的周围环境（如时间、地点、人物等）和自身状态（姓名、性别、年龄、职业等）的认识能力。狭义的定向力是指对周围环境的认识能力。定向障碍常常是意识障碍的标志，但也可能与意识障碍无关，如精神分裂症、深睡初醒、新迁地址或旅游途中等都可有短暂的定向力障碍，但并无意识障碍。定向力障碍多见于意识障碍、智能障碍和脑器质性精神障碍。

（一）周围环境的定向障碍

1. 时间定向障碍　患者分不清所处的具体时间，包括对年月、昼夜、上下午等分辨不清。

2. 地点定向障碍　患者分不清所在的具体地点，包括街道、楼层、医院还是家里。

3. 人物定向障碍　患者分不清周围人的身份以及与自己的关系。如把丈夫认为是儿子。

（二）自我定向障碍

患者弄不清自己的姓名、性别、年龄、职业等。如某位76岁的患者，认为自己20岁；某位农民患者认为自己是医生。双重定向是精神分裂症的特征性表现之一，患者认为自己同时处于两个不同的地点。例如，患者声称自己在医院，同时又说是在监狱内。这两种不同的判断，其中之一是正确的，另一个则是带有妄想性质的。

七、自知力及其障碍

自知力（insight）又称内省力或洞悟力。指患者对自身精神障碍或精神症状的认识和判断能力，即能觉察到自己的精神状态存在异常，并能对异常的表现进行正确分析和判断。精神障碍患者一般均有不同程度的自知力缺陷，在疾病的不同阶段，自知力的完整程度也随之变化，且常有一定的规律性。例如，疾病初期，患者可能会觉察到自己的精神状态变化；随着病情的发展，患者对自己的精神症状丧失了判断力，否认自己的不正常表现或拒绝治疗；随着病情的好转，患者的自知力逐渐恢复。神经症患者的自知力多数存在。临床上自知力完整程度及其变化，往往被作为判断精神障碍恶化、好转或者治愈的重要标准。自知力完全恢复是精神障碍痊愈的重要指标之一。

八、情感及其障碍

情感（affection）是指个体对现实环境和客观事物所产生的内心体验和采取的态度，如喜悦、悲哀、恐惧、愤怒等。日常生活中情感、情绪（emotion）和心境（mood）常是通用的。心理学一般把与机体的生物性、欲望满足等相关联的，伴有明显自主神经系统反应的较初级的内心体验称为情绪，如喜、怒、忧、思、悲、恐、惊；而把与社会心理活动相联系的高级内心体验

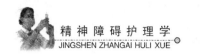
称为情感,如荣誉感、道德感、审美感;一段时间内持续性保持的某些情绪状态称心境(mood);而短暂的、暴风骤雨式的、非常强烈的情绪体验称为激情(affect)。

(一)情感性质的改变

1. 情感高涨(elation) 指患者的情绪持续增高一周以上甚至更长时间,增高的程度从轻度愉快、高兴到极乐、狂喜或销魂状态,往往伴有思维奔逸、言语增多。表现欢欣喜悦、轻松愉快、兴高采烈、洋洋得意,讲话时眉飞色舞、喜笑颜开、表情丰富生动,因其自身的情感、思维和行为之间以及与周围环境之间有密切联系,故易引起周围人的共鸣。为躁狂症的典型症状之一。

2. 情感低落(depression) 指患者的负性情绪增强,与所处境遇不相称的持续情绪低落,历时数周、数月甚至更长时间为特征,从高兴不起来、无愉快感、闷闷不乐到悲痛欲绝,甚至出现木僵状态。患者整天忧心忡忡、愁眉不展、唉声叹气、认为自己"一无是处",有"度日如年"、"生不如死"的感觉,常自责自罪,甚至出现自杀观念和行为。情绪低落常伴有思维缓慢、言语及动作减少,意志要求减退,反应迟钝。但整个精神活动与周围环境仍有密切联系。为抑郁症的典型症状之一。

3. 焦虑(anxiety) 指患者在缺乏明确客观因素或充分依据的情况下,出现内心极度不安的期待状态,伴有大祸临头的恐惧感。表现惶恐不安、坐立不宁、精神紧张,常伴有心悸、气急、出汗、四肢发冷、震颤等自主神经功能失调的表现和运动性坐立不安。严重的急性焦虑发作,称为惊恐发作(panic attack),患者突然感到危机或威胁即将来临或死亡迫在眉睫,体验到强烈的恐惧,并产生立即逃离的冲动,伴各种躯体症状和认知症状,如心悸、出汗、震颤或摇晃、呼吸困难或窒息感、堵塞感、胸痛或不适、恶心或胃不适、头昏或感到头重脚轻、害怕失去控制、濒死感等。一般持续数分钟至十几分钟。多见于焦虑症、恐惧症及更年期综合征。

4. 恐惧(phobia) 指个体在面临某种不利或危险的情境时企图逃避、摆脱而又无能为力的情绪体验。轻者担心、害怕、提心吊胆,重者极度害怕、呼喊狂奔、精神极度紧张,同时伴有明显的自主神经功能失调症状,如心悸、气急、出汗、发抖,甚至大小便失禁等。恐惧由明确、具体的刺激物引起,常导致抵抗或逃避行为,随着刺激物的消失而结束。恐惧作为一个症状有以下特点:①对一定的、容易识别的、目前并无危险的情况或物体感到恐惧;②恐怖对象存在于个体之外,并非对自身的恐惧;③患者自觉痛苦,并出现回避行为,以致影响社会功能;④患者明知这种恐惧感不正常,但无法摆脱。对特定事物的恐惧是恐惧症的主要症状,也见于儿童情感障碍幻觉、错觉、妄想状态。

(二)情感波动性的改变

1. 情感不稳(emotional instability) 指患者的情感稳定性差,易波动起伏,喜怒哀乐极易变化,常从一个极端波动到另一个极端,且不一定有外界诱因。与外界环境有关的轻度情感不稳可以是一种性格表现;与外界环境无关的情感不稳则是精神障碍的表现。见于脑器质性精神障碍、酒精所致精神障碍。

2. 情感迟钝(emotional blunting) 指患者对平时能引起鲜明情感反应的刺激表现平淡,缺乏相应的内心体验。多是细微情感逐渐丧失,如对亲属变得不体贴,对同志不关心,对工作不认真,情感反应不鲜明、不生动。多见于精神分裂症和某些脑器质性精神障碍的早期。

3. 情感淡漠(apathy) 指患者对外界任何刺激均缺乏相应情感反应,即使能引起极大悲伤或高度愉快的事件,如目睹惊险、生离死别、久别重逢等均无动于衷,对周围事物和自身状况漠不关心,内心体验极为贫乏或缺如。见于精神分裂症晚期和严重痴呆患者。

4. 情感麻木 是功能性的情感反应抑制。一般由强烈刺激引起暂时而深度的情感抑制状态。患者虽处于极度悲痛或惊恐的境遇中,但缺乏相应的情感体验和表情反应。见于急性应激障碍、癔症。

5. 易激惹(irritability) 指患者的情感极易诱发,轻微刺激即可引起强烈的情感反应,表现为易怒、易悲、易喜,持续时间较短。常见于疲劳状态、人格障碍、躁狂症、脑器质性精神障碍。

6. 情感脆弱(emotional fragility) 指在细微的刺激甚至无明显的外因影响下,患者的情感容易发生波动,反应迅速,有时也强烈,无法克制,常因无关紧要的事而伤感流泪,或兴奋激动,无法克制。见于癔症、神经症、脑器质性精神障碍。

7. 病理性激情(pathological effect) 为一类突然发作、强烈而短暂的情感爆发状态,常伴有冲动和破坏行为,事后不能完全回忆。开始为紧张、兴奋和不满情绪,随后爆发十分猛烈的情绪冲动,患者极难自控,不能意识到冲动的后果,数分钟至数小时后自行恢复。多见于癫痫、脑器质性精神障碍,也见于精神分裂症。

8. 病理性心境恶劣(dythymic disorder) 指无任何外界原因而突然出现的低沉、紧张、不满情绪的发作。一般持续1～2天。患者表现易激动,无故恐惧,提出各种要求,诉说各种不满,处处不顺心。常见于癫痫。

9. 强制性哭笑(spontaneous crying and laughter) 是一种情绪表达的障碍。指没有外界诱因而突然爆发的、不能自控的、带有强制的哭笑。患者面部表情愚蠢、奇特,既缺乏内心体验,也与客观环境不相适应。多见于脑器质性精神障碍。

(三)情感协调性障碍

1. 情感倒错(parathymia) 指患者的认识过程和情感反应不一致,思维内容与情感反应不协调。例如,听到一般人都感到悲痛的事件时,患者却表现得非常高兴,遇到高兴的事情却痛哭流涕,或面带笑容地诉说自己的不幸遭遇。多见于精神分裂症。

2. 表情倒错(paramimia) 指患者的情感体验与表情之间不协调、不配合或相反的表现。例如,患者在外表上痛哭流涕,显得非常伤心,但内心并无相应的悲伤体验或反而感到很高兴。多见于精神分裂症。

3. 情感幼稚(emotional infantility) 指患者的情感反应犹如童年,变得幼稚,缺乏理性控制,反应迅速而强烈,缺乏节制和遮掩。多见于癔症和痴呆患者。

4. 矛盾情感(ambivalence) 指患者在同一时间内体验到两种完全相反的情感,但患者不感到两种情感互相矛盾和对立,也不苦恼和不安。例如,患者对亲人既爱又恨,对某事物既喜欢又讨厌,两种情感同时显露,并付诸行动,使旁人难以理解。多见于精神分裂症。

九、意志行为及其障碍

(一)意志及其障碍

意志(will)是人们自觉地确定目标,并根据目标调节支配自身的行动,克服困难,实现预定目标的心理过程。意志是人的意识能动性的集中表现,是人类特有的心理现象,并对行

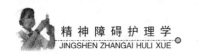
为(包括外部动作和内部心理状态)有发动、坚持和制止、改变等控制调节作用。例如,当人们认识到前途或未来时,就会向着既定目标采取自觉的积极行动。反之,就会消极行动。意向(intention)是指与本能(如食欲、性欲、防御等)有关的活动而言。

1. 意志增强(hyperbulia) 指患者病态的自信和固执的行为。患者在病态情感或妄想的支配下,持续坚持某些行为,表现出极大的顽固性。例如,被害妄想的患者反复诉讼上告;嫉妒妄想的患者坚信配偶有外遇而进行跟踪、监视、检查;疑病妄想的患者到处求医等。常见于精神分裂症偏执型。

2. 意志减退(hypobulia) 指患者缺乏主动性和进取心,对周围事物无兴趣,生活懒散,意志消沉,不愿和他人交往,常独坐一旁,或整日卧床,闭门独居,不愿上班,不愿参加以往喜欢的活动和业余爱好,疏远亲友,回避社交。常见于抑郁症,并与情感低落和思维迟缓构成抑郁症的三主症。

3. 意志缺乏(abulia) 指患者对任何活动都缺乏明显的动机,对生活无所要求,对前途无打算,不关心工作与学习,对外界事物失去兴趣,懒于料理,行为被动,处处需要别人的监督和管理。但患者并不意识到这是不正常的。多见于精神分裂症衰退期,并与情感淡漠和思维贫乏构成该病的三主症,也见于痴呆状态。

4. 矛盾意向(ambivalence) 患者对同一事物却同时产生完全对立的、相互矛盾的意向和情感,但患者并不意识到不妥或矛盾,因而从不主动地加以纠正。例如,见到朋友时,想去握手,却又马上把手缩回来。见于精神分裂症。

5. 易暗示性(sympathism) 患者缺乏主观意向,其思想和行为易受别人言行的影响,对别人的暗示和支配不加思考,盲目服从。例如,患者听说这药会产生某种不良反应,马上就出现相应的症状;听别人说这药很有效,则服后立即见效。常见于癔症、催眠状态,也可见于正常人。

6. 意向倒错(parabulia) 患者的意向要求与常情相悖,正常人难以理解和接受。包括自伤自残,吃正常人不能吃、不敢吃或厌恶的东西,如泥土、肥皂、虫粪、痰盂水、大便等(异食症),且往往对此做出荒谬的解释。多见于精神分裂症。

(二)作为及其障碍

动作(action)是指简单的随意和不随意运动,如点头、弯腰等。行为(behavior)是指为达到一定目的而进行的复杂随意运动,它是一系列动作的有机组合。动作行为障碍又称为精神运动性障碍。

1. 精神运动性兴奋(psychomotor excitement) 指患者的整个精神活动增强,涉及认知、情感和意志行为各个方面。表现为动作行为和言语活动的增加。可分为协调性和不协调性兴奋。

(1)协调性兴奋(coherent excitement) 指患者的动作和行为增加与其思维、情感活动是协调一致的,并与周围环境密切相关,有一定的目的性和意义,易被人理解。这类兴奋状态中,常包括情感高涨、思维奔逸和意志活动增多三大主症,其中情感高涨最为突出,并影响和支配其他方面的精神活动。例如,躁狂症患者在情绪高涨的基础上,伴有感觉良好、自我评价过高、思维奔逸、夸大妄想、意志行为增强等,因其自身的知、情、意相协调,并且与周围环境相一致,故易引起旁人的共鸣。多见于躁狂症。

(2)不协调性兴奋(incoherent excitement) 指患者的动作和行为增加与其思维、情感活动不一致。表现为动作单调杂乱、无动机、无目的,令人难以理解,与外界环境也不相协调。例如,精神分裂症紧张型患者有时表现单调而刻板的紧张性行为,有时又突然发生兴奋躁动,无端攻击他人或毁物行为,这种紧张与兴奋交替出现的症状称为紧张性兴奋(catatonic excitement)。精神分裂症青春型患者常表现出一种特殊的愚蠢、幼稚、装相、冲动、荒谬和离奇的动作行为,因其精神活动不协调,不能引起周围人的共鸣,称为青春性兴奋(hebephrenic excitement)。

2. 精神运动性抑制(psychomotor inhibition)　患者整个精神活动降低,言语动作减少、思维迟缓,精神活动感到困难,力不从心。多见于精神分裂症、抑郁症。

(1)木僵(stupor):木僵是一种以缄默、随意运动明显减少或丧失、精神活动缺乏反应为特征的状态。典型表现为运动完全抑制,肌张力增高,保持一个姿势僵住不动、沉默不语、不吃不喝、对体内外的任何刺激均无反应、口涎外流、大小便潴留、面部表情呆滞,但意识清楚,事后能回忆。轻度的木僵称为亚木僵,表现为问之不答、唤之不动、表情呆滞,但在无人时能自动进食或解大小便。精神分裂症紧张型患者的木僵称为紧张性木僵(catatonic stupor);严重抑郁症患者也可出现木僵状态,但程度一般较轻,与其讲不愉快的事情可引起患者情绪变化,称为抑郁性木僵(depressive stupor);突然或重大的心理刺激可引起心因性木僵(psychogenic stupor),持续时间较短,事后对木僵过程不能回忆;脑器质性病变,尤其是第三脑室及丘脑病变也可产生木僵状态,称器质性木僵(organic stupor)。上述四种情况虽都表现为木僵状态,但病因、治疗、预后各不相同,应加以重视和鉴别。

(2)蜡样屈曲(waxy flexibility)和空气枕头(air pillow):患者在木僵的基础上,其躯体和各个部位可被人任意摆布成一种很不舒服的位置,维持很长时间才慢慢恢复原状,如同泥塑蜡铸一样,称为蜡样屈曲。躺卧时,若把患者的头部抬高,撤去枕头,患者的头部可持续保持悬空状,像仍然枕着枕头似的,很长时间也不会自动纠正,称为空气枕头。此时,患者意识清晰,对外界变化仍能感知,完全知道别人对他的摆弄,但却不能加以抗拒,恢复后能回忆病时的情景。多见于精神分裂症紧张型。

(3)缄默症(mutism):指患者的言语活动受到抑制,缄默不语,主动和被动的言语活动均消失,既不回答问题,也不提问,但可以用手示意。见于精神分裂症和癔症。

3. 违拗症(negativism)　患者对于别人提出的要求不仅没有相应的行为反应,甚至加以抗拒或做出相反的行为,是一种无意的、不由自主的对抗。若患者对别人的要求做出全然相反的动作,称为主动性违拗(active negativism),例如,要求患者张口检查时,患者反而将嘴紧闭,当要求其闭嘴时却将嘴张大。若患者对别人的要求一概加以拒绝,不履行别人要求其做的任何事情,或仅产生消极反应,称为被动性违拗(passive negativism)。例如,要求患者站立其则坐着不动,要求患者伸手其则纹丝不动,若强加以力,则其对抗力量相当于所施加的力量。见于精神分裂症紧张型。

4. 其他特殊症状

(1)刻板动作(stereotyped act):患者无休止地重复某一毫无意义的简单动作,常与刻板言语同时存在。多见于精神分裂症。

(2)模仿动作(echopraxia):患者毫无目的、毫无意义地模仿周围人的动作。常与模仿言语同时存在。多见于精神分裂症。

(3)持续动作(perseveration):指当别人向患者提出另外的要求后,患者仍然重复地做

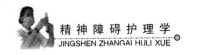

其刚才所做的动作,常与持续言语同时存在。

(4)强迫动作(compulsive act):指患者不由自主、非意志所能控制的某种固定的行为或仪式性动作,患者明知不必要,却难以克服,否则会产生严重的焦虑不安,非常痛苦。例如,有的患者长时间反复洗手,甚至把皮肤洗破出血了仍无法控制(强迫洗手);有的患者离家前要反复检查门、水、电是否关闭,甚至几个小时都无法出门(强迫检查);还有的患者不断地计数(强迫计数)或进行某种仪式动作(强迫性仪式和强迫性动作)等。常见于强迫症,也见于精神分裂症和抑郁症。

(5)强制性动作(forced act):患者出现不符合其本人意愿又不受自己支配而带有强制性的动作,但患者往往无强烈摆脱的意愿,也无痛苦的内心体验。见于精神分裂症。

(6)冲动行为(impulsive behavior):指患者突然产生的、常引起不良后果的行为。典型的冲动行为有四个特点:① 冲动行为突然发生;②冲动行为发生前,患者无任何有关行为的思考,也没有任何有意识的抵抗或选择;③患者的行为与所处的环境和心理社会因素不符;④冲动行为与患者当时的心理活动的内容无任何联系,行为令人费解。常见于精神分裂症等。

(7)被动服从(passive obedience):指患者被动地服从别人的要求和命令,甚至是极不愉快、毫无意义并难受的动作,患者也绝对服从。

(8)作态(mannerism):又称装相,指患者做出古怪、愚蠢、幼稚和做作的动作、姿势、步态与表情,但不离奇,使人感到好像是故意装出来的。例如,扮鬼脸、撅嘴、尖声说话、用脚尖走路等。见于精神分裂症青春型和脑器质性精神障碍。

(9)离奇古怪动作(eccentric behavior):患者的行为动作离奇古怪,不可理解,常常无缘无故地挤眉弄眼、装怪相做鬼脸,突然满地滚爬,钻到桌子下,学动物叫等。多见于精神分裂症。

5. 本能行为障碍 人类的本能归纳为保持生命的本能和保持种族延续的本能两大类。具体表现为安全、饮食、睡眠、性需要的本能等。本能行为异常主要包括以下几种:

(1)自杀(suicide):指保持生命本能的障碍。常见的自杀原因包括:各种精神障碍,尤其是抑郁症最常见;遭受重大应激事件或压力;一时感情冲动;为达到某种目的,弄假成真等。自伤也属于本能行为障碍,指没有死亡动机或没有造成死亡后果的自我伤害的行为。多见于精神分裂症、抑郁症、应激相关障碍、精神发育迟滞、癔症。

(2)饮食障碍(dietary disorder):指维持生命所需物质摄入行为的障碍。包括:食欲减退、食欲亢进、拒食、异食症等。患者往往对此做出荒谬的解释,多见于精神分裂症。痴呆患者因丧失判断力而乱吃东西不属于异食症。

(3)睡眠障碍(sleep disorder):指睡眠觉醒周期性变化的障碍。常见的睡眠障碍包括失眠、嗜睡、睡眠与觉醒节律障碍、睡眠中的异常活动和行为等。

(4)性功能障碍(sexual dysfunctional disorder):由多种原因引起,分为器质性和功能性。前者多由性器官或脊髓疾病引起,后者多由心理因素、人格障碍、神经症、躁狂症、抑郁症等各种精神障碍引起。包括性欲亢进、性欲减退(阳痿、早泄)、性欲倒错(恋物、露阴、施虐与受虐)。

十、意识及其障碍

意识(consciousness)指个体对周围客观环境及自身的认识和反应能力。对客观事物的辨认能力称周围环境意识或环境意识,对主观自身及其活动的辨认能力称自我意识或人格意识。意识是人脑反映客观现实的最高形式,涉及觉醒水平、注意、感知、思维、情感、记忆、定向、行为等心理活动,是人类智慧活动、随意运动和意志行为的基础。意识障碍(disorders of consciousness)是指个体对周围环境以及自身状态的识别和觉察能力出现障碍。严重程度与致病因素的性质、程度、持续时间等有关。意识障碍时各种心理过程同时受影,不是某种单一的心理功能障碍,故不能根据某个单一的心理过程障碍来判断意识障碍。

(一)对周围环境的意识障碍

当意识障碍时精神活动普遍抑制,主要为意识清晰度降低,意识范围缩小及意识内容改变。表现为感觉阈值升高,感知清晰度下降或完全不能感知;理解困难,判断能力降低;思维迟钝、不连贯,难以形成新的概念;情感反应迟钝、茫然;动作行为迟钝,缺乏目的性和指向性;定向障碍,对时间、地点、人物定向不清等。

1. 以意识清晰度降低为主的意识障碍

(1)嗜睡(somnolence):是程度最浅的一种意识障碍,指患者的意识清晰度水平轻微降低,在安静状态下经常处于睡眠状态,但呼叫或推醒后能作简单应答或完成简单动作,刺激一旦停止患者又进入睡眠状态。

(2)意识模糊(clouding of consciousness):属轻度意识障碍,主要表现为觉醒与认识功能障碍、眼球活动及眨眼减少,注意力不集中,思维迟钝且不清晰。患者对外界刺激的阈限明显增高,反应迟钝、思维缓慢,注意、记忆、理解都有困难,强烈刺激才能引起反应。能回答简单问题但容易出错,对复杂问题则感到茫然不知所措。吞咽、角膜、对光反射尚存在,可出现一些原始动作,如舔唇、伸舌、吸吮等。

(3)昏睡(sopor):指患者的觉醒水平、意识内容和随意运动均明显降低。呼唤或推动已不能引起反应,较强的痛觉刺激可引起防御反射。可见深反射亢进、震颤及不自主运动,角膜、睫毛等反射减弱,但对光反射仍存在。

(4)昏迷(coma):指患者的意识完全丧失,以痛觉反应和随意运动消失为特征。患者对任何刺激都不产生反应,吞咽、角膜、咳嗽、括约肌、腱反射,甚至对光反射均消失,可引出病理性反射。见于严重的脑部疾病和躯体疾病的垂危期。

2. 以意识的范围改变为主的意识障碍

(1)朦胧状态(twilight state):其临床特点是意识范围的缩小或狭窄,同时伴有意识清晰度降低。患者的意识活动集中于较狭窄而孤立的范围内,对这范围以外的事物感知判断有困难,可出现定向力障碍,片断的幻觉、错觉、妄想,并可在幻觉妄想的支配下产生攻击行为。意识朦胧状态一般是发作性的,发作后多陷入深度睡眠,意识恢复后常伴有完全性遗忘,少数患者可部分回忆。

(2)漫游性自动症(ambulatory automatism):这是意识朦胧状态的一种特殊形式,以不具有幻觉妄想和情绪改变为临床特点。患者在意识障碍状态下可执行某种无目的、与当时情景不相适宜的、没有意义的动作。例如,毫无意义的走动,做简单的家务等。常突然发生,突然终止,清醒后不能回忆。临床上较多见的是梦游症和神游症。

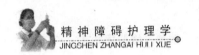
① 梦游症(somnambulism)：又称睡行症,患者多在入睡后 1～2 小时突然起床(但并未觉醒),刻板地做某些简单而无目的的动作,持续数分钟至数十分钟后重新回床入睡,次晨醒后对夜间发生的情况茫无所知,完全遗忘。多见于癫痫或癔症,也可见于儿童。

② 神游症(fugue)：又称昼游症。多发生于白天或晨起时,突然发作,患者无目的的外出漫游或旅行,或把衣物、钱财送人,或进入陌生人的住处或闯入禁区,一般持续数小时或数天,常突然清醒,对发作中过程多不能回忆。多见于癫痫,也见于癔症、应激相关障碍、颅脑创伤所致的精神障碍。

3. 以意识内容改变为主的意识障碍

(1)谵妄状态(delirium)：是一种病因学上非特异性的脑器质性综合征。患者不仅有意识障碍,且有动作增多,定向力全部或部分丧失,思维零乱,对周围环境不能正确辨认。常伴大量的错觉和幻觉,以幻视为多。幻觉内容多生动而逼真,如见到猛兽、鬼神、战争场面等,出现紧张、恐惧等情绪反应和兴奋不安、冲动行为。有时呼之能作简单应答,但言语不连贯、不切题,且维持时间很短。睡眠节律也有障碍,骚动不安多在晚间加重,日间则表现嗜睡。常伴出汗、心跳加快、面色潮红、粗大震颤等躯体症状。持续时间可数小时至数日不等。意识恢复后患者对其病中经过可有部分回忆,也可完全遗忘。

(2)精神错乱状态(amentia state)：与谵妄状态相似,但较严重。患者言语、思维极不连贯,偶见幻觉和妄想。患者的运动性兴奋通常是局限在病床范围内,多表现为无规则的伸展、抖动或翻转身体,动作单调。一般持续时间较长,可延续数周至数月。

(3)梦样状态(oneiroid state)：是一种伴有意识清晰度降低的梦境样体验。患者完全沉浸在梦境样体验之中,与周围环境脱离联系,对外界刺激反应迟钝或无反应,但外表好像清醒。可出现假性幻视和幻听,可有喃喃自语,偶可出现兴奋不安。持续数天到数周,清醒后对幻觉内容可部分回忆。见于癫痫、感染中毒性精神障碍。

(二)自我意识障碍

自我意识(self consciousness)又称自我体验,指个体对自身精神状况和躯体状况的认识。正常人都能意识到自我的存在,是独立的单一个体,自己的精神活动完全由自己控制,并为自己所认识。自我意识障碍(disturbance of self-consciousness)是指自我意识的某个或几个方面受到不同程度的影响,以致患者对自身当前主观状态不能正确认识,包括不能感知自身的存在,不能意识到自己是一个独立的个体,不能正确认识现在的"我"和既往的"我"的区别,以及失去精神活动的自我支配和控制等。自我意识障碍在临床上可表现多种多样,常见的有以下几种：

1. 人格解体(depersonalization)　患者对自己的精神活动和躯体存在产生不正确认识或丧失真实感和现实感。多突然产生,并伴有昏厥感和面临灾难的紧张惶恐感。例如,患者觉得自己正在发生改变,已不是原来的自己;觉得自己是空虚的、没有生气的、不真实的或不存在了;或认为自己的灵魂脱离躯体而存在;或觉得自己是受异己的力量操纵的或成为自动的机体;或体验到自己丧失了与他人的情感共鸣,不能产生正常的情绪或感受。多见于精神分裂症。神经症、抑郁症的人格解体一般是单一和局限的。

2. 交替人格(alternating personality)　是同一性意识障碍的表现,患者在不同时间内表现为两种完全不同的个性特征和内心体验,即两种不同人格,在不同的时间内可交替出现。多见于癔症,也见于精神分裂症。

3．双重人格（double personality） 患者在同一时间内表现为完全不同的两种人格或两种以上的人格，称双重人格或多重人格。例如，某患者在同一时间，一方面以甲的身份、人格、思想和言行出现，另一方面又以乙的身份出现。见于癔症和精神分裂症。

4．人格转换（transformation of personality） 患者否认原来的自我，而自称是另一个人或是某种动物、鬼神，但未有相应的行为和言语转变。例如，称自己是单位领导，或者自己变成了国家保护动物等。见于癔症和精神分裂症。

第三节　精神障碍常见综合征

精神障碍往往不是以个别零散的精神症状表现出来，大多以具有一定内在联系或关联性意义的症状综合或综合征形式表现出来。某些精神障碍有它特有的综合征，例如，躁狂状态的情感高涨、思维奔逸、意志行为增多，即所谓"三联征"，常同时或先后出现和消失，对疾病的诊断有重要意义。但同一综合征也可能出现在不同的疾病，如心境障碍有躁狂状态和抑郁状态，但这两种综合征在其他精神障碍中也不少见。

一、幻觉妄想综合征

幻觉妄想综合征（hallucinatory-paranoid syndrome）是以幻觉为主（如幻听、幻嗅等），在幻觉背景上产生妄想（如被害妄想、影响妄想等）。两者紧密结合，相互补充，相互影响。多见于精神分裂症，也见于器质性精神障碍等。

二、情感综合征

指以情感障碍为主的一组综合征。表现为躁狂状态和抑郁状态。

（一）躁狂状态

躁狂状态主要表现为情感高涨、思维奔逸和意志行为增多三主症。程度轻重不一。躁狂状态未对患者和周围环境造成严重的影响，称轻躁狂状态；造成严重影响称重度躁狂状态。如果伴有轻度的意识障碍则称为谵妄性躁狂状态。多见于心境障碍的躁狂发作，也见于某些中毒所致的精神障碍。

（二）抑郁状态

抑郁状态主要表现为情绪低落、思维迟缓和意志行为抑制三主症。严重抑郁的患者可出现木僵，称为抑郁性木僵。若伴有明显的焦虑、坐立不安，而运动性抑制不明显，称为激越性抑郁。多见于心境障碍，也见于更年期精神障碍。

三、紧张综合征

紧张综合征（catatonic syndrome），最突出的症状是全身肌肉张力增高，包括紧张性木僵和紧张性兴奋两种状态。多发生于意识清晰状态下，少数在梦样意识障碍背景上产生，事后能回忆。典型的紧张综合征见于精神分裂症紧张型、抑郁症、应激相关障碍，颅脑损伤时也可见到不典型的表现。

（一）紧张性木僵

常有违拗症、刻板言语和动作、模仿言语和动作、蜡样屈曲、空气枕头、缄默症等，可持续

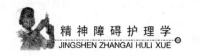

数日或数月,可突然毫无原因地转为兴奋状态。

(二)紧张性兴奋

常突然爆发兴奋冲动和暴力行为,持续时间较短,往往突然转为木僵状态或缓解。

四、遗忘综合征

遗忘综合征(amnestic syndrome)又称科萨可夫综合征(Korsakoff's syndrome)。以近事遗忘、虚构和定向障碍为特征。系脑器质性病理改变所致的一种选择性或局灶性认知功能障碍,一般无意识障碍。患者常常对新近发生的事情,尤其是新近接触的人名、地名和数字最易遗忘,为了弥补自己记忆的缺失,常出现错构与虚构,并且极易受暗示,如给患者新的提示,可引致编造出新的虚构内容。多见于颅脑损伤所致精神障碍、酒精所致精神障碍、老年性精神障碍等。

五、急性脑病综合征

急性脑病综合征(acute brain syndrome)以意识障碍为主要特征,又称谵妄(delirium)。是一组起病急、症状鲜明、持续时间较短的认知障碍,包括神志恍惚、注意力不能集中以及对周围环境的清晰度降低等。意识障碍呈明显的昼轻夜重特点;记忆障碍以即刻记忆和近记忆障碍最明显;睡眠-觉醒周期不规律,白天嗜睡而夜间活跃。可伴急性精神病性症状,表现为感觉过敏、视错觉和幻视,患者可因错觉和幻觉而产生继发性的片段妄想、冲动行为。情绪波动常见,包括焦虑、抑郁和愤怒等。多与感染、代谢及内分泌紊乱、电解质紊乱、颅脑损伤、手术后、药物等有关。

六、慢性脑病综合征

慢性脑病综合征(chronic brain syndrome)以缓缓出现的智能减退为主要特征,又名痴呆(dementia)。是较严重的、持续的认知障碍,但不伴意识障碍。记忆减退是常见症状,早期出现近记忆障碍,学习新事物的能力明显减退,随着病情的进展,远记忆也受损,患者常以虚构来弥补记忆的缺损。对事物的理解和判断力日渐受损,可出现时间、地点和人物定向障碍。可伴有各种慢性精神病性症状,如抑郁状态、躁狂状态、精神分裂症样症状、明显的人格改变和社会功能受损等。多由慢性脑器质性疾病引起,如阿尔茨海默病。

七、脑衰弱综合征

脑衰弱综合征(neurasthenic syndrome)是指在躯体疾病或脑器质性疾病基础上出现的神经衰弱症候群,临床表现主要为疲劳、注意力不集中、头痛、头昏、失眠、健忘、出虚汗、心悸、焦虑、紧张、烦躁、畏光、怕声、耳鸣、全身不适、精神萎靡等。见于神经衰弱、各种感染、躯体疾病等,也见于抑郁症和精神分裂症的早期。

八、疑病综合征

疑病综合征(hypochondriac syndrome)是指患者对自身健康过分关注,认为自己患了某些实际上并不存在的躯体疾病,并对一些微不足道的症状和体征过分夸张,终日紧张焦虑。多见于神经症。

九、虚无妄想综合征

虚无妄想综合征(Cotard's syndrome)，又名 Cotard 综合征。是一种以虚无妄想或否定妄想为核心的综合征。患者感到自己已不复存在或是一个没有五脏六腑的空虚躯壳；或认为其他人，甚至整个世界均不复存在了。见于精神分裂症、抑郁状态、老年痴呆等。

十、精神自动综合征

精神自动综合征(psychic automatism syndrome)是指在意识清晰状态下产生的一组症状，包括感知觉、思维、情感、意志等多种精神病理现象。包括假性幻觉、被控制感、被揭露感，以及系统性的被害妄想、影响妄想等相互联系的综合征。多见于精神分裂症。

十一、易人综合征

易人综合征，又称 Capgras 综合征(Capgras's syndrome)是一个较少见的综合征。患者坚信某个与自己关系密切的人已被假冒者顶替，两者极为相似但却是不同的人。是一种特殊的妄想观念，是对亲人正身的妄想性否认，并非感知障碍。例如，患者认为前来探视自己的母亲，并不是真的母亲，而是一位长得很像母亲的人或冒充母亲的骗子。见于脑器质性精神障碍、精神分裂症、更年期精神障碍等。

十二、缩阳(阴)综合征

缩阳(阴)综合征是一种急性焦虑反应，患者极度害怕自己的阴茎缩小，甚至缩至腹内而死亡，有的患者用绳索将自己的阴茎牢牢扎住并牵拉在手上。女性则害怕乳房及阴唇缩小。这是一种心因性障碍，系文化、社会、心理因素和病前人格综合作用的结果。偶见于抑郁症和苯丙胺中毒。

(冯怡、王秀华、李玉凤)

参考文献

[1] 沈渔邨. 精神病学[M]. 第 5 版. 北京：人民卫生出版社，2009.

[2] 刘协和，袁德基主译. 牛津精神障碍学教科书[M]. Shorter Oxford Textbook of Psychiatry. Edited by Michael Gelder, Richard Mayou and Philip Cowe. 成都：四川大学出版社，2004.

[3] 李凌江，李小麟，衣桂花，等. 精神科护理学[M]. 第 2 版. 北京：人民卫生出版社，2006.

[4] 郝伟. 精神病学[M]. 第 6 版. 北京：人民卫生出版社，2011.

[5] 吴建红，梅红彬，张春娇. 现代精神障碍护理学[M]. 北京：科学技术文献出版社，2010.

[6] 中华医学会精神科分会. CCMD-3 中国精神障碍分类与诊断标准[M]. 济南：山东科学技术出版社，2001.

[7] 陈彦方. CCMD-3 相关精神障碍的治疗与护理[M]. 济南：山东科学技术出版社，2001.

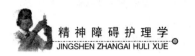
附：同步练习

一、填空题

1. 常见的感觉障碍包括：_____、_____、_____、_____。

2. 常见的知觉障碍包括：_____、_____、_____。

3. 思维的主要特征有：_____、_____。

4. 妄想按其发生的背景可分为：_____、_____。

5. 心理学将记忆分为_____、_____、_____、_____四个部分。

6. 当_____、_____、_____三个症状同时出现，称为科萨科夫综合征。

7. 假性痴呆患者最具特点的症状是_____、_____。

8. 木僵患者最具特点的症状是_____、_____。

9. 自我意识障碍主要包括_____、_____、_____、_____。

10. 木僵的种类包括_____、_____、_____。

11. 遗忘的规律一般是从_____遗忘到_____遗忘。

12. 注意的功能包括_____、_____。

13. 遗忘的类型有_____、_____、_____。

14. 紧张综合征包括_____、_____两种状态。

15. 幻觉具有四个特征：_____、_____、_____、_____。

二、单选题

1. 患者感觉体内有不舒服或不能忍受的感觉,但不能明确指出部位,是何症状 （   ）
   A. 内脏幻觉　　　　B. 感觉过敏　　　　C. 内感性不适　　　D. 感知综合障碍

2. 患者突然感觉护士的鼻子变大、变黑了(实际并不存在),是何症状 （   ）
   A. 感觉过敏　　　　B. 幻觉　　　　　　C. 错觉　　　　　　D. 感知综合障碍

3. 患者说"混蛋送我来住院,渣滓洞里住神仙,冰天雪地冻死人……"是何症状 （   ）
   A. 联想奔逸　　　　B. 词的杂拌　　　　C. 破裂性思维　　　D. 刻板语言

4. 患者认为自己内心所想的事,未经语言文字表达就被别人知道了,但通过何种方式知道的却描述不出,是何症状 （   ）
   A. 被洞悉感　　　　B. 幻觉　　　　　　C. 错觉　　　　　　D. 关系妄想

5. 患者自幼与母亲感情深厚,某日突闻父病重回家探望,回家后得知母亲亡故,自感如在梦中,不知所到何处。是何症状症状 （   ）
   A. 非现实感　　　　B. 假性痴呆　　　　C. 逆行性遗忘　　　D. 视旧如新

6. 患者某一次看电视时,突然坚信节目主持人在讲他,而他的生活经历与当时的节目内容没有明显联系。是何症状 （   ）
   A. 错听　　　　　　B. 原发性妄想　　　C. 幻听　　　　　　D. 继发性妄想

7. 患者反复思考"话讲多了是否会死人",为此反复询问各个医生,自己也感到没必要

但无法控制,是何症状　　　　　　　　　　　　　　　　　　　　（　　）
　　A. 强迫观念　　　　B. 强制思维　　　　C. 思维插入　　　　D. 幻觉

8. 患者脑中涌现大量的、杂乱无章的联想,但内容是自己的,患者欲罢不能的感受不明
　　显。是何症状　　　　　　　　　　　　　　　　　　　　　　　　（　　）
　　A. 思维插入　　　　B. 强制性思维　　　　C. 强迫观念　　　　D. 思维奔逸

9. 患者走路一定要走左边,声称自己是"左派",是何症状　　　　　　　（　　）
　　A. 语词新作　　　　　　　　　　　　B. 破裂性思维
　　C. 病理性象征性思维　　　　　　　　D. 思维奔逸

10. 问患者几岁,患者答"三十三,三月初三生,三月桃花开,开花又结果,果子给猴吃"。
　　是何症状　　　　　　　　　　　　　　　　　　　　　　　　　（　　）
　　A. 思维散漫　　　B. 象征性思维　　　C. 音联意联　　　D. 强制性思维

11. 患者将墙上的污迹看成一只张牙舞爪的老虎,是何症状　　　　　　　（　　）
　　A. 幻觉　　　　　B. 感知综合障碍　　　C. 虚构　　　　　D. 错觉

12. 过去见过、听过、读过的东西,内容仍保持在记忆中,其来源却忘了,在某种场合不
　　自觉的作为自己独创的见解而提出来。是何症状　　　　　　　　　（　　）
　　A. 错构　　　　　B. 潜隐记忆　　　　C. 虚构　　　　　D. 近事遗忘

13. 女性,45岁,突知丈夫车祸身亡,时哭时笑。医师问:"您多大岁数?"答:"18岁。"问
　　"2+3等于多少?"答:"等于7。"是何症状　　　　　　　　　　　　（　　）
　　A. 记忆障碍　　　B. 情绪不稳　　　　C. 意识障碍　　　D. 假性痴呆

14. 诊断精神分裂症具有特征性意义的症状是　　　　　　　　　　　　（　　）
　　A. 原发性妄想　　B. 听幻觉　　　　　C. 思维化声　　　D. 读心症

15. 与情感淡漠关系最密切的疾病是　　　　　　　　　　　　　　　　（　　）
　　A. 抑郁症　　　　　　　　　　　　　B. 躁狂症
　　C. 慢性精神分裂症　　　　　　　　　D. 老年痴呆

16. 患者想吃饭,即出现"吃饭!吃饭"的声音,患者想看书就听见"看书去、看书去",是
　　何症状　　　　　　　　　　　　　　　　　　　　　　　　　　　（　　）
　　A. 被洞悉感　　　B. 思维鸣响　　　　C. 反射性幻觉　　D. 机能性幻觉

17. 医生要求某患者张口检查,患者反而将嘴紧闭,当要求其闭嘴时却将嘴张大。是何
　　症状　　　　　　　　　　　　　　　　　　　　　　　　　　　　（　　）
　　A. 被动违拗　　　B. 主动违拗　　　　C. 强制性动作　　D. 强迫性动作

18. 患者对医生的询问无明确应答反应,或仅简单的回答"没什么"、"不知道"。患者常
　　感到"脑子空空,没什么可想的",并对此漠然处之。是何症状　　　（　　）
　　A. 思维迟缓　　　B. 违拗症　　　　　C. 思维中断　　　D. 思维贫乏

19. 患者感到躯体某部位或某内脏有异常的感觉,能清楚地描述某内脏被捏、拉、膨胀
　　感。是何症状　　　　　　　　　　　　　　　　　　　　　　　　（　　）
　　A. 疑病妄想　　　B. 内感性不适　　　C. 感知综合障碍　D. 内脏性幻觉

20. 护士问:"您姓什么?"患者答:"姓张。"再问:"您多大年纪?"答:"姓张。"是何症状
　　　　　　　　　　　　　　　　　　　　　　　　　　　　　　　　（　　）
　　A. 重复言语　　　B. 刻板言语　　　　C. 持续言语　　　D. 模仿言语

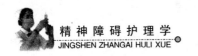
三、多选题

1. 每一个精神症状均有明确的定义,并具有以下特点　　　　　　　　　（　　）
   A. 症状的出现不受患者意识控制
   B. 症状可以通过转移的方法使其消失
   C. 症状内容与周围环境不相称
   D. 症状会给患者带来不同程度的社会功能损害

2. 在判定某一精神活动是否异常时,一般从以下几个方面考虑　　　　　（　　）
   A. 纵向比较,与其过去的一贯表现相比较
   B. 横向比较,与大多数正常人的精神状态比较
   C. 应结合当事人的心理背景和所处的具体环境进行分析
   D. 症状出现的频度、持续时间和严重程度

3. 以下对幻觉描述错误的是　　　　　　　　　　　　　　　　　　（　　）
   A. 在没有相应的现实刺激物作用于感觉器官时所出现的知觉体验
   B. 有相应的现实刺激物作用于感觉器官,而被错误歪曲的知觉
   C. 对客观事物错误的感觉
   D. 是一种在丰富幻想的作用下形成的体验

4. 下列属于错觉的表现是　　　　　　　　　　　　　　　　　　　（　　）
   A. 太阳围着地球转　　　　　　　　B. 草木皆兵
   C. 杯弓蛇影　　　　　　　　　　　D. 听到肚子里有人说话

5. 思维贫乏的定义　　　　　　　　　　　　　　　　　　　　　　（　　）
   A. 缄默不语　　　　　　　　　　　B. 思维内容空虚
   C. 概念和词汇贫乏　　　　　　　　D. 联想缓慢

6. 下列哪些是病理性赘述的表现　　　　　　　　　　　　　　　　（　　）
   A. 联想过程迂回曲折　　　　　　　B. 过分详细,拘泥细节
   C. 常伴行为,拘泥细节　　　　　　D. 抽象概括和理解能力下降

7. 下列属于夸大妄想的表现是　　　　　　　　　　　　　　　　　（　　）
   A. 认为自己是国家主席　　　　　　B. 认为自己犯了滔天大罪
   C. 认为自己拥有至高无上的权力　　D. 认为有人在饭中放了毒要害自己

8. 下列属于情绪低落的是　　　　　　　　　　　　　　　　　　　（　　）
   A. 持续的与所处境遇不相称的情绪低落　B. 情绪低落历时数周或更长时间
   C. 伴思维迟钝、少语、动作减少　　D. 严重者出现自杀念头或行为

9. 下列关于强制性哭笑描述正确的是　　　　　　　　　　　　　　（　　）
   A. 是一种情绪表达的障碍　　　　　B. 患者心中并无相应的体验
   C. 多见于器质性精神病　　　　　　D. 常发生在极度悲哀或惊恐刺激后

10. 下列关于思维奔逸的描述,正确的是　　　　　　　　　　　　　（　　）
   A. 属于联想松散,内容散漫,缺乏主题
   B. 属于联想数量增多,速度加快,内容丰富
   C. 患者语速较快,说话的主题较易随环境而改变
   D. 可有音联意联

四、案例题(请分析患者存在哪些精神症状)

1. 某女,30岁,已婚,常失眠、心烦,有时胳膊发麻,怀疑是邻居搞鬼用激光照的,一天在家"看见"邻居用刀砍孩子,就把邻居家的玻璃砸了。因"听见声音说让我穿大衣出去",就闯到某电影院里,说妹妹在里面(实无),门卫将其拦住,某女对门卫说你这眼睛一大一小是鬼吗?看见一条狗便大叫"天下要大乱了"。说自己好像木偶一样,一举一动受人操纵,想什么事情别人就知道了,但不知别人是怎么知道的。问其"10-5等于多少",答"6",称"长时间未心算,不会算了"。称其姐下毒害她,将买来的食物扔掉,说门卫用手摸头就是看不起自己,不承认自己患精神病,不肯就医。

2. 某男,36岁,反复发作兴奋话多,动作增多、易激惹,到处游荡,扰乱社会秩序,站在马路上"指挥交通",称自己是很了不起的大人物,其亲戚都是当"大官"的。精神检查:仪态不整,对环境无陌生感,主动握手问好,兴奋话多,滔滔不绝,难以打断。在病房中演说:"我要像松柏一样,万古长青,伟大的中国人民前进吧,冲锋吧,永远前进!"自我感觉特别好,自述脑子特别灵活,心情特别愉快,并常常听到天空中传来对他的表扬声;在病房指手画脚,频频提出不合理要求,未予满足就大发脾气,拍桌子骂人,食欲显著增加;夜间睡眠减少,不停走动,自称是"有人嫉妒而要加害自己"。否认有精神障碍,来医院是为了体验生活。

第四章　精神障碍护理基本内容与要求

【学习目标】
● 掌握：精神障碍患者的安全护理。
● 熟悉：精神障碍患者的基础护理和整体护理。
● 了解：精神障碍患者的组织与管理。

由于精神障碍患者在思维、情感、意志、行为等方面的异常，常常导致生活自理能力下降，影响患者的健康和舒适。随着社会的进步，精神障碍护理不仅仅局限于对患者生活上的照顾以及安全的看护，而是对患者实施全面整体的护理，其基本内容包括了精神障碍患者的基础护理、分级护理、组织与管理以及安全护理等。

第一节　精神障碍患者的基础护理

精神障碍患者由于疾病的影响，常导致生活懒散，生活自理能力下降或丧失等行为表现，不仅使患者的基本生理需要不能得到满足，影响患者的身体健康，还会继发感染或并发其他躯体疾病。因此，需要护理人员对患者的日常卫生、饮食、睡眠以及大小便等方面进行协助或照顾，这也是精神科临床护理工作的重要内容之一。

一、日常卫生护理

精神障碍患者往往有生活懒散、不知清洁、个人生活自理能力下降甚至丧失等行为表现。护士应鼓励和协助患者料理好日常生活，女患者还要注意其月经情况，为诊疗提供参考。

（一）口腔和皮肤护理

1. 督促、协助患者养成早晚刷牙、漱口洗脸、饭前便后洗手、每天洗脚的卫生习惯。

2. 新入院患者，做好卫生处置并检查有无外伤、皮肤病、头虱、体虱等，并及时对症处理。

3. 督促患者定期洗澡、更衣、修剪指（趾）甲，男性患者定期理发、剃须，女性患者注意清洗会阴及经期的卫生护理。洗澡时由专人负责，调好水温，防止烫伤及滑倒等意外。每周更换干净被服，污染时随时更换。

4. 对危重、木僵、生活不能自理者，定时翻身、观察骨突部位皮肤，保持皮肤清洁舒适，帮助做肢体功能锻炼，保持床褥干燥、平整，防止压疮的发生。

5. 向患者宣教防病知识，讲解保持个人卫生的重要性，既有助于避免感染等并发症，也可以使患者的自理能力得到恢复。

(二) 衣着卫生及日常仪态护理

1. 关心患者衣着,随季节变化及时督促和帮助患者增减衣服,以免中暑、感冒、冻伤等。

2. 帮助患者整理服饰,保持衣着干净,定期更衣,衣扣脱落及时缝钉。关心和帮助患者修饰仪表仪容,鼓励患者适当打扮自己,尤其是病情缓解、康复待出院患者、神经症患者。

3. 有条件专为患者设美容室、理发室,以满足患者爱美的需求,有利于患者增强自尊、自信,提高生活情趣。

二、饮食护理

精神障碍患者的饮食护理与治疗的实施有着密切的联系,了解患者的饮食状况,分析饮食障碍的原因,可以为治疗提供有效的信息。加强饮食护理,有的放矢地进行干预,对患者社会功能的恢复具有重大的意义。

(一) 进餐前的准备

1. 提供干净、明亮的就餐环境,使用安全不易损坏、清洁消毒的塑料或搪瓷餐具,宜选用调羹,避免使用筷子,禁用陶瓷、玻璃及锐利金属餐具,以免患者作为攻击他人或自伤的工具。

2. 餐前督促或协助患者洗手,巡视病房,将生活能够自理、一般情况尚好的患者集中到餐厅,采用集体分食制方式,避免患者躲避进食或将饭菜倒掉,并维持餐厅秩序。

3. 对生活不能自理、兴奋、拒食和约束卧床的患者安排专人负责。

4. 因躯体疾病或宗教信仰而对饮食有特殊要求的患者,应根据医嘱将特殊饮食通知营养室,由专人发放和照顾就餐。

(二) 进餐时的护理

1. 在进餐过程中,护士分组负责观察患者进餐情况,包括进食量、进食速度,维持进餐秩序,防止患者倒食、藏食、抢食以及用餐具伤人或自伤等行为。巡查有无遗漏或逃避进餐的患者,并及时提醒患者,细嚼慢咽,谨防呛食、窒息。

2. 对年老或药物反应严重、吞咽迟缓的患者,及时报告医生,遵医嘱予以适当处理,并给予软食,选用无骨刺的食物。进餐时叮嘱患者细嚼慢咽,必要时予以小口喂食。并由专人照顾,防止噎食、呛食、窒息发生。

3. 对抢食、暴饮暴食患者,避免食用带骨刺的食物,食物应软,易消化,温度适宜,劝导患者细嚼慢咽,防止食物哽噎。可以安排单独进餐,在保证营养的前提下要适当限制进食量,以防过饱发生急性胃扩张等意外。对吞食异物的患者要重点观察,必要时予以隔离,外出活动需专人看护,以防食脏物、危险物品等。

4. 对兴奋、躁动的患者应与其他人分餐,保持进食环境安静,尽量避免外界环境的刺激,使其安心进食,并有专人护理,必要时可给予喂饭。

5. 对约束保护卧床的患者应为患者松解约束带,专人督促或喂食,对行为紊乱无法自行进食的患者应给予喂食,并注意不要催促患者。

6. 对拒食患者的饮食护理应根据不同原因,有针对的耐心劝说、解释,设法使其进食。必要时告知医生,遵医嘱给予鼻饲或静脉补液,保证患者正常的生理需求,防止衰竭。并做好进食护理记录,重点交班。

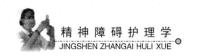
（1）有被害妄想、疑心饭菜有毒者,可让患者先任意挑选饭菜,或由他人先试尝,或与他人交换食物。适当满足要求,以解除疑虑,促使进食。

（2）有罪恶妄想者,自认罪大恶极、低人一等、不配吃好的而拒绝进食,可将饭菜拌杂,使患者误认为是他人的残汤剩饭而促使进食。

（3）有疑病妄想、牵连观念者、忧郁不欢、消极自杀、否认有病而不肯进食,应耐心劝导、解释、鼓励,亦可邀请其他患者协同劝说,想方设法促使患者进食。

（4）对因幻听而不肯进食的患者,可在其耳旁以较大声音劝导提醒,促使进食。

（5）对阵发性行为紊乱、躁动不安而不肯进食的患者,应视具体情况,可待其病情发作过后较合作时,劝说或喂之进食。

（6）对木僵患者可试喂食,或将饭菜置于床旁,有时患者会自行进食。对主动违拗患者可发出相反的指令而达到让患者进食的目的。

（7）对伴有发热、内外科疾患的患者,因食欲不佳而不愿进食的,应耐心劝说,设法烹饪患者喜爱的饮食,使之进食。

（三）进餐后的护理

1. 患者进食完毕后,对于有能力的患者要督促患者自己整理餐桌和食具,督促患者洗手和漱口。

2. 床边喂食后应协助漱口、洗脸,不合作时喂少量水,检查口腔内有无食物残留,必要时做口腔护理,并整理床单位。

3. 重点患者的进食情况应记录在护理记录单上,并每班交接。

（四）食品管理

1. 患者家属来探视时,应介绍相关饮食护理的知识以及和疾病治疗的关系,根据患者不同情况指导家属选送合适食品和安全餐具。同时劝导患者会客时适量进食。

2. 家属或朋友送来的食品,均有护士检查后（如数量不宜过多,是否容易存放不易变质,食品容器是否安全等）标上患者姓名,专柜存放,再由护士定时适量分发给患者。

三、睡眠护理

睡眠属于保护性抑制过程,睡眠的好坏常预示患者病情的好转、波动或加剧,是治疗方案确定的重要依据,有的患者伪装入睡,乘人不备寻隙自杀或外走,存在着很大的安全隐患。因此,护理人员需注意观察患者的睡眠情况,做好睡眠护理,保证患者的正常睡眠。

（一）创造良好的睡眠环境

保持病室安静、清洁、空气流通、光线柔和。床褥干净整洁、厚薄适宜,使患者感到舒适。有兴奋、吵闹的患者应安置于隔离室,以免干扰他人。工作人员应做到关门轻、说话轻、走路轻、操作轻,保持病室安静。

（二）合理安排作息时间

制订合理的作息时间并督促执行,鼓励患者培养良好的作息习惯,白天除午休外尽量避免卧床,组织患者参加适宜的工、娱疗活动,有助于夜间睡眠。

（三）入睡前护理

1. 晚间不宜会客,忌服易兴奋的饮料,如咖啡、浓茶等,避免参加兴奋、刺激的娱乐活动,不看紧张、惊险的电视节目,避免患者情绪波动而影响睡眠。

2. 睡前用热水洗脚或洗澡,晚餐不宜吃得过饱,饮水不宜过多,临睡前排尿,避免半夜起床小便后难以入睡。

3. 督促患者采取健康的睡眠姿势,不蒙头盖面,不俯卧睡眠。

(四)加强巡视,严防意外

夜间是精神障碍患者容易发生意外的时间,护理人员要勤巡视、勤观察、仔细查看患者的睡眠情况,包括睡眠姿势、呼吸音、是否入睡等,对蒙头睡觉或其他睡姿不良的患者,护士应帮助其调整好,避免不适和受凉。患者上厕所时护士应关注,若时间过长应到厕所检查是否有意外情况。要善于发现佯装入睡者,尤其对有自杀意念的患者做到心中有数,及时做好处理,防止意外。

(五)睡眠障碍患者的护理

1. 对未入睡患者,护士要体谅因失眠而痛苦与焦躁不安的心情,耐心听取其诉说,并予以精神安慰,帮助安定情绪,必要时遵医嘱给予药物治疗,帮助入睡。

2. 指导患者放松或转移注意力,如有意识地翻阅无故事情节的理论书,引发疲倦。也可将思考的问题写在纸上,以放松心情而有利入睡,还可以进行一些放松训练,如呼吸放松、冥想放松法等。

3. 分析失眠原因,对症处理。新入院患者对医院环境陌生、不适应;或因患者对治疗反感或恐惧导致失眠;或因身体各种不适而引起失眠;或因过多思考生活事件,如婚姻、工作、经济等导致焦虑、紧张而失眠。针对不同的原因采取相应的护理措施。对主观性失眠患者可在其入睡后用笔在手臂上做记号,待醒后善意告知患者以证明确实睡着过,缓解患者对睡眠问题的焦虑担忧情绪。若患者睡前过分焦虑,也可用安慰剂暗示治疗;对抑郁症及幻觉、妄想症状严重的患者,遵医嘱予以药物处理,加速帮助入睡,以免夜深人静,患者的抑郁情绪或幻觉、妄想症状加重而引发意外。对严重失眠的患者应请示医生,遵医嘱给以诱导入睡的药物,保证患者的睡眠,并做好记录和交班。

四、排泄护理

由于精神药物副作用以及症状所致的懒散、活动少等原因均易导致便秘、排尿困难,而患者又常常不能正确表达和反映自身躯体不适,因此护士必须认真观察患者的排泄情况,及时解决便秘的痛苦,预防肠梗阻、肠麻痹的发生。

1. 每天常规询问、观察患者 24 小时大小便的次数、性质和量,生活不能自理、行为退缩的患者要重点观察。指导患者建立规律的排便习惯,鼓励患者多饮水,多吃蔬菜、水果、杂粮等粗纤维食物,平时多活动,以预防便秘。

2. 对于 3 天以上无大便者应报告医生,根据医嘱做出相应的处理,一般可给予缓泻剂或开塞露,必要时给予灌肠,防止肠梗阻、肠麻痹的发生。

3. 对于排尿困难、尿潴留的患者,应排除躯体疾病,先诱导排尿,如听流水声、用温水冲洗会阴部,进行腹部按摩及热敷,适度按压膀胱以促进排尿。必要时遵医嘱给予导尿或药物处理。

4. 对大小便不能自理者,如痴呆、慢性衰退等患者,会随地便溺或大小便失禁。护士应留心观察,摸索其大小便规律,定时督促,耐心训练,陪伴如厕或给予便器,使患者形成排便规律,当患者大小便污染衣裤或床褥时,应及时协助清洗、更换。需要时予护肤品、紫草油中

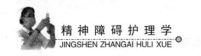

药制剂等保护皮肤,预防湿疹、皮肤瘙痒等皮肤疾患而导致皮肤抓伤破损,保持床褥的干燥、清洁。

第二节　精神障碍患者的组织与管理

精神障碍患者由于症状的特殊性和行为表现的多样性,要求病房的设备、结构与病房管理除综合科病房条件外,还要有适合精神障碍患者特殊需要的环境和管理方法,以适应精神障碍患者的医疗护理需要,保证患者的舒适与安全。

一、精神障碍患者的自我管理组织

精神障碍患者的自我管理组织是在病房护士长的领导下,由专职护士具体指导,以患者为主体的工休委员会或互助活动小组等。选择病情稳定、有一定管理能力而热心为病友服务的患者担任休委会主任,下设文体、学习、生活委员。专职护士负责与委员会的委员们定期开展各种形式的活动,如文艺歌咏比赛、联欢会等,不仅可使患者友好相处、病房秩序井然,而且有利于医护人员诊疗和护理工作的顺利开展,促进患者在生活料理、学习、工作、人际交往能力等多方面的康复。也可让患者参加防病知识、心理知识、科普知识的讲座,学习相关知识,增加对自身疾病的认识,从而提高治疗的依从性。也可以集体治疗的形式开展活动,让患者在活动中认识自己,获得新的体验。定期召开全体休养员座谈会,听取患者对医疗护理服务的意见和建议,向患者提出需要配合的事项,表扬好人好事和优秀休养员等等。任职的患者若出现病情复发或康复出院,应及时推荐补充,以使工休委员会工作的持续开展。

二、精神障碍患者的管理模式

根据患者疾病的不同阶段、性别、年龄的差异,以及合并症的不同种类分设不同的病房,实行开放或封闭管理原则,使患者在得到良好的治疗护理的同时,尽可能接近正常人的生活,有利于患者全面康复,也有利于病室环境的管理。

(一)开放式管理模式

开放式管理包括半开放式管理和全开放式管理。其目的是为了锻炼和培养稳定期患者的社会适应能力,满足患者的心理需求,调动患者的积极性和主动性,促进恢复,达到生活自理,有利于患者早日回归社会。开放式管理适用于精神障碍症状较轻、有一定自知力的患者、神经症患者以及病情稳定或康复期的患者。

1. 半开放式管理模式　是指在精神障碍患者在病情允许的情况下,在每日常规治疗完成后,可在家属陪同下外出活动或周末回家。半开放式管理须由医生开具半开放治疗的医嘱,医护人员应与患者家属或单位取得联系,得到他们的支持和配合,避免意外。

2. 全开放式管理模式　适用于自愿接受治疗、有行为控制能力、管理自己的生活和物品的患者。病房环境是完全开放的,患者在不影响治疗的前提下可由家属陪同外出。这种管理模式有利于患者与外界保持接触和情感交流,缓解社会功能的衰退,有利于精神康复和社会功能的维持。

(二)封闭式管理

1. **制订相关制度**　包括患者作息制度、住院休养制度(包括进餐时间、睡眠时间、服药时间、测量生命体征时间等)、探视制度、休养员会议制度等。向患者宣传病房管理的相关制度,让患者了解遵守制度的意义,促使他们自觉遵守。对慢性衰退或记忆力差的患者,耐心帮助并进行强化训练,督促患者遵守制度。

2. **树立良好风气**　首先医护人员要以身作则,注意自己的仪表、言行举止、文化素养、工作态度以及行为规范,以良好的形象来影响患者。其次要采取各种方法,培养患者良好的生活习惯和行为规范。有计划地开展教育和评优活动,及时表扬和宣传患者的好人好事;提倡病友间的相互帮助和友好相处等。使患者不仅管理好自己,还能关心他人和集体,营造病区良好的风尚和秩序。

3. **丰富患者的住院生活**　可根据患者的病情,结合患者的爱好,有计划地在病区或院内安排学习、劳动、娱乐、体育、作业等活动。以转移患者对症状的关注,稳定情绪,获得信心和希望,提高他们的生活兴趣及住院的生活质量,使其安心住院,配合治疗,也有利于病房的和谐、安定和安全。

第三节　精神障碍患者的安全护理

患者由于受精神症状的支配,自知力缺乏,可出现自杀、自伤、伤人、冲动毁物、外走等意外情况。它不仅关系到患者的康复,而且与患者的生命安全直接相关,后果极其严重。精神科危急意外情况贯穿于整个疾病过程。因此,护理人员的安全意识要贯穿于护理活动的始终,以高度的责任心和警惕性,做好护理工作,保证患者的安全,谨防意外。

一、环境设施的安全管理

1. 病房设施以简洁、安全为原则,桌柜合理布局,固定于地面,以免被患者作为攻击及毁物的工具。

2. 保持充足光线,地面平整无障碍物,厕所内铺防滑垫,便器及淋浴旁应装扶手或拉杆,患者有不适或滑倒时可拉扶。

3. 提供温度适宜的温开水和洗澡水,防止患者烫伤或伤人。

4. 病区内所有电插座及插头均应暗埋,不能暴露在外。

5. 定期检查修理病区门窗、桌椅、床、电气设备、水管和暖气等设备,去除不安全因素。

6. 医护办公室、治疗室、开水房、配餐间、值班室等有危险物品的场所应随时上锁。

二、危险物品的安全管理

1. 严格管理危险物品,包括锐利物品如刀剪、针、剃须刀;绳带类物品如约束带、腰带、鞋带、松紧带;玻璃器皿如水杯、输液瓶、注射器、玻璃片;易燃物品如火柴、打火机、乙醇、药品、器械等。危险物品要定点放置,加锁保管,每班交接,严防患者获取而发生意外事件。

2. 患者使用指甲刀、剪刀、剃须刀和缝针等锐器,必须在护理人员看护下进行,用后及时收回。

3. 尽量劝导患者戒烟,工作人员管理好打火机,吸烟患者在吸烟室吸烟,切忌床上吸

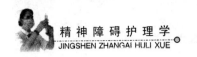
烟,严防引起火灾。

4. 家属带来的食品和物品应进行安全检查,危险物品尽量劝家属带回,无法带回的交由护士保管,避免发生意外。

5. 护理人员执行治疗护理操作时,不得将危险物品遗留在病室内。如有缺少立即追查,直到找回为止。

三、患者的安全管理

1. 加强巡视,掌握病情变化,及时发现和去除潜在的不安全因素。凡有患者活动的场所,均有护士看护巡查。有冲动伤人、自伤自杀、外走企图或行为的患者活动应保持在护理人员的视线内,掌握其活动规律,及时发现病情变化,防患于未然。必要时限制患者活动范围或安置在重症病室。约束保护的患者按照保护性约束患者护理要求进行护理。重视患者的主诉,有病情波动及时报告医生,作好护理记录并重点交班。

2. 主动与患者沟通交流。尊重、关心、同情、理解患者,满足患者的合理需求,建立良好的护患关系。及时发现危险征兆,如流露出想自杀或有冲动伤人的征兆时,及时制止,避免意外发生。

3. 加强安全检查。患者入院、会客、外出检查、外出活动或假出院返回病房时,护士应认真仔细检查有无危险物品,交由家属带回或妥善保管。对病区的环境、床单位、患者物品定期进行安全检查,包括床上、衣袋、鞋内是否有暗藏药物、绳带、锐器等危险物品,及时收缴,并向患者及家属作好解释。

4. 患者外出检查,应由工作人员护送,途中护送人员的视线应不离开患者,并前后呼应,尤其在分岔路口、拐角处要密切注意患者的动态。

5. 治疗室、办公室、更衣室、配餐室、开水房等应随时关门,严防患者进入擅自取药、藏药及拿走危险物品或造成意外事件。

6. 随时清点患者人数,特别是重点时段和重点场所。如厕所、走廊尽头、暗角、僻静处,尤其夜间、凌晨、午睡、开饭前、交接班等时段是意外事件的高发时段,护理人员要密切观察,加强巡视,及时发现问题,杜绝意外事件的发生。

四、家属的安全管理

1. 做好家属安全宣教工作,告知患者家属精神障碍疾病的特殊性,危险物品的管理制度和意义,要求家属探视时不带入危险物品。

2. 告知家属探视制度和意义,避免在治疗和患者休息的时间探视,指导家属与患者沟通的技巧,避免情绪过于激动和运用刺激性言语,防止患者受到不良刺激后病情反复甚至发生意外。

3. 做好安全检查,来院探望的有亲友、同事等多种人群,仍有将危险物品带入病房的危险,护理人员除反复宣教外,还应该对物品进行安排检查,确认后方可交给患者。

五、护士自身安全管理

1. 护理人员应加强自我防范意识,严格执行各项规章制度,规范操作。

2. 主动与患者沟通交流,了解患者的心理需求,同情和理解患者的处境,建立良好的护患关系。

3. 密切观察病情,发现患者情绪不稳、幻觉妄想症状加重时,应及时报告医生,及时采取相应措施。

4. 对有攻击行为的患者,接触时保持警惕,注意接触方法,避免刺激,必要时遵医嘱采取保护性措施。

第四节　精神障碍患者的整体护理

整体护理是以患者为中心,以现代护理观为指导,以护理程序为框架,以恢复或增进患者的健康为目标,根据患者的具体情况,提供全面、整体、连贯、系统的护理,将临床护理工作和管理的各个环节系统化的护理模式。由于精神障碍病因的特殊性,护理工作更应侧重于患者的心理、社会方面的问题,尽量解除患者的焦虑和帮助患者改变不正常的行为模式。

护理程序是整体护理的主要内容,是提高护理质量的根本保证。护理程序包括护理评估、护理诊断、护理计划、实施计划和效果评价。

一、护理评估

护理评估是护理程序的第一阶段,是有目的、有计划、有系统地收集资料的过程,为作出护理诊断、制订护理计划、实施护理措施提供可靠依据。包括收集患者的健康与疾病资料、家庭及社会、经济、文化等情况,了解患者的需要以及对住院的反应。评估过程中要注意:①整体性:患者是一个完整的个体,要兼顾躯体、心理、情绪、智能状态、行为模式、社会因素等多方面资料;②资料来源与可靠性:一是患者自己,二是患者的亲属朋友、其他医务人员和门诊的病历、住院病历、出院记录、实验室报告等;③客观性:评估要尽量保持客观性,避免主观误评。

(一)护理评估的内容

护理的评估内容应注意精神障碍患者的特点:

1. 一般情况　评估患者仪容、仪表、年貌、着装等情况;接触时的态度;患者的营养状况、睡眠、大小便以及生活自理能力;治疗护理的依从性。

2. 躯体评估　测量患者生命体征、体重、皮肤完整性,有无躯体化的症状和伴发躯体疾病。

3. 精神状况　包括患者的意识、认知功能、记忆力、智能、情感、意志行为及自知力等情况。

4. 社会功能　包括患者的生活自理能力、交往能力等。

5. 诱发因素及支持系统　包括患者的社会支持系统;既往性格、爱好、有无宗教信仰;发病前有无特殊生活事件或诱因。

(二)护理评估的方法

1. 观察与交谈　运用感觉器官(视觉、听觉、触觉、嗅觉)和与患者及其亲属的沟通,获取有关患者的健康资料,包括外观、体态、精神状态、行为举止、反应程度、个人卫生等情况。

2. 护理体检　运用视诊、触诊、叩诊、听诊或借助必要的医疗器械,评估患者生命体征及各系统器官的功能状态。

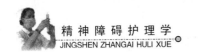

3. 查阅相关健康记录 护士通过查阅书面文字材料,包括既往健康记录、各种实验室报告、患者的来往书信等,获取有关患者的健康资料。

二、护理问题/诊断

护理诊断是护理人员凭借专业知识和技能,通过询问、观察和检查患者,对其患者、家庭、社区现存或潜在的健康问题以及生命过程的反应所做出的临床护理判断,是护士为达到预期结果选择护理措施的基础。护理诊断是对疾病或病理变化导致的症状体征和生活相关事件与问题的判断,不同于医疗诊断。

(一)护理诊断的基本要素

护理诊断包括诊断名称、定义、诊断标准、相关因素四个基本元素。

1. 诊断名称 以简明扼要的文字描述护理对象的健康状况(现存或潜在的),它主要以"改变"、"障碍"、"缺失"、"无效"几个特定词语描绘健康状态的变化,但无法表明变化的程度。

2. 定义 是对名称的一种清晰、正确的表达,反映诊断的意义及与其他诊断的不同处。

3. 诊断标准 是确定护理诊断的临床判断标准。这些判断标准是一个体征或症状,也可是一组症状及体征,也可能是危险因素,可以是主观的,也可以是客观的。主观资料、客观资料包括主要和次要的两种,主要资料是诊断确定时必须出现的;次要资料是诊断时可能出现的。

4. 相关因素 指临床或患者健康状态改变或其他问题产生的情况。而这些通常都是"与护理诊断有关"的形式表现。因个体的差异性及独特性,相关因素因人因病情不同而不同,相关因素可为病理生理性的、心理性的、与治疗有关的、情境上的(环境或个人的)。

(二)护理诊断的排序

将列出的护理诊断/问题按其重要性和紧迫性排出主次,一般将威胁最大的问题放在首位,其他依次排列。护士根据轻重缓急采取行动。一般可按下列顺序排列:

1. 首优问题 指威胁患者的生命,需要立即解决的问题。如清理呼吸道无效、有自杀危险或暴力行为的危险等。在紧急情况下,可有几个首优问题。

2. 中优问题 指虽不直接威胁患者的生命,但会导致身体不健康或情绪变化的问题。如活动无耐力、躯体移动障碍、焦虑、有感染的危险、睡眠型态紊乱、自我照顾能力缺失等。

3. 次优问题 指患者在应对生活和发展的变化时产生的问题。这些问题并非不重要,而是指在护理安排中可以放在后面考虑。如缺乏娱乐活动、知识缺乏等。

(三)护理诊断的陈述方式

1. 三部分陈述 即 PES 公式。P(problem)是问题,即护理诊断的名称;E(etiology)是病因,即相关因素;S(symptoms or signs)是症状和体征,包括实验室检查结果。PES 用于现存的护理诊断。

2. 二部分陈述 即 PE 公式。如皮肤完整性受损:与长期卧床有关。PS 用于有危险因素存在的护理诊断。

3. 一部分陈述 只有 P,用于健康的护理诊断。

三、护理计划

护理计划就是在对健康问题进行评估和确认的基础上,作出具有系统性、针对性和导向性的,以预防、解决和控制患者健康问题为目的的护理方案,其作用在于使患者获得最佳的身心状态。制订护理计划包括:陈述护理问题、确定护理目标、制订护理措施。

(一)陈述护理问题

将患者所存在的各种护理诊断按先急后慢、先重后轻的原则,排出解决的先后顺序,要优先解决威胁患者生命或周围安全的问题,如:自杀、伤人、毁物、严重的药物副作用、拒食等。

(二)确定护理目标

护理目标是通过护理干预后,期望患者所达到的健康状态,而非护理行为本身。护理目标有两类,一类是短期目标,是指一周内患者能够达到的目标,适合病情急重、变化快的患者。如4小时便秘解除、一天后焦虑减轻、一周内不合作改善等。另一类是长期目标,是指一周以上,甚至数月患者能够达到的目标。适合于病程长及康复期的患者。如自理能力缺失的患者在一个月内能自行料理个人生活等。目标要切合实际,在护理工作范围之内患者能够达到。

(三)制订护理措施

护理措施是预防、减轻、消除患者的健康问题、协助患者达到预期目标的具体的护理活动内容。护理措施包括:①独立性护理措施,由护理人员制订并执行。如口腔护理,每日两次。②委任性护理措施:由护理人员执行医生的医嘱。如保护性约束一次;③健康教育措施:由护理人员有目的、有计划地根据患者的需要以科学的知识和方法,制定患者的教育计划,对患者进行教育。

制订护理措施应注意做到:①首先要考虑危及生命安全,特别是"三防"的护理。②某些措施需与有自知力的患者商量,取得患者合作。③内容要明确,便于执行和检查。④护理措施要切实可行。要结合患者的病情、合作程度,医护人员的人手配备、知识水平和技术的程度。⑤合作性的问题,有些问题单靠护理措施是解决不了的,要及时与医生沟通,做到责任明确,互相配合。如自杀企图、药物反应等。因此,护理人员必须具有丰富的知识和临床经验,并以科学、求实的态度来完成这项工作。

四、护理措施实施

护理措施是将护理计划付诸实施。从理论上说,实施是计划制订后进行,但对于紧急情况或危重患者,护理措施往往在护理计划未完成之前就开始实施。

(一)实施方法

1. 直接提供护理　按计划的内容对所负责的患者进行照顾。

2. 协调和计划整体护理的内容　将计划中的各项护理活动分工、落实。

3. 指导和咨询　对患者和家属进行教育和咨询,使其参与部分护理活动,以发挥积极性,达到自我维护健康的目的。

(二)实施内容

1. 继续收集资料,及时发现新的护理问题,重新评估并制订新的计划和措施。

2. 按计划的内容执行护理措施。

3. 口头交班和书写交班报告,24小时内护理程序的执行是连续的,所以必须有交班,以交流护理活动。

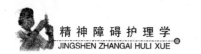

4. 书写护理记录：整体护理方式中护理记录采用 PIO 记录方式，PIO 即由"问题" (problem)、"措施"(intervention)、"结果"(outcome)三词取其英文名称的第一个字母组合而成。①PIO 记录原则：以护理程序为框架，反映护理的全过程及动态变化，内容具体、真实、及时、完整、连贯，避免与医疗记录重复，但有合作性问题在一定要记录；②PIO 记录法："P"的序号要与护理诊断/问题的序号一致并写明相关因素；"I"是指与 P 期对应的已实施的护理措施、即做了什么，记录什么，并非护理计划中针对该问题所提出的全部护理措施的罗列；"O"是指实施护理措施后的结果。可出现两种结果：一种是问题在本班次内已解决；另一种是问题本班次内部分解决或未解决，若措施适当则由下一班护士继续观察并记录，若措施不适宜，则由下一班护士重新修订并制订新的护理措施。

五、护理评价

护理评价是指实施护理措施后，将患者的健康状况与护理计划中预定的目标进行比较，并作出判断的过程。护理评价是护理程序的最后步骤，但并非护理程序的结束，而是发现新问题、制订新计划，使护理程序继续深入，直到患者完全恢复。

1. 执行护理措施后患者的反应，并与护理目标比较，衡量目标是否达到。评估等级为：目标完全实现、部分实现、未实现。

2. 重审护理程序　主要是分析目标部分实现或未实现的原因，如收集的原始资料是否充足、诊断是否正确性、目标是否适当、措施是否可行性以及检查、治疗、护理措施的落实情况。根据情况作出修改完善。

（王丽娟、邵华芹、王秀华）

参考文献

[1] 李凌江,李小麟,衣桂花,等. 精神科护理学[M]. 第 2 版. 北京:人民卫生出版社,2006.

[2] 沈渔邨. 精神病学[M]. 第 5 版. 北京:人民卫生出版社,2007.

[3] 曹新妹. 精神科护理学[M]. 北京:人民卫生出版社,2009.

[4] 薛萍. 精神科护理技术[M]. 南京:东南大学出版社,2006.

[5] 张雪峰. 精神科护理学[M]. 北京:高等教育出版社,2003.

[6] 吴建红. 现代精神障碍护理学[M]. 北京:科学技术文献出版社,2010.

附：同步练习

一、单选题

1. 对于失眠患者的护理不正确的是　　　　　　　　　　　　　　　　　　　（　　）

   A. 耐心听取患者诉说　　　　　　　　　B. 理解患者,予以安慰

   C. 教会患者放松方法或转移注意力　　　D. 可以反复使用安眠药

2. 下列那一项是重症精神病房正确的物品管理方法　　　　　　　　　　　（　　）

   A. 患者有自己的隐私权,对于家属带入的物品护士无需过问

B. 吸烟者,为避免患者发脾气影响治疗,香烟打火机一般由患者自己保管

C. 对于家属除做好安全宣教外,对于带入的物品仍需检查

D. 剃须刀属患者个人清洁用品,应交给患者自己保管

3. 下列设施对精神障碍患者存在安全隐患的是　　　　　　　　　　　（　　）

A. 为便于患者活动需要,餐桌可以自由组合

B. 厕所、淋浴房潮湿易滑倒处应装上扶手

C. 提供温度适宜的温开水和洗澡水

D. 电插座和插头应该暗埋

4. 对准备绝食自杀的抑郁症患者,首要的是　　　　　　　　　　　　（　　）

A. 饮食护理　　　　B. 睡眠护理　　　　C. 日常生活护理　D. 安全护理

5. 精神障碍患者的饮食护理措施中,错误的是　　　　　　　　　　　（　　）

A. 不能自行进食的患者应做好喂饭,必要时给以鼻饲或输液

B. 开饭时要巡视病房,防止遗漏

C. 重点患者要专人照顾,加强观察

D. 采用单独进餐的方式

6. 对于暴饮暴食者的护理中,错误的是　　　　　　　　　　　　　　（　　）

A. 适当限制患者入量　　　　　　　B. 限制患者进餐的速度及数量

C. 可采用单独进餐的方式　　　　　D. 鼓励集体进餐

7. 对于神经症患者,应实施哪种管理　　　　　　　　　　　　　　　（　　）

A. 封闭式管理　　　　　　　　　　B. 半开放式管理

C. 开放管理　　　　　　　　　　　D. 综合管理

8. 精神障碍患者的饮食护理,下列哪项不正确　　　　　　　　　　　（　　）

A. 一般采取集体进餐

B. 拒食、抢食、暴食的患者一起进餐

C. 吃异食的患者需专人看护

D. 年老、吞咽困难的患者给以重点照顾

9. 安全护理的措施,不正确的是　　　　　　　　　　　　　　　　　（　　）

A. 有伤人、自杀、外走的患者,护士要做到心中有数

B. 严重患者安置在重症室内 24 小时监护

C. 病区危险品要严加管理

D. 每 1 小时巡视住院患者 1 次

10. 患者安全管理中,不正确的做法有　　　　　　　　　　　　　　（　　）

A. 主动与患者沟通,及时了解患者心理需求

B. 密切观察患者病情,及时发现病情变化并及时报告医生

C. 对于有攻击行为的患者,接触时保持警惕,做好自我防护

D. 对于钟情妄想者,为了避免患者钟情转移,异性应少与患者接触

二、多选题

1. 下列哪些措施是用于改善患者睡眠的科学方法　　　　　　　　　（　　）

A. 晚上入睡前用温热水泡脚

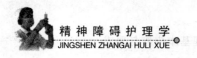

B. 对躯体不适者,查明原因,对症处理

C. 对兴奋躁动患者,可反复给安眠药物

D. 建立规律的作息制度

2. 精神科的基础护理有 （ ）

    A. 饮食护理　　　B. 安全护理　　　C. 生活护理　　　D. 睡眠护理

3. 属于精神障碍患者不能随身携带身边的物品 （ ）

    A. 剪刀　　　　　B. 皮带　　　　　C. 打火机　　　　D. 自备药

4. 精神障碍患者家属健康教育内容不正确的是 （ ）

    A. 探视制度　　　　　　　　　　B. 指导患者家属与患者沟通技巧

    C. 危险物品的管理制度　　　　　D. 应多迁就患者,以免激惹患者

5. 进餐时属于护士观察内容是 （ ）

    A. 患者进食的量是否能够满足患者机体所需

    B. 患者是否有倒食、藏食、拒食

    C. 注意患者是否有餐具伤人或自伤的先兆

    D. 观察进食速度,及时劝阻进食过快的患者,避免噎食

第五章 精神障碍专科护理基本技能

第一节 护患沟通

一、护患沟通的意义

精神障碍患者的思维、情感、意志活动偏离正常,自知力缺乏,不能正确认识和评价自己,社会功能受损,存在较多的人际关系冲突和心理问题。疾病的表现难以用客观的仪器检测,需要医务人员掌握一定的沟通交流技巧,深入了解患者的内心世界,才能确切掌握患者的病情,为治疗提供依据。患者的治疗、护理任务也需要通过护患双方有效的沟通来完成,从而达到维持患者基本生理需求,改善行为,稳定情绪,增强自信心、自尊心,以适应社会生活。护士运用专业理论和技术与患者建立积极的、治疗性的人际关系,患者接受护士的照顾,护理效果才能显现出来。因此,与患者的沟通在精神障碍患者的护理工作中具有重要意义。

二、护患沟通的原则

(一) 接纳和尊重患者

护理人员首先必须接纳患者才能进行有效沟通。患者由于受精神症状的影响可能表现为幻觉、妄想、悲观、抑郁、自闭状态,以及言行异常、对人无礼等令人不愉快或不合作行为,这仅仅是疾病的表现形式,并非患者的故意行为,要给予充分的容忍和谅解。护理人员必须具备良好的职业道德,尊重患者的人格,有责任感,同情、关心和爱护患者,保护患者的隐私,不歧视、不嘲笑、不厌恶,耐心细致地为患者服务,帮助患者解决他们所面临的困难。

(二) 以患者为中心,做好准备工作

护理人员与患者沟通、交往是双方参与行为,其目的是为了帮助和促进患者的健康,焦点是患者,所以在沟通中的话题是围绕着患者健康问题,以满足患者的健康需要。与患者沟通前,要了解患者的病情、诊断、主要治疗。还应了解患者的年龄、受教育程度、职业、民族、

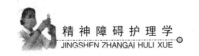

宗教信仰、婚姻家庭情况以及个性特征,对住院的态度等。只有在全面地掌握了患者的情况以后才能有针对性地对患者实施整体的护理。

(三)持续性和一致性

在与患者的交往中,持续性是指患者在住院期间,有相对固定的医护人员与其进行经常性的沟通交流,使其得到关心、支持、安慰;一致性是指护理人员和其他医务人员对同一患者的态度和信息传递应前后保持一致。一致性方式处理患者问题,让患者感受到医务人员的关心,患者才会信任、尊重医务人员,护患沟通才能得到进一步发展。

(四)加强自身修养

精神障碍患者均有不同程度的认知、情感、意志行为等方面问题,而且部分患者不承认自己有病,甚至会认为住院是医护人员参与陷害的一种方式。在与患者的交流中,护理人员要树立良好的自身形象和性格修养,做到举止从容、精神饱满,态度和蔼,给患者以信任感、安全感。在日常护理工作中护士要加强自身修养,能宽容患者的无礼行为。注意培养自尊、自爱、自信的进取精神及良好的职业道德素质,要不断提高文化修养,使自己具有敏锐的观察力,能及时发现问题,并做好针对性的护理工作,保持工作的主动性。

(五)加强自身防护

护理人员接触有冲动、攻击行为患者时,避免单独进行,尤其是异性患者,至少有两人协同。进入单间病房时应敞开房门,态度要平和,不要与患者争论,避免激惹患者,不要站在患者正面。进入治疗室、病房进行护理操作时,应注意避开有伤人企图的患者,做好自身安全防护。

三、建立良好护患关系的要素

(一)了解患者的情况

事先了解患者基本情况,以便护患交流时采取适当的沟通方式和患者乐于接受的护理方式,取得患者的信任。

1. 一般情况 患者的姓名、年龄、性别、籍贯、民族、宗教信仰、文化程度、职业、个性特征、兴趣爱好、生活习惯、婚姻家庭情况、经济状况以及对住院的态度等。

2. 疾病情况 患者的发病诱因、发病经过、精神症状、自知力、诊断、治疗、护理要点、注意事项等。

(二)同理心和接纳的态度

同理心是护士换位思考,站在患者的立场了解和思考问题,护士要仔细地观察,耐心地与患者沟通,客观地进行判断,采取适当的措施帮助患者解决问题。接纳患者,理解、关爱患者,能容忍患者所表现的病态言行,即使患者出言不逊,谩骂或伤人毁物,护士也要调适和控制自己,不指责患者,因此,同理心和接纳态度是护士接触患者、建立和发展良好护患关系的基础。

(三)尊重和帮助患者,经常交流沟通

精神障碍患者一方面有自卑心理;另一方面自尊心又特别强,同样渴望被尊重、被关怀。在接触中,要特别注意尊重患者,平等待人,增强患者自信心。通过平时交流或座谈会征求患者的意见,使患者感到被重视;对患者的需要给予及时满足,若确实无条件满足,应耐心向患者解释,以求得患者的理解;对患者的精神症状,切忌歧视、闲谈议论;对患者的病史、隐私

要保密。进行治疗护理和有关检查时,根据病情尽可能向患者介绍、说明,以取得患者合作。护患彼此之间的经常交流和沟通,对维持和促进人际关系是非常重要的。

(四)提高自身素养

护患关系中护士起着主导作用,而护士主导作用发挥的程度是通过护士对患者的影响力大小决定的。具有良好素质的护士在患者心目中威信高,对患者的影响力大,有利于治疗性护患关系的建立和发展。护士树立良好的自身形象、性格修养和良好的职业道德素质,让患者感到愉快、舒适、亲切,护士行动敏捷利索,操作轻柔熟练,患者就会产生安全感。

(五)及时地肯定,避免直接争论和指责

称赞是对他人的肯定,每个人都有得到他人肯定和尊重的需要。是对个人价值的发现与肯定。选择恰当的时机及合适的方式表达对对方的赞许是增进彼此情感的催化剂。争论在日常生活中是经常发生的,从维持良好人际关系的角度说,争论没有赢家。如果是输了,当然不是你所期望的结果;即使赢了,从人际关系的角度讲,也是输了,因为你的胜利往往直接威胁到别人的尊严,威胁到另一个人的自我价值感。遇到分歧,应理智的转移话题,或找一个适当的场合委婉的指出。

四、护患沟通的技巧

要使沟通顺利的进行,并达到预期的目的,除让患者感受到护士的尊重和关爱外,还要巧妙地运用一些沟通技巧来完成。

(一)提问技巧

护士可提一些开放式的问题启发患者谈话,使沟通顺利进行,尤其是与不合作、难以接触的患者交谈时,更应以观察和开放式沟通为主。如:"你哪不舒服?""可以告诉我有什么事情吗?"等。为便于患者理解和回答,提问时应注意:①一次只提一个问题;②把问题说得简单清楚;③尽量少提"为什么"的问题,以免患者回答不出而陷入僵局;④使用通俗易懂的语言,尤其应考虑患者的身份和文化程度;⑤避免暗示,因暗示性提问可能导致不真实的回答;⑥尽量少问封闭式问题。

(二)倾听技巧

倾听是交流的基础,通过倾听了解患者的基本情况、存在的问题,对某些问题的想法及产生的根源,才能有针对性地为患者提供帮助。良好的倾听需做到:①注意力集中,专心致志地听;②不随意打断或改变谈话主题,不说教,允许患者在交谈中出现口误或用词不当;③不要急于做判断,仔细体会患者的"弦外之音",了解表达的真实内容;④适时回应,如点头、作出应答"是"、"嗯"等,表示对患者的谈话感兴趣,希望能继续说下去;⑤抓住主要内容,边听边分析筛选、以获取有用资料,根据诉说的内容对患者进行疏导、鼓励、帮助,使患者感到安慰和有知己感,增加沟通的效果。

(三)核实自己的感觉

护理人员为核实所听到或见到的内容是否与患者表达的一致,可采用重述、归纳、澄清等方法加以核实。①重述:包括把患者的重点及关键内容重复说一遍,促使患者重整自己的思绪,引导会谈继续进行;护理人员可将患者所说的话,用自己理解后的意思重述一遍,表示已经理解患者所表达的事,若有误解可获得澄清,让患者感到护理人员是在认真倾听;②归纳:当交谈完成或一个主题结束时,将患者所述内容进行归纳总结,列出重点,与患者共同确

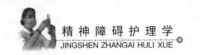
认,有助于帮助护理人员掌握患者情况,防止遗漏,并为下一次交谈作铺垫。还可以引导患者整理混乱的思绪,反省自己的问题;③澄清:护理人员在与患者沟通的过程中,要随时证实所倾听到的内容是否同患者本人想要表达的想法一致,如果有差异应及时让患者澄清疑问,常用"我还没有明白你所说的意思,你是否告诉我……""你的意思是不是……"等,大多数患者不会在乎多次重复的询问,躁狂症患者可能因烦躁而放弃沟通,应加以注意。核实后,应留有一些停顿的时间,让患者进行修正。核实技巧的适当运用有助于信任感的建立。

(四)合理引导话题延续,鼓励患者诉说内心感受

护士还要善于把握谈话的方向,适时地对话题作必要的引导。可针对患者的谈话内容进行简短提问,如"然后呢"? 使患者觉得护士对话题感兴趣。在患者说话口干时适时送上一杯水,鼓励患者继续诉说。对一些患者不愿意交谈的问题切忌追问,否则将使谈话陷入僵局。对于患者漫无边际的话题,要抓住机会引向预定目标。患者诉说自己的内心感受,可以帮助了解病情。精神障碍患者的幻觉、妄想往往与自己及周围的人和事有关,从诉说中可以找到问题的症结,发现某些危险行为的前兆,如自杀、外走等,以便尽早采取防范措施。诉说自己的内心感受,也是宣泄的主要途径和方法。对诉说困难的患者切勿流露出不耐烦或敷衍,要以期待的目光鼓励患者慢慢诉说表达。

(五)鼓励患者比较,巧妙地呈现事实

鼓励患者比较其所遭遇经历的异同之处,如问患者"你以前是否有类似的经历"或"这两种遭遇有什么不同",可提供护士感受患者的机会,也可使者反省自己的经历。对于精神障碍患者的病态思维和感受,要表明怀疑,让患者知道不可能存在,但态度要委婉,不可过分坚持与患者成对立的关系,如幻听患者说:"总理在和我说话"或"有人在天上哭",可以回答:"我理解你真的听到了有人在说话,但我和周围的人都没有听到。"有时患者会生气,觉得在欺骗他,会再问别的人,经过几次验证后,患者的病态思维会慢慢动摇。

(六)适时沉默

交谈中的适时沉默给护患双方提供思考、调整思路的时间和继续沟通的机会。当患者对某些问题不愿答复时,保持一定时间的沉默,可使患者感到被理解。当患者谈及痛苦体验而哭泣时,劝慰的话反而使患者更加悲伤,适时的沉默反而使患者感到护理人员对其接纳、同情与支持。

(七)与患者合作与分享

护士与患者以平等的关系对存在的问题一同进行分析、分享,并应鼓励患者自己想出解决方法。护士适时作一些暗示,"这是你的问题,你应自己做出决定"。当患者提出自己的建议后,护患双方再一起讨论,交换意见、经验,沟通思想,最后确定解决问题的方案。

(八)特殊状态患者的沟通

1. 对住院有抵触情绪的新入院患者 入院时,大多数患者自知力不全或缺乏,认为自己是被迫或被骗来住院的,常表现出反感、愤怒、害怕、抵触的情绪,甚至抗拒。护士要以热情、理解的态度接待患者,找到沟通交流的切入口。例如,"您这段时间睡眠不好,休息几天调整好睡眠就可以出院了",缓解患者的抵触情绪。主动介绍病房环境、主管医生和护士,治疗安排等,耐心说服,灵活运用,不与患者争辩,使患者安静下来后再深入交谈,让患者感到医护人员都是亲切、可靠和安全的,以取得患者的合作。

2. 对退缩被动的患者 部分患者病程长、用药剂量大,会出现被动和退缩。护士应经

常主动与其沟通交流,多接近、多关心,即便患者不言语,也要关切地静坐其身旁,患者亦会感到安慰和被重视。指导患者进行自我照顾、参加集体活动、鼓励与其他患者交流。丰富住院生活,促进社会功能的恢复。

3. 对兴奋吵闹的患者　应将患者安置在安静的环境中,寻找兴奋吵闹的原因,满足患者合理要求;应善于诱导,转移患者注意力,使患者尽快安静下来;提供患者自我发泄的安全方法,以宣泄不良情绪;避免激惹性语言,不与患者争论,避免单独与患者共处一室,以防患者突然冲动;一旦患者出现冲动行为时,要以冷静的态度、以温和而坚定的语言劝说患者,并暗示可控制局面,必要时根据医嘱予以约束保护。

4. 对抑郁消极的患者　应主动关心体贴患者,鼓励诱导患者诉说内心的痛苦,用同理心去感受患者的抑郁心境,启发患者回顾以往成功或快乐的案例,并表示赞誉和敬重。指导患者理清自己的思路,教会患者自我调节和自我放松方法,以缓解抑郁情绪。

5. 对不合作的患者　主动向患者讲解其疾病的情况、病情表现、治疗方案,使患者对自己的疾病有基本了解;强调治疗和护理重要性;对于自知力尚未恢复的患者,应避免与其争辩,尽量采取患者能接受的方法进行治疗护理;避免单独与有攻击行为的患者共处一室,避免激惹性语言,不要站在患者正面,以防患者突然冲动。

6. 对缄默和木僵患者　护士要主动问候患者,在做任何治疗护理操作时,都要作好解释,传达对患者的关爱、关注等信息。这些患者虽然对外界无反应,但意识是清楚的,切忌在患者面前谈论病情。

第二节　精神障碍患者的护理观察

精神障碍患者在发病期间多数无自知力,常不能正确表述。而精神障碍本身的倦怠、药物副作用、躯体疾病均可导致的不适,难以区别,以致延误病情,给患者生命安全带来危险。掌握精神障碍患者的观察内容和方法,及时掌握患者动态的病情变化,了解患者的需要,有针对性地提供有效的护理服务,才能防患于未然。

一、观察的内容

(一)一般情况

包括意识状态;仪容、仪表、步态及个人卫生情况;生活自理的程度;睡眠、进食、排泄、月经情况;与周围环境的关系方面,如接触主动或被动,交谈热情或冷淡,集体活动中合群或孤僻;对住院和治疗护理的态度等。

(二)精神症状

包括患者的认知、情感、意志行为等方面情况。如有无幻觉、妄想,情感活动是否适切,与环境之间的协调性如何,意志行为是否增强、减低或缺失,有无自杀、自伤、毁物、外走等病态行为,症状有无周期性变化,自知力如何等。

(三)躯体情况

患者的一般健康状况,如体温、脉搏、呼吸、血压、血糖、舌象、脉象等是否正常;有无躯体疾病或症状表现,如有无脱水、水肿、呕吐等。皮肤是否完整,有无外伤和感染等。

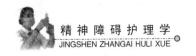
（四）治疗情况

患者对治疗的认识和合作程度；治疗效果；是否有皮疹、黄疸、锥体外系症状等药物不良反应，有无药物过敏及躯体不适等。

（五）心理社会状况

患者的个性特征；目前的情绪状态、心理需求、须需解决的心理问题及治疗和护理的效果；患者的学习、工作、社会交往情况，与家庭成员的关系等。

二、观察的方法

（一）直接观察法

是最常用的观察方法。指护士通过直接与患者接触、交流，听取患者的诉说，观察患者的表情和行为举止，了解患者的精神症状、思维和情绪状态。也可采用量表测评。该方法获取的资料真实、可靠。

（二）间接观察法

指护士从外围观察患者在独处、自主活动或人交往过程中的精神活动表现。也可通过患者的家属、亲友、同事等了解情况，或通过患者书写的日记、信件等进行了解患者的思维活动及有关情况。

三、观察的要点

（一）计划性

护理人员对患者病情的观察要有目的、有计划地进行，根据病情需要哪些方面的信息，选择最佳时间段，采取合适的方法，重点进行观察。

（二）客观性

护士在观察病情后，要将观察到的情况客观地进行护理记录与交班，而不可随意加入自己的主观猜测，以免误导其他医务人员对患者病情的了解和掌握。所以护理观察要体现客观性。

（三）整体性

要对患者各个方面的表现都要进行全面观察，只有对患者情况有一个全面、整体、动态的掌握，才能制订或修订适合患者需要的护理措施。

（四）针对性

对不同患者观察重点也有不同。如对新入院患者及未确诊者观察重点：一般情况、精神症状、心理状况、躯体情况、治疗依从性等全面观察。开始治疗的患者重点观察：治疗的态度、治疗的效果和不良反应。疾病发展期的患者重点观察：精神症状和心理状态。一般患者重点观察：病情的动态变化以及病情转变先兆。缓解期患者重点观察：病情稳定程度和对疾病的认识程度。恢复期患者重点观察：症状消失的情况、自知力恢复的程度及对出院的打算和态度。有心理问题者重点观察：心理反应与需求。有行为问题者重点观察：行为障碍的表现与心理状态。有适应不良者重点观察：社会适应能力障碍的表现与心理状态。

（五）在患者不知不觉中观察病情

在患者不知不觉中观察病情，患者所表达的内容、表现出的情况较为真实，容易被患者接受。如在执行治疗和护理患者时，或在与患者轻松的交谈中了解观察患者。观察患者行为时也要掌握技巧,如对有自杀念头的患者上厕所时,为防止意外,护理人员应同时进入厕所观察,可以关切地问"带手纸了吗?"等话题,让患者感到护理人员的关心,从而避免产生被监视、不被信任的感觉。另外,不要当着患者的面做书面记录,这样会使患者感到紧张或反感而拒绝与护理人员的接触。

第三节 精神障碍专科护理记录

护理记录及时反映出患者的健康状况、病情变化及整个护理过程,是医疗文件的重要组成部分,是科研、教学的宝贵资料,也是具有法律依据的文字备案,医患有纠纷时,可作为法律和收费的依据,护士必须认真如实的做好护理记录。

一、护理记录的原则与要求

(一)护理记录书写基本原则

客观、真实、准确、及时、完整。

(二)护理记录书写要求

1. 保持客观真实,尽量使用描述性的语言,或引用患者原话记录下来,避免单纯使用医学术语。

2. 全面、及时、准确、具体记录患者情况。

3. 护理记录应当使用蓝黑碳素墨水书写,措词简明扼要,语句通顺精练,字迹清晰工整,标点正确,书写项目齐全,不漏项,使阅读者一目了然。

4. 在护理记录中,书写过程中出现错别字时,应当用双线划在错字上,保持原错字清晰可见,将正确字写在上方并签名、签修改时间,不可剪贴涂改。记录完成后须签全名。采用电子病历的医院,应由当班护士自己的工号进行书写,及时打印,并签全名。

5. 特级危重患者及时记录病情变化;一级护理患者每班护理记录一次;二级护理患者每3天记录一次;病情稳定且住院半年以上的患者每周记录一次。有病情变化和特殊治疗及检查时则随时记录(各省按照各自规定要求执行)。

二、护理记录的方式和内容

护理记录的种类、方式多种,临床上采用何种记录方式与所在医疗机构的相关规定、护理角色功能及患者的情况有关。主要有以下几种:

(一)入院评估单

主要是收集患者入院时的资料。记录方式可有叙述性书写,或表格式填写。入院护理评估单要求在入院24小时内完成。记录内容包括一般资料、简要病情、疾病诊断、护理体检、既往史、过敏史、心理社会情况、日常生活与自理程度、主要护理问题等。

(二)新入院患者的护理记录

由当班护士完成,并向下一班交班。记录内容一般包括入院时间和方式、诊断、主要精神症状、特别要注意病史中有无自杀、自伤、伤人、毁物的事件发生,本次入院原因、躯体健康状况、是否有过敏史、入院后的表现、生命体征、护理查体情况、有无特殊医嘱、实验室检查和辅助检查的阳性指标,主要护理问题和注意事项宣教等。

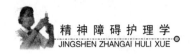
（三）护理记录单

是护士对患者的病情观察和治疗护理要点的文字记录。重点记录患者精神症状、躯体症状等病情动态变化情况，护理和治疗的效果与药物的不良反应，生活自理情况，饮食和睡眠情况，参加群体活动和与人交往情况等。分一般护理记录单和特护记录单。对于病情变化一般采用叙述式"A、B、C"记录法。叙述式"A、B、C"记录法 A 为患者的"外观"（appearance），B 为"行为"（behavior），C 为"言谈"（conversation）。此外，还需记录护理措施，护理效果，相关宣教等。还可以采用以问题为导向的三项式"P、I、O"记录法。P 为"问题"（problem），指护理问题及相关病情；I 为"措施"（intervention），指护理措施；O 为"效果"（outcome），指执行护理措施后患者的反应及评价等。危重患者特护记录单，护理记录内容根据病情可增加出入量、生命体征、卧位及其他意识、躯体情况，予以的基础护理等。记录形式以表格居多。病情突然变化，随时记录，记录时间具体到分钟。

（四）护理观察量表

以量表方式作为观察病情、评定病情的一种护理记录方法。即把精神障碍患者日常情绪、言行或精神症状的表现立项制订成表格，并对各项目症状订出轻重程度的标准，分别给予 0、1、2、3、4 等级。应用时，护士把观察到的情况按量表内项目要求与轻重的标准填写分数，从中可观察病情的演变和发展过程，这是精神科护理记录方法的发展和补充。目前临床常用的有"护士用住院患者观察量表（NOSIE）"、"精神病患者护理观察量表（NORS）"、"日常生活观察量表（ADL）"。

（五）出院护理评估单

一般采用表格填写与叙述法相结合的记录法。内容为：

1. 健康教育评估　指患者通过接受入院、住院和出院的健康教育后，对精神卫生知识、自身疾病的了解程度、个人应对能力等。

2. 出院指导评估　患者对服药、饮食、作息、社会适应能力锻炼、定期复查等知晓情况。

3. 护理小结与效果评价　主要对患者住院期间护理程序实施的效果与存在问题，作总结记录。最后经护士长全面了解后作出评价记录。

（六）特殊治疗患者的记录

对于电休克治疗、由护理人员组织或参与的各种心理治疗、各种治疗性活动、躯体疾病的治疗等特殊的治疗方法，护理人员应根据相应治疗方法的特点和要求做好详细的记录等。

（七）死亡患者的记录

若有患者病逝，应要记录患者的病情演变过程及治疗抢救的详细经过。如抢救治疗的方法和时间、死亡时间、死亡诊断、尸体料理情况等。

（八）转院（或科室）患者的记录

精神障碍患者因治疗或伴发其他疾病，特别是躯体疾病而需要转科或转院时。护理人员要记录患者转科或转院的原因，主要病情，转往何处。转入科室则要有相应的转入记录，如转入原因、病情、由何处转入等。

（九）其他必要的记录

保护性约束患者护理人员要做好相应的护理记录。例如，在对兴奋躁动的患者实施时，护理人员应记录约束患者的理由、方式和时间（包括开始时间和解除约束的时间）局部皮肤，及解除约束后患者的身体活动情况等。

附:浙江省精神障碍专科表格式记录单(供参考)

精神障碍专科护理记录单(首页)

首次评估记录	过敏史		简要病史:						
	跌倒评估								
	皮肤情况		既往史:□ 冲动史:□ 自杀史:□ 外走史:□ 躯体疾病:□						

日期	时间	活动	约束情况	生活自理	基础护理	健康教育	病情观察与处理		签名

* 活动:0 卧床;A 病室内活动;B 病室外及工疗室活动;

* 约束情况:0 无;＋? (有? 处);—? (解除? 处);A 良好;B 调整;

* 生活自理:A 自理;B 督促下自理;C 部分自理;D 协助下部分自理;E 不能自理;

* 基础护理:A 整理床单元;B 更换衣裤;C 洗漱;D 口腔护理;E 皮肤护理;F 床上擦浴;G 翻身;H 排泄护理;I 会阴护理;

* 健康教育:A 入院介绍;B 饮食指导;C 药物指导;D 检查指导;E 安全指导;F 活动与康复指导;G 心理指导;H 出院指导(H₁ 遵医嘱按时按量服药;H₂ 劳逸结合;H₃ 避免饮食浓茶、咖啡、巧克力等致兴奋性的饮料及食物;H₄ 定期复查血常规、肝功能等。)。

(王丽娟、冯怡、徐美英)

参考文献

[1] 李凌江,李小麟,衣桂花,等.精神科护理学[M].第 2 版.北京:人民卫生出版社,2006.

[2] 沈渔邨.精神病学[M].第 5 版.北京:人民卫生出版社,2007.

[3] 曹新妹.精神科护理学[M].北京:人民卫生出版社,2009.

[4] 薛萍.精神科护理技术[M].南京:东南大学出版社,2006.

[5] 张雪峰.精神科护理学[M].北京:高等教育出版社,2003.

[6] 吴建红.现代精神障碍护理学[M].北京:科学技术文献出版社,2010.

附:同步练习

一、单选题

1. 接触精神障碍患者的技巧中,下列哪项是不适当的　　　　　　　　(　)

　　A. 表情要自然

　　B. 对妄想患者,要及时指正才能帮助其认识自身疾病

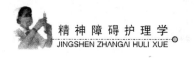

C. 语气轻柔,语速要慢

D. 对老年患者,可通过触摸使其感到温暖

2. 护患沟通技巧中,不正确的有 （　　）

    A. 一次只提一个问题   B. 使用通俗易懂的语言

    C. 少问封闭式问题   D. 为提高沟通效率,应该适当暗示患者

3. 最有效、最有影响力的护患沟通形式为 （　　）

    A. 书面语言沟通   B. 非语言沟通   C. 口头沟通   D. 辅助语言

4. 倾听时应注意不要 （　　）

    A. 适当地给予反应   B. 注意非语言性沟通行为

    C. 不明白时应立即提问   D. 保持眼神交流

5. 下列哪项交流方式可能会影响护患之间的沟通 （　　）

    A. 给予患者反复的保证   B. 耐心倾听患者诉说

    C. 当患者悲伤时,可运用触摸方法   D. 当患者说话漫无边际时,可适当引导

6. 对不同症状患者接触时的要点,不正确的是 （　　）

    A. 对缄默状态的患者静坐其身旁,主动关心患者

    B. 对妄想患者启发其诉说并以听为主

    C. 对抑郁消极患者诱导其诉说内心的痛苦

    D. 对有攻击行为的患者不能与其交谈

7. 护士观察患者的言语、表情、动作行为是属于 （　　）

    A. 直接观察   B. 间接观察

    C. 直接与间接观察   D. 全面观察

8. 不利于建立良好护患关心的沟通技巧有 （　　）

    A. 了解患者,尊重患者

    B. 同理和接纳的态度

    C. 对于妄想患者,应指正患者荒谬的行为和想法

    D. 肯定对方,经常沟通

9. 不利于与兴奋、吵闹患者沟通的方法是 （　　）

    A. 置于安静的环境

    B. 善于诱导,转移患者注意力

    C. 满足患者合理的要求

    D. 控制患者,及时制止患者不合理的想法和行为

10. 对于新入院不合作患者的沟通,不合适的有 （　　）

    A. 热情态度接待患者   B. 主动介绍病房环境、经管医生等

    C. 纠正患者不正确想法和期望值   D. 接触时耐心,不与患者争辩

二、多选题

1. 下列哪些是保护性约束带使用的适应证 （　　）

    A. 实施电休克时,意识尚未清醒前   B. 严重的谵妄和精神错乱状态

    C. 有严重的自伤、自杀倾向者   D. 输液不合作时

2. 给患者实施保护性约束时应该注意事项 （　　）

A. 态度应该严肃认真,以真正爱护患者为出发点

B. 及时巡视,观察约束处皮肤血循环状态,及时更换体位

C. 约束时置患者肢体于功能位

D. 不合作患者使用保护带,无需解释

3. 护理记录原则　　　　　　　　　　　　　　　　　　　　　　（　　）

A. 客观　　　　　　B. 真实　　　　　　C. 及时　　　　　　D. 完整

4. 护理记录主要内容　　　　　　　　　　　　　　　　　　　　（　　）

A. 精神症状和躯体情况　　　　　　　B. 治疗和护理效果

C. 饮食和睡眠情况　　　　　　　　　D. 参加活动情况

5. 有利于精神障碍患者沟通的倾听技巧是　　　　　　　　　　　（　　）

A. 适时的回应,如点头或应答"是"

B. 注意力集中,专心致志地听

C. 不急于判断,仔细体会患者弦外之音

D. 对于患者表述错误,合理指正,以提高沟通交流的效率

第六章 器质性精神障碍与护理

【学习目标】
- 掌握：器质性精神障碍患者的护理评估、护理措施。
- 熟悉：常见器质性疾病所致精神障碍的概念、临床表现。
- 了解：脑器质性精神障碍和躯体疾病所致精神障碍的治疗。
- 运用：运用护理程序对器质性精神障碍患者实施护理。

第一节 概 述

器质性精神障碍是由于脑部疾病或躯体疾病所导致的一系列精神障碍,可分为脑器质性精神障碍和躯体疾病所致精神障碍两大类。在临床实践中,通常将精神障碍区分为器质性和功能性两类,但这种区分只是相对和有条件的,随着科技水平的提高,各种检测手段的日益进步,原被认为是功能性的精神障碍,已发现有脑实质及超微结构方面的改变。

一、器质性精神障碍的常见临床综合征

虽然器质性精神障碍病因类别很多,但原发性生物学病因与器质性精神症状表现之间并无特异性的依存关系。不同病因引起的精神症状可以不同;而相同的病因在不同的患者身上可能引发不同的症状,甚至在同一个患者身上可能发生由某种症状群转变为另一种症状群的现象。因此,从精神症状学的角度来说,其临床表现主要有以下几类临床综合征:智能损害综合征、遗忘综合征、人格改变、意识障碍、精神病性症状(如幻觉、妄想、紧张综合征等)、情感障碍综合征(如躁狂状态、抑郁状态)、解离(转换)综合征、神经症样综合征(如焦虑综合征、情感脆弱综合征等)等。其中,谵妄综合征是常见的急性脑器质精神症状,痴呆综合征是常见的慢性脑器质性精神症状。

(一)谵妄综合征

谵妄是指由脑部急性病变引起,起病急剧,以意识障碍、显著的兴奋躁动、感知觉障碍为三联征的一组器质性精神障碍症状群,又称急性脑病综合征。其中关键症状是意识障碍(主要是意识清晰度的下降),而兴奋躁动与感知觉障碍可有可无。主要病因为脑部急性病变,如颅内病变、急性感染、中毒、外伤、内分泌紊乱、代谢障碍和营养缺乏等。

谵妄状态下中枢神经系统的变化一般认为是广泛的脑神经细胞急性代谢紊乱的结果,一般是可逆的、非结构性的病变。

谵妄的发生率非常高,有研究报道,在内、外科住院患者中为 5%～15%;内科重症监护

病房(ICU)患者中为 15%～25%；外科 ICU 患者中为 18%～30%；严重烧伤住院者中为 20%～30%；老年病房住院者中为 16%～50%。

1. **症状特点** 谵妄起病大多急性，突然发生。少数患者有 1～2 天的前驱期，表现为怠倦、焦虑、恐惧、失眠、多梦等。谵妄状态患者可有多种临床表现，其特点之一是一天之内症状呈波动性，表现为昼轻夜重或"落日效应"，以黄昏时病情为剧。此为鉴别器质性与非器质性症状的重要特点之一。

(1)意识障碍：谵妄状态时主要是意识清晰水平的下降。表现为清醒程度下降以及对外界的感觉与注意减退、定向障碍。定向障碍往往根据谵妄的严重程度，从轻到重依次为时间→地点→人物→自我定向障碍。

(2)知觉障碍：包括有错觉、幻觉。

(3)思维障碍：注意力显得松散、凌乱；推理与解决问题的能力受损；在幻觉的基础上有时存在妄想，这些妄想的特点是系统性差，持续时间短，呈片断性，有别于功能性精神病的妄想。

(4)记忆障碍：主要表现为新信息的保存困难，对病中经过大多不能回忆。

(5)情绪障碍：常有焦虑、抑郁、情绪不稳等。

(6)精神运动障碍：患者常有不协调的精神运动性兴奋（如无目的的摸索，或出现职业性的重复动作，如打字员职业的患者出现不断打字的动作）。少数可出现精神运动性抑制。

(7)不自主运动：患者可有神经病学症状的不自主运动，如震颤、扑翼样运动、多发性肌阵挛等。

(8)自主神经功能障碍：在多数谵妄患者中均可见到，如皮肤潮红或苍白、多汗或无汗、瞳孔扩大或缩小、血压升高或降低、心跳加快或减缓、体温过高或过低；恶心、呕吐、腹泻等。

(9)睡眠节律紊乱：典型表现为白天嗜睡，夜晚失眠。

2. **治疗与预后** 谵妄状态是一种内科急症，必须尽快寻找和治疗导致谵妄状态的病因，去除原发病，以免造成脑组织永久性的损害。谵妄状态的治疗包括病因治疗、支持与对症治疗。支持疗法包括维持水电解质平衡，补充营养与适量的维生素；对症治疗包括对于兴奋躁动或幻觉妄想比较严重的谵妄，可给予抗精神病药如氟哌啶醇或抗焦虑药等治疗。

谵妄状态一般预后良好，病程短暂，多数持续数小时至数天，极少数超过 1 个月。常随原发病好转而恢复。但如果原发病严重，使脑部发生不可逆的病变，或较长时间兴奋躁动，不进饮食而引起躯体功能衰竭，可导致死亡。

(二)痴呆综合征

痴呆是在脑部广泛性病变的基础上出现的一种常见的慢性脑病综合征。临床特征为记忆、理解、判断、推理、计算和抽象思维多种认知功能减退，可伴有幻觉、妄想、行为紊乱和人格改变。并由此严重影响患者的职业或社会功能。患者无意识障碍。

引起痴呆最常见的病因是脑组织变性引起的疾病，其中以阿尔茨海默病（Alzheimer's disease，AD）最常见，占所有痴呆症的 50%～60%；其次是血管性痴呆；其他的脑病变如外伤、脑瘤、药物中毒等也可引起痴呆。

痴呆一般起病缓慢、进行性、不可逆（15%左右可逆）；少数患者起病较急（如脑炎、脑外伤、脑缺氧后痴呆）。并要排除假性痴呆（如抑郁性痴呆）、精神发育迟滞、归因于社会环境极度贫困和教育受限的认知功能低下、药源性智力损害。

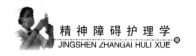

1. 症状特点

（1）记忆减退：最明显的是学习新事物的能力受损。

（2）以思维和信息处理过程减退为特征的智力损害：如抽象概括能力减退，难以解释成语、谚语。掌握的词汇量减少，不能理解抽象意义的词汇，难以概括同类事物的共同特征，或判断力减退。

（3）情感障碍：如抑郁、焦虑、淡漠或敌意增加等。

（4）意志减退：如懒散、主动性降低。

（5）其他高级皮质功能受损：如失语、失认、失用或人格改变等。

（6）伴有精神症状：如幻觉、妄想（不系统、片断、不持久）。

（7）无意识障碍。

（8）日常生活和社会功能受损。

2. 治疗原则　尽早发现可逆性痴呆（如甲状腺功能减退所致痴呆、营养缺乏所致痴呆等），使其在造成脑部不可逆损害之前给予充分治疗。对伴发的精神症状，如焦虑、抑郁、妄想等给予对症处理。对不可逆的痴呆，加强康复训练、护理，减轻或延缓其功能残缺。

药物治疗可给予促脑代谢药物、血管扩张药物、神经肽类等，但效果不肯定。

二、器质性精神障碍的分类

（一）脑器质性精神障碍

脑器质性精神障碍是指脑部器质性疾病或损伤而引起的精神障碍，按脑组织损伤的病因可分以下六种。

1. 脑变性疾病所致的精神障碍　包括阿尔茨海默病（Alzheimer's disease，AD）、匹克（Pick）病、额叶痴呆、路易体病（diffuse Lewy body disease）、帕金森（Parkinson）病、朊病毒病、亨廷顿（Huntington）病、肝豆状核变性、多发性硬化等疾病所致精神障碍。

2. 脑血管疾病所致精神障碍　包括高血压、急性脑血管病、脑动脉硬化、血管性痴呆等疾病所致的精神障碍。

3. 中枢神经系统感染所致的精神障碍　包括病毒性脑炎、流行性脑炎、结核性脑膜炎、神经梅毒等疾病所致的精神障碍。

4. 颅脑损伤所致的精神障碍　包括脑震荡、脑挫裂伤、颅内血肿等疾病所致的精神障碍。

5. 脑肿瘤所致的精神障碍　包括神经胶质瘤、垂体腺瘤、脑膜瘤、神经鞘瘤以及转移癌等疾病所致的精神障碍。

6. 癫痫性精神障碍　可分为发作性精神障碍和非发作发作性精神障碍。

（二）躯体疾病所致的精神障碍

躯体疾病所致的精神障碍是指在内脏器官、内分泌、血液、营养、代谢、结缔组织等系统疾病过程中，由于影响了脑功能而出现的各种精神障碍。本障碍是在躯体疾病的基础上产生的，因此可把精神障碍视为躯体疾病全部症状的一个组成部分，故临床上又称为症状性精神病。它与脑器质性疾病所致精神障碍不同，前者的脑功能紊乱是继发的，而后者是脑部原发性损害所致。按器官系统及致病因素大致可分七种。

1. 躯体感染所致精神障碍　是病毒、细菌及其他微生物引起的全身感染导致的精神障碍。如流行性感冒、肺炎、伤寒、病毒性肝炎、艾滋病等疾病所致精神障碍。

2. 内脏疾病所致精神障碍 内脏疾病所致精神障碍是指由重要内脏器官(如心、肝、肺、肾等)严重疾病继发了脑功能紊乱而发生的精神障碍。如心源性脑病、肝性脑病、肺性及肾性脑病等所致的精神障碍。

3. 内分泌疾病和代谢性疾病所致精神障碍 由于内分泌疾病引起的内分泌功能失调引起的精神障碍。如甲状腺功能异常、肾上腺皮质功能异常、垂体功能异常、性腺功能异常、糖尿病等所致精神障碍。

4. 营养缺乏所致精神障碍 由于代谢障碍及营养不良导致精神障碍。如烟酸缺乏(糙皮病)、维生素 B_1 缺乏、叶酸缺乏、水电解质紊乱等所致精神障碍。

5. 风湿性疾病所致精神障碍 包括系统性红斑狼疮、多发性肌炎、皮肌炎、结节性动脉周围炎、硬皮症和等所致的精神障碍。

6. 血液病所致精神障碍 包括白血病、各类贫血所致的精神障碍。

7. 其他躯体疾病所致精神障碍 包括癌症所致精神障碍、手术前后所致精神障碍、烧伤后所致精神障碍、染色体异常所致精神障碍等。

第二节　常见脑器质性疾病所致精神障碍

一、阿尔茨海默病

阿尔茨海默病(Alzheimer's disease，AD)是一种中枢神经系统原发性退行性变性疾病,多起病于老年期,病情呈进行性加重,临床上以智能下降和记忆下降为核心症状的认知功能障碍,并伴有精神行为障碍。病理改变主要为皮层弥漫性萎缩,沟回增宽,脑室扩大,神经元纤维缠结、颗粒空泡小体等病变,胆碱乙酰化酶及乙酰胆碱含量显著减少。依据美国的研究资料,AD 患者约占总痴呆患者例数的 55%,为老年人第四位主要死因。

(一)病因与发病机制

本病病因及发病机制尚未完全阐明,从目前的研究来看,可能与遗传因素、微量元素、自身免疫、病毒感染及环境因素有关,其患病危险因素还包括高龄、丧偶、痴呆家族史、脑外伤史、帕金森病家族史、抑郁症史等。

(二)临床表现

1. 认知功能缺损症状

(1)记忆障碍:是 AD 早期的核心症状。主要受损是近记忆、记忆保存(如 3 分钟内不能记住 3 个无关词)和学习新知识困难。表现为忘性大、好忘事、做事丢三落四。

(2)视空间和定向障碍:是 AD 早期症状之一。表现为画图测验不能精确临摹简单立体图;不知道今天是何年何月何日,不知道现在是上午还是下午,常在熟悉环境或家中迷失方向(如找不到厕所和卧室,外出迷路找不到回家的路)。但不论定向力受损如何严重,意识水平未受损。

(3)言语障碍:特点为言语含糊、刻板啰嗦、不得要领的表达方式。表现找词困难、用词不当或张冠李戴,说话啰嗦,可出现病理性赘述。也可出现阅读和书写困难,继之出现命名障碍、失认、失用。

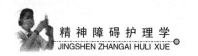

(4)智力障碍：AD患者是一种全面性智力减退，包括理解、推理判断、抽象概括和计算等认知功能全面受损。表现思维缺乏逻辑性，说话常自相矛盾而不能觉察。

2. 精神行为症状

(1)妄想：因记忆减退，不记得把东西放哪儿而出现一种具有特征性的"偷窃"妄想；还有家人、护理人员有意抛弃他(约占3%～18%)以及配偶不忠(1%～9%)等。妄想特点是不系统、片断、不持久。

(2)幻觉：发生率约21%～49%。幻听最常见，其次是幻视，多出现在傍晚。

(3)错认：患者混淆现实与视觉的界限，往往把屏幕中的人像、照片和镜中人误认为真人并与之对话。

(4)焦虑、恐惧和抑郁：对即将发生事件的预期性焦虑和害怕独处、抑郁。

(5)躁狂：痴呆患者除中枢神经梅毒外，躁狂症状相对少见。

(6)人格改变：表现为固执、偏激、乖戾、自我中心、自私、依赖性、漠不关心、敏感多疑、不负责任、骂人言语粗俗、行为不顾社会规范、不修边幅、不讲卫生、不知羞耻，可发生于痴呆早期。

(7)行为症状：动作单调、刻板、无目的或怪异行为，如藏匿物品、拾破烂、无目的游走、攻击性行为等。行为症状随痴呆程度而加重。

(8)其他：还有睡眠障碍、灾难反应、日落综合征、KLüver-Bucy综合征(KBS)、神经系统症状。

(三)治疗原则

因病因不明，目前尚无特效疗法，治疗主要包括药物治疗、心理或社会行为治疗。其治疗目标为：①延缓或阻止痴呆的发展进程；②改善患者认知功能；③提高患者日常生活能力及改善生活质量；④减少并发症，延长患者生命。

二、血管性痴呆

血管性痴呆是一组由脑血管疾病导致的智能及认知功能障碍综合征，是老年期痴呆的常见病因之一。患者多有明显的脑血管意外病史，如脑出血、脑血栓形成等。虽然出现记忆力下降、智力下降，但日常生活能力、理解力、判断力以及待人接物的礼仪习惯等均能在较长时间内保持良好状态，人格也保持得较完整，所以也称为局限性痴呆。

(一)病因与发病机制

血管性痴呆的病因是脑血管疾病(包括脑出血和脑梗死)，引起的脑组织缺血、缺氧，导致脑功能衰退的结果。由脑血管病变所致的脑组织供血不足是本病发生的根本原因。产生脑血管疾病的原因很多，如原发性高血压、脑动脉硬化、脑出血、脑梗死、脑血栓、脑血管畸形等。血管性痴呆的发病机制比较复杂，是多种脑血管疾病的结果，其危险因素还包括脑血管病合并高血压、糖尿病及情绪抑郁等。

(二)临床表现

临床症状呈阶梯样发展。主要包括：早期症状、局限性神经系统的症状及体征，以及痴呆症状。

1. 早期症状　潜伏期较长，一般不易被早期发现也不被重视，主要包括：

(1)脑衰弱综合征：发生在脑动脉硬化的无症状期，常伴情感脆弱、焦虑不安和抑郁情绪,往往被误诊为神经衰弱,持续时间较长,甚至可长达数年之久。其主要症状有情感障碍、各种躯体不适症状(如头痛、头晕、睡眠障碍等)、轻度的注意力不集中、思维迟钝、工作效率下降、主动性下降、记忆力下降,特别是学习新知识困难,近事遗忘较明显,患者有自知力,有时伴焦虑症状。

(2)轻度认知障碍:主要特征为认知功能下降,表现在记忆损害、注意力障碍、推理和抽象思维能力减低、语言运用能力下降、视觉空间功能障碍。

2. 局限性神经系统症状及体征 为脑血管病继发或后遗的脑损害神经症状及体征,如假性延髓性麻痹、偏瘫、失语、失认、失用、癫痫发作、尿失禁、锥体束征、锥体外系和小脑损害等症状。

3. 痴呆 在痴呆的进展过程中,一部分患者可产生精神病性症状。随着痴呆症状的日渐加重,部分患者出现幻觉、妄想,定向力、认知功能也可有明显减退,情感变得淡漠,意志明显减退,时有欣快或出现强制性哭笑,大小便失禁、瘫痪等。

(三)治疗原则

脑血管病变急性期应给予降低颅内压、改善脑循环、营养脑细胞及营养支持等治疗;促进认知功能恢复的脑血管扩张药物、脑代谢药物和促进神经递质药物,如吡拉西坦(脑复康)、脑活素、氢化麦角碱片、银杏叶制剂、脑蛋白水解物、醒脑静、尼莫地平等。患者出现精神症状,可使用适量抗精神病药物,注意观察药物不良反应,及时调整用药。必要时可使用高压氧治疗以促进脑细胞恢复。早期应进行偏瘫肢体的被动运动、主动运动,行针灸、按摩、电刺激等理疗;加强语言功能训练,经常与患者交流,失语者可用言语治疗仪进行治疗。

三、癫痫性精神障碍

癫痫是一种常见的神经系统疾病,是由于大脑神经细胞异常过度放电引起的一过性、反复发作的临床综合征,可分为部分性发作和全面性发作。癫痫性精神障碍又称癫痫所致精神障碍,原发性癫痫和继发性癫痫中均可发生精神障碍,在癫痫发作前、发作时、发作后或发作间歇期内所表现的一系列精神障碍。

(一)病因与发病机制

从基因水平、细胞水平、神经递质水平以及病理水平,任何形式的脑损害,都有造成癫痫的可能。从病因角度,癫痫可分为特发性癫痫、症状性癫痫和隐源性癫痫,症状性癫痫占所有癫痫的50%以上。病因与年龄密切相关,不同年龄组发病的病例往往有不同的病因范围。常见的病因有染色体异常、皮质发育不良、遗传代谢疾病、围产期损伤、颅脑外伤、脑血管疾病、中枢系统感染、缺血缺氧性脑病、脑肿瘤、代谢性和中毒性因素等。

癫痫性精神障碍的发病机制主要包括:

1. 病理性因素;

2. 癫痫发作时造成大脑缺血缺氧、大脑兴奋性神经递质和炎性介质等的聚集,影响精神行为及对大脑神经元造成损伤;

3. 发作期及发作间歇期大脑异常放电的影响;

4. 社会心理因素等。

(二)临床表现

根据精神障碍与癫痫发作有无直接关系的分类方法,癫痫性精神障碍可分为发作性与

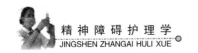
非发作性精神障碍。前者包括发作期的精神障碍和发作前后精神障碍,为一定时间内感觉、知觉、记忆、思维等障碍、心境恶劣、精神运动性发作,或短暂精神分裂样发作,发作具有突然性、短暂性及反复发作的特点;后者则表现为分裂症样障碍、神经症人格改变或智力损害等。

1. 发作期精神障碍

(1)知觉障碍:①出现视觉发作:看到闪光、出现错觉、视物显大症、视物变形症等;②听觉发作:耳鸣、眩晕、听幻觉;③嗅觉发作:患者可闻到难闻的气味;④出现味觉发作:可尝到某些不愉快或特殊的味道。

(2)记忆障碍:以似曾相识症和视旧如新症多见。

(3)思维障碍:可有思维中断、强制性思维、强制性回忆等。

(4)情感障碍:可有发展性的恐怖、抑郁、喜悦及愤怒表现。

(5)自主神经功能障碍:出现头痛、流涎、恶心、呕吐、心悸、出汗、面色潮红的症状。

(6)自动症:约70%的颞叶癫痫有自动症发作,主要表现为意识障碍,常常在意识模糊的情况下出现一些目的不明确的动作或行为,或反复无意义动作。例如,反复咀嚼、咂嘴、吞咽、舔舌,或咳嗽、吐痰、无目的的走动、跑步、玩弄衣物、搔首弄姿等,有的还会出现自言自语或重复语言。一般过程约数秒钟至数分钟,意识清醒后完全遗忘。

2. 发作前后精神障碍

(1)发作前的前驱症状:心境恶劣、焦虑、紧张、抑郁等。

(2)发作后精神障碍:朦胧状态常常发生于全身强直—阵挛性发作及部分癫痫发作后。发作后可表现出意识模糊、幻觉、妄想及兴奋等症状。

3. 发作间歇期精神障碍

(1)精神分裂症样症状:慢性癫痫患者尤其以颞叶癫痫多见所表现的慢性幻觉妄想性精神病,患者可出现关系妄想、被害妄想、被控制感、思维中断、强制性思维等;情感异常多为抑郁、恐惧、焦虑、易激惹,也可表现出情感淡漠。

(2)人格障碍:人格改变以情感反应最明显,带有"两极性"。如一方面易敏感、多疑、冲动、敌视、仇恨;另一方面又表现出过分客气、亲切、温顺和赞美。

(3)边缘型人格障碍:表现为以反复无常的心境和不稳定的行为为主要特征。

4. 与发作有关的行为障碍

(1)解离障碍:一部分颞叶癫痫的患者易出现解离障碍,表现为人格解体感和不真实感。

(2)心境障碍:患者在无明显诱因下突然出现情绪低落、焦虑、烦躁、紧张,甚至对一切感到不满意、攻击行为。

(3)自杀行为。

(4)性问题。

(5)暴力冲动:患者突然地、毫无计划地出现攻击行为。

(6)智力障碍及痴呆:癫痫发作年龄越早越易出现智力衰退和人格改变,严重者会出现进行性衰退,可发展成为痴呆。

(三)治疗原则

对于癫痫所致精神障碍的治疗较为棘手,许多情况下需要精神科、神经内科共同合作才能达到理想效果。不但需要进行精神心理治疗,重要的是要从积极控制癫痫发作频度方面进行努力。药物治疗原则是要根据发作的类型选药,根据癫痫综合征选药,根据特殊的病因进行治疗。常用的药物如丙戊酸钠、卡马西平、苯巴比妥等。尽可能单一用药,定期进行血液浓度监测,严密观察不良反应。

四、中枢神经系统感染所致的精神障碍

中枢神经系统感染所致的精神障碍是指因病毒、细菌或其他微生物等各种病原体侵犯了脑组织所致。如病毒性脑炎、结核性脑膜炎、流行性脑炎及神经梅毒等。急性颅内感染以意识障碍为主要表现,慢性颅内感染则表现为智能障碍。随着病毒学和免疫学技术的进展,证实许多颅内感染是由病毒所致。现重点讨论病毒性脑炎所致精神障碍。

(一)病因与发病机制

病毒性脑炎可能是由于病毒直接侵入引起脑组织炎性变化,导致免疫性脱髓鞘的变化,也可能是免疫机制障碍引起。

(二)临床表现

一般具有弥漫性脑损害的症状和体征,有的病例可有局灶性病变的临床表现。大多数亚急性和慢性感染的患者起病隐袭,呈进行性发展,主要是脑部受损征象,智力障碍明显且进展为痴呆。

1. 前驱症状　部分患者在发病前有上呼吸道或消化道症状,如头痛、发热、恶心、呕吐、腹泻等。

2. 精神症状　首发症状为意识障碍,后可出现精神分裂症样症状及智力障碍。

3. 躯体及神经系统症状和体征　可出现脑膜刺激征阳性,自主神经功能障碍表现为出汗增多、小便失禁等。

(三)治疗原则

主要是对症治疗及支持治疗。使用抗病毒药物如阿昔洛韦、更昔洛韦、利巴韦林等;免疫疗法如干扰素、转移因子、激素类药物;对有高热、脑水肿、严重抽搐的患者,应给予物理降温、抗炎及脱水治疗。对有精神症状的患者,使用抗精神病药物应慎重,以小剂量缓慢加药为宜;加强营养的摄入,给予高热量高蛋白高维生素的饮食;有报道早期采用高压氧治疗可以减轻症状,脑电图可见改善;慢性期及后遗症期,应进行社会功能训练,以促进其康复。

五、颅脑损伤所致的精神障碍

颅脑损伤又称创伤性脑损害,颅脑损伤包括原发性脑损伤和继发性脑损伤,原发性脑损伤包括脑震荡和脑挫裂伤,继发性损伤包括颅内血肿。颅脑损伤所致的精神障碍是指头颅遭受各种外伤所导致的脑组织损伤而产生的精神异常。

(一)病因与发病机制

脑震荡的病因及发病机制有许多学说,主要为器质性因素、心理社会因素、两者混合机制。脑挫裂伤所致精神障碍的发生机制是头颅受到外力作用导致脑组织发生器质性损伤,主要病理改变为出血、水肿和坏死,引起颅内压增高,而产生一系列生化、循环和电生理改变。

(二)临床表现

1. 急性颅脑损伤所致的急性精神障碍

(1)脑震荡综合征:损伤当时出现短暂的意识丧失,清醒后不能回忆。有头痛、恶心、呕

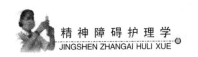

吐、眩晕、易激惹、情绪不稳、注意力不集中和自主神经症状。

(2)外伤性昏迷:发生较为持久的昏迷,之后可出现一段时间的昏睡、不安、意识混浊等表现。

(3)外伤性谵妄:一般由昏睡或昏迷演变而来。

(4)外伤性遗忘—虚构综合征:最显著特点就是虚构,也存在记忆障碍。

(5)硬膜下血肿:可出现痴呆的全部症状,偶尔伴有运动兴奋的急性谵妄状态。

2. 颅脑损伤所致的慢性精神障碍

(1)颅脑损伤后神经衰弱综合征。

(2)脑震荡后综合征:可有头痛、头晕、疲乏、焦虑、失眠、对声光敏感、易激惹、主观感觉不良、情绪抑郁等表现。

(3)外伤后人格改变。

(4)外伤性痴呆。

(5)外伤性脑病:患者的精细技巧受到伤害,肌肉动作缓慢,平衡不良,注意力减退,记忆力下降、讲话音重,类似醉汉。

(6)外伤性癫痫。

(7)精神分裂样症状:病理损害可能在颞叶,患者多表现阳性症状,阴性症状罕见。

(8)偏执性精神障碍:往往在外伤后较长时间起病,表现为个性改变,偏执,可能与额叶损伤有关。

(9)心境障碍。

3. 幼儿期颅脑损伤成人后的精神障碍　儿童外伤后可有智能减退和神经系统阳性体征,但无明显的行为改变。青春期可出现行为改变,精神障碍呈周期性,起病急剧,患者表现出意识模糊、定向不良,可有听幻觉和片段妄想。

(三)治疗原则

颅脑外伤急性期主要由神经外科治疗。危险期过后应积极治疗精神症状。对出现的精神症状可对症治疗。如焦虑、抑郁症状患者可给予吡拉西坦,幻觉、妄想、兴奋躁动患者可给予小剂量氟哌啶醇。人格改变患者则应进行行为治疗和教育训练。

六、颅内肿瘤所致的精神障碍

颅内肿瘤可分原发性脑肿瘤和转移瘤,其主要损害正常大脑组织、压迫邻近脑血管或脑实质,从而造成颅内压增高,引起一系列神经系统症状和癫痫症状。

(一)病因和发病机制

颅内肿瘤所致精神障碍主要由于肿瘤本身直接或间接引起,如患者对肿瘤或手术所表现的精神病性反应,肿瘤所致癫痫表现的精神发作等。肿瘤病理与精神症状之间缺乏相关性,然而不同类型肿瘤所致的行为有一定的规律性,颅内肿瘤的确切病因尚不明了,但影响颅内肿瘤引起的精神症状的因素有性别、年龄、病期、遗传、肿瘤部位、颅内压增高、精神创伤事件等。

(二)临床表现

颅内肿瘤所致的精神障碍常取决于肿瘤的大小、部位、性质和生长速度。肿瘤早期患者表现为易激惹、情绪不稳定,进一步发作则出现抑郁、焦虑,最后可能出现淡漠、欣快。肿瘤生长迅速并伴有颅内压增高的患者易产生意识障碍及精神障碍,而生长缓慢者较少出现精神症状。充分发展期躯体症状主要表现为头痛、呕吐、视神经乳头水肿。精神症状包括意识模糊、遗忘综合征、精神分裂样障碍、心境障碍、痴呆和继发性癫痫等。后期易发生认知功能障碍和痴呆综合征。

(三)治疗原则

颅内肿瘤的治疗以神经外科手术为主,一旦确诊尽早进行。对于不适宜手术治疗的患者可考虑放射治疗或化学药物治疗抑制肿瘤的生长和扩散。根据临床表现进行对症处理,颅内压增高者给予脱水降颅压治疗;有精神症状的患者给予抗精神病药物。无论肿瘤的类型和预后如何,医护人员均应给予患者和家属高度关怀,做好心理辅导工作。

第三节 常见躯体疾病所致精神障碍

躯体疾病所致精神障碍的临床特征是精神症状与原发躯体疾病的病情严重程度呈平行关系,发生时间上常有先后关系;急性躯体疾病常引起意识障碍,慢性躯体疾病常引起智能障碍和人格改变,智能障碍和人格改变也可由急性期迁延而来。在急性期、慢性期、迁延期均可叠加精神病性症状、情感症状及神经症状等;精神障碍缺少特异性,同一疾病可以表现出不同的精神症状,不同疾病又可以表现出类似的精神症状;积极治疗原发疾病并及时处理精神障碍,可使精神症状好转。主要表现为:脑衰弱症候群、急性脑病综合征、慢性脑病综合征。

一、躯体感染所致的精神障碍

躯体感染所致精神障碍是由于病毒、细菌及其他微生物引起的全身感染,如流行性感冒、肺炎、伤寒、病毒性肝炎、血吸虫病、出血热等引起的精神障碍。躯体感染所致精神障碍的共同特点是起病较急,病程发展起伏不定,其精神症状常呈昼轻夜重。精神症状通常紧随感染之后,当感染性疾病治愈后,精神症状亦会随之好转。

(一)病因和发病机制

躯体感染所致精神障碍是由于病毒、细菌等侵入机体后造成脑组织的缺血、缺氧和脑水肿,包括感染引起的机体高热、营养缺乏、水电解质失调、消耗衰竭等,均可导致精神症状的发生。而感染后是否发病与个体是否有易患素质等因素有关。

(二)临床表现

躯体感染所致精神障碍的急性期往往表现为意识障碍、幻觉;遗忘、人格改变一般发生在感染后;而急性感染疾病的末期或恢复期表现躯体或精神的虚弱或衰竭状态。

(三)治疗原则

病因治疗是最重要的,根据感染病原体的种类和感染性质,给予相应的抗感染治疗。原发病治愈后精神症状也会随之好转。但精神症状明显者可以进行抗精神病药物治疗。加强支持治疗,由于感染时机体消耗多,必须补充营养和水分,维持水电解质和酸碱的平衡。

二、内脏疾病伴发精神障碍

内脏疾病所致精神障碍是指由重要内脏器官(如心、肺、肝、肾等)严重疾病继发了脑功

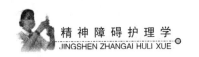

能紊乱而产生精神障碍。如心源性脑病、肝性脑病、肺性脑病、肾性脑病等所致的精神障碍。

(一)病因和发病机制

重要内脏器官发生严重疾病而导致脑供氧、供血不足,代谢产物蓄积,或水电解质平衡失调,继发脑功能紊乱引起精神症状。另外,患者的易感体质和某些诱因也与发病有关。

(二)临床表现

1. 心源性脑病　是由心脏疾病如冠心病、先天性心脏病等引起的脑部缺血、缺氧所伴发的精神障碍,又称心脑综合征。主要表现为脑衰弱症候群,焦虑、恐惧、抑郁、幻觉、妄想等严重者可出现不同程度的意识障碍。

2. 肝性脑病　是指由严重的肝病引起的,以代谢紊乱为基础的神经系统症状,又称肝性昏迷或肝脑综合征。临床上以意识障碍为主。部分患者可出现幻觉、妄想、木僵状态。慢性肝病患者可表现为人格改变、智能障碍、失眠、注意力不集中等。

3. 肺性脑病　又称呼吸性脑病、肺脑综合征,是指由慢性肺部疾病引起重度肺功能不全或呼吸衰竭时的一种精神障碍。临床上以意识障碍最多见,病情进展可致昏迷。还可出现神经症状如扑翼样震颤、痉挛发作、锥体束征、眼球运动障碍、眼底静脉扩张等。

4. 肾性脑病　又称尿毒症性脑病,是指由于各种原因引起的急性、慢性肾功能衰竭引起脑功能紊乱导致的神经和精神障碍。早期表现为脑衰弱综合征,部分患者可出现具有被害性质的幻觉、妄想或抑郁、躁狂状态。在慢性肾功能衰竭时可出现记忆减退、智力障碍等痴呆症状。肾功能衰竭严重的可出现意识障碍,甚至昏迷。癫痫样痉挛发作者,脑电图也有异常改变,且脑电图改变的严重程度可作为肾性脑病程度的标志。

(三)治疗原则

积极治疗原发病,及时纠正水电解质紊乱,对症治疗精神症状,注意观察药物的不良反应。预后取决于原发病情况,一般情况经恰当治疗可在短期内缓解。

三、内分泌疾病和代谢性疾病伴发精神障碍

内分泌疾病所致精神障碍可分为三类:第一类是内分泌系统本身引起的精神障碍,是功能亢进或减退时对相应脑功能产生影响的结果。第二类是急性严重的内分泌改变引起的脑代谢障碍所致,如甲状腺危象、糖尿病酮症酸中毒和高渗性非酮症糖尿病性昏迷等。第三类是明显严重的内分泌疾病造成的弥漫性脑损害,出现慢性脑器质性精神障碍。

(一)病因和发病机制

本病的病因和发病机制还未完全阐明,可能与内分泌器官发生病变后引起相应内分泌激素分泌增多或减少而使脑功能紊乱有关。有学者认为与患者的病前性格、心理因素也有一定关系。

(二)临床表现

1. 甲状腺机能异常所致精神障碍

(1)甲状腺功能亢进所致精神障碍:是由多种病因导致甲状腺素分泌过多而出现的精神障碍,主要表现为注意力不集中、记忆力下降、多言多动、紧张、焦虑、易激惹、心悸和胸闷,严重患者可出现躁狂状态;部分患者可出现精神萎靡、抑郁。在感染、应激时可出现甲状腺危象,以意识障碍为主,可有焦虑不安、嗜睡或谵妄,严重者出现昏迷。

(2)甲状腺机能减退所致精神障碍:是由多种原因引起的甲状腺激素合成、分泌或生物

效应不足所致的精神障碍。若疾病始于胎儿期或婴幼儿期可导致精神发育迟滞及躯体发育不良,临床上称为呆小病;成年发病主要表现为记忆力减退、反应迟钝、抑郁、嗜睡、木僵以及特征性的黏液性水肿,严重者可出现昏迷。

2. 肾上腺皮质机能异常所致精神障碍

(1)肾上腺皮质功能亢进所致精神障碍:是由肾上腺皮质分泌过量的糖皮质激素所致的精神障碍。精神症状以抑郁最常见,认知障碍也常见,包括注意损害和记忆减退,还可出现失眠、情绪不稳定、易激惹、烦躁、自卑、焦虑和沮丧等。

(2)肾上腺皮质机能减退所致精神障碍:是各种原因导致肾上腺受损引起肾上腺皮质激素分泌不足所致精神障碍。主要表现为精神萎靡、乏力、淡漠、嗜睡、抑郁、性欲和食欲下降;部分患者出现幻觉、妄想和智力减退;肾上腺危象发作时可迅速出现意识障碍,可表现为意识模糊、谵妄、昏迷等。

3. 脑垂体机能异常所致精神障碍

(1)脑垂体前叶功能亢进所致精神障碍:是由于脑垂体前叶分泌过多的生长激素所导致的精神障碍。主要表现为性格改变,早期焦虑、急躁,后期淡漠、萎靡。还可表现妄想、躁狂、抑郁、痴呆。垂体腺瘤压迫可导致神经系统体征,如头痛、耳鸣、视力模糊、视盘水肿等。

(2)垂体前叶功能减退所致精神障碍:是由于各种原因所致的腺垂体组织受损,单个或多个激素分泌减少所致精神障碍。早期的精神症状可有脑衰弱综合征,如缺乏精力、易疲乏、注意力不集中、记忆力下降和情绪不稳;部分患者逐渐出现情感淡漠、懒散、缺乏动力、兴趣索然、迟钝、性功能障碍等;垂体危象时可迅速出现昏迷;病程较长者可出现人格改变。

4. 糖尿病所致精神障碍　因胰岛素分泌绝对或相对不足及靶组织细胞对胰岛素敏感性降低,导致糖、蛋白质、脂肪、水和电解质等一系列代谢紊乱而引起的精神障碍。临床表现主要有神经衰弱综合征如精神萎靡、疲倦、记忆力下降、注意力不集中、思考问题的能力下降等。焦虑和抑郁十分常见,特别是血糖控制不良时,病理性情绪又影响血糖的控制,使症状加重。可出现嗜睡、定向障碍、幻觉、谵妄、意识模糊和昏迷等。

(三)治疗原则

积极治疗和预防原发病,精神症状严重时酌情使用抗精神病药物,注意观察药物不良反应,积极防治并发症。

四、风湿性疾病所致精神障碍

风湿性疾病又称结缔组织病,包括系统性红斑狼疮、多发性肌炎、硬皮病等。系统性红斑狼疮(SLE)是一种常见的结缔组织疾病,临床症状复杂多变,常有多系统、多脏器的损害,精神障碍的发生率为20%~40%。本小节重点讨论系统性红斑狼疮所致精神障碍。

(一)病因和发病机制

SLE确切病因尚不清楚,可能与遗传、感染、内分泌等有关,导致免疫功能紊乱,产生大量自身抗体,在补体的参与下沉淀于脑的小动脉壁,破坏血脑屏障,直接损害中枢神经系统,最终造成中枢神经系统功能障碍,同时直接损害皮肤、浆膜、肾脏等部位,这些脏器的损伤所致功能障碍,也是导致精神障碍的重要原因。

(二)临床表现

本病以女性多见,常起病于青壮年。早期出现乏力、头痛、注意力不集中、记忆力减退、

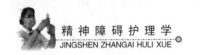

思维迟缓、情绪不稳定、睡眠障碍等;慢性迁延期可出现精神分裂样障碍如幻听或幻视、妄想、抑郁、轻躁狂等症状;严重时出现意识障碍,可为意识模糊或谵妄状态,发作可持续数小时或数天;病程较长者可出现全面的智能损害,严重者可发展为痴呆,同时可伴有焦虑或情绪不稳定;约 50%～60% 的患者有轻瘫、失语、病理反射、痉挛发作。

(三)治疗原则

主要是皮质激素治疗,脑病患者给甲基强的松龙冲击法或血浆置换疗法,神经精神症状常随 SLE 的好转而好转。精神症状严重时可考虑使用抗精神药物,使用时应考虑患者多脏器损害的特征,选择对脏器损伤较小的药物,剂量也应采用最小有效剂量。积极的心理治疗可促进本病的康复。

五、血液疾病伴发精神障碍

血液疾病所致精神障碍多由于血液疾病本身代谢异常和其他代谢障碍,影响中枢神经系统,引起精神障碍和神经系统症状。常见的有白血病所致精神障碍、恶性贫血所致精神障碍、缺铁性贫血所致精神障碍。

(一)病因和发病机制

病因和发病机制尚不清楚,可能与中枢神经系统出血、白血病细胞增生和浸润、中枢神经系统感染、各类贫血使血液携氧能力降低,脑细胞缺血缺氧等原因有关。

(二)临床表现

1. 白血病所致精神障碍

(1)急性白血病以意识障碍为主,多在初期出现嗜睡状态,有的发展为昏睡或谵妄状态,意识清晰度降低,产生大量的幻觉,多为幻视,如见到猛兽、神鬼、战争场面。患者表现大呼小叫,思维不连贯,胡言乱语。

(2)慢性白血病症状较轻,以其他精神障碍为主。

(3)神经系统症状,最为多见的是颅内压增高,如头痛、呕吐、视神经乳头水肿等。

2. 恶性贫血所致精神障碍

(1)情感障碍,如情绪不稳,多变,爱发脾气。

(2)幻觉或妄想状态,常有幻听或幻视,妄想多为被害、关系妄想。

(3)躁狂或抑郁状态。

(4)痴呆状态。

(5)意识障碍。

3. 缺铁性贫血所致精神障碍

(1)早期主要表现类似神经症样症状,如头痛、失眠、记忆力减退等。

(2)精神障碍表现为幻觉或妄想状态,幻听是主要症状,常伴有关系、自罪等妄想;部分可见异食行为,如吃砖头、土块等。

(3)情感障碍,如抑郁、悲伤、消极。

(三)治疗原则

血液疾病所致精神障碍应积极治疗原发病,精神症状一般会随血液疾病好转而好转,精神症状严重者可选用抗精神病药物,但剂量宜小。

第四节　器质性精神障碍患者的护理

一、护理评估

护理人员必须对器质性精神障碍疾病的症状特性及其原因有充分的了解才能准确地评估患者是否为器质性精神障碍。注意器质性精神障碍的症状常因中枢神经系统受损部位的不同而有很大差别，会表现出不同程度和不同类型的精神症状，也可能同时并存数种精神症状。因此，在选择有效地护理方案前，护理人员应根据患者的病情及临床表现对其进行全面评估。护理评估包括生理方面、心理方面、社会方面。

1. 生理功能方面

(1)既往疾病史，包括疾病家族史、药物过敏史、生长发育史、手术史和外伤史等，排除其他功能性精神障碍。

(2)患者一般状况，包括生命体征、营养状况、进食情况、大小便和睡眠情况等。

(3)生活自理能力，皮肤是否完整，肢体感觉和运动情况，有无感知觉障碍，有无偏瘫、有无神经系统阳性体征。

(4)原发疾病的进展情况，包括疾病的症状表现、发展变化、治疗情况等。

2. 心理功能方面

(1)病前的性格特点、兴趣爱好，对自身疾病是否了解，是否配合治疗，对治疗是否有信心。

(2)情绪的强度和敏感度，有无焦虑、抑郁、烦躁、神志淡漠。

(3)人格变化情况，有无爱静、孤僻、固执、离群、主观、自私、多疑等。

(4)有无注意障碍、记忆障碍、思维障碍、智能障碍、情感障碍、意识障碍等。

3. 社会功能方面

(1)患者的人际关系、工作能力、日常生活能力、有无可以利用社会资源的能力。

(2)患者家属与患者关系如何，能否给患者提供关心、帮助及支持。

(3)患者的社会关系和家庭经济状况。

二、护理诊断

器质性精神障碍除精神症状之外，同时还存在各种躯体症状，因而相比其他精神障碍更加复杂。涉及的护理问题更为广泛，以下列出一些较为常见的护理诊断。

(一)生理功能方面

1. 营养失调(低于机体需要量)/与患者认知障碍不知道进食、消耗增加有关。

2. 有受伤的危险/与步态不稳、智能障碍、意识障碍、感觉障碍、躯体移动障碍、癫痫发作等有关。

3. 有呛噎的危险/与吞咽困难、假性球麻痹有关。

4. 睡眠形态紊乱/与脑部缺氧和精神症状有关。

5. 排便异常/与意识障碍及药物不良反应等有关。

6. 皮肤完整性受损的可能/与长期卧床、排便异常、高热、皮肤水肿等有关。

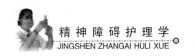

7. 清理呼吸道无效/与咳嗽能力受损有关。

8. 有感染的危险/与营养失调、生活自理能力降低、机体免疫力下降有关。

9. 躯体移动障碍/与神经、肌肉受损有关。

10. 活动无耐力/与氧的供需失调代谢改变等有关。

11. 舒适的改变/与疾病症状有关。

（二）心理功能方面

1. 焦虑和抑郁/与疾病、认知和社会支持系统缺乏有关。

2. 语言交流障碍/与理解和使用语言功能受损有关。

3. 思维过程的改变/与意识障碍、认知能力下降有关。

4. 定向力障碍/与注意力不集中、记忆力减退、意识障碍等有关。

5. 意识障碍/与脑血管疾病、脑外伤、肿瘤及感染有关。

（三）社会功能方面

1. 生活自理能力缺陷/与认知功能下降、感知觉受损有关。

2. 社交障碍/与认知能力减退、定向力下降、思维过程改变、言语及运动障碍有关。

3. 有暴力行为的危险/与幻觉、妄想、错觉等有关。

4. 自我概念紊乱与认知功能下降有关。

三、护理目标

（一）生理功能方面

1. 患者能形成按时排便的习惯。

2. 患者不出现误吸、窒息、跌倒、受伤等意外。

3. 患者能恢复最佳的活动功能，身体活动能力增加。

4. 睡眠有明显改善，白天睡眠减少，夜间睡眠质量提高。

5. 饮食量增加，能保持良好的营养状态，能满足机体代谢的需要，相关指标达标。

6. 皮肤完整无破损，肢体功能恢复，能离床活动，未发生感染。

（二）心理功能方面

1. 患者的思维过程改善。

2. 患者能主动与医护人员、亲友、病友等进行有效交流。

3. 患者能主动确认自己活动的场所，如病室、餐厅、卫生间等，能记住经常和自己接触的病友及医护人员。

4. 患者保持良好的意识状态。

5. 患者生理、心理的舒适感增加。

（三）社会功能方面

1. 患者能最大限度地恢复和达到自理。

2. 患者能最大限度地保持沟通能力。

3. 患者能认识到自伤、伤害他人等行为，并能有意识约束自己的冲动想法及行为。

四、护理措施

(一)安全护理方面

1. 预防意外伤害

(1)防跌倒护理：①针对外因：患者的鞋子大小合适，避免穿拖鞋，穿脱鞋、裤、袜时坐着进行。环境布局简洁，过道无障碍物，常用物品方便易取。病室、浴池及厕所内地面保持干燥，洗手间和浴室应铺防滑垫，厕所及过道墙壁上按有扶手，光线适宜。患者避免从事危险性活动，改变姿势时要注意一定的缓冲时间，活动时应有人陪伴或搀扶。②针对内因：分析患者的危险因素和发病的前驱症状，掌握发病规律，积极防治可能诱发跌倒的原因。对感知功能障碍和平衡能力下降患者，应给予助步器、助听器、老花镜，同时加强防护，定期进行体格检查。对使用降压药、抗精神药物的患者应防止体位性低血压，应遵循"三个半分钟"原则，即醒来后先平躺半分钟，坐起上半身半分钟，双下膝靠床沿垂地半分钟，然后再站起来。对高危患者可设置警示牌于患者床头，提醒医护人员及看护者小心照护。③健康指导：如高危人群、药物宣教、运动指导、辅助用具的正确使用、衣着等。

(2)防冲动护理：应注意患者情绪变化，经常巡视病房，严密观察发现可疑动向，及时排除患者可能自伤的危险因素，保管好尖锐的器具、药物等危险物品。当患者出现暴力行为时，应保持镇定并安慰患者，必要时遵医嘱，给予药物控制或保护约束。患者在意识模糊、幻觉妄想情况下，可表现为奔跑、挣扎、毁物、伤人等冲动攻击行为，护士应掌握幻觉的频次、内容和时间，加强监护，卧位时拉上床档；躁动时使用约束带等保护性约束，以防患者坠床。

(3)防呛噎护理：①食物选择：避免有鱼刺、骨头、块状等容易呛噎的食物，避免黏性较强的食物如年糕、粽子等，避免食物过冷过热。对有吞咽困难者应给予半流质饮食，对偶有呛咳者，合理调整饮食种类，以细、碎、软为原则，温度适宜。②进食体位：尽量取坐位，卧床患者床头抬高 15～30°，进餐后不要过早放平床头，一般保持半小时以上。③进食时指导患者细嚼慢咽，每次进食一口量，吞咽困难者，可用汤匙将少量食物送至舌根处，让患者吞咽，待完全咽下，再送入下一口食物。进食时出现呛咳应暂停进食，呼吸平稳后再喂食物。进食时避免和患者讲话、说笑。④对有吞咽障碍者，指导吞咽功能训练。

(4)防走失护理：提供稳定、安全的住院环境。避免独自外出，并在患者口袋内放置卡片，卡上填写患者姓名、疾病、住址、联系的电话号码。

2. 用药安全　①保证服药到口：口服药必须由护士按顿送服，不能放置在患者身边，必须帮助患者将药全部服下，以免患者遗忘或错服。对伴有抑郁、幻觉、自杀倾向及拒绝服药的患者，要检查其口腔，确保将药物咽下，防止患者将药物吐掉或取出。②密切观察药物疗效及不良反应：如服用降糖药要观察低血糖反应、服用降压药要监测血压等。中、重度痴呆患者服药后常不能诉说其不适，护理人员要细心观察患者服药后的反应，及时反馈给医生，以便及时调整给药方案；③加强用药的健康指导：护理人员应对患者、家属、陪护人员仔细解释用药目的、时间、方法、疗效及有可能出现的不良反应。

3. 预防交叉感染　病室每日开窗通风，定期用紫外线进行空气消毒；严格执行消毒隔离制度、严格执行无菌操作及手卫生制度；保持皮肤、床铺的整洁、干燥，以减少发生感染和压疮的危险。

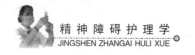

（二）生理功能方面

1. 提供安全、安静、舒适、整洁的住院环境。病室温湿度适宜,空气流通,光线柔和,避免强光刺激。

2. 对于谵妄的患者,"维持生命"应列为最优先考虑的护理措施。若患者过于激动、混乱、无法满足其生理所需,护理人员应协助满足这些需要,如补充营养、水分、电解质等,纠正或防止体液失衡。

3. 饮食护理　根据患者的营养状况制订合理的膳食,提供清淡易消化的食物,少量多餐,保证患者的营养、水分补充及维持水电解质的平衡。对有吞咽障碍或不能进食的患者,可采用鼻饲、胃造瘘或静脉输液等方法补充营养。对有精神症状的患者,如猜疑、被害的患者可以安排和其他患者一起进餐,或护理人员先尝一口。暴饮暴食的患者宜单独进餐,控制进食量。癫痫伴发精神障碍的患者应给予低盐饮食,避免过饱等诱发癫痫。

4. 睡眠护理　尽量减少或消除影响睡眠的不良因素,为患者创造一个安静、舒适的睡眠环境。白天多安排一些活动,如散步、文体活动等,使之不易睡觉或打瞌睡,产生适当的疲劳感。晚上要按规定的作息时间睡觉,早上按时起床。睡觉前避免情绪刺激,不饮茶、咖啡等饮料,用热水洗澡或泡脚,做一些按摩,听安神催眠的音乐等,让患者精神松弛、舒适地入睡。必要时遵医嘱给予小剂量的安眠药。

5. 排泄护理　痴呆患者二便不知叫唤或有失禁的现象,应耐心地训练患者定时排便的习惯。二便后及时清理,并用温水擦洗干净。对于便秘患者,鼓励多做适当的运动,或被动运动。提供富含粗纤维的食物,给予按摩,必要时遵医嘱给予灌肠。

6. 个人生活护理　对于轻、中度的痴呆患者,除了给予适度的生活照顾外,应尽量指导其自理日常生活,鼓励并安排其参加一定的活动,如听音乐、阅读等,多与患者聊天、帮助患者回忆过去的生活经历等。护理人员要适时适地的给予患者必要的卫生指导,采取适当措施制止患者的不卫生行为,维持良好的个人卫生习惯,减少被感染的机会。根据天气变化及时建议患者添减衣服,病房经常开窗换气。长期卧床的患者要定时翻身、拍背。

（三）心理功能方面

1. 谵妄状态的护理　谵妄状态的患者常出现感知觉障碍,其中幻视是最常见的症状,且形象生动逼真,常导致患者出现焦虑、恐惧情绪,常使患者发生惊恐而想逃离现场,甚至从窗口往外跳或暴力行为。因此,对伴有幻觉的患者,应特别注意安全,以免患者伤害自己或他人。应有专人护理,加强防范,尽量减少室内物品,病床要拉上床栏,控制患者的活动范围等,必要时遵医嘱予保护性约束或镇静剂。对于处于视幻觉恐惧状态的患者,若是帮助患者去清除幻觉的物体,通常是无效的。如患者要求清除他床上的虫(幻觉),若护理人员真的去清除床上实际不存在的虫,会强化患者对幻觉的真实感而更加害怕。所以,合适的护理是不断地告诉患者这是不存在的,这只是因为疾病所致的幻觉,医师和护理人员都会帮助你,家属也应以一致的态度帮助患者。

2. 认知功能障碍的护理　首先,要尊重患者,对因认知功能障碍发生的一些难以理解的行为,要理解、宽容,用诚恳的态度对待患者,耐心地听取患者的诉说,对患者的唠叨不要指责,切忌使用伤害感情或损害患者自尊心的语言和行为,使其受到心理伤害,产生低落情绪,甚至发生攻击性行为;其次,不能因为患者固执、摔打东西而对其进行人格侮辱,或采用关、锁的方法来处理。多观察患者的言行变化,多与患者交谈,掌握患者的心理状态,并分析产生焦虑、激越等行为的具体原因,然后有计划、有目的的与患者交谈,掌握谈话技巧,消除其思想顾虑,以促进病情的稳定与缓解。

3. **癫痫伴发精神障碍的护理** 癫痫性精神障碍的患者情绪敏感、多疑,易波动、易激惹而发生意外,护士在进行心理护理过程中,要注意与患者沟通的技巧,善于倾听,尊重患者,态度和蔼、语气委婉,向患者解释疾病的特点,帮助患者克服负性情绪和性格弱点,增强患者的自信心,积极配合治疗。

(四) 社会功能方面

1. **提高生活自理能力** 督促患者保持日常生活习惯,每日按时自行洗漱、梳头、刮胡须、入厕所、洗脚等。让患者做些轻便的家务劳动,既可以减轻早期的焦虑情绪,还可以促进患者的体质健康。

2. **定向力训练** 定向力障碍是痴呆患者很常见的问题,应重点关注。患者房门上有明显的标记,或在病床单位放置个人熟悉的物品,如家庭照片等,帮助患者确认自己的病床单位。在病房里挂日历、闹钟有助于患者对时间定向的认识;鼓励患者读报或收听广播电视,可保持或促进患者对新事物的兴趣。

3. **提高患者的应对能力** 指导和帮助患者正确处理相关的社会与家庭矛盾,应对生活事件。对家属做好相关疾病知识的健康宣教,使家属能理解、接纳患者,尽量避免有害的应激源造成对患者的伤害,协助患者维持身心平衡。

4. **认知功能的训练** 多和患者交谈,交谈时保持目光接触,态度温和,说话语言简单通俗、语调适中、吐词清晰,一次只说一件一个主题或问一个问题,直到患者听懂。用简单问题提问患者,或让其解释简单词语的含义,鼓励患者多说话,多看书、听广播、看电视,接受外界的各种刺激。可用卡片、图片来帮助患者恢复记忆,对容易忘记的或经常出错的事情,应设提醒标志。反复强调患者的能力和优点,对患者当前的能力表示认同、理解和支持,切忌嘲笑、责骂。

(五) 健康宣教

1. **痴呆患者** 宣教对象主要为患者、患者家属及陪护人员。对于患者的宣教则采取长期反复宣教的方法,对于家属及陪护的宣教,主要从安全护理、日常饮食及亲情关怀方面为主。告知痴呆目前尚无特效的治疗方法,加强家庭护理是目前减轻痴呆患者的痛苦、提高患者生活质量的唯一途径。平时尽量保持患者生活环境中的各种事物恒定不变,必须改变时要采用缓慢渐进的方式。痴呆患者学习新事物的能力很差,生活环境的改变会使其不知所措,加速自理能力的下降。但现实生活中变化总是难免的,照顾者应尽量使这一变化小一点、慢一点,并反复教导和训练患者适应新环境。同时告知家属正确认识痴呆是一种疾病,应将患者的病情与诊断告知社区相关人员和邻里,并到社区卫生中心登记备案,以便得到他们的协助。

2. **谵妄状态的患者** 应告知精神症状与器质性疾病的关系。当原发疾病得到控制后,精神症状可以减轻或者消失。指导患者和家属了解疾病复发的先兆,掌握自护的方法。

五、护理评价

(一) 生理功能方面

1. 患者营养状况是否良好,睡眠是否充足,大小便情况是否正常。

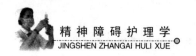

2. 皮肤是否完整,有无受伤、跌倒等意外事件的发生。

3. 是否发生感染等并发症。

(二) 心理功能方面

1. 患者的意识状态有无好转,记忆力、定向力有无改善,有无不良情绪。

2. 对疾病是否有一定的认识。

(三) 社会功能方面

1. 患者能否主动料理自己的生活,生活是否有规律。

2. 有无发生暴力行为,能否与他人进行有效交流并参加一定的社会活动。

(沈国珍、冯怡、王丽娟)

参考文献

[1] 沈渔邨.精神病学[M].第5版.北京:人民卫生出版社,2008.

[2] 吴建红,梅红彬,张春娇,等.现代精神障碍护理学[M].北京:科学技术文献出版社,2010.

[3] 李凌江,李小麟,衣桂花,等.精神科护理学[M].第2版.北京:人民卫生出版社,2006.

[4] 刘铁桥,郝伟,杨世昌,等.精神病学[M].北京:人民卫生出版社,2009.

[5] 刘铁桥,郝伟,杨世昌,等.精神病学精选模拟习题集[M].北京:人民卫生出版社,2009.

[6] 胡秀英,宁宁,成翼娟,等.老年护理手册[M].北京:科学出版社,2011.

[7] Kaplan HI and Sadock BJ. Comprehensive textbook of psychiatry[M]. 7th ed. Baltimore/London: Williams & Wilkins,2000.

[8] 徐韬园,肖世富,张明园,等.现代精神医学[M].上海:上海医科大学出版社,2000.

[9] 盛树力,周江宁,田金洲,等.老年性痴呆及相关疾病[M].北京:科学技术文献出版社,2006.

附:同步练习

一、单选题

1. 器质性精神障碍的症状特点是 ( )

    A. 昼重夜轻   B. 昼轻夜重   C. 黄昏病情轻   D. 昼夜无区别

2. Alzheimer 病患者外出迷路找不到回家的路,常常是因为 ( )

    A. 行为紊乱   B. 视空间和定向障碍

    C. 意识清晰程度下降   D. 意志减退

3. 急性脑器质性精神障碍主要表现 ( )

    A. 谵妄综合征   B. 焦虑综合征   C. 痴呆综合征   D. 神经衰弱综合征

4. 下列不符合谵妄状态的特征是 ( )

    A. 意识模糊   B. 慢性病程

C. 常伴有幻觉和错觉　　　　　　　　D. 症状昼轻夜重

5. 患者男性,42岁,诊断颅内肿瘤,下面可能和肿瘤无关的症状是　　　　（　　）

　　A. 意识障碍　　　　　　　　　　　B. 情绪不稳定

　　C. 进食后恶心、呕吐　　　　　　　D. 视神经乳头水肿

6. 肺性脑病最常见的症状是　　　　　　　　　　　　　　　　　　　（　　）

　　A. 头疼、头晕　　　　　　　　　　B. 意识障碍

　　C. 记忆障碍　　　　　　　　　　　D. 注意力集中困难、易激惹

7. 躯体疾病所致精神障碍处理原则最重要的是　　　　　　　　　　　（　　）

　　A. 支持治疗　　　　　　　　　　　B. 心理治疗

　　C. 对症使用抗精神病药物　　　　　D. 积极治疗原发病

8. 肾性脑病的临床表现,下列哪种不常见　　　　　　　　　　　　　（　　）

　　A. 脑衰弱综合征　　B. 木僵状态　　　C. 痴呆状态　　　D. 躁狂状态

9. 阿尔茨海默病核心症状为　　　　　　　　　　　　　　　　　　　（　　）

　　A. 神经衰弱综合征　　　　　　　　B. 智力障碍

　　C. 记忆障碍　　　　　　　　　　　D. 定向障碍

10. 慢性脑器质性精神障碍主要表现为　　　　　　　　　　　　　　（　　）

　　A. 谵妄综合征　　B. 焦虑综合征　　　C. 痴呆综合征　　D. 神经衰弱综合征

二、多选题

1. 慢性脑病综合征包括　　　　　　　　　　　　　　　　　　　　　（　　）

　　A. 遗忘　　　　　B. 人格改变　　　　C. 谵妄　　　　　D. 意识障碍

2. 谵妄状态时可表现为　　　　　　　　　　　　　　　　　　　　　（　　）

　　A. 意识障碍　　　B. 幻觉/错觉　　　　C. 遗忘　　　　　D. 精神运动性兴奋

3. 属于阿尔茨海默病的症状是　　　　　　　　　　　　　　　　　　（　　）

　　A. 健忘、记忆障碍　B. 人格改变　　　C. 智能损害　　　D. 被害、被窃妄想

4. 阿尔茨海默病早期记忆损害的特点不包括　　　　　　　　　　　　（　　）

　　A. 近记忆力下降　　　　　　　　　　B. 远记忆力下降

　　C. 顺行性记忆　　　　　　　　　　　D. 同时有近、远记忆力下降

5. 有关躯体疾病所致精神障碍的描述正确的是　　　　　　　　　　（　　）

　　A. 起病急,病程发展起伏不定

　　B. 大多预后不良

　　C. 精神症状通常与躯体疾病的消长有关

　　D. 及时发现原发疾病是正确诊断的关键

三、判断题

1. 器质性精神障碍是一组脑部疾病导致的精神障碍。　　　　　　　（　　）

2. 痴呆都是由脑变性疾病所致的精神障碍。　　　　　　　　　　　（　　）

3. 谵妄状态最关键的症状是意识障碍,而兴奋躁动与感知觉障碍可有可无。（　　）

4. 脑肿瘤所致精神障碍患者治疗原则以手术为主。　　　　　　　　（　　）

5. 躯体疾病所致精神障碍的临床表现中,脑衰弱症候群多见于躯体疾病急性期。

　　　　　　　　　　　　　　　　　　　　　　　　　　　　　　　（　　）

第七章　精神活性物质所致精神障碍与护理

【学习目标】
- 掌握:精神活性物质所致精神障碍的基本概念和护理要点。
- 熟悉:精神活性物质所致精神障碍的主要类型与临床表现。
- 了解:精神活性物质所致精神障碍的病因、发病机制及分类。
- 运用:能运用所学的知识对精神活性物质所致精神障碍患者实施护理。

第一节　概　　述

精神活性物质(psychoactive substances)又称成瘾物质(substances),是指来自体外,能够影响人类心境、情绪、意志、行为,改变意识状态,并有致依赖作用的一类化学物质。常见的精神活性物质有酒类、阿片类、镇静催眠药、抗焦虑药、止痛药、大麻、兴奋剂、致幻剂、烟草等。由于反复使用可导致依赖综合征和其他精神障碍,如中毒、戒断综合征、精神病性症状、情感障碍及残留性或迟发性精神障碍等。

毒品是社会学概念,是指具有很强的成瘾性,非医疗性使用,并在社会上禁止使用的化学物质。我国的毒品主要指阿片类、可卡因、大麻、兴奋剂等药物。毒品滥用是世界性难题,目前趋势主要表现:①吸毒人数持续增加;②生产、制造的毒品种类和产量越来越多;③毒品危害日益严重。《2011 年世界毒品报告》中称,2009 年全球 15～64 岁人群中有 1.49 亿至 2.72 亿人(占该年龄段的 3.3%～6.1%),在上一年至少使用过一次非法物质,其中约一半人为当前吸毒者。大麻使用最广泛,其次为苯丙胺类兴奋剂、类阿片和可卡因。毒品滥用不但严重损害滥用者个体的身心健康,并且严重影响到社会风气、社会稳定和社会经济的可持续发展。

一、概念

依赖(dependence)俗称成瘾,是一组因反复使用精神活性物质引起的认知、行为和生理症状群,包括对精神活性物质的强烈渴求;尽管明白对身体有害,但仍继续使用,难以控制;导致耐受性增加、戒断症状和强制性觅药行为。所谓强制性觅药行为是指使用者将寻求药物作为自己一切活动的中心,远远高于其他活动,如责任、义务、道德等。

依赖又分为躯体依赖(physical dependence)和心理依赖(psychological dependence)。躯体依赖也称生理依赖,是由于反复使用精神活性物质所造成的一种病理性适应状态,主要表现为耐受性增加和戒断症状。心理依赖又称精神依赖,它是指患者对精神活性物质强烈的渴求,以期获得服用后的特殊快感,驱使患者为寻求这种感觉而反复使用该物质。吸毒者成瘾后的"终身想毒"和戒毒后的复吸,都是心理依赖的表现。

滥用(abuse)又称为有害使用,是一种偏离医疗所需或有悖于社会常规的间断或不间断地自行使用精神活性物质。由于反复使用导致了明显的不良后果,如影响中枢神经系统,使人产生不恰当的行为改变,导致社会和职业功能受损,不能完成工作、学业,损害躯体、心理健康,以及导致法律上的问题等。滥用强调的是不良后果,滥用者没有明显的耐受性增加或戒断症状,反之就是依赖状态。

耐受性(tolerance)是指长期持续使用某种精神活性物质,使机体对该物质的敏感性减低,逐渐产生耐受现象,效果也随之减弱。原来的剂量则达不到预期的效果,必须增加使用剂量方能保持原有的反应或药效的一种状态。

戒断状态(withdrawal state)指停止使用精神活性物质或减少使用剂量以及使用拮抗剂后所出现的特殊的心理生理症状群,并影响其社会功能。其机理是由于长期用药后突然停药引起的适应性反跳,此时若立刻恢复使用原来的精神活性物质,则戒断症状可缓解。不同的精神活性物质所致戒断症状的严重程度与病程,因其药理特性不同而不同,一般为与药理作用相反的症状。

二、精神活性物质的分类

(一) 根据精神活性物质的药理特性分类

1. 麻醉性镇痛药　具有镇静、镇痛、止咳、安眠、呼吸抑制、降温等中枢抑制作用,如海洛因、吗啡、杜冷丁、鸦片、美沙酮、丁丙诺啡等。

2. 中枢神经系统兴奋剂　可使个体处于高度警觉、活动增加、情绪振奋、睡眠减少、呼吸兴奋、血管收缩、升高体温和抑制食欲等中枢神经兴奋状态,可卡因、甲基苯丙胺等。

3. 大麻类药物　主要成分为四氢大麻酚,小剂量时既有兴奋作用又有抑制作用,高剂量时以抑制作用为主。

4. 中枢神经系统抑制剂　有镇静、催眠、抗惊厥作用,如酒精、苯二氮䓬类、巴比妥类等。

5. 致幻剂　也称迷幻剂,在不影响意识和记忆的情况下,能改变人的知觉、思维和情感状态,当达到一定剂量时可引起幻觉和情绪障碍,如麦角酸二乙酰胺(LSD)、北美仙人球毒碱、苯丙胺等。

6. 挥发性有机溶剂　会导致知觉受损、失去协调和判断能力,如乙醇、甲醇、丙酮、甲苯等。

7. 烟草　烟草中的主要成分是烟碱(尼古丁),具有兴奋和抑制双重作用。

(二) 其他分类

1. 根据使用的环境分为:社交性成瘾物质、处方用药和非法成瘾物质。

2. 根据国际公约分类:有麻醉药品和精神药物。

三、使用精神活性物质的相关因素

(一) 社会因素

包括:可获得性;家庭因素(如家庭矛盾、单亲家庭、家庭成员犯罪吸毒等);同伴影响、社

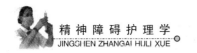

会压力;文化背景、社会环境等因素。

(二) 心理因素

1. 个性因素   吸毒者有明显的个性特征,如反社会性、情绪调节较差、易冲动、缺乏有效的防御机制、追求即刻满足等。

2. 药物的心理强化作用   精神活性物质具有明显的强化作用,包括正性强化和负性强化。正性强化作用如增加正性情绪的作用,吸毒后的快感等;负性强化作用如对抗负性情绪,吸毒者必须反复使用才能解除戒断症状。

(三) 生物因素

1. 遗传学因素   遗传因素在药物依赖中起到重要的作用,药物滥用的易感性因素是由基因所决定的。一方面是直接遗传的酒精或药物依赖易感性,另一方面是间接的方式,将反社会人格传给下一代。

2. 神经生物学机制   研究发现,中脑多巴胺边缘系统神经通路(犒赏通路)是自然犒赏物(食物、水、性等)、精神活性物质产生快感的重要部位。人类所滥用的物质,通过犒赏通路,使多巴胺的释放增加,起到强化效应的作用。

第二节   精神活性物质所致精神障碍

一、酒精所致精神障碍

酒精是亲神经性物质,吸收后迅速分布到全身各器官系统,中枢神经系统是最敏感的器官,心血管、胃肠道、肝脏等也会受到明显的影响。少量饮酒可使人产生欣快感、健谈、控制力下降及轻度的行为障碍。一次大量饮酒可引起急性精神神经症状,长期饮酒可引起各种精神障碍,包括依赖、戒断综合征、精神病性症状以及躯体损害的症状和体征等。

(一) 流行病学

世界卫生组织指出(2004年),酒精的有害性使用在全球都是对健康危害最为严重的问题之一。2001年中南大学精神卫生研究所对国内5大城市饮酒的流行学调查结果表明,普通人群(15岁以上)男、女和总饮酒率分别为74.93%、38.85%和59.00%,人均年饮酒量为4.47L纯酒精,男性饮酒量为女性的13.4倍,男性、女性和总的酒依赖时点患病率分别为6.60%、0.20%和3.80%。

人口学特征:①男性为主;②重体力劳动者高;③少数民族患者多。有研究认为,酒依赖的危险因素,按作用强度排列依次为:大量饮酒、男性、年龄较大、体力劳动、受教育年限少和吸烟者。

(二) 病因与发病机制

1. 生物因素   酒中毒的家族聚集性非常明显,一级亲属患酒依赖的危险性比对照组高4~7倍;单卵双生子的饮酒行为和酒依赖的一致性高于双卵双生子;寄养子研究显示,生身父母为酒依赖患者,则其子女不论生活于哪种家庭,患酒依赖的危险性都增加2.5倍。

2. 心理因素   有研究表明,男性饮酒是为了获取主观上的力量感,在生理上感觉酒精引发的温暖感,在心理上体验酒后的强健与优越,在社交上体验到他人对自己的敬意。此外,神经心理学家研究结果提示,嗜酒者的儿子多具有特征性的神经心理缺陷,如冲动性、过于自信、活动过多以及对伤害的回避能力差等，这些特点使得嗜酒者的儿子易发展为酒中毒。

3. 社会因素 社会、家庭、经济、文化习俗等因素均与酒精引起的精神障碍关系密切。具有酒依赖家族史、家庭成员饮酒的相互影响，均为酒依赖高发的危险因素。不少患者病前都曾企图通过饮酒来缓解应激造成的紧张和焦虑，从而促进饮酒行为不断强化。

（三）临床类型及表现

1. 急性酒精中毒 急性酒精中毒（acute alcohol intoxication）又分为单纯醉酒、复杂性醉酒和病理性醉酒。

（1）单纯性醉酒（drunkenness）：又称普通醉酒状态，指一次大量饮酒引起的急性中毒，中毒的严重程度与患者血液中的酒精含量及酒精代谢速度有关。醉酒初期为兴奋期，表现为欣快话多、控制力差，伴有心率加快、面色潮红、呼吸急促及各种反射亢进。随后麻痹期，表现言语零乱、步态不稳、困倦嗜睡，或情绪不稳、易激惹，伴皮肤血管扩张、呕吐、意识清晰度下降；明显的麻痹症状如运动失调、发声不清、眼颤等出现之后，精神兴奋症状则随之消失，可伴有心率加快、血压下降、恶心、呕吐，若进一步发展则出现意识障碍，嗜睡、昏睡、甚至昏迷。除重症外，一般能自行恢复，不留后遗症。

（2）病理性醉酒（pathological drunkenness）：是个体特异性体质引起的一种对酒精过敏反应。患者对酒精的耐受性极低，少量饮酒即引起精神病性发作，出现严重的自我意识和环境意识障碍。表现高度兴奋、极度紧张、片断的幻觉妄想，常突然出现目的不明的攻击性行为。一般不出现话多、欣快和明显的中毒性神经系统症状。常在饮酒后数分钟发生，持续数几分钟到数小时不等，多以深睡告终，清醒后患者对发作过程不能回忆。

（3）复杂性醉酒（complex drunkenness）：是介于单纯性醉酒和病理性醉酒之间的一种状态。患者常患有脑器质性疾病或影响酒精代谢的躯体疾病，对酒精的敏感性增强，耐受性下降，当饮酒量超过以往的醉酒量时，便产生急性中毒反应，急速加深的意识障碍。严重精神运动性兴奋持续的时间更长，伴有错觉、幻觉或片段的妄想，易激惹、冲动破坏行为。有的患者会出现极端的抑郁状态，嚎啕大哭、自责自罪，易出现自杀行为。发作常持续数小时，缓解后患者对发作过程部分或完全遗忘。

2. 慢性酒中毒

（1）酒精依赖（alcohol dependence）俗称"酒瘾"，是由反复饮酒所致的一种特殊心理状态。患者有对酒的渴求和不断需要饮酒的强迫感，可持续或间断出现，若停止饮酒则出现心理和生理戒断症状。其临床特征：①对酒的渴求、强迫饮酒、无法控制；②固定的饮酒模式，在固定的时间饮酒而不顾场合，以避免或缓解戒断症状。③饮酒已成为一切活动的中心，明显影响工作、家庭生活以及社会活动。④耐受性逐渐增加，为取得饮酒初期达到的效果，或防止生理性戒断症状的发生而不断增加饮酒量。⑤戒断综合征（withdrawal syndrome）反复出现，如果减少酒量或延长饮酒间隔，即引起体内酒精浓度下降而出现戒断综合征。最常见的症状是手、足、四肢和躯干震颤，共济失调，情绪急躁，易有惊跳反应；还可见多汗、恶心和呕吐。若及时饮酒，上述戒断症状能迅速消失。因夜间睡眠时间较长，血浆酒精浓度下降明显，故戒断症状多发生于清晨。所以，绝大部分患者均在清晨饮酒，借以缓解戒断症状引起的不适。这种现象称做"晨饮"，对依赖综合征的诊断有重要的意义。病情较重者若相对或绝对戒断，可出现严重惊厥、意识混浊或震颤谵妄。⑥酒依赖患者经过一段时间的戒断后

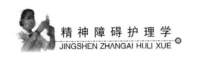
如重新饮酒则更为迅速地再现依赖综合征。

(2)酒精戒断综合征

①单纯性戒断反应(uncomplicated alcohol withdrawal):长期大量饮酒者停止或骤然减少饮酒量,数小时后出现自主神经功能亢进症状,如出汗、心动过速、血压升高、失眠、厌食、焦虑、头痛、恶心、呕吐,短暂的视、触、听幻觉。绝大部分的戒断反应为轻到中度,一般在8小时内出现,24~72小时达高峰,2周后明显缓解。

②癫痫样发作(epileptic attack):也称酒精性癫痫,指严重酒依赖患者在中断饮酒后或大量饮酒等情况下出现的癫痫样发作。多与突然断酒或急剧增减酒量有关,可能是酒精对脑细胞的直接作用和(或)断酒后血中酒精浓度急剧发生变化,影响脑细胞正常代谢而诱发脑电波异常所致。绝大多数(95%以上)是全身性发作,少数患者为部分性发作,个别患者可呈癫痫持续状态。

③震颤谵妄(delirium tremens):震颤谵妄是最严重的、可导致死亡的酒精性疾病状态。是在慢性酒精中毒基础上出现的一种急性脑病综合征,多发生在持续大量饮酒的酒依赖患者,可由外伤、感染等机体抵抗力下降等因素所促发。常在戒酒或减量后3~5天突然发病,主要表现为严重的意识模糊、定向力丧失、生动的妄想和幻觉,极端恐惧不安或冲动行为,四肢粗大震颤和共济失调,并常伴有发热、大汗、心率过速、血压升高以及瞳孔散大等,严重时可危及生命。震颤谵妄持续时间不等,一般为3~5天。恢复后患者对病情经过部分或全部遗忘。

(3)酒精中毒性幻觉症(alcoholic hallucinosis):是一种因长期饮酒引起的幻觉状态。酒依赖患者在突然减少或停止饮酒后1~2天内出现大量丰富鲜明的幻觉,以幻听幻视为主。常见原始性幻视以及评论性和命令性幻听。在幻觉基础上,可出现片断妄想及相应的紧张恐惧或情绪低落,严重者可出现自杀行为。患者发病期间意识状态清晰,亦无明显精神运动性兴奋和植物的神经功能亢进症状。持续时间不定,少则几小时,最长不超过6个月。

(4)酒精中毒性妄想症(alcoholic delusiveness):酒精依赖患者在意识清晰的情况下出现嫉妒妄想与被害妄想,受症状支配可出现无端怀疑、暴怒、攻击,甚至酿成凶杀后果。嫉妒妄想的发生通常与患者长期饮酒致使性功能下降有关。该症起病缓慢,病程迁延,如长期坚持戒酒可以逐渐恢复。

3. 酒精中毒性脑病

(1)柯萨可夫综合征(Korsakoff's syndrome):多数患者在一次或多次震颤谵妄后发生,也可在饮酒数10年以及营养缺乏的基础上缓慢起病。出现近事遗忘与虚构、定向障碍,患者表现近记忆缺损突出,学习新知识困难,无意地编造经历与情节或远事近移以填补记忆的空白。不少患者出现欣快表情、定向力障碍和感觉运动性失调,往往经久不愈,仅有少数患者可恢复正常。尽管病情较重,但多数患者无明显即刻记忆障碍、意识障碍和广泛的认知功能损害。

(2)酒精中毒性痴呆(alcoholic dementia):由于长时间饮酒以及多次震颤谵妄发作后可出现人格改变、智力低下、记忆力障碍的痴呆状态。记忆、思维、理解、计算、定向能力和语言功能的损害。严重者生活不能自理,性格变得自私、控制能力丧失、行为粗暴和残忍等。预后不良。

(3)韦尼克脑病(Wernicke's encephalcpathy, WE):其病因是硫胺缺乏。由于长期饮酒引起慢性中毒后,嗜酒者常以酒代餐而进食不足、吸收不良和代谢障碍导致营养不良,硫胺严重缺乏。一般起病较慢,呕吐和眼球震颤是最早出现的症状,眼肌麻痹是本病的特征之一,之后发展为共济运动障碍,走路时步基较宽,易于跌倒,或难于站立及行走,个别患者可伴有言语含糊、构音不连贯;80％左右患者出现精神症状,轻者表情淡漠、举止随便、对周围环境不感兴趣、注意力不集中,对时间、地点和人物的定向力下降;重者出现谵妄、定向力和记忆力严重缺损。不少患者可出现低体温、低血压和心动过速,还可有肝病、心力衰竭、胰腺炎和周围神经疾病等并发症的表现,预后较差。

二、阿片类及非酒精成瘾物质所致精神障碍

(一)阿片类物质所致精神障碍

阿片类物质指对人体产生类似吗啡效应的一类药物,有天然的,也有人工合成的。常见的阿片类物质包括阿片,阿片中提取的生物碱吗啡,吗啡的衍生物海洛因,人工合成的杜冷丁、美沙酮、镇痛新等。我国非治疗目的的使用,并导致严重公共卫生问题的主要是阿片和海洛因。《2011 年世界毒品报告》中称,全世界有约 1200 万至 2100 万人使用阿片类,其中 3/4 使用海洛因。阿片类药物滥用是全球性的公共卫生和社会问题。

1. 阿片类物质的作用　阿片类物质可通过不同的途径给药,如口服、注射或吸入等。口服时以非脂溶性形式存在于胃内,大部分从肠道吸收。平均代谢时间为 4~5 小时,大部分由肝脏代谢、肾脏排泄,故依赖者必须定期给药,否则会发生戒断症状。

(1)镇痛、镇静作用:阿片类物质能使人处于安静状态,易入睡,减弱对疼痛的反应,产生松弛感。

(2)抑制呼吸中枢:减慢呼吸频率,大剂量可使呼吸变慢而不规则,故吸毒过量者会使生命受到威胁。

(3)抑制咳嗽中枢:这是阿片类药物作为镇咳药的基础。长期吸毒者因抑制咳嗽反射,容易引起呼吸道感染。

(4)兴奋呕吐中枢:出现呕吐,但随着吸毒次数的增加机体可出现适应。

(5)缩瞳作用:阿片类物质作用于第三对脑神经而产生缩瞳效应。针尖样瞳孔或瞳孔较小是吸毒及吸毒过量者重要的体征之一。

(6)抑制胃肠蠕动:抑制胃肠蠕动、兴奋胃肠括约肌,使胃肠道紧张度增高而推进性蠕动减弱,使食物通过肠道速度减慢。可导致吸毒者便秘、食欲下降等。

(7)欣快作用:作用于中脑边缘系统,能产生强烈的快感。如静脉注射海洛因者,药品一经注入,患者有遍及周身且强烈的快感,即瞬间的"冲劲";一分钟左右,出现似睡非睡的松弛状态,烦恼、忧愁、焦虑、紧张一扫而空,即觉得宁静、平安、快慰、温暖,愉悦的幻想在驰骋,即所谓的"麻醉高潮"。松弛效应可延续 0.5~2 小时。之后的 2~4 小时显得精神抖擞、自我感觉良好的状态。

2. 阿片类依赖症状　海洛因成瘾为常见类型,男性多见,年龄 19~38 岁。吸食方式开始时是将海洛因粉末加入香烟中抽吸;随后绝大多数吸毒者将海洛因粉末置于锡纸上加热,用吸管将烟吸入。平均吸毒一个月后成瘾。成瘾后表现以下症状。

(1)精神症状:情绪低落,易激惹;性格变化,自私、说谎、缺乏责任感;记忆力下降,注意力不集中,睡眠障碍。

(2)躯体症状:营养状况差,体重下降,食欲丧失。性欲减退,男性患者出现阳痿,女性月

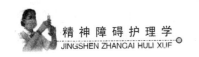

经紊乱、闭经。头晕、冷汗、心悸，体温升高或降低，白细胞升高，血糖降低。

(3)神经系统症状：可见震颤、步态不稳、言语困难、缩瞳、腱反射亢进，也可有掌颏反射、吸吮反射、霍夫曼征阳性、感觉过敏。部分患者脑电图轻度异常。

3. 戒断症状　戒断症状的严重程度常常与成瘾物质类型、使用的量、使用的时间与频度以及心理因素有关。

(1)疼痛症状群：疼痛症状出现的频度依次为：骨痛、四肢关节疼痛、腰痛、浑身肌肉疼痛、头痛等。常伴有强烈或显著的情绪反应，如焦虑、烦躁、易激惹，有时甚至出现激越行为。

(2)神经精神症状群：对依赖物质的强烈渴求感、情绪抑郁、焦虑、烦躁不安、坐卧不宁、睡眠障碍等，偶有错觉、幻觉、谵妄。

(3)消化道症状群：食欲下降、厌食、恶心、呕吐、腹胀、腹痛和腹泻等。

(4)呼吸系统症状群：常有胸闷、气短、呼吸加快、胸痛等。

(5)自主神经系统症状群：常见流泪、流涕、怕冷、鸡皮征、寒战、冷汗、发热和寒热交替等。

(6)泌尿生殖系统症状群：可有排尿困难、少尿、无尿和滑精等。

(7)心血管系统症状群：主要有心悸、心率加快和血压升高等。

(8)其他症状：体重减轻，其他躯体原发性疾病症状的复发。

阿片类物质成瘾的急性戒断症状是一个自限性过程，一般在停止使用海洛因后 6~8 小时出现，24~72 小时达到高峰，3 天后症状开始缓解，第 5~7 天大部分症状基本消除，第 10~14 天绝大部分症状消失。可有部分残留症状，如失眠、烦躁不安、情绪低落、乏力、慢性的渴求等，称之为稽延症状。稽延症状也是导致复吸的重要原因之一。

4. 急性中毒　急性中毒往往发生在剂量及纯度掌握错误的情况下或自杀行为者。中毒症状主要表现为烦躁不安或欣快、脸红、口干、瞳孔缩小等；严重时出现意识不清，可达深度昏迷；呼吸极慢，甚至每分钟 2~4 次；皮肤冰凉，体温下降，血压下降；瞳孔呈针尖样，当缺氧严重时瞳孔可扩大；肌肉松弛，舌向后坠阻塞气道；常因休克、肺炎、呼吸衰竭导致死亡。

(二)镇静催眠药或抗焦虑药所致精神障碍

1. 巴比妥类　根据半衰期的长短可分为超短效、短效、中效及长效巴比妥类药物。短效及中效巴比妥类药物临床上主要用于失眠，滥用可能性最大。

(1)作用机制：巴比妥类药物作用于与觉醒有关的脑干网状结构组织，选择性抑制上行激活系统的活动。小剂量产生镇静催眠作用，较大剂量可使感觉迟钝、活动减少，引起困倦和睡眠，中毒剂量可致麻醉、昏迷乃至死亡。长期用药者大幅减药或突然停药，可引起快动眼睡眠反跳，出现多梦、噩梦频繁，严重干扰睡眠，只能再次服用，从而产生依赖。

(2)戒断症状：症状的严重程度取决于滥用药物的剂量和滥用时间的长短。用药剂量越大、时间越长，戒断症状越严重。在突然停药 12~24 小时内，戒断症状陆续出现，如厌食、软弱无力、焦虑不安、失眠。随后可出现肢体粗大的震颤。停药 2~3 天，戒断症状可达高峰，出现呕吐、体重锐减、心动过速、血压下降、四肢震颤加重、全身肌肉抽搐或出现癫痫大发作，有的出现高热谵妄。

(3)急性中毒：主要表现为嗜睡，言语不清，步态蹒跚，呼吸慢，逐渐变成不规则，血压降低，唇甲发绀，皮肤湿冷，尿量减少或尿闭，黄疸，肝功能异常，血氨升高；严重时出现昏迷、瞳孔缩小、腱反射消失、呼吸停止。呕吐物和尿中可测出巴比妥酸。

2. 苯二氮䓬类(benzodiazepines，BZD)：主要药理作用是抗焦虑、松弛肌肉、抗癫痫、催眠等。不同的 BZD 的作用时间差异较大,不同个体对治疗剂量 BZD 的反应差异也很大。长期使用 BZD 的患者突然停药,容易引起谵妄、癫痫发作和精神异常等严重的戒断症状。

（三）中枢神经系统兴奋剂

中枢神经系统兴奋剂或称精神兴奋剂,其中苯丙胺类药物(amphetamine type stimulants,ATSs)在我国滥用有增加趋势的。据毒品和犯罪问题办公室估计,2009 年 15～64 岁人群苯丙胺类全球年度流行率在 0.3%～1.3% 之间,约 1400 万至 5700 万在过去一年用过一次该类物质。15～64 岁人群摇头丸的全球年度流行率估计在 0.2%～0.6% 之间,即过去一年有约 1100 万至 2800 万使用者。

1. **药理作用**　根据药理作用机制可将 ATSs 分成两类,一类主要是苯丙胺和甲基苯丙胺(冰毒),另一类是 3,4-亚甲二氧基甲基安非他明(摇头丸)、3,4-亚甲二氧基乙基苯丙胺等。前者以兴奋为主,后者兼有致幻作用。苯丙胺和甲基苯丙胺均是通过肝脏代谢,代谢物和少量的药物原形从尿中排出体外,增加多巴胺和去甲肾上腺素的神经传递,有明显的神经毒性,滥用者随着年龄的增长易罹患帕金森病。摇头丸还会对记忆和认知功能产生影响。

2. **临床表现**

(1)戒断症状:苯丙胺类药物依赖的躯体戒断症状、体征通常不明显,长期、大量滥用苯丙胺类药物后,停止使用数小时至数周可出现用药渴求、焦虑、抑郁、情绪低落、无活力、疲乏、失眠或睡眠增多;严重者可出现伴有焦虑的严重抑郁、震颤、疲乏、无力和噩梦等。心理渴求比较强烈并可有明显的自杀观念或激越行为等。

(2)急性中毒:大量滥用苯丙胺类药物可引起血压升高、脉搏加快或减慢、头痛、恶心、呕吐、出汗、口渴、发热、瞳孔扩大、睡眠障碍、呼吸困难、震颤、反射亢进、头痛、兴奋躁动等症状;部分滥用者可出现咬牙、共济失调。严重者出现心律失常、惊厥、循环衰竭、出血或凝血功能障碍、高热、胸痛、昏迷甚至死亡。

(3)慢性中毒:长期大量滥用苯丙胺类药物可出现体重下降、磨牙动作、口腔黏膜损伤和溃疡、较多躯体不适主诉、肌腱反射亢进、运动困难和步态不稳等,伴有注意力和记忆力等认知功能障碍。

(4)精神障碍:可在长期滥用药物后逐渐出现,也可在一次滥用后发生,其症状类似偏执型精神分裂症,表现为错觉及幻觉、敏感、多疑、偏执、被害妄想、自伤和伤人等,个别患者出现躁狂样表现。

（四）氯胺酮

1. **药理作用**　氯胺酮是一种非巴比妥类静脉麻醉剂,能选择性地阻断痛觉,呈一种意识和感觉分离状态,即"分离性麻醉"。氯胺酮对边缘系统呈兴奋作用,产生快感。氯胺酮 70%～90% 在肝内代谢,可透过胎盘。粉末装氯胺酮俗称"K 粉",可采取气雾法摄取、口服、静脉注射、肌内注射、鼻吸等多种方式。

2. **临床表现**　服用氯胺酮后常会出现分离状态,突出表现为灵魂出窍或濒死体验。常见的症状有:意识障碍、麻木、幻觉、谵妄、焦虑、共济失调、痛感缺失、肌肉僵硬、攻击或暴力行为、语言障碍、人格解体、眼神茫然和失眠等。因痛感缺失可以造成人身伤害。躯体症状有垂直或水平眼球震颤、血压上升、心跳加快、刻板行为等。连续使用数天后,可有记忆方面的问题,幻觉、偏执、怪异行为及精神分裂症样的表现。过量可致死。

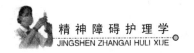

(五)大麻

20世纪60年代以来,大麻滥用已在全世界范围内出现,据《2011年世界毒品报告》称,2009年全世界有1.25亿至2.03亿人消费大麻。大麻药草是最常使用、生产和缉获的类型。临床用于控制某些癌症和艾滋病患者的恶心和呕吐。

1. 急性效应　大麻中的四氢大麻酚(THC)使中脑边缘系统的多巴胺浓度升高,可致欣快、放松感,出现感知觉的改变,如视、听等感官敏感,短期的记忆和注意损害。急性效应持续2～3个小时后出现嗜睡和情绪低落。偶伴焦虑、恐惧或惊恐等表现。摄入量大时,可出现幻觉、妄想及人格解体等中毒性精神病样表现。躯体方面可出现心率加快,支气管松弛扩张,眼部血管扩张、结膜充血,手抖变凉,口干以及身体的协调和平衡障碍。驾驶员及机器操作者可因急性认知和行为受损而造成严重事故。

2. 慢性效应

(1)戒断、渴求与耐受:长期大量使用大麻者,在停药后亦可出现戒断综合征,如睡眠障碍、食欲减退、易激惹、焦虑、情绪低落或攻击行为等,并有明显的用药渴求。少数大麻使用者在停药数天或数周后,会再次体验陶醉的症状,即表现为"闪回"。

(2)大麻所致精神障碍:大麻可以促发或加重精神分裂症样症状。表现为情感淡漠、孤僻、对事物缺乏兴趣和追求、人格与道德沦丧等,临床上称之为"动机缺乏综合征",可严重影响学业和职业。此外,大量长期使用可造成认知功能损害,影响注意和记忆。

(六)烟草

烟草依赖是一种慢性高复发性疾病,世界卫生组织已将烟草依赖作为一种疾病列入国际疾病分类,确认烟草是目前人类健康的最大威胁,尼古丁是烟草致依赖的主要成分。其特点为无法克制的尼古丁觅求冲动,以及强迫性地、连续地使用尼古丁,以体验其带来的欣快感和愉悦感,并避免可能产生的戒断症状。如心率、血压下降、唾液分泌增加、头痛、失眠、易激惹等。尼古丁对自主神经节和中枢神经系统具有特殊作用,小剂量能反射性引起呼吸兴奋、血压升高。大剂量表现为先兴奋而后迅速转为抑制。大多数吸烟者均有戒烟后复吸的经历,需要多次尝试才能最终戒烟。

三、精神活性物质所致精神障碍的治疗

(一)酒精所致精神障碍的治疗

1. 药物治疗

(1)戒酒硫:可以抑制乙醛脱氢酶的代谢,使乙醇和乙醛在体内堆积,导致饮酒者面部潮红、头痛、窒息感、恶心、呕吐和低血压。通过患者对戒酒硫所造成反应的恐惧和厌恶来达到戒酒的目的。

(2)纳曲酮　为非选择性阿片受体拮抗剂,对脑内啡肽有拮抗作用,可减少对酒精的摄入量,减少酒精的正性强化作用,降低复发频率以及减少复发。在肝脏代谢,故肝功能不全者应避免使用。

(3)阿坎酸钙　为一合成化合物,与神经递质GABA的一种结构类似。主要是通过乙酰化过程透过血脑屏障,刺激GABA抑制性神经的传导,并且拮抗兴奋性氨基酸尤其是谷氨酸而达到降低患者对酒精的依赖程度,戒除酒瘾的作用。主要不良反应为胃肠道反应和皮肤瘙痒。

（4）苯二氮䓬类药物　可用于酒精戒断综合征、震颤谵妄、癫痫发作的预防等。要根据患者具体的年龄、既往有无癫痫发作、肝功能情况而定。

（5）纠正电解质紊乱　酒依赖的患者经常有电解质的缺乏，如镁、磷、钾和钠。癫痫和谵妄的发生可能与镁的缺乏有关。要及时补充电解质，维持电解质平衡。

（6）补充维生素和叶酸　因患者长期进食量少以及酒精抑制小肠吸收维生素有关。最常见的是叶酸和维生素 B 缺乏。戒断综合征的患者应在第一时间给予足够的维生素 B 治疗。

（7）抗精神病药物　震颤谵妄持续时间较长者，可使用小剂量的抗精神病药物，如氟哌啶醇及非典型抗精神病药物等，但要注意锥体外系等副作用。

2. 心理行为治疗

（1）认知治疗：改变导致适应不良行为的认知方式；改变对滥用酒精的错误认知；帮助患者应对急性或慢性渴求；促进患者社会技能，改善患者的生活能力。

（2）行为治疗：通过正性强化（奖励）及负性强化（惩罚）等行为矫正技术，强化患者的良性行为。如应激应对训练、自我控制训练、厌恶疗法等。

（3）集体治疗：使患者有机会发现他们之间共同的问题，相互理解，学习如何表达自己的情感和意愿。集体治疗也给患者提供讨论和修改治疗方案的场所，以制订切实可行的治疗方案，有助于预防复发、促进康复。

（4）家庭治疗：鼓励家属支持患者戒酒，改善环境，消除各种不良刺激，促进患者的职业康复和提高其社会适应能力。

（二）阿片类及非酒精成瘾物质所致精神障碍的治疗

阿片类药物依赖是一种慢性、高复发性疾病，其治疗是一个长期过程。需采用医学、心理、社会等综合措施，包括停止滥用药物、针对戒断症状给予脱毒治疗、针对心理依赖及其他躯体、心理、社会功能损害进行康复和防复吸治疗，最终实现康复和回归社会。

1. 脱毒治疗　指通过治疗减轻由于突然停药导致的躯体戒断症状。可分为替代治疗与非替代治疗，两者可以结合使用。

（1）替代治疗：利用与阿片类药物有相似药理作用的其他药物替代原使用药物，在一定的时间内逐渐减少并停止使用替代药物，以减轻戒断症状的严重程度。目前常用的替代药物有美沙酮和丁丙诺啡。

①美沙酮：为 μ 阿片受体激动剂，药效与吗啡类似，具有镇痛作用，并可产生呼吸抑制、缩瞳、镇静等作用。具有作用时间较长、不易产生耐受性、药物依赖性低的特点。治疗原则是：逐日递减、先快后慢、只减不加、停药坚决。在用药中和停药后对症处理各种症状。可口服，使用方便，半衰期长，每天只需服用一次，一般开始剂量为 10～20mg/d，不超过 40mg/d。

②丁丙诺啡：是 μ 阿片受体的半激动剂，其镇痛作用是吗啡的 25～50 倍，非肠道及舌下给药有效，口服生物利用度差。舌下含片，每日总量不超过 8mg。

（2）非替代性治疗　应用中枢 α_2 受体激动剂来减轻阿片类药物依赖的戒断症状。以可乐宁和洛非西定为代表，其控制戒断症状的作用比美沙酮和盐酸丁丙诺啡弱。常见的不良反应为口干、倦怠、眩晕、便秘和体位性低血压。过量症状包括体位性低血压、眩晕或晕厥、心率下降。长期使用后突然停药可出现反跳性血压升高、头痛、恶心、唾液增多、手指颤动等

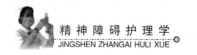

症状,故药物使用时间不应超过 2 周。

(3)中药脱毒治疗:目前经国家食品药品监督管理局批准的戒毒中药近 10 种,适用于轻、中度阿片类药物依赖的吸毒人员,对重度依赖的吸毒人员单纯使用中药疗效尚不够理想,需要与其他药物联合使用。

(4)其他脱毒治疗:如针灸、电针等,疗效需进一步验证。苯二氮䓬类抗精神病药物、曲唑酮、丁螺环酮等,主要用于缓解焦虑、控制失眠等。

2.急性中毒的治疗

(1)一般原则包括:保持呼吸道通畅,严密监测生命体征、脑水肿、心肺功能并给予相应的处理;保持给药途径的通畅,维持水、电解质平衡,利尿、促进排泄;注意意识状态和惊厥发作,并对症处理等。

(2)特殊处理 特异性的阿片受体拮抗剂纳洛酮治疗,可有效扭转阿片类过量中毒所致的中枢神经体征。

3.防复吸治疗 纳曲酮是阿片受体拮抗剂,能消除阿片类物质产生的强化效应,淡化其对药物的渴求性和身体的依赖性,使其保持正常生活。

注意事项:①纳曲酮可引起转氨酶一过性升高等肝脏毒性反应,应用前或应用中需检查肝功能。对肝功能不全者应慎用。②为避免发生戒断症状或戒断症状恶化,在应用纳曲酮之前至少 7～10 天内无阿片类物质滥用现象,且尿检阴性和催瘾试验阴性。③维持治疗期间要进行尿液吗啡检测,防止偷吸或偶吸现象。④治疗期间应避免使用阿片类镇痛药,防止降低药效或产生戒断症状。

4.精神病性症状的治疗 绝大部分患者在停止吸食后的 2～3 天内精神病性症状即可消失。对于症状严重者一般选用抗精神病药物如氟哌啶醇、苯二氮䓬类镇静药物。

5.心理行为治疗 心理行为治疗主要针对患者的心理依赖及其他心理行为问题,主要目的是预防复吸。心理行为治疗是阿片类药物依赖治疗的重要内容。

(1)动机强化治疗:帮助患者认识自己的问题,制订治疗计划并帮助他们坚持治疗,有助于提高戒毒治疗的成功率。

(2)认知治疗:改变导致适应不良行为的认知方式和对精神活性物质的错误认知,帮助他们正确应对急、慢性药物渴求,预防复吸。

(3)预防复吸治疗:帮助患者提高自我效能与应对复吸高危情景的能力,识别诱发药物渴求、复吸的心理及环境因素,找出有效应对的方法,降低复吸率。

(4)行为治疗:通过各种行为治疗技术强化不吸毒行为及其他健康行为,降低复吸的可能性。

(5)集体治疗:通过交流发现患者间的共同问题,增进相互间的交流和理解,制订出切实可行的治疗方案。也可使患者在治疗期间相互监督、相互支持,增进其与医师间的接触,有助于预防复吸、促进康复。

(6)家庭治疗:通过改善患者的人际关系,特别是与其家庭成员间的关系,促进家庭成员间的感情交流,提高治疗支持程度。避免在治疗结束后又回到一个病态的家庭环境中去;让家属帮助患者调整社会适应能力和工作能力,促使患者远离不良环境,维持良好的婚姻状态。

第三节 精神活性物质所致精神障碍患者的护理

一、护理评估

(一)病史

1. 药物使用史　所使用药物的种类、剂量、使用途径(口服、静脉、吸入)等;饮酒量、饮酒的种类、饮酒的模式;使用药物或饮酒开始的年龄、时间等。

2. 治疗史　包括既往治疗环境、治疗种类(自愿或强制)、具体治疗方法、合作程度、治疗时间、患者对治疗的态度及评价、药物不良反应等。

(二)生理功能方面

1. 一般情况　营养状况、体重、有无脱水症状、有无中毒或戒断症状等。

2. 生命体征　体温、呼吸、脉搏、血压及意识状态。

3. 躯体情况　皮肤有无注射痕迹、瘢痕、感染、立毛肌竖起等。瞳孔大小、有无流泪;鼻腔有无溃疡、流鼻涕、流脓;口腔有无感染、溃疡;心肺功能、肝肾功能;神经系统有无损伤或麻木感;有无并发症等。

4. 实验室及其他辅助检查　包括血液、尿毒品检查、三大常规、HIV、肺部 X 线检查、肝功能、乙肝全套、心电图、脑电图等检查结果。

(三)心理功能方面

1. 认知活动

(1)有无知觉的改变:如出现幻听、幻视等症状。

(2)有无思维内容及思维过程的改变:如酒精所致的幻觉症、嫉妒妄想等。

(3)有无注意力、记忆力、智力损害:如遗忘、错构、虚构等。

(4)定向力、自知力是否完整。

2. 情感活动

(1)物质戒断时有无恶劣情绪:如焦虑、烦躁、抑郁、紧张、恐慌等。

(2)急性酒中毒时,有无兴奋、吵闹、易激惹和情绪不稳等。

(3)停止用药期间:有无对以往行为感到自责、悲伤、羞愧等。

3. 意志行为活动

(1)用药动机:如好奇心重、追求快感、生活苦闷、烦恼事多想通过药物逃避等。

(2)防卫机制的应用:戒断过程中是否积极应对,有无抱怨、诉苦、争执等。

(3)觅药行为表现:有无不惜手段持续用药,如说谎、偷盗、藏匿、攻击等行为。

4. 人格特征

(1)有无人格不成熟或缺陷:如适应不良,过度敏感、易冲动,对外界耐受性差,反社会倾向等。

(2)自信和决策能力缺乏,自卑感强烈而隐蔽,自我中心倾向增强,行为标准下降,义务感、责任感、道德感降低,内心孤独、退缩、不合群、仇恨、缺乏爱心等。

(四)社会功能方面

1. 社会功能　患者的学习、工作、生活能力是否降低。

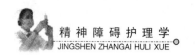

2. 人际关系　人际交往能力情况,患者与家庭成员的关系有无受损,有无子女受虐待、教养不良、婚姻破裂等现象。

3. 患者不良行为的程度　有无逃学、矿工、欺骗、偷窃、赌博等不负责任行为,有否不道德行为,有否影响社会安全的犯罪行为等。

4. 社会支持系统状况　患者的家庭成员有无精神活性物质滥用及依赖情况,家庭成员及亲友对患者的支持及关心状况如何。

二、护理诊断

(一)生理功能方面

1. 营养失调　低于机体需要量/与消化系统功能障碍、生活无规律等有关。

2. 急性意识障碍/与精神活性物质过量中毒、戒断反应等有关。

3. 有感染的危险/与机体抵抗力下降、卫生习惯不良有关。

4. 睡眠型态改变/与情绪障碍导致入睡困难或戒断症状有关。

(二)心理功能方面

1. 认知改变/与精神活性物质过量中毒、戒断反应等有关。

2. 思维过程改变/与精神活性物质过量中毒、药物依赖导致中枢神经系统受损、戒断反应等有关。

3. 焦虑/与调适机制发生严重的困难、需要未获满足、发现使用物质的后果引起更大的焦虑、戒断症状等有关。

4. 自我概念紊乱(低自尊、自暴自弃、自罪、自责)/与缺乏正向反应、家庭关系不良、社会支持缺乏等有关。

5. 个人应对无效/与不适当的调适方法、认知歪曲、支持系统缺乏等有关。

(三)社会功能方面

1. 生活自理能力缺陷/与躯体并发症,戒断症状等有关。

2. 有暴力行为的危险(对自己或对他人)/与酒精或药物中毒、戒断综合征或个人应对机制无效有关。

3. 有出走的危险/与认知障碍、自控能力降低有关。

4. 社交障碍/与人格改变、行为退缩有关

三、护理目标

(一)生理功能方面

1. 生命体征保持平稳,不发生并发症。

2. 营养和睡眠状况得到改善,大小便正常,体重增加。

3. 躯体戒断症状消失。

(二)心理功能方面

1. 情绪稳定,能有效处理和控制自己的情绪和行为。

2. 纠正不合理的认知,能认真执行戒毒、戒酒计划并主动配合。

3. 能应用恰当的调适方法,有效处理生活中的压力事件。

（三）社会功能方面

1. 能逐步主动行使社会职能和承担社会责任。

2. 能与他人建立信赖感,建立正确的行为模式和人际关系。

四、护理措施

（一）安全护理

1. 对于有精神症状的患者,护理人员必须以平静、理解的态度及时介绍环境,以减轻患者恐惧。根据病情设立专人护理,必要时遵医嘱给予隔离或保护性约束,防止患者冲动、自伤或伤人。

2. 伴有人格障碍者,表现易激惹、冲动,甚至违反规章制度、不服从治疗,可给予行为治疗,接触时应注意方式方法,既要坚持原则,又要正确疏导,避免直接冲突。

3. 严密观察治疗药物的起效过程与不良反应,及时处理。患者入院3～5天后,大多数戒断反应严重,难以克制生理上的痛苦和心理上的依赖,要求提前出院或欲自行出走,应加强巡视,密切观察患者的言谈举止,分析掌握心理活动,保证患者的安全。

4. 提供良好的病房环境,严格执行病区安全管理与制度,防止再次使用精神活性物质（如酒精或药物）。

（二）生理功能方面

1. 生活护理

(1)饮食护理:精神活性物质依赖者饮食无规律,大多食欲下降、厌食,戒断反应重时甚至拒绝进食。应给予易消化、营养丰富的饮食,以流质或半流质为宜,观察患者每餐进食情况,鼓励患者多饮水。对严重呕吐无法自行进食者,由护理人员协助喂食,必要时鼻饲或给予静脉营养支持。

(2)睡眠护理:患者多存在顽固性失眠,如不及时纠正,其注意力就会集中在躯体不适感上,易诱发复吸或对镇静催眠药物依赖。在药物调整基础上,应采取措施协助患者改善睡眠状况,如指导患者建立规律的作息时间;改善睡眠的环境,保持宁静、舒适、光线适中、空气清新;睡前不宜太饿或太饱,不宜大量饮水;睡前避免过度兴奋,放松心情;用温水泡足或洗澡,注意足部保暖并严密观察和记录患者的睡眠时间。

(3)个人卫生护理:鼓励患者在其能力范围内自理生活,加强口腔护理、皮肤及大小便护理,保持床单位整洁、干燥、舒适;戒毒患者对疼痛异常敏感,护理时应注意操作轻柔;对奇痒难忍的患者,除给予药物缓解外,还应给予心理疏导,分散其注意力,鼓励患者坚定治疗的信心。

2. 对症护理

(1)过量中毒的护理:根据药物种类给予适当的处理方法,如洗胃、给予拮抗剂等。密切观察患者的生命体征变化,保持水电解质及能量代谢的平衡。保持呼吸道通畅,做好口腔护理及皮肤护理,预防并发症。

(2)戒断症状的护理:密切观察戒断症状适时用药。一般先流泪、流涕、打哈欠,之后相继出现全身症状,如全身酸痛、心悸胸闷、发冷发热、出汗,要尽早准确地发现和评估症状,掌握适宜的给药时间,防范患者夸大症状。患者在戒断反应期间应卧床休息,避免剧烈活动,减少体力消耗,改变体位或姿势时动作要缓慢,防止意外。

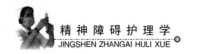
（3）用药护理：在逐渐减药过程中，要认真观察患者各种不良反应，其中生理状况危机的处理应优先考虑，配合医生做好危重患者的抢救和护理。病房内随时备好抢救药品及器材。

（4）躯体并发症护理：物质依赖患者多伴各种躯体疾病，如心血管系统、消化系统、神经系统损害及传染性疾病等。对心血管疾病患者，应密切监测血压、脉搏；对肝功能异常及消化系统疾患的患者，加强饮食护理，减少刺激性食物；对神经系统损害，如手指颤抖、共济失调的患者，应防止发生跌倒或其他意外。

3. 防止交叉感染　毒品依赖者多伴有栓塞性静脉炎、肝炎、性病等。要严格执行消毒隔离制度，密切观察，及时发现各种传染性疾病，及时报告、及时隔离处置，防止发生交叉感染。

（三）心理功能方面

1. 建立良好的治疗性护患关系　尊重患者，采取接受的态度，耐心倾听患者叙述不适的感受，并自然传递出愿意帮助患者的愿望。

2. 加强认知干预，矫正不良行为　根据患者的具体情况，提供精神活性物质滥用和成瘾的相关知识，让患者能主动认识物质滥用的危害，自觉配合戒除毒瘾。对患者的不良行为决不迁就，努力规范患者的行为，严防患者的觅酒或觅药行为。

3. 指导患者运用良好的应对方式　指出患者不良的应对方式，如当遇到不愉快的事件时，选择愤怒、扔东西、酗酒等不良应对方式难以奏效，无法解决问题等。与患者一起分析、识别并运用更有效的积极应对方式，来对待和处理情绪问题。

4. 建立正性的自我概念　帮助患者重新认识自己，对正向的行为表现给予肯定与鼓励，提供信任支持让患者改变对自己负向的评价，以积极的态度看待自己，提高自尊。

5. 鼓励患者参加有益的活动，组织各种工娱活动和康复训练，如编织、绘画、下棋、运动、音乐或技能竞赛等，以转移对物质渴求心理的注意力。

6. 帮助患者认识复吸的高危因素及正确的处理方法，如回避以往滥用药物时有关的人、地点、事物等。

7. 指导患者处理常见心理问题的策略。

（1）否认：大部分患者即便问题很严重，仍否认自己失去自制，否认给个人和家庭带来的痛苦。尤其是下决心停用已经成为生活重心的物质非常困难。而"承认"问题是改变行为的第一步，应选择适当时机指出患者的成瘾行为，并与患者共同讨论制订行为契约，促使患者控制自己的行为且采用正向的行为。

（2）易激惹：协助患者以非破坏性的方式将焦虑、愤怒等不良情绪表达出来，运动、音乐、绘画、写日记、走进大自然等都可以作为疏泄途径。

（3）依赖：依赖是物质滥用者的人格特质之一，逃避责任是依赖行为的表现之一。因此，护理人员不可代替患者作决定，而要与患者协商，调动患者的自主性。

（4）低自尊：患者借以建立自尊的人际关系和活动已遭破坏，常失去原有的职位以及朋友，自尊性低。护理人员应协助患者确认现存的资源，同时采用肯定训练技巧可协助患者增强其自尊。

（5）再犯行为：成瘾者的觅药行为有很高的再犯率，必须重建患者的生活，利用曾经戒除成功的事实去培养对未来乐观的态度。

（四）社会功能方面

1. 争取家庭、社会的理解与支持　家庭成员对患者提供物质和心理支持非常重要，要善于利用各种机会,主动与家属沟通,强化家庭功能,改善家庭成员对患者的态度,让家属更深入的理解、关怀、鼓励和支持患者。社区需建立康复活动中心,让脱毒者拥有一个既可学到有用知识,又能够开展活动的场所,有利于为脱毒者创造无歧视的社会康复环境。

2. 积极参加自助团体　自助团体是帮助物质依赖者及其家属的另一种方法。"匿名戒酒会"(AA)是自助团体的标准模式,是完全由戒酒者所组成的一个组织,相互的支持可以提供彼此戒酒的力量。

3. 过渡性安置机构的利用　许多社区有暂时性的安置计划,例如酒瘾或药瘾的"中途之家"。给患者提供戒断期到康复回归社区的过渡期,并提供个体的和团体的咨询,指导患者有关成瘾和康复方面的问题,帮助患者调整自己慢慢适应社区生活。

(五)预防复发与健康指导

1. 加强卫生宣传,文明饮酒,不酗酒、不空腹饮酒、不喝闷酒,避免以酒代药导致成瘾。

2. 严格执行药政管理法,加强药品管理和处方监测,严格掌握成瘾药物的临床应用指征。

3. 控制对成瘾药的非法需求,打击非法种植和贩运毒品。提倡低度酒、水果酒,减少烈性酒,打击非法造酒等。

4. 加强心理咨询和健康教育。重点加强对高危人群的宣传及管理。

五、护理评价

1. 急性中毒患者是否保持生命体征稳定、无并发症。

2. 患者营养状况是否得到改善。

3. 患者能否认真执行戒除物质成瘾计划,有明显的进步并已戒除酒精或药物依赖。

4. 患者能否有效处理人际关系,主动行使社会功能和承担社会责任。

5. 患者的焦虑情绪是否得到缓解,情绪是否稳定。

6. 患者能否主动参加各种活动,充分利用社会支持资源。

(王云仙、冯怡、王秀华)

参考文献

[1] 沈渔邨.精神病学[M].第5版.北京:人民卫生出版社,2009.

[2] 曹新妹.精神科护理学[M].北京:人民卫生出版社,2009.

[3] 郝伟.精神病学[M].第6版.北京:人民卫生出版社,2008.

[4] 杜新忠.实用戒毒医学[M].北京:人民卫生出版社,2007.

[5] 陈淑清,王述彭,刘静芬等.精神科护理学[M].长春:吉林人民出版社,2005.

[6] 李小麟.精神科护理学[M].成都:四川大学出版社,2002.

[7] 杨凤瑞.新型毒品防范手册[M].北京:法律出版社,2005.

[8] 李凌江.精神科护理学[M].第2版.北京:人民卫生出版社,2006.

[9] 刘协和.袁德基主译.牛津精神病学教科书[M].成都:四川大学出版社,2004.

[10] 中华医学会精神科分会.中国精神障碍分类与诊断标准(CCMD-3)[M].济南:山东科学技术出版社,2001.

[11] 屠丽君,刘玉成.精神神经科系统化整体护理理论与实践[M].南京:河海大学出版社,1998.

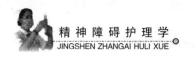
[12] 尤里·费多托夫.联合国毒品和犯罪问题办公室.2012 年世界毒品报告[R]. ht-tp://www.cadapt.com.cn/2012/0906/782.html

[13] 联合国新闻《2011 年世界毒品报告》[R]. http://www.un.org/chinese/News/fullstorynews.asp? newsID=15806 2011 年 6 月 23 日

[14] 中国国家禁毒委员会.2010 中国禁毒报告[R].北京.2011.

[15] 卫生部.《阿片类药物依赖诊断治疗指导原则》和《苯丙胺类药物依赖诊断治疗指导原则》[S].2009.11.26

附:同步练习

一、填空题

1. 传统上将依赖分为 ＿＿＿＿＿＿＿＿ 和 ＿＿＿＿＿＿＿。前者是由于反复用药所造成的一种病理性适应状态,表现为 ＿＿＿＿＿＿＿＿＿增加和 ＿＿＿＿＿＿＿症状的出现;后者指使吸食者对精神活性物质产生 ＿＿＿＿＿＿＿＿＿＿＿,以期获得服用后的 ＿＿＿＿＿＿＿＿＿。

2. 毒品滥用是世界性难题,目前主要趋势:＿＿＿＿＿＿＿＿＿;＿＿＿＿＿＿＿＿＿;＿＿＿＿＿＿＿＿＿;＿＿＿＿＿＿＿＿＿。

3. 根据精神活性物质的药理特性可将之分为七类,包括:中枢神经系统抑制剂、＿＿＿＿＿＿＿＿＿、＿＿＿＿＿＿＿＿＿、＿＿＿＿＿＿＿＿＿、＿＿＿＿＿＿＿＿＿、＿＿＿＿＿＿＿＿＿及烟草。

4. 酒精中毒性妄想症患者,常在意识＿＿＿＿＿＿＿的情况下出现＿＿＿＿＿＿＿妄想与＿＿＿＿＿＿＿妄想。

5. 病理性醉酒是个体特异性体质引起的一种对酒精过敏反应。少量饮酒即引起精神病性发作,出现严重的＿＿＿＿＿＿＿和＿＿＿＿＿＿＿障碍。

二、判断题

1. 滥用是一种适应不良方式,由于反复使用药物导致了明显的不良后果,并有明显的耐受性增加。 (   )

2. "晨饮"对诊断酒精依赖有重要意义。 (   )

3. 普通醉酒是指饮用一定量酒后突然醉酒,并产生严重的意识障碍。 (   )

4. 阿片类药物戒断症状的疼痛症状群,疼痛出现频度最多的是骨痛。 (   )

5. 戒酒硫的作用机制是能抑制肝细胞乙酸脱氢酶。 (   )

三、单选题

1. 我国毒品不包括 (   )

   A. 阿片类　　　B. 可卡因　　　C. 大麻　　　D. 酒精

2. 阿片类药物平均代谢时间是 (   )

   A. 1~2 小时　　B. 3~4 小时　　C. 4~5 小时　　D. 5~6 小时

3. 关于巴比妥类药物描述不正确的是 (   )

   A. 根据半衰期的长短可分为超短效、短效、中效及长效类药物

  B. 短效及中效巴比妥类药物滥用可能性最大

  C. 巴比妥类药物作用于与觉醒有关的脑干网状结构组织,选择性抑制上行激活系统的活动

  D. 巴比妥类镇静催眠药一般不产生耐受性

4. 大麻中所含精神活性物质最主要成分是 （　　）

  A. 四氢大麻酚 B. 咖啡因   C. 海洛因   D. MDMA

5. 有关酒精所致精神障碍的,下面错误的是 （　　）

  A. 酒中毒的家族聚集性非常明显

  B. Wernicke 脑病其病因是硫胺缺乏

  C. 酒精性癫痫绝大多数是全身性发作

  D. 柯萨可夫综合征临床特点为远记忆缺损突出

6. 酒精戒断出现震颤谵妄的典型表现不符的是 （　　）

  A. 严重的意识模糊   B. 生动的妄想和幻觉

  C. 发作时无定向力障碍   D. 四肢粗大震颤和共济失调

7. 不属于酒精所致精神障碍行为治疗的有 （　　）

  A. 替代治疗 B. 厌恶疗法 C. 自我控制训练 D. 应激应对训练

8. 酒精戒断综合征不包括 （　　）

  A. 震颤谵妄   B. 酒精中毒性幻觉症

  C. 酒精性癫痫   D. 酒精中毒性痴呆

9. 在终止饮酒 2 天后,患者出现激越症状,凭空听到其他患者称他是同性恋,而意识清晰,定向力完整。患者出现的症状为 （　　）

  A. 精神分裂症 B. 震颤谵妄 C. 酒精性幻觉症 D. 焦虑障碍

10. 若患者出现严重的近事记忆障碍、遗忘、错构、虚构和定向力障碍、意识清晰,可能是 （　　）

  A. 韦尼克脑病   B. 柯萨可夫精神病

  C. 刚塞尔综合征   D. 老年性痴呆

四、多选题

1. 精神活性物质又称为成瘾物质,能影响人类的 （　　）

  A. 情绪   B. 意志   C. 行为   D. 改变意识状态

2. 阿片类药物急性中毒的一般处理原则包括 （　　）

  A. 保持呼吸道通畅   B. 利尿、促进排泄

  C. 严密监测生命体征、脑水肿、心肺功能

  D. 保持给药途径的通畅,维持水、电解质平衡

3. 下列哪一些属于物质滥用所引起的后果 （　　）

  A. 酒后驾车肇事   B. 多次因醉酒不能按时上班

  C. 经常酒后闹事被单位开除 D. 大量吸烟导致严重肺心疾病

4. 精神活性物质所致精神障碍患者病史的护理评估包括 （　　）

  A. 所使用物质的种类、剂量、途径 B. 开始使用的年龄、时间

  C. 既往治疗环境、种类方法 D. 患者的治疗的态度

第八章　精神分裂症与护理

第一节　概　述

一、概念

精神分裂症(schizophrenia)是一组病因未明的常见精神障碍。多起病于青壮年，主要表现为认知、情感、意志行为等多方面的障碍，以精神活动和周围环境不协调，自身知、情、意不协调和人格解体等"分裂"症状为主要特征，故称分裂症。通常无意识障碍和明显的智能障碍，病程多迁延，呈反复加重或恶化，部分患者最终发展为整体功能衰退。

二、流行病学

(一)发病率与患病率

精神分裂症是精神障碍中患病率最高的疾病之一，可见于各种社会文化和各地理区域中。该病在成年人中的终身患病率10‰左右，每年新发病率在0.22‰左右。国内部分地区近年调查提示年发病率为0.1‰~0.2‰之间。我国1993年的全国流调资料显示精神分裂症的终生患病率6.55‰，与1982年的流调资料5.69‰相近。浙江省(2001年)的流调资料显示15岁及以上人群精神分裂症的时点患病率为3.01‰，而河北省(2004年)的流调资料显示18岁及以上人群精神分裂症的时点患病率5.46‰，终生患病率为6.62‰。

(二)发病年龄与性别

国内的大多数流调资料提示，精神分裂症的发病高峰年龄段集中在成年早期，男性15~25岁，女性25~29岁。女性患病率略高于男性。

(三)社会经济状况

城市精神分裂症的患病率高于农村，并且患病率与家庭经济水平呈负相关。西方国家调查，低社会阶层人群和无职业人群的发病率高。

三、病因和发病机制

精神分裂症的病因及发病机制至今尚不明确,但大多研究认为其发病与生物、心理、社会多方面因素相关。

(一)生物学因素

1. 遗传因素　国内外家系调查、双生子及寄养子等研究均发现遗传因素在本病的发生中起重要作用。其一级亲属患精神分裂症的危险度比普通居民高 10 倍以上。与患者血缘关系越近,患病率越高,单卵孪生的同病率是双卵孪生的 4～6 倍。精神分裂症是一个遗传学模式复杂、具有多种表现类型的疾病,确切的遗传模式不清,大多认为是多基因遗传,也有研究认为是遗传易感性和环境因素共同作用所致。

2. 神经生化异常

(1)多巴胺(DA)假说:该假说认为精神分裂症是中枢 DA 功能亢进,或由于 DA 受体增加导致对 DA 的敏感性增加所致。不少研究表明,精神分裂症患者血清 DA 主要代谢产物高香草酸(HVA)增高,未经抗精神病药物治疗的患者纹状体 D_2 数量增加。而经典抗精神病药物(氯丙嗪)则是通过阻断 DA 受体发挥治疗作用的。

(2)5-羟色胺(5-HT)假说:该假说认为精神分裂症的发生可能与 5-HT 代谢异常有关。近年来,临床上非典型(新型)抗精神病药物的广泛应用,使得这一假说在精神分裂症发病机制中的作用再次受到重视。

(3)谷氨酸生化假说:该假说认为中枢谷氨酸功能不足是精神分裂症可能的病因。抗精神病药物的作用机制之一就是增加中枢谷氨酸功能。

3. 脑结构异常　CT 和 MRI 检查发现,精神分裂症患者的大脑结构与正常同龄人对照,有明显的异常,部分患者脑室扩大,脑皮层额部及小脑结构较小。

4. 宫内感染和产伤　有研究表明,母孕期病毒感染,或患产科并发症较多的新生儿,其成年后患精神分裂症的几率明显高于对照组。

(二)心理社会因素

不良的生活事件、经济状况、病前性格、家庭环境及父母的养育方式等心理社会因素,在精神分裂症发病中可能起到了诱发和促进作用

四、临床表现及常见类型

(一)临床表现

精神分裂症的临床表现复杂多样,大部分精神症状均可见于本病。不同的临床类型及不同阶段,表现出不同的典型症状。

1. 前驱阶段(早期症状)　前驱阶段是指在明显的精神症状出现前,患者仅出现一些非特异性的早期症状。由于早期症状不具有特异性,症状的出现频率较低,患者对其有合理化的解释,且其他方面基本正常,不易发现,尤其是隐匿或缓慢起病的患者更易被忽视。如果能早期识别和早期诊断,其预后可能会大大改善。前驱阶段的主要临床表现为:

(1)性格改变:原来勤快、热情、助人为乐、干净整洁的人变得懒散、对人冷淡、漠不关心、与亲友疏远、孤僻、不注意个人卫生,不遵守劳动纪律,无故旷工旷课、迟到早退,工作学习能力下降等,易被误认为是思想问题或者工作学习压力过大所致,不易引起重视。

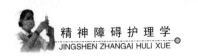

（2）类神经症样症状：主要表现为各种躯体不适、失眠及萎靡不振、疲劳、头痛、焦虑、抑郁、不典型的强迫症状、注意力下降等症状，易误诊为"神经衰弱"，但患者对症状的描述和态度不同于神经症，也不迫切要求治疗。

（3）语言和行为的改变：部分患者可因躯体疾病或受精神刺激等因素诱发，突然出现失眠、兴奋、言语与行为明显异常，少数会出现片断性幻觉妄想，或出现不可理喻的语言和行为，或苦思冥想毫无意义的问题，或说话颠三倒四、漫无边际、周围的人不可理解。

2. 发展阶段（特征性症状）　表现出精神分裂症最典型、最突出的精神症状，患者的精神活动脱离现实，与周围环境不协调，以及思维、情感、意志活动之间不协调，即精神活动的"分裂"。

（1）感知觉障碍：精神分裂症最突出的感知觉障碍是幻觉，包括幻听、幻视、幻嗅、幻味、幻触等，以言语性幻听最为常见，可为评论性、议论性、命令性幻听。幻觉可影响患者的行为。例如，自言自语、侧耳倾听、与幻听声音争辩、愤怒，或表情痛苦、泪流满面，有的患者可在命令性幻听影响下发生自杀、自伤、毁物、伤人等行为。在意识清楚的情况下反复出现持续的、顽固的语言性幻听，是精神分裂症重要的症状。

（2）思维障碍：包括思维联想障碍、思维逻辑障碍和思维内容障碍。

①思维联想障碍：思维联想过程缺乏连贯性和逻辑性是精神分裂症最具有特征性的障碍。主要表现为思维散漫、思维破裂、思维贫乏。

◇思维散漫：交谈时患者对问题的回答不切题，所述内容游移于主题之外，结构松散、目的不明确，让人难以理解。

◇思维破裂：是精神分裂症最典型的表现。患者的思维结构断裂，句与句之间互不相关，甚至词与词或字与字之间无意义上的联系，使听者完全无法理解和交谈。

◇思维贫乏：患者感到脑子空空，没啥内容可想。回答问题时异常简单，空洞单调，多为"是"或"否"，很少加以发挥。思维贫乏常与情感淡漠、意志缺乏构成慢性精神分裂症的三主症。

②思维逻辑障碍：主要为逻辑倒错性思维，病理性象征思维、语词新作、诡辩性思维等。

③思维内容障碍：精神分裂症患者的思维内容障碍以妄想最为常见，原发性妄想对于精神分裂症具有特征性的诊断意义。临床上常见被害妄想、关系妄想及影响妄想，还可见疑病妄想、钟情妄想、嫉妒妄想，夸大妄想不常见。精神分裂症患者的妄想内容往往荒谬离奇、自相矛盾，有时为多个毫无关联的妄想，具泛化趋势。

（3）情感障碍：情感淡漠、情感反应不协调是精神分裂症患者情感障碍的重要特征。

①情感淡漠：患者对亲友、同事漠不关心，对外界刺激均无动于衷。情感淡漠是慢性精神分裂症特征性的阴性症状之一。

②情感反应不协调：患者对客观刺激表现出不相称或相反的情绪反应。例如，谈及自己和家人的不幸遭遇时满面笑容，流着眼泪唱欢快的歌曲等，情感反应与思维内容不相符合；或对外界刺激的反应过度，常常为一点小事暴怒、高兴或焦虑。

（4）意志与行为障碍

①意志减退或缺乏：慢性精神分裂症患者表现行为孤僻、被动、退缩，不主动与人来往，社会功能明显受损。病情严重时丧失对生活的基本要求，不料理个人卫生，整日呆坐或卧床，完全脱离客观环境。意志缺乏也是精神分裂症特征性的阴性症状之一。

②意向倒错：少数患者可出现吃一些不能吃的东西（泥土、肥皂），无故伤害自己的身体。

③行为障碍：部分患者可表现控制冲动能力减退，易激惹，严重者出现冲动与暴力行为，

发生自伤、伤人毁物等。偏执型患者可表现出意志活动增强，四处奔波，千方百计收集所谓的证据。有的则出现违拗、刻板、模仿等动作或出现幼稚、愚蠢、离奇等动作。

（5）紧张综合征：包括紧张性木僵和紧张性兴奋两种状态，两者可交替出现是精神分裂症紧张型的主要诊断依据。①紧张性木僵：表现为精神运动性抑制。以缄默、随意运动减少或完全抑制为特征。病情轻时少语、动作缓慢、长时间保持一个姿势。病情重时患者保持一个固定姿势，出现所谓"八不"状态（即不语、不动、不吃、不喝，面无表情、不解二便、不吐唾液、对任何刺激均不起反应）。严重的木僵患者，可出现蜡样屈曲和空气枕头。患者神志清楚，对周围的事物能感知，病情缓解后能回忆。②紧张性兴奋：主要表现为不协调性兴奋。患者行为冲动，不可理解，如突然起床、砸东西、伤人毁物，或在室内来回徘徊，或不停原地踏步，或动作刻板，言语单调等。

（6）自我意识障碍：患者认为自己的一部分内心体验或活动不属于自己，如头和身体分家，走路时自己的脚不存在，自己分裂成 2 个或 3 个人；在同一时间或不同时间内表现为完全不同的两种人格，或自称变成另一个人或某种动物，丧失"自我"的感觉。

（7）自知力障碍：精神分裂症患者多存在不同程度的自知力障碍，否认有病，不愿接受治疗，甚至拒绝、逃避治疗。当病情控制后，自知力逐渐恢复，患者会渐渐配合治疗。

3. 后期阶段 经治疗后，部分患者可获临床痊愈，即不存在精神病性症状，亦可残留类似神经症的症状；部分患者可呈发作性；少部分患者迁延恶化，以衰退为转归。

（二）临床分型

精神分裂症早期症状不具特异性，易被认为是神经衰弱或人格改变，不易被人注意和识别。当疾病发展到一定阶段，可根据临床占主导的症状将其划分为若干个类型。不同类型的起病形式、病程和临床表现均有所不同，对于药物选择、预后估计及病因学研究有一定的指导意义。常见类型如下：

1. 偏执型 偏执型（paranoid type）又称为妄想型，临床上最为常见，发病年龄较晚，多在中年期，常缓慢起病。其临床表现以妄想为主，以被害、关系、嫉妒妄想和影响妄想为多见。妄想的内容多荒谬离奇、脱离现实，妄想的范围常逐渐扩大、泛化，大多患者可同时存在几种妄想。幻觉以批评、讽刺、威胁、命令等令人不愉快的内容多见。患者在幻觉妄想的支配下表现出相应的行为，如闭门不出、恐惧不安、报复、跟踪等，大多数患者不愿暴露自己的病态体验，沉浸在妄想或幻觉体验之中，行为孤僻，不与外界接触。情感表现多不稳定，易发怒、冲动伤人、自伤自杀等。患者在较长时间内人格相对完整，智能完好。该型自发缓解者较少，尽早系统治疗则预后较好。

病例：某男，30 岁，未婚。半年前因失恋，开始精神萎靡、呆滞、失眠。此后，觉得同事常常"议论"自己，并与家人说"为什么我想的事同事都知道？"并怀疑有人在自己房间录音和录像。开始尚能完成本职工作，近半月来，觉得单位派人跟踪自己，有人要害自己，在饭菜中下毒等。"我想什么事，耳边就听到说自己所想的事。"说自己的脑子被"另一个人"控制了，其言行都受"另一个人"支配。患者意识清楚、独坐一处、不合群、情绪不稳，有时自言自语，有时侧耳倾听。诊断：精神分裂症（偏执型）。

2. 青春型 青春型（hebephrenic type）发病多在 18～25 岁，即青春期或成年早期，呈急性或亚急性起病，病程进展快，多在 2 周之内达到高峰。以情感改变、思维障碍和行为幼稚愚蠢为临床特点，表现为情感不稳定、喜怒无常、常伴傻笑，难以捉摸；思维破裂，言语凌乱，内容荒诞离奇；行为幼稚，爱扮鬼脸，常有兴奋冲动，可有本能活动亢进（性欲、食欲），意向倒

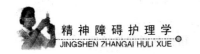
错(吞食脏物、喝脏水)。部分患者有片段的幻觉、妄想。病情进展快,可有波动,甚至有短暂的自发缓解,但易复发。系统治疗、维持服药,可望获得较好预后。

病例:某女,大学生,24岁。患者1月前复习考试,感觉疲劳,出现失眠。随后出现话多,半夜高歌,彻夜不眠,扮鬼脸,作怪相,学狗叫,对着镜子痴笑,有时头插鲜花,甚至赤身裸体在大街上乱跑,捡脏东西吃,劝阻无效;哭笑无常,讲话前言不搭后语,哈哈大笑地说"我妈妈死了";行为紊乱,衣服反穿,拒绝治疗,无自知力。诊断:精神分裂症(青春型)。

3. 单纯型 单纯型(simple type)好发于青少年,缓慢起病,逐渐加重。临床表现以情感淡漠、思维贫乏、行为退缩、意志活动缺乏等阴性症状为主,少有幻觉和妄想,或有一过性的幻觉和妄想。早期多出现类似神经衰弱的症状,表现为易疲劳、失眠、工作效率下降等,逐渐出现日益加重的个性改变,不关心周围的人和事、孤僻离群、生活懒散、被动退缩,对工作学习的兴趣日益减少,本能欲望不足。情感日益淡漠,冷淡亲友。早期不易被察觉,或以为是"不求上进"、"受到打击后意志消沉"等。往往在病程多年后才就诊,治疗效果和预后一般较差。

病例:某男,30岁,工人。性格内向腼腆、胆小,与人来往较少,工作表现可。一年前无明显原因出现失眠、精神不振、诉头痛,工作效率下降并经常出错,单位将其调至后勤部门,最后病休在家。以后更加孤僻,不愿出门、不愿见人,与家人也很少说话。不料理个人生活,洗脸、理发、更衣等均需家人督促。入院检查时患者多低头呆坐,对问话反应少,偶尔以点头、摇头表达意思。在病房内对周围一切事情漠不关心,不参与活动,多卧于床上。患者意识清楚,表情呆板,未查出幻觉、妄想,对疾病无自知力。体格检查、神经系统检查无阳性发现。诊断:精神分裂症(单纯型)。

4. 紧张型 紧张型(catatonic type)多在青壮年发病,起病急,病程多呈发作性。临床以明显的精神运动障碍为主要表现,可交替或单独出现紧张性木僵与紧张性兴奋,可自动缓解,经积极治疗预后较好。

病例:某女,35岁。病前性格温和、胆怯、寡言。2个月前无明显原因逐渐变得沉默、动作减少、表情淡漠,偶低声诉头昏,不吃、不动,有时半夜站在房中发呆。几天后突然出现躁动,以头撞墙,把衣服被单撕破,需多人协助方能控制。入院后整天睡在床上,不言不动,不哭不笑,推之不动,喂之不食,口腔内积留大量唾液不肯吐出,膀胱胀满不肯排出。给予氯丙嗪400mg/d和电休克治疗,在第4次电休克治疗后,患者像从梦中醒来,主动换衣,与周围人交谈,生活自理。诊断:精神分裂症(紧张型)。

5. 未分化型 未分化型(undifferentiated type),此型患者符合精神分裂症的诊断标准,有明显的精神症状但症状复杂,临床各型的部分症状同时存在,无法将其归到上述分型中的任一类别,故将其归入"未分化型"中,此型患者在临床并不少见。

表8-1 精神分裂症常见分型的特点

	偏执型	青春型	单纯型	紧张型
发病率	常见	有下降趋势	较少见	有下降趋势
发病年龄	中年	青年	青少年	青壮年
主要表现	妄想,多伴有幻听、情感不稳定、行为冲动	起病急,发展快。情感不稳定、思维破裂和行为幼稚	起病隐匿,持续发展。情感淡漠,思维贫乏、意志活动缺乏	起病急,呈发作性,可自动缓解。紧张性木僵和兴奋
预后	较少有人格衰退	稍差,易复发而导致衰退	差,因不易早期发现而发展到精神衰退	较好

英国学者 Crom 提出了精神分裂症阳性症状和阴性症状两个综合征的概念。阳性症状指精神活动异常或亢进,包括幻觉、妄想、行为冲动紊乱、情感不稳定且与环境不协调等,也称为Ⅰ型精神分裂症;阴性症状指精神活动减弱或缺乏,如思维贫乏、情感淡漠、意志活动减退、社会隔离、反应迟钝等,也称为Ⅱ型精神分裂症。研究发现,两者在临床症状、疗效、预后、生物学基础上都有不同之处,据此将生物学和症状学结合进行分型,有利于临床治疗药物的选择。

表 8-2　Ⅰ型和Ⅱ型精神分裂症的主要区别

内　容	Ⅰ型精神分裂症 (阳性症状)	Ⅱ型精神分裂症 (阴性症状)
临床主要特征	妄想、幻觉、冲动	情感淡漠、思维贫乏
对抗精神病药物反应	良好	差
预后	尚好	差
生物学基础	多巴胺功能亢进	脑细胞退化(额叶萎缩)

五、治疗与预后

不论是首次发作或复发的精神分裂症患者,抗精神病药物治疗应作为首选的治疗措施。健康教育、支持性心理治疗和社会康复训练等措施应贯穿于治疗的全过程。以达到降低复发率,最大限度地提高患者的社会适应能力。对部分药物治疗效果不佳和(或)有木僵、频繁自杀、攻击冲动的患者,急性治疗期可以单用或合用电休克治疗。

(一) 药物治疗

精神分裂症的药物治疗应系统而规范,强调早期、足量、足疗程。遵守单一用药、个体化用药、系统治疗的原则。精神分裂症患者的治疗程序包括急性治疗期(8~10 周)、巩固治疗期(3~6 个月)和维持治疗期(一年以上)。一旦诊断明确应及早开始用药,从小剂量开始,逐渐加量达到治疗剂量,待急性期精神症状得到控制后,应继续用治疗剂量巩固疗效,然后逐渐减量进行维持治疗。首次发作患者的维持治疗应持续至少 1 年以上,若无阳性症状及复发迹象,可试行停药观察方案;对目前症状控制良好已满一年,但既往有一次或多次发作的患者应长期维持治疗,甚至终身,除非有不可耐受的副作用及某些禁忌证的出现。常用的抗精神病药物有:

1. **典型抗精神病药物**　常用的有氯丙嗪、奋乃静、三氟拉嗪、舒必利等。抗精神病药物的使用因人而异,根据患者的典型临床症状,考虑年龄、对药物的耐受性及可能出现的不良反应进行合理选择。对需控制兴奋躁动的患者可选用氯丙嗪、奋乃静、氟哌啶醇;对于慢性期、起病缓慢、以阴性症状为主的患者宜选用三氟拉嗪、舒必利等;对于服药不合作的患者可选用长效制剂。

2. **非典型抗精神病药物**　主要包括利培酮、奥氮平、氯氮平等。特点是能够有效控制精神分裂症的阴性症状,同时在纠正感知障碍和思维障碍等阳性症状方面效果也较好,不良反应少,特别是锥体外系不良反应轻于传统抗精神病药物,易被患者接受。

(二) 电休克治疗

电休克治疗对控制精神分裂症患者的极度兴奋躁动、冲动伤人、自伤自杀、拒食、自责自

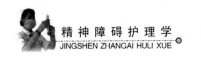

罪、抑郁情绪、紧张性木僵等症状疗效甚好。在药物治疗的基础上合并使用电休克治疗,可缩短病程,有利于患者尽快康复。一般每周 2～3 次,6～10 次为一疗程。目前多采用改良的无抽搐电休克治疗。

(三) 心理与社会干预

心理与社会干预不仅可以改善精神分裂症患者的精神症状,恢复自知力,增强治疗的依从性,还可以改善家庭成员之间的关系,增加患者的社会适应能力。利用治疗性人际关系沟通技巧、行为矫正治疗、康复训练、生活能力训练、家庭干预等措施,帮助患者恢复原有的工作或学习能力,重建恰当的人际关系,促进患者与社会接触,积极应对各种生活事件和心理危机,提高生活质量,或使患者尽可能保留一部分社会生活功能,减轻残疾程度。

精神分裂症的预后与病因、临床特点、病程以及患者的遗传素质、个性特点、心理社会环境因素、治疗的及时性和系统性等密切相关。调查发现,在首次发作的精神分裂症患者中,有 75% 可以达到临床治愈,约 20% 可保持终身健康。一般认为,起病急、中年以后发病、病程短暂、有明显诱因、以阳性症状为主症或伴有明显的情感症状、家族遗传史不明显,病前无明显个性缺陷、社交与适应能力良好、家庭和睦、社会支持多则预后较好;反之预后不良。早期发现和系统治疗的患者预后好于未经系统治疗者。

第二节 精神分裂症患者的护理

精神分裂症是精神障碍中最常见的疾病之一,具有症状丰富、病程迁延、反复发作、预后不佳的特点,给患者、家庭和社会造成很大伤害。因此,做好精神分裂症患者的护理非常重要。

一、护理评估

有计划地收集资料是护理评估的第一步,应从生理、心理、社会三方面进行。除了通过与患者的直接交谈,从语言、表情、行为中获得直接的资料外,也可从患者的亲友、同事提供的资料中获得信息,并可借助于一些心理社会功能评估量表来测定。通过对各种资料综合分析并与客观标准比较,对患者的整体情况作出推断,为护理工作提供可靠依据。

(一) 生理功能方面

包括患者的意识状态、生命体征、饮食、营养、睡眠、排泄、皮肤、个人卫生、自理能力等情况。了解患者的个人生长发育史、家族史、既往史、过敏史、用药情况,以及实验室和其他辅助检查结果等。

(二) 心理功能方面

评估患者的各种症状表现,包括认知、情感、意志行为等方面,评估患者的自知力和对住院的态度,以及患者的个性特征等。

(三) 社会功能方面

评估患者的社会交往情况、经济状况、工作学习环境、社会支持系统、人际关系、有无应激性生活事件及患者的应对方式等。

二、护理诊断

(一)生理功能方面

1. 有营养失调的可能(低于机体需要量)/与幻觉妄想、极度兴奋躁动,消耗量过大及摄入量不足有关。

2. 睡眠型态紊乱/与妄想、幻听、兴奋、不适应、睡眠规律紊乱有关。

(二)心理功能方面

1. 感知改变/与感知觉障碍(幻觉、错觉)等有关。

2. 思维过程改变/与思维内容障碍(妄想)、思维逻辑障碍、思维联想障碍等有关。

(三)社会功能方面

1. 生活自理能力缺陷/与意志行为障碍、精神活动衰退有关。

2. 有暴力行为的危险(对自己或他人)/与幻觉、妄想、精神运动性兴奋、自知力缺乏有关。

3. 不合作/与幻觉、妄想、自知力缺乏、药物副作用有关。

4. 社交孤立/与幻听、妄想、沟通障碍、怪异行为、行为退缩等有关。

5. 医护合作问题/与药物副作用,如急性肌张力障碍、体位性低血压等有关。

三、护理目标

(一)生理功能方面

1. 患者在住院期间不发生伤害自己和他人的行为。

2. 患者能获得充分的营养,表现为能自行进食,食量正常,体重逐渐恢复正常。

3. 患者能说出应对失眠的几种方法,能按时入睡,保证每晚 6~8 小时睡眠。

4. 保持身体清洁无异味,生活能基本自理。

(二)心理功能方面

1. 患者的精神症状逐步得到控制,语言行为与现实环境相符。

2. 患者能用别人理解的语言或非语言方式进行沟通,并表达自己内心的感受。

3. 学会控制自己情绪的方法,能用恰当的方法发泄自己的愤怒。

4. 日常生活不被精神症状所困扰,能最大限度地恢复社会功能。

(三)社会功能方面

1. 患者配合治疗和护理,主动服药,并能描述不配合治疗的不良后果。

2. 患者及家属对疾病的知识有所了解。

四、护理措施

(一)安全护理方面

1. 合理安置患者　有自杀自伤、出走和暴力冲动等行为者,应安置在重症观察室,专人看护。妄想症状活跃、情绪不稳定、易激惹、兴奋的患者应与木僵、痴呆等行为迟缓患者分开安置,防范意外事件发生。

2. 重点监护患者　所有工作人员应了解患者的病情、诊断、治疗情况,记住患者的姓名、面貌特征;对有严重消极、冲动、出走言行的患者及伴有严重躯体疾病者,其活动范围应

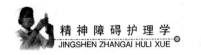

控制在工作人员的视线内。严格床边交接工作,及时发现危急事件预兆,严防意外发生。

3. 加强巡视 凡有患者活动的场所,均应有护士看护或巡视,密切观察患者的动态,每次交班都要清点患者人数,发现问题及时报告。

4. 安全用药 严格执行三查八对制度,发药时需由2名以上护士负责,一人发药,一人检查患者口腔、舌下和颊部,做到"送药到手,看服到口,不服不走"。一般先易后难,不合作者最后发。发药后及时收拾好用物,切勿将注射器、安瓿等遗留在病房,以免被患者当作自伤伤人的工具,保证治疗环境安全。严密观察疗效及药物副作用,若发现患者有眩晕、心悸、面色苍白、皮疹、黄疸、吞咽困难、意识模糊等,及时报告医生并协助处理,作好重点观察和详细交班。

5. 病房安全管理 向患者及家属宣教安全管理内容,如危险物品(剪刀、利器、长绳、打火机等)不能带入病房;病房内的病历、药品、玻璃制品等一律上锁管理,每班交接;每天进行安全检查,检查患者的床单位和衣服内有无暗藏危险物品;病房内的设施、危险物品等应重点检查,防止成为患者发生不安全行为的工具;保持安全通道的畅通。

(二)生理功能方面

1. 日常生活护理 指导患者制订日常生活计划,养成良好的卫生习惯,早晚刷牙,定期更换衣裤、修剪指(趾)甲、洗头洗澡、理发剃须,女患者清洗会阴等。卧床患者定时床上擦身或沐浴,定时翻身、预防压疮。对生活懒散者进行生活自理能力训练,如穿衣叠被、洗脸刷牙等。循序渐进,不操之过急,对取得的进步及时表扬鼓励。

2. 饮食护理 进餐一般采用集体用餐(分食制)方式。进餐过程中注意观察,防止倒食、拒食、暴饮暴食、藏食、抢食等行为,并提醒患者细嚼慢咽,防止噎食、窒息等意外。对拒食患者应及时了解原因,采取针对性措施,如有被害妄想患者可让其参与备餐和选择食物,有罪恶妄想患者可将饭菜搅拌使患者以为是残羹剩饭而进食。注意评估患者进餐后的情况,有无腹胀等,每周测体重一次。

3. 睡眠护理 为患者提供良好的睡眠环境,减少或去除影响患者睡眠的诱发因素,避免睡前大量饮水、吃刺激性食物、谈论兴奋性话题和看刺激性的电视。督促患者养成良好的睡眠习惯,减少白天卧床。必要时遵医嘱用药物诱导,观察睡眠改善情况,做好记录与交班。

4. 大小便护理 每天观察患者的大小便排泄情况。鼓励便秘患者多饮水、多食粗纤维的蔬菜水果、多活动,必要时给予缓泻剂或灌肠;对排尿困难或尿潴留患者先诱导排尿,无效时遵医嘱导尿;对认知障碍患者应定时陪护上厕所,训练有规律的排便习惯。

(三)心理功能方面

1. 建立良好的护患关系 精神分裂症患者意识清晰,智能良好,但自知力障碍,不安心住院,对住院和医护人员有抵触情绪。必须与患者建立良好的护患关系,取得患者的信任,才能深入了解病情,顺利完成治疗和护理工作。护士应主动关心、尊重和接纳患者,温和、冷静、坦诚对待患者,使患者感到温暖、可信,患者才会主动倾诉内心体验和情感,接受护士的劝慰。

2. 正确运用沟通技巧 护理人员应掌握不同患者的接触沟通技巧,施行个体化护理。与患者交谈时,耐心倾听患者的述说,鼓励患者用语言表达内心的感受而非冲动行为。交谈时态度要温和亲切,语言应具体、简单、明确,给患者足够的时间思考,不训斥、责备、讽刺患者,不与患者争论有关妄想的内容或追问妄想内容的细节,而是适当提出自己的不同感受。对自知力恢复的患者,多给予支持性的心理护理。

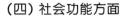

（四）社会功能方面

1. 鼓励患者参加集体活动,合理安排工娱活动,转移其注意力,淡化不良刺激因素的影响,缓解恶劣情绪。

2. 社交技能康复训练 精神分裂症患者通常住院时间较长,导致脱离社会而影响社交功能。社交技能训练从如何表达自己的感受开始,直至如何积极地寻求帮助,逐步掌握并提高社交技能。此外,还可进行简单的作业训练、工艺制作训练、职业劳动训练等。

（五）特殊状态的护理

1. 幻觉状态的护理 应密切观察患者的情绪变化和言语行为表现,了解幻觉的类型、性质。对受幻觉影响而发生出走、伤人毁物的患者应安排在重症观察室,专人监护,防止意外事件发生。运用适当的沟通技巧,耐心倾听,不与其争论幻觉内容,给予同情和安慰,稳定其情绪。鼓励和督促患者参加各种工娱疗活动,分散注意力。病情好转后,与患者讨论分析病态体验,帮助其认识疾病,促进康复。

2. 妄想状态的护理 患者在妄想的影响下,可出现自杀伤人、冲动毁物、拒食拒药等行为。护士应掌握妄想的内容对症护理。例如,对被害妄想患者,护士应耐心说服解释,外出有人陪伴,拒食时可采用集体进餐,及时转移被害妄想的嫌疑对象,注意安全;对有关系妄想的患者,在接触时语言应谨慎,不要过早否定患者的病态思维,不要在患者附近交头接耳、发出笑声或谈论其病情,以免患者猜疑,强化妄想内容。对有疑病妄想的患者应耐心倾听,并鼓励患者参加各种有益的工娱疗活动;对有自杀倾向的患者,禁止单独活动和在危险场所逗留,外出检查等要严密监护陪伴患者。

3. 冲动与暴力行为的护理 护士应重点观察,事先预防。患者出现躁动不安、神情紧张、攻击辱骂性行为,以及不满、气愤、挑剔、抗议、摔东西等失控行为时要及时有效地干预,必要时采取保护性措施。患者一旦出现暴力行为,护士应冷静、沉着、敏捷,立即疏散围观患者,迅速控制场面,解除患者的危险工具,并将患者转移到安静的隔离房间,给予适当的肢体保护或根据医嘱对症治疗。约束时要向患者说明目的,并使肢体处于功能位置,松紧适度、血液循环良好,满足患者的基本生理需要,病情缓解后及时解除约束。行为控制后与患者一起讨论,让患者说出自己的感受并给予理解和帮助。

4. 出走患者的护理 一旦发生患者出走,立即报告,组织力量及时寻找并通知患者家属。出走回归后,应了解患者的心理反应及出走企图和经过,认真记录,不可责怪埋怨患者,更不能加以惩罚或施加精神压力,制订和完善防范措施,防止再次出走。

5. 自杀自伤患者的护理 一旦患者发生自杀自伤等意外事件,应立即将其他患者隔开,迅速组织抢救。抢救复苏后做好心理安慰,鼓励患者说出内心真实的感受,了解其心理状态,制订针对性防护措施。若抢救无效死亡,应详细记录事件的经过、时间、地点、工具、当时在场人员、具体受伤情况、抢救经过等。记录应真实、准确,字迹清楚,签全名。将现场物证和病历妥善保管或封存。

6. 不合作患者的护理 首先要了解不合作的原因,对因处理。护士应主动关心、体贴、照顾患者,使患者感到自己是被重视被接纳的。选择适当的时机进行宣教,帮助患者了解自己的疾病及用药的必要性。给药时,应严格执行操作规程,做到"发药到手,看服到口,不服不走",仔细检查患者的口腔、水杯等,但要注意采取适当的方式,尊重患者的人格。拒绝服药的患者,应耐心劝导,鼓励患者表达治疗后的感受和想法,必要时遵医嘱改用注射或长效

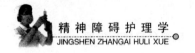

制剂。

7. 木僵患者的护理　严重木僵患者精神运动性抑制,无防卫能力,生活不能自理,但意识清楚。因此,要将患者安置在易观察的单独病室,保持环境的安静和安全,既要防止遭到其他患者的伤害,也要防止患者突然由木僵转为紧张性兴奋而冲动伤人、毁物;做好口腔、皮肤、大小便等基础护理,保证呼吸道通畅,平卧时头偏向一侧,定时翻身拍背,预防压疮发生,保证营养和水分的供给;做各项治疗护理时要简单说明目的,并避免在患者面前谈论病情及无关的事情,减少不良刺激;部分患者在夜深人静或安静时可在床上翻身或活动肢体,或主动进食,或去厕所小便,护士可将饭菜放在患者的床头,在门外观察其进食情况。部分木僵患者有蜡样屈曲症状,每次治疗和护理后应将其肢体摆放于舒适的功能位置。

(六) 预防复发和健康教育

精神分裂症是一种慢性精神障碍,且有反复发作的特点,复发次数越多,其功能损害和人格改变也越严重,最终导致精神衰退和人格瓦解,对患者、家属和社会造成重大损失。精神分裂症患者的治疗和康复,也是一个漫长的过程,为促进患者更好的配合治疗,早日康复,应做好恢复期患者及家属的健康教育。

1. 向患者和家属宣教有关精神分裂症的基本知识,使其认识到疾病复发的危害,认识药物维持治疗、心理治疗和康复训练对预防复发和延缓衰退的重要意义,积极配合治疗和康复训练。

2. 指导家属妥善保管药物并监护患者按时服药,使家属了解精神药物的基本知识、常见的副作用,并能采取适当的应急措施;认识到长期维持药物治疗是防止复发和促进康复的重要策略,按医嘱坚持服药,不可擅自增药、减药或停药,按时复诊。

3. 教育患者及家属能识别疾病复发的早期征兆,如拒绝服药、睡眠障碍、情绪不稳、日常行为习惯改变等,应及时到医院就诊。

4. 指导家属关心和爱护患者,不要歧视患者,避免精神刺激。督促患者养成良好的生活习惯,克服自卑心理,保持与亲朋好友的交往,扩大接触范围,尽早回归社会。

五、护理评价

(一) 生理功能方面

1. 患者是否发生自杀、自伤、冲动等意外事件和护理并发症。

2. 患者能否正常进食,体重是否恢复至正常标准。

3. 患者能否保持每天 7～8 小时的睡眠。

4. 患者的生活自理能力是否部分或全部恢复。

(二) 心理功能方面

1. 患者的言行举止是否与现实环境相一致。

2. 患者的精神症状是否得到缓解或消失,自知力是否部分或全部恢复。

(三) 社会功能方面

1. 患者是否能与护士和病友正常地交往,并能较确切地表达心理问题与心理需要。

2. 患者是否能积极配合治疗和护理,参与工娱疗活动。

3. 患者对自身疾病的治疗和康复训练等是否有正确的认识。

(王秀华、冯怡、王云仙)

参考文献

[1] 沈渔邨.精神病学[M].第5版.北京:人民卫生出版社,2009.

[2] 石其昌、章健民、徐方中,等.浙江省15岁及以上人群精神障碍流行学调查[J].中华预防医学杂志,2005,39(4):229—236.

[3] 陈昌惠,张维熙,沈渔邨,等.中国七地区精神分裂症流行学调查[J].中华精神科杂志,1998,31(2):72—74.

[4] 陈贺龙,胡斌,邹国华,等.2002年江西省精神障碍患病率调查[J].中华精神科杂志,2004,37(3):172—175.

[5] 十二地区精神疾病流行病学调查协作组.各类精神病、药物依赖、酒依赖及人格障碍的调查资料分析[J].中华神经精神科杂志,1986,19(2):70—72.

[6] 陈昌惠,张维熙,沈渔邨,等.精神分裂症流行学调查资料分析[J].中华神经精神科杂志,1986,19(2):70—72.

[7] 吴建红,梅红彬,张春娇.现代精神障碍护理学[M].北京:科学技术文献出版社,2010.

[8] 曹新妹.精神科护理学[M].北京:人民卫生出版社,2009.

[9] 雷慧.精神科护理学[M].郑州:郑州大学出版社,2009.

[10] 王志英,杨芳宇,等.精神障碍护理学[M].北京:北京大学医学出版社,2010.

[11] 张雪峰.精神科护理学[M].北京:高等教育出版社,2004.

[12] 井霖源.精神科护理[M].北京:人民卫生出版社,2010.

[13] 李凌江.精神科护理学[M].第2版.北京:人民卫生出版社,2006.

[14] 郝伟.精神病学[M].第6版.北京:人民卫生出版社,2011.

[15] 王荣俊.精神科护理学[M].合肥:安徽科学技术出版社,2010.

附:同步练习

一、单选题

1. 在精神分裂症病因学研究中,目前最重要的因素是 （   ）
   A. 遗传因素　　　B. 环境因素　　　C. 精神因素　　　D. 性格因素

2. 下列不属于精神分裂症阴性症状的是 （   ）
   A. 情感淡漠　　　B. 思维贫乏　　　C. 意识障碍　　　D. 意志缺乏

3. 关于精神分裂症的预后,错误的是 （   ）
   A. 发病年龄越早预后越好　　　　　B. 病前性格健全预后较好
   C. 无明显发病诱因预后较差　　　　D. 病程长、未及时治疗效果差

4. 下列不属于精神分裂症阳性症状的是 （   ）
   A. 联想障碍　　　B. 妄想　　　　　C. 行为紊乱　　　D. 情感淡漠

5. 有关精神分裂症,下述错误的是 （   ）
   A. 多起病于青壮年　　　　　　　　B. 常缓慢起病,病程多迁延

    C. 具有思维、意识等多方面障碍　　　D. 在重性精神障碍中患病率最高

  6. 下列不属于精神分裂症常见症状的是　　　　　　　　　　　　　（　　）

    A. 被控制感　　B. 情感障碍　　　　C. 幻听　　　　D. 智能障碍

  7. 精神分裂症最有效的维持治疗是　　　　　　　　　　　　　　（　　）

    A. 较长时间住院　　　　　　　　　B. 坚持服药

    C. 坚持服药并参加工作　　　　　　D. 渐减药并参加工作

  8. 精神分裂症的治疗首选　　　　　　　　　　　　　　　　　　（　　）

    A. 心理治疗　　　B. 精神药物治疗　　C. 电痉挛治疗　　D. 手术治疗

  9. 精神分裂症各种类型中治疗效果最差的是　　　　　　　　　　（　　）

    A. 单纯型　　　　B. 青春型　　　　　C. 紧张型　　　　D. 偏执型

  10. 精神分裂症患者的幻觉主要是　　　　　　　　　　　　　　（　　）

    A. 假性幻听　　　B. 言语性幻听　　　C. 幻视　　　　D. 内脏幻觉

二、多选题

  1. 精神分裂症急性期以阳性症状为主,包括　　　　　　　　　　（　　）

    A. 情感淡漠　　　B. 幻觉　　　　　　C. 妄想　　　　D. 思维贫乏

  2. 精神分裂症的预后与下列哪一项有关　　　　　　　　　　　　（　　）

    A. 病前有无精神因素　　　　　　　B. 病程是短暂还是反复发作

    C. 症状以阳性还是阴性为主　　　　D. 起病急或缓

  3. 对精神分裂症患者实施护理,下述错误的是　　　　　　　　　（　　）

    A. 严格执行病区安全管理与检查制度

    B. 冲动或易激惹的患者不宜分开活动与居住

    C. 有自杀、自伤倾向的患者最好单独居住

    D. 加强巡视,防止意外行为的发生

  4. 不符合抗精神病药治疗精神分裂症治疗原则的是　　　　　　　（　　）

    A. 早期尽量合并用药　　　　　　　B. 快速加量

    C. 药物剂量越高,治疗越彻底　　　D. 病情好转后,要坚持用药较长时间

  5. 精神分裂症的阴性症状包括以下哪一些　　　　　　　　　　　（　　）

    A. 幻觉　　　　　B. 被害妄想　　　　C. 情感淡漠　　　D. 意志缺乏

三、案例题

  患者男性,31岁,1年前无明显原因出现多疑、敏感,认为邻居在背后议论他,说他的坏话。感到马路上的人也议论他,诋毁他的名誉。近1个月病情加重,认为邻居收买了公安局的人派人跟踪监视他,想害死他,并用高科技仪器控制他的脑子、让他头痛,使他生不如死。为此,患者多次拿刀找邻居,被家人及时制止。近3天,患者拒食,听到有声音告诉他:"饭里有毒,不能吃。"医生与其交谈时,患者表情变化不明显,语声偏低,反应慢,很少抬头看医生,否认自己有病。

  问题:

  1. 请指出该患者的主要精神症状是什么?

  2. 该患者可能的医学诊断是什么?

  3. 主要的护理措施有哪些?

第九章 心境障碍与护理

第一节 概　　述

一、概念

心境障碍(mood disorder)又称情感性精神障碍(affective disorder),是由各种原因引起的、以明显而持久的心境高涨或低落为主要特征的一组精神障碍。心境高涨或低落为主要的、基本的或原发的症状,常伴有相应的思维和行为改变,严重者可有精神病性症状(如幻觉、妄想等);多为间歇性病程,具有反复发作的倾向,间歇期精神活动基本正常,一般预后较好,对社会功能影响较小,部分可有残留症状或转为慢性。心境障碍主要分为抑郁发作、躁狂发作、双相障碍、持续性心境障碍等类型。

二、流行病学

(一)发病率与患病率

由于疾病概念、诊断标准、流行病学调查方法和调查工具的不同,报道的患病率相差甚远。1982 年我国 12 个地区精神病流行病学调查显示,心境障碍终身患病率为 0.76‰,时点患病率为 0.37‰。1992 年对其中 7 个地区进行复查显示,心境障碍终身患病率为 0.83‰,时点患病率为 0.52‰。西方国家心境障碍的终身患病率一般在 20‰~250‰之间,高于我国报道的数字。WHO 有关全球疾病总负担的统计资料显示,1990 年抑郁症和双相情感障碍分别排在第 5 位和第 18 位,抑郁症与自杀合在一起占 5.9%,居第 2 位;预计到 2020 年抑郁症将上升到全球第 2 位。

(二)年龄与性别

好发于青壮年,首次发病多在 16~30 岁之间,高发年龄在 24~31 岁之间。女性较男性的发病年龄早、患病率高。男性抑郁症的自杀率较女性高。男性多以躁狂发作的形式发病,

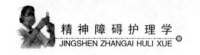
而女性首次发作大多表现为抑郁发作。

(三) 其他

有调查认为,社会地位和经济收入较低者,患抑郁症的危险性高,经济收入和社会地位较高者,患双相障碍的危险性高;农村抑郁症患病率比城市高;分居或离异者患病率高。不同种族间患病率无明显差异。

三、病因与发病机制

心境障碍的病因与发病机制目前尚不清楚,大量研究资料提示遗传因素、神经生化因素、神经内分泌因素、脑电生理变化、神经影像学改变以及心理社会因素等对本病的发生有明显影响。

(一) 遗传因素

1. 家系研究　群体和家族调查发现,心境障碍患者有家族史者占 30%～41.8%,心境障碍患者亲属患病率比一般人群高 10～30 倍。血缘关系越近患病率越高,一级亲属的患病率远高于其他亲属,且发病年龄逐代提早,疾病严重程度逐代增加。

2. 双生子与寄养子研究　单卵双生子的同病率为 56.7%,显著高于双卵双生子同病率12.9%。寄养子研究也发现,患有心境障碍的寄养子,其亲生父母患病率为 31%,而养父母中只有 12%,充分说明遗传因素在心境障碍发病中有着重要作用。

(二) 神经生化因素

大量研究资料显示,中枢生物胺类神经递质变化和相应受体功能改变可能与心境障碍的发生有关。5-羟色胺(5-HT)和去甲肾上腺素(NE)被认为与心境障碍的关系最为密切。

1. 5-羟色胺假说(5-HT)　该假说认为 5-HT 功能活动的降低可能与抑郁发作有关,5-HT功能活动的增高可能与躁狂发作有关。一些抑郁发作患者的脑脊液中 5-HT 的代谢产物 5-羟吲哚乙酸(5-HIAA)含量降低,且浓度越低抑郁程度越重。

2. 去甲肾上腺素假说(NE)　该假说认为 NE 功能活动的降低可能与抑郁发作有关,NE 功能活动的增高可能与躁狂发作有关。抑郁发作患者尿液中 NE 代谢产物 3-甲氧基-4-羟基-苯乙二醇(MHPG)降低,转为躁狂症时 MHPG 含量升高。

3. 多巴胺(DA)假说　该假说认为 DA 功能降低可能与抑郁发作有关,DA 功能活动增高可能与躁狂发作有关。抑郁发作患者尿中 DA 主要降解产物高香草酸(HVA)水平降低。

4. γ-氨基丁酸(GABA)假说　GABA 是中枢神经系统主要的抑制性神经递质,有研究发现双相障碍患者血浆和脑脊液 GABA 水平下降。卡马西平、丙戊酸钠具有抗躁狂和抗抑郁作用,它们的药理作用与脑内 GABA 含量的调控有关。

(三) 神经内分泌功能失调

研究发现,心境障碍患者存在下丘脑—垂体—肾上腺轴(HPA)、下丘脑—垂体—甲状腺轴(HPT)、下丘脑—垂体—生长素轴(HPGH)的功能异常。通过监测血浆皮质醇含量及24 小时尿 17-羟皮质类固醇的水平,发现抑郁症患者血浆皮质醇分泌过多,提示患者可能有下丘脑—垂体—肾上腺轴功能障碍。重症抑郁症患者脑脊液中促皮质激素释放激素(CRH)含量增加,提示抑郁发作时下丘脑—垂体—肾上腺轴(HPA)异常的基础是 CRH 分泌过多。

(四)睡眠与脑电生理变化

睡眠脑电图研究发现,抑郁症患者睡眠总时数减少,觉醒次数增多,快眼动睡眠(REM)潜伏期缩短,与抑郁程度呈正相关。约30%的心境障碍患者有脑电图(EEG)异常,抑郁发作多倾向于低α频率,而躁狂发作时多为高α频率或出现高幅慢波。

(五)神经影像学改变

CT研究发现,心境障碍患者脑室较正常对照组大,脑室扩大的发生率为12.5%～42%,单相抑郁与双相抑郁的CT异常率无明显差异。MRI发现抑郁发作患者海马、额叶皮质、杏仁核、腹侧纹状体等萎缩。抑郁症患者左额叶局部脑血流量降低,降低程度与抑郁的严重程度呈正相关。在伴有认知功能缺损的抑郁症患者中,左前扣带回血流量下降,并且比不伴认知缺损的患者更为严重。

(六)社会心理因素

应激性生活事件与心境障碍的关系密切,具有易感素质的个体在某些应激性事件或环境因素的促发下容易发病。抑郁发作前92%有突发应激性事件;在最近6个月内有重大应激性事件者,其抑郁发作的危险系数增高6倍。但并非所有遭遇精神创伤或负性生活事件者都发病。因此,社会心理因素是心境障碍的重要诱因。此外,经济状况差、社会地位低下者也易罹患本病。

四、临床表现与分型

根据《中国精神疾病分类方案与诊断标准(第三版)》(CCMD-3),心境障碍包括躁狂发作、抑郁发作、双相障碍、持续性心境障碍等几个类型。临床上单相躁狂较少见,美国精神疾病分类与诊断标准DSM-Ⅳ提出只要有躁狂发作就归属双相障碍,认为单相躁狂最后多发展为双相,或是病程中有过轻度抑郁发作而未被发现。但临床上确实有少数患者终生仅为躁狂发作,ICD-10和CCMD-3仍保留单相躁狂发作的分型。

(一)躁狂发作

躁狂发作(manic episode)的典型症状是"三高"症状,即情感高涨、思维奔逸、意志行为增强,且三者间协调一致,并和周围环境密切联系。可伴有幻觉、妄想等精神病性症状。躁狂发作大多急性或亚急性起病,好发季节为春末夏初,发病年龄在30岁左右。一般持续数周到6个月,平均为3个月,并有不同程度的社会功能损害。

1. 情感高涨　情感高涨是躁狂发作的基本症状。典型表现为患者主观体验特别愉快,自我感觉良好,整日兴高采烈,洋洋得意,讲话时眉飞色舞,喜笑颜开,表情生动,似乎从来没有忧愁和烦恼;患者内心体验与周围环境相符合,言行富有感染力,常博得周围人的共鸣;部分患者以易激惹的心境为主,常因某种小事而大发雷霆,好争吵,甚至出现破坏和攻击行为,但常很快转怒为喜或赔礼道歉。

2. 思维奔逸　患者在情感高涨的基础上联想速度明显加快,思维内容丰富多变,患者常自述"脑子反应特别快,好像加了润滑剂",说话滔滔不绝,口若悬河,口干舌燥、声音嘶哑仍停不下来,讲话的内容肤浅凌乱,给人信口开河之感。注意力常随境转移,话题从一个主题很快转到另一个主题,有时按词汇的同音押韵或意义相近来转换话题,即音联和意联。

3. 意志行为增强　躁狂发作患者精力异常旺盛,自感有使不完的劲,对各种事物都感兴趣,整天忙碌不停,做事虎头蛇尾,有始无终,好管闲事,爱打抱不平。对自己的行为缺乏

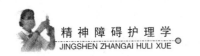

正确判断,脱离实际,不考虑后果,任意挥霍钱财、乱购物、随意将财物赠送同事或陌生人,与人一见如故,主动打招呼,没有陌生感,行为轻浮。

4. 精神病性症状　在心境高涨的背景下,患者常出现幻觉和妄想,内容多涉及自己的财富、地位和权力等,与其情绪相符合。自认为是世界上最聪明、能力最强、钱财最富有、最漂亮的,能解决所有问题,自命不凡,盛气凌人,但一般持续时间不长,内容与现实接近。

5. 躯体症状　因患者自我感觉良好,精力充沛,故很少有躯体不适主诉,常表现为面色红润,两眼有神,不知疲倦,体检可发现瞳孔轻度扩大,心率加快,以及便秘等交感神经亢进的症状。患者食欲增加,性欲亢进,睡眠需求明显减少,每日只睡 2～3 个小时且无困倦感。因患者极度兴奋,体力消耗较大,易引起失水、消瘦、甚至虚脱或衰竭。

(二)抑郁发作

抑郁发作(depressive episode)的典型症状是"三低"症状,即情感低落、思维迟缓、意志活动减退。目前认为抑郁的核心症状包括情绪低落、兴趣缺乏和快感缺失,可伴有躯体症状、自杀观念和行为。抑郁发作多数为急性或亚急性起病,好发季节为秋冬季,发作至少持续 2 周,平均病程为 6～8 个月,并伴不同程度的社会功能损害,给患者造成痛苦或不良后果。

1. 情感低落　程度较轻的患者感到闷闷不乐、无愉快感、凡事缺乏兴趣,感到"心里有压抑感"、"高兴不起来";程度重的可悲观绝望,忧心忡忡、愁眉苦脸、唉声叹气,有度日如年、生不如死之感,患者常诉说"活着没有意思"、"心里难受"等。即使有令人高兴的事情也高兴不起来,对孩子、亲友失去热情。可伴有焦虑、紧张、恐惧、坐立不安、搓手顿足、来回踱步等症状。患者常有特殊的面部表情和姿势,如嘴角向下垂挂,两眉紧锁,两眸含泪,稍做诱导便泪如线下,弯腰垂臂,姿势和动作变化少,甚至终日坐卧不动。

在情绪低落的影响下,患者自我评价低,自感一无是处,毫无人生价值,有无望感、无助感、无用感和丧失感,这不仅是诊断的重要依据,也是抑郁患者自杀的根源。具体表现为:

(1)对过去感到自责自罪:患者对自己的轻微过失或错误痛加责备,自感罪孽深重,给家庭和社会带来了巨大的负担,严重者出现罪恶妄想。

(2)对现在感到无用和无助:患者认知扭曲,对任何事情只看到消极的一面,自感一切不如别人,自己无能和无用,连累了家庭和社会,并处于孤立无援的境地。

(3)对未来感到无望:患者预感将来的自己也一败涂地,或工作失败,或家庭不幸,或健康恶化,前途渺茫,毫无希望,感到生命已到尽头,活着毫无意义。

严重抑郁发作的患者常产生自杀观念或自杀行为。有调查发现,抑郁者的自杀率是正常人的 20 倍,约有 67% 的患者有自杀观念,有 10%～15% 的患者最终死于自杀。

2. 思维迟缓　患者的思维联想速度缓慢,反应迟钝,思路闭塞,自觉愚笨。临床表现为主动言语减少,语速减慢,语音低沉,应答及交流困难,自感"脑子好像生锈了的机器开动不了",思考问题困难,工作和学习能力下降。

3. 意志活动减退

(1)兴趣减少或缺失:对原来喜爱的各种活动和爱好不再感兴趣,常闭门独居、疏远亲友、回避社交、不愿见人,自感对任何事情都"不再热心",独坐一旁或整日卧床。

(2)精力缺乏:患者感到全身乏力,做任何事情都很费力,力不从心,无法胜任原有的工作和学习,严重时个人卫生也懒于料理。

(3)快感缺失:患者丧失体验快乐的能力,不能从平日的活动中获得乐趣。偶尔参加一些活动也只是为了消磨时间。

(4)抑郁性木僵:病情严重时,发展为不语、不动、不食,可达到木僵状态,但仔细进行精神检查,可发现其表情、姿势和内心体验是协调一致的,患者流露痛苦抑郁情绪。

4. **精神病性症状**:主要是幻觉和妄想,如罪恶妄想、疑病妄想、被害妄想、贫穷妄想等,幻听主要为嘲弄性或谴责性的言语性幻听。伴有精神病性症状的患者自知力不完整。

5. **睡眠障碍**

(1)入睡困难、易醒和早醒:最具有特征的是早醒,表现为比平时提早2~3个小时醒来,之后再难入睡,在早醒的同时常伴有情绪低潮,情绪极差,睁着眼睛躺在床上,对自己完全丧失信心,陷入绝望,感到有根本无法逾越的困难。

(2)昼重夜轻:患者感到无论是情绪还是精力,都是早晨7~8点钟最差,下午逐渐好转,傍晚几乎可恢复常态,但入睡后,又进入下一次循环,这是内源性抑郁的典型特点。

6. **非特异性躯体症状** 抑郁症患者常以头痛、胸闷气短、胃肠功能紊乱、食欲不振、腹胀、便秘以及心悸、出汗、发冷、尿频尿急等自主神经功能紊乱等症状为主诉。患者常常会纠缠于某一躯体主诉,并容易产生疑病观念,进而发展为疑病、虚无和罪恶妄想,但各项检查却没有阳性发现,相应的治疗效果也不明显。

(三)双相障碍

双相障碍(bipolar disorder)指反复(至少2次)出现心境和活动水平的明显改变,有时表现为情感高涨、精力充沛和活动增加,有时表现为情感低落、精力减退和活动减少等。首次发病可见于任何年龄,但大多在50岁以前。双相障碍一般呈发作性病程,躁狂和抑郁反复循环或交替出现,可在一次发作中同时出现,也可快速转换,因日而异,甚至因时而异。抑郁发作持续时间长于躁狂发作,首次发作通常继之于应激事件后,但以后的发作与精神应激事件关系不大。发作间期通常完全缓解。发作频率、复发与缓解的形式均有很大变易。若躁狂和抑郁两类症状在大部分时间里都很突出,则应归为混合性发作。

1. **双相Ⅰ型** 有躁狂、抑郁发作史,躁狂、抑郁发作均严重。典型发作起病突然,迅速表现出症状,大约有50%~60%的患者躁狂发作后有抑郁发作,单纯躁狂发作较少见。

2. **双相Ⅱ型** 抑郁发作重而躁狂轻,轻躁狂可发生在抑郁发作的前或后,往往仅表现轻度高兴、愉快,与周围环境协调,易被误为抑郁恢复后的正常现象。

3. **循环型双相情感障碍** 约有10%~15%的双相情感障碍为此型。患者每年至少有四次以上情感障碍发作,躁狂与抑郁症状混合或迅速交替,每次发作符合轻躁狂或躁狂发作、轻抑郁或抑郁发作,或情感障碍混合发作。

(四)持续心境障碍

1. **病理性心境恶劣** 病理性心境恶劣(dysthymic disorder)原称抑郁性神经症,是一种以持久的心境低落状态为主的轻度抑郁,感到心情沉重、沮丧,对工作学习无兴趣,缺乏信心和热情,对未来悲观失望,精神不振,不出现躁狂。常伴有焦虑、躯体不适感和睡眠障碍,但无明显的精神运动性抑制或精神病性症状。恶劣心境与生活事件和性格有关。

2. **环性心境障碍** 环性心境障碍(cyclothymia)主要特征是持续性心境不稳定,心境波动幅度相对较小,极少严重到轻躁狂或轻度抑郁的程度。一般始于成年早期,呈慢性病程,伴或不伴有正常心境的间歇期。心境不稳定通常与生活事件无明显关系,与人格特征有密切关系。

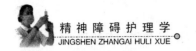

五、治疗和预后

(一) 治疗

心境障碍的药物治疗分为急性治疗期、巩固治疗期和维持治疗期。急性治疗期主要是控制症状、缩短病程;巩固治疗期主要是为了防止症状复燃、促进社会功能恢复;维持治疗期主要是预防复发,维持良好的社会功能,提高患者的生活质量。主要包括药物治疗、心理治疗和电休克治疗。

1. 药物治疗

(1)躁狂发作　各类躁狂发作均以药物治疗为主,特殊情况下可选用电休克治疗。

①锂盐:是治疗躁狂症的首选药物。单药治疗躁狂症的总有效率为 70%～80%。临床常用碳酸锂,一般从小剂量开始,宜饭后服用,以减少对胃黏膜的刺激。碳酸锂的治疗量血药浓度与中毒量接近,故需密切观察病情变化和治疗效果,监测血锂浓度。

②抗癫痫药:对碳酸锂治疗无效或不能耐受其不良反应的患者可选此类药物,临床主要使用卡马西平和丙戊酸盐。

③抗精神病药:对躁狂时的兴奋、激惹、冲动症状或伴有精神病性症状(如幻觉、妄想、怪异行为)等有治疗作用,且对躁动不安等症状的控制起效时间比锂盐快。主要有氯丙嗪、氟哌啶醇、氯氮平、利培酮、奥氮平等。

(2)抑郁发作

①三环类(TCA)及四环类抗抑郁药物:属传统抗抑郁药物,代表药物有丙咪嗪、氯丙咪嗪、阿米替林及多虑平。用药应从小剂量开始,根据耐受性和不良反应逐步增加至足量和足疗程,尽可能使用最低有效量,减少不良反应。

②单胺氧化酶抑制剂(MAOI):吗氯贝胺是一种新型的可逆性、选择性单胺氧化酶抑制剂,避免了非选择性、非可逆性 MAOI 的高血压危象、肝脏毒性及体位性低血压等不良反应的缺点。适用于三环类抗抑郁药物治疗无效的患者,对精神运动性迟滞的抑郁症尤其适用,口服后迅速完全吸收,不良反应较轻,患者的耐受性好。

③选择性 5-HT 再摄取抑制剂(SSRIs):代表药物有氟西汀、帕罗西汀、舍曲林、西酞普兰、氟伏草胺等。适用于治疗各种类型的抑郁症,不良反应较少,半衰期较长,每天只需服药 1 次,患者易接受。但起效也较慢,大约 2～4 周起效。

2. 心理治疗　在药物治疗的同时合并心理治疗,尤其是有明显心理社会因素作用的抑郁发作患者及恢复期患者。

(1)支持性心理治疗:通过倾听、解释、指导、鼓励和安慰等帮助患者正确认识和对待自身疾病,主动配合治疗。

(2)认知治疗:帮助患者改变歪曲认知,建立积极的思考方式,学习新的应对方式。

(3)行为治疗:通过对个体反复训练,改善患者的人际交往能力和心理适应能力,矫正适应不良的行为。

(4)心理分析疗法:通过挖掘患者无意识的心理过程,将其召回到意识范围内,揭穿防御机制的伪装,使患者了解症状的真实意义,便可使症状消失。

3. 电休克治疗　急性躁狂发作和药物治疗无效的患者、严重消极自杀企图及使用抗抑郁药治疗无效的患者,电休克治疗或改良后无抽搐电休克治疗见效快、疗效好。6～12 次为一疗程。电休克治疗后仍需用药物维持治疗。

（二）预后

多数心境障碍患者预后较好，经系统治疗后临床症状可基本或完全消失，社会功能恢复，一般不残留人格缺陷。有 15%～20% 的患者可慢性化，残留有易激惹、心情不好和躯体不适等，社会功能不能完全恢复至病前水平。预后与反复发作、慢性化病史、阳性家族史、病前适应不良、合并躯体疾病、缺乏社会支持和治疗不适当等因素有关。

躁狂发作可反复发作，每次发作持续时间相近，间歇期一般缓解完全，多次发作后可慢性化。对每次躁狂发作而言，显著和完全缓解率为 70%～80%。

抑郁发作可反复发作，大多数经治疗缓解的抑郁症患者，仍有 30% 一年内复发。有过 1 次抑郁发作的患者，其中 50% 的患者会再复发，有过 2 次抑郁发作的患者，今后再次发作的可能性为 70%，有 3 次抑郁发作的患者，几乎 100% 会复发。间歇期一般缓解完全，多次发作后可慢性化。对每次抑郁发作而言，显著和完全缓解率为 60%～80%。

双相情感障碍的治疗效果和预后不如抑郁发作或躁狂发作。

第二节　心境障碍患者的护理

对心境障碍患者的护理，应综合考虑患者生理、心理、社会文化等多层面的需要，系统分析观察，制订周密的计划，以保证患者安全及各方面需求的满足。当患者出现冲动、自杀等危险行为时，应及时采取应急措施。

一、躁狂发作的护理

（一）护理评估

1. 生理功能方面　患者的意识状态、生命体征；全身营养状况，有无食欲旺盛；睡眠减少等情况。

2. 心理功能方面　评估患者的情感与认知情绪表现，包括有无兴奋、情感高涨、易激惹、情绪不稳、思维奔逸、夸大自负、好管闲事等；评估患者的意志行为活动情况，有无精力充沛、整日忙碌、奇装异服等行为反应，还要评估患者的病前个性特征及对住院治疗的态度等情况。

3. 社会功能方面　评估患者的社会文化背景、经济状况、工作学习环境、人际交往能力及社会支持系统等情况。

（二）护理诊断

1. 生理功能方面

(1)睡眠形态紊乱(睡眠需求减少)/与精神运动性兴奋有关。

(2)营养失调(低于机体需要量)/与兴奋消耗过多、进食无规律有关。

(3)便秘/与生活起居无规律、饮水量不足等有关。

2. 心理功能方面

(1)思维过程障碍/与思维联想过程和思维内容障碍有关。

(2)遵医行为障碍/与自知力缺乏、自控能力下降、易激惹等因素有关。

3. 社会功能方面

(1)有暴力行为的危险(对他人)/与易激惹、自控能力下降有关。

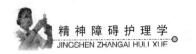

(2)生活自理能力下降/与兴奋、无暇料理生活有关。

(3)个人应对不良/与好管闲事、情绪不稳定、易激惹有关。

(三)护理目标

1. 生理功能方面

(1)生活起居有规律,饮水充足,便秘缓解或消失,睡眠恢复正常。

(2)患者的活动量恢复正常,机体消耗与营养供给基本平衡。

2. 心理功能方面

(1)情绪高涨、思维奔逸、兴奋话多等精神症状得到有效控制。

(2)患者能控制自己的情绪,学会用恰当的方式宣泄不良情绪。

(3)患者了解躁狂发作的相关知识,能恰当表达自己的要求。

(4)不发生伤害他人或自己的行为。

3. 社会功能方面

(1)患者能建立良好的人际关系。

(2)患者的生活自理能力显著改善。

(四)护理措施

1. 安全护理方面

(1)环境设置:为患者提供安全和安静的生活环境是首要的措施。躁狂症患者往往躁动不安,容易受周围环境刺激的影响。提供陈设简单、空间宽大、安静整洁、颜色淡雅的环境,常具有镇静和稳定患者情绪的作用。

(2)安全管理:加强危险物品的管理,确保患者的活动范围内无危险物品,如刀子、玻璃、绳子等。定期做好安全检查,并对家属做好安全宣教,禁止将危险品带入病房。病房内物品宜简单实用,避免被患者当作自伤或伤人的工具。

(3)严密观察:严密观察患者的病情变化及言行举止。接触患者时,注意方式方法,避免激怒患者,不采取强制性的语言和措施,对患者的过激言行不予辩论,也不轻易迁就,应因势利导。

(4)治疗护理:在用药的过程中应密切观察患者的依从性、耐受性和不良反应,对应用锂盐的患者要观察有无中毒先兆,定期监测血锂浓度等。

2. 生理功能方面

(1)维持营养:由于患者极度兴奋,整日忙碌于自认为有意义的活动,而忽略了最基本的生理需求。因此,护理人员必须为患者提供高营养、易消化的食物和充足的水分,最好安排单独进食,避免外界干扰,必要时鼻饲或静脉补充营养。保证机体的营养与水分需要。

(2)保证睡眠:合理地安排患者的活动时间,限制患者活动范围,控制活动量,采取各种措施促进睡眠,如睡前不喝浓茶、咖啡,不谈论兴奋性话题,不看惊险恐怖的电视,使患者能够得到充分的休息,保证每天睡眠7~8小时。

(3)生活护理:督促或协助患者料理个人卫生、衣着打扮,定时洗澡、更衣、增减衣物,注意防寒保暖。

3. 心理功能方面

(1)建立良好的护患关系:患者常兴奋好动、语言增多,护士要以真诚、尊重、接纳的态度与患者建立良好的护患关系,获得患者的信任,不与患者争论,更不能讽刺和嘲笑患者。

（2）灵活运用沟通技巧：可采用引导、转移注意力的方法，鼓励患者表达内心的真实想法，帮助患者逐渐认识自己的疾病，有利于病情缓解。

（3）满足患者的合理要求：指导和帮助患者正确评价和认识自我，学习控制情绪的方法。对于不合理或无法满足的要求，也应态度和蔼、耐心解释和劝说，不宜简单的拒绝，以避免激惹患者。

4. 特殊状态的护理

（1）躁狂持续状态：因患者活动过多、极度兴奋，精力异常旺盛，睡眠需要减少而不知疲倦，声嘶力竭仍不能安静，易导致脱水、虚脱，甚至衰竭而死亡。故应将患者安置在隔离室内，限制活动范围和活动量，避免过度消耗体力，确保营养和水分摄入及足够的睡眠。病情稳定后引导患者做既不需要专心又无竞争性的活动，以稳定患者情绪，并使其过剩的精力得以适当的宣泄。必要时遵医嘱予以保护性约束。

（2）冲动、毁物、暴力行为：有时患者以激惹、愤怒和敌意为特征，动辄暴跳如雷、怒不可遏，出现冲动、毁物、伤人行为。护理人员要及时评估，发现患者无理要求增多、情绪激动、挑剔、质问、有意违背正常秩序，出现辱骂性语言、动作多而快等，及时采取预防措施，设法稳定患者情绪，仍无法避免患者的破坏性行为时，则进行保护性约束和隔离。患者一旦发生冲动、攻击行为时，护理人员应沉着冷静，用简单、清晰、直接的言语提醒患者暴力行为的后果，降低患者的兴奋性，有效控制冲动和攻击行为，并注意保护其他患者免受伤害。

5. 健康教育　对恢复期的患者，应告知维持用药对巩固疗效和减少复发的意义，增强遵医行为，防止疾病复发；教会患者克服急躁情绪及处理压力的方法，鼓励患者在无法控制其行为时能积极寻求医护人员的帮助；为患者创造条件和机会，学习和训练社交技巧，帮助患者学会关心他人，建立新型的人际关系；指导患者正确对待疾病，以良好的心态面对未来。

向家属介绍有关疾病知识以及预防复发的常识，一旦发现复发的征兆，及时就诊；指导家属为患者创造良好的家庭生活环境，锻炼患者的生活和工作能力；指导家属督促和协助患者按时吃药，定期门诊复查。

（五）护理评价

1. 生理功能方面

（1）患者的基本生理需要是否得到满足，包括营养、水分、排泄、休息等，体重和睡眠是否得到改善。

（2）患者能否自行料理日常生活。

2. 心理功能方面

（1）患者的情绪是否稳定。

（2）患者是否能恰当的与人交往，及时反映心理需求和心理问题。

（3）患者能否认识和分析自己的病态行为，对自己的行为负责。

3. 社会功能方面

（1）患者在住院期间是否发生自身或他人的伤害。

（2）家属对疾病知识是否有所了解，能否运用所掌握的知识照顾患者。

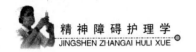

二、抑郁发作的护理

(一)护理评估

1. 生理功能方面　患者的意识状态、生命体征;全身营养状况,有无入睡困难、早醒、醒后难以入睡等情况。

2. 心理功能方面　评估患者的情感与认知情绪表现,包括有无情绪低落、悲观绝望、无助和无用感、兴趣缺乏、乐趣丧失、思维迟缓、焦虑等;评估患者的意志行为活动情况,有无自杀、自伤、哭泣等行为反应,还要评估患者的病前个性特征、病前生活事件、患者应付挫折与压力的心理行为方式及效果、对住院治疗的态度等情况。

3. 社会功能方面　评估患者的社会文化背景、经济状况、工作学习环境、人际交往能力及社会支持系统等情况。

(二)护理诊断

1. 生理功能方面

(1)睡眠形态紊乱(早醒,入睡困难)/与情绪低落等因素有关。

(2)营养失调(低于机体需要量)/与抑郁导致食欲下降、自罪妄想有关。

(3)便秘与尿潴留/与日常活动减少、胃肠蠕动减慢、药物副作用有关。

2. 心理功能方面

(1)情境性自我贬低/与抑郁情绪、自我评价过低、无价值感有关。

(2)焦虑/与无价值感、罪恶感、内疚、自责、疑病等因素有关。

(3)思维过程障碍/与抑郁所致的消极的认知态度有关。

3. 社会功能方面

(1)有自伤(自杀)的危险/与抑郁、自我评价低、悲观绝望等情绪有关。

(2)个人应对无效/与抑郁情绪、无助感、精力不足、疑病等因素有关。

(3)生活自理能力下降/与精神运动迟滞、兴趣减低、无力照顾自己有关。

(4)自我防护能力改变/与精神运动抑制、行为反应迟缓有关。

(三)护理目标

1. 生理功能方面

(1)患者能摄入营养均衡的食物,维持正常体重。

(2)睡眠充足并有满足感。

(3)维持正常大小便。

2. 心理功能方面

(1)患者抑郁情绪得到缓解。

(2)患者对治疗及前途有信心。

(3)患者能用语言表达自我过去和未来的正向观点,自我评价有所提高。

(4)能叙述疾病相关知识,用适当的方式宣泄内心的愤怒与抑郁,恰当地表达个人需要。

3. 社会功能方面

(1)患者住院期间不伤害自己。

(2)患者能愿意并适当和他人交往。

(3)患者恢复日常生活能力,保持个人和床单位的整洁。

（四）护理措施

1. 安全护理方面

（1）环境设置：将患者安置在设施安全、光线明亮、空气流通、整洁舒适的环境中，房间布置尽量以明快色彩为主，有利于调动患者良好的情绪。

（2）安全管理：定期检查患者的床单位，去除一切危险物品，如刀、剪、皮带、围巾、玻璃制品等。为患者提供治疗时，不要将用品遗留在病区，避免患者将此作为自杀工具。对病房安全设施如门、窗、电源等定期检查和维修，对药品及各种危险物品做到定点放置、班班清点，杜绝一切安全隐患。

（3）严密观察：严密观察患者的病情变化及言行举止，及时发现患者自杀的先兆。对有消极意念的患者，要做到心中有数，重点巡视，尤其在夜间、凌晨、午睡、节假日或特殊纪念日等时段，特别要注意防范。

（4）治疗护理：在治疗过程中应密切观察患者的依从性、效果和不良反应，发药时确保患者将药咽下，避免患者藏匿积蓄药物后顿服自杀。

2. 生理功能方面

（1）加强饮食调理，保证营养供给：抑郁患者常因食欲下降或自责自罪而拒食，导致机体营养不良。护理人员应了解患者不愿进食或拒食的原因，制订相应的护理措施，保证患者的营养摄入。包括尽量满足患者的饮食习惯，提供色、香、味俱佳且营养丰富的饮食，陪伴患者用餐；让患者从事一些为别人服务的活动或把饭菜搅拌成剩饭状，促进患者接受食物。必要时给予喂食、鼻饲或静脉补充营养，以维持机体需要。

（2）改善睡眠状态：睡眠障碍是抑郁症患者最常见的症状之一，以早醒最为多见。由于抑郁症有昼重夜轻的特点，早醒时恰为患者一天中抑郁情绪严重的时段，也是发生自杀行为的高频时段。护理人员要了解患者失眠的原因，鼓励或陪伴患者多参加工娱活动，如打球、下棋、唱歌、跳舞等，尽量减少白天卧床和睡眠的时间，就寝前喝热饮、热水泡脚或洗热水澡，保证安静的睡眠环境。必要时可遵医嘱给服镇静催眠药诱导睡眠。

（3）生活护理：抑郁症患者常无力料理自己的日常生活，不注重外表及个人卫生，甚至连最基本的起居、梳理都感到困难。护理人员应帮助患者维护自我形象，鼓励和协助患者完成个人卫生料理，包括起居、梳理、洗漱、沐浴，发现患者的点滴进步及时给予表扬和鼓励，以增加患者对生活的信心。严重抑郁症患者，可出现长期卧床不动，应帮助患者定时翻身、做好二便的护理，预防压疮发生。

3. 心理功能方面

（1）改善抑郁情绪：抑郁症患者情绪低落，对任何事物都失去兴趣，自责、自罪、意志活动减退，护理人员要以稳定、温和、接受的态度，运用治疗性的沟通技巧，针对相关因素进行心理疏导，帮助其分析和认识精神症状，鼓励和引导患者回忆以往愉快的经历和体验，以达到稳定情绪的目的。

（2）建立有效的护患沟通，鼓励患者抒发自身的感受：以耐心、诚恳的态度关心患者，选择患者感兴趣的或较为关心的话题进行交谈，鼓励患者表达自身感受，耐心倾听患者的述说，分担患者的痛苦。严重抑郁患者的思维缓慢，护理人员须以耐心、缓慢以及非语言的方式表达对患者的关心和支持。

（3）阻断负向思维：抑郁症患者的认知方式总是呈现出一种"负向的定式"，对自己或外

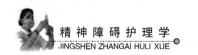
界事物常不自觉地持否定的看法(负向思维),护理人员要应用认知治疗的方法帮助患者认识负向思维,纠正不良认知。例如,帮助患者回顾自身的优点、长处和成就,修正不合实际的目标,协助完成某些建设性的工作和参加社交活动等,减少患者的负向评价。

(4)学习新的心理应对技巧:应积极营造和利用一切人际交往机会,鼓励参加易完成、有趣味的活动,引导患者关注周围及外界事物,改善患者消极被动的交往模式,建立积极健康的人际交往方式。同时,注意改善患者处处需要别人关心和协助的心理,通过学习和行为矫正训练,改变患者的病态应对方式,建立新的心理应对方式,为提高独立生活和工作能力打下基础。

4. 特殊状态的护理

(1)预防自伤自杀行为的发生:随时了解患者自杀意念的情况及可能采取的方法,谨慎地安排患者生活和居住的环境,使其得不到自伤自杀的工具。对有严重自杀企图的患者应严加防范,其活动应控制在护理人员的视线内,禁止患者单独活动及在危险场所逗留,认真交接班,必要时设专人护理。

(2)自伤自杀的紧急处理:一旦患者发生自杀、自伤等意外时应立即与其他患者隔离,配合医生实施有效的抢救措施。做好自伤后的心理安慰,鼓励患者说出内心的真实感受,了解心理变化,制订针对性防护措施。若患者经积极抢救仍无效死亡,应详细记录事件的经过、时间、地点、工具、具体受伤情况、抢救经过等;记录应真实、完善、准确无误、字迹清楚、签全名;保留现场物证,必要时按程序封存病历。

(3)抑郁性木僵状态的护理:患者卧床不起、不言不动、不吃不喝、大小便潴留,但其意识清楚,情感活动和内心体验保持一致,因此,不能在患者面前谈论病情,加强基础护理,保证营养和水分摄入,肢体放置在功能位,预防压疮等并发症。

5. 健康教育

(1)帮助患者和家属认识疾病的症状、性质及预后;坚持服药的意义及副作用的观察与处理;预防复发的常识等。

(2)指导患者学习和训练社交技巧,能客观地评价自己,保持情绪稳定。

(3)指导家属为患者创造良好的家庭环境和人际互动关系,增强患者的自信心;协助患者管理药物并监护患者按时按量服药,密切观察患者的病情变化和药物副作用。

(4)指导家属及时识别疾病复发的征兆。例如,从配合服药转变为拒药、情绪不稳等,要及时就诊,并保护患者不受冲动或自残行为的伤害。

(五)护理评价

1. 生理功能方面　患者的基本生理需要是否得到满足,包括营养、水分、排泄、休息等,体重和睡眠是否得到改善。

2. 心理功能方面

(1)患者的情感高涨或低落是否得到有效控制。

(2)患者是否学会控制和适当宣泄自己不良的情绪,正确表达自己的意愿。

(3)患者能否认识和分析自己的病态行为,对自己的行为负责。

3. 社会功能方面

(1)患者在住院期间是否发生自身或他人的伤害。

(2)患者是否能自行料理日常生活。

(3)患者是否能恰当地与人交往。

(4)家属对疾病知识是否有所了解,能否运用所掌握的知识照顾患者。

(王秀华、冯怡、王云仙)

参考文献

[1] 沈渔邨.精神病学.[M].第5版.北京:人民卫生出版社,2009.

[2] 十二地区精神疾病流行病学调查协作组.各类精神病、药物依赖、酒依赖及人格障碍的调查资料分析[J].中华神经精神科杂志,1986,19(2):70—72.

[3] 陈贺龙,胡斌,邹国华,等.2002年江西省精神障碍患病率调查[J].中华精神科杂志,2004,37(3):172—175.

[4] 石其昌、章健民、徐方中,等.浙江省15岁及以上人群精神障碍流行学调查[J].中华预防医学杂志,2005,39(4):229—236.

[5] 王金荣,王德平,沈渔邨,等.中国七地区情感性精神障碍流行病学调查[J].中华精神科杂志,1998,31(2):75—77.

[6] 吴建红,梅红彬,张春娇.现代精神障碍护理学[M].北京:科学技术文献出版社,2010.

[7] 曹新妹.精神科护理学[M].北京:人民卫生出版社,2009.

[8] 雷慧.精神科护理学[M].郑州:郑州大学出版社,2009.

[9] 王志英,杨芳宇.精神障碍护理学[M].北京:北京大学医学出版社,2010.

[10] 张雪峰.精神科护理学[M].北京:高等教育出版社,2004.

[11] 井霖源.精神科护理[M].北京:人民卫生出版社,2010.

[12] 李凌江.精神科护理学[M].第2版.北京:人民卫生出版社,2006.

[13] 郝伟.精神病学[M].第6版.北京:人民卫生出版社,2011.

[14] 王荣俊.精神科护理学[M].合肥:安徽科学技术出版社,2010.

附:同步练习

一、单选题

1. 关于心境障碍与血缘的关系,下面哪一种说法正确 （　）

A. 血缘关系与患病率高低无关　　B. 血缘关系越远,发病率越高

C. 血缘关系越近,发病率越高　　D. 血缘关系越近,患病率越高

2. 躁狂发作时的睡眠障碍特点是 （　）

A. 入睡困难　　B. 多梦　　C. 早醒　　D. 睡眠需要减少

3. 抑郁发作睡眠障碍的特点是 （　）

A. 入睡困难　　B. 早醒　　C. 睡眠过多　　D. 多梦

4. 抑郁症患者的情绪低落的特点是 （　）

A. 上午较轻,下午较重　　B. 时轻时重

C. 昼重夜轻　　D. 昼轻夜重

5. 碳酸锂中毒的早期表现是 （　　）

    A. 发热、定向障碍　　　　　　　　　　B. 震颤、共济失调

    C. 厌食、恶心、呕吐等胃肠道反应　　　D. 癫痫大发作

6. 以下哪一类不属于抗抑郁药 （　　）

    A. 三环类抗抑郁药　　　　　　　　　　B. 单胺氢化酶抑制剂

    C. 苯二氮䓬类　　　　　　　　　　　　D. SSRI 类

7. 抑郁症患者心理功能方面最需要处理的问题是 （　　）

    A. 抑郁　　　　　B. 焦虑与抑郁　　　　C. 焦虑　　　　D. 易激惹

8. 抑郁发作睡眠障碍的特点是 （　　）

    A. 入睡困难　　　　B. 早醒　　　　C. 睡眠过多　　　　D. 多梦

9. 心境障碍的5-羟色胺假说认为 （　　）

    A. 抑郁发作有 5-羟色胺升高　　　　　B. 抑郁发作有 5-羟色胺升高和降低

    C. 躁狂发作有 5-羟色胺升高　　　　　D. 躁狂发作有 5-羟色胺升高和降低

10. 心境障碍一般具有以下特点 （　　）

    A. 一次发作,永不缓解

    B. 发作一次,加重一次,残留阴性症状

    C. 反复发作,从无缓解期

    D. 有反复发作的倾向,间歇期完全缓解,部分可有残留症状或转为慢性

二、多选题

1. 心境障碍可有以下哪些表现 （　　）

    A. 情感高涨　　　　　　　　　　　　　B. 情感低落

    C. 有反复发作倾向,发作间期多可缓解　D. 可有精神病性症状

2. 躁狂发作的临床特征有 （　　）

    A. 心境高涨,自我感觉好　　　　　　　B. 思维奔逸,音联意联

    C. 思维被洞悉感　　　　　　　　　　　D. 爱管闲事、挥霍

3. 抑郁发作的临床特征有 （　　）

    A. 情绪低落,自我感觉差　　　　　　　B. 思维迟缓,反应迟钝

    C. 生活疏懒,不修边幅　　　　　　　　D. 意志活动减退

4. 心境障碍的临床类型有 （　　）

    A. 抑郁发作　　　　　　　　　　　　　B. 躁狂发作

    C. 环性心境障碍　　　　　　　　　　　D. 木僵

5. 属于躁狂症的"三高症状"是 （　　）

    A. 自我感觉好　　　　　　　　　　　　B. 思维迟缓

    C. 意志活动减退　　　　　　　　　　　D. 情绪低落

6. 影响抑郁复发的因素有 （　　）

    A. 维持治疗的药物剂量或时间不足　　　B. 心理、生理应激

    C. 社会适应不良　　　　　　　　　　　D. 有心境障碍家族史

三、案例题

案例 1：某男，38 岁，因"兴奋、话多、失眠等 20 天"入院治疗。20 天前无明显原因，表现话多，渐出现失眠，每天仅睡 2～3 小时，仍感精力充沛，每天兴高采烈，见人就说自己很有钱，无控制地购物，并将东西送给陌生人。患者整天忙忙碌碌，看到别人的事也管，稍不如意就发脾气。近日食欲增加，但饮食无规律，不按时进餐。入院后体格检查无异常。精神检查：意识清，定向全，对环境无陌生感，主动握手问好，兴奋话多，滔滔不绝，难以打断其语流。不承认自己有病，无自知力。

问题：

1. 请指出该患者的主要精神症状是什么？
2. 该患者可能的医学诊断是什么？
3. 主要的护理措施有哪些？

案例 2：某女，25 岁，一月前由于工作失误受到领导当众批评，患者感到委屈，觉得脸上无光，出现失眠、早醒，觉得自己前途全完了，整天闷闷不乐，少与人交往，认为人心难测，怀疑同事会看不起她，在背后议论她，觉得活着没有意思。刚开始还能料理家务，逐渐什么都不干了，说自己越来越笨，什么都干不了，近 1 周来，几乎整夜睡不着。整日哭泣，认为自己事事失败，比不上自己的同事、同学。入院后体格检查：中度营养不良。精神检查：意识清，接触差，多问少答，回答时语速慢、语音低。表情忧愁，不停地唉声叹气。整日卧床，不与他人交往。进食需劝说，勉强进食少许。睡眠差，几乎未入睡。

问题

1. 请指出该患者的主要精神症状是什么？
2. 该患者可能的医学诊断是什么？
3. 主要的护理措施有哪些？

第十章　应激相关障碍与护理

【学习目标】

● 掌握:应激相关障碍的共同特点,常见应激相关障碍的临床特征。

● 熟悉:应激相关障碍的治疗护理。

● 了解:应激相关障碍的病因、发病机制。

● 应用:能运用护理程序对应激相关障碍患者进行护理。

第一节　概　　述

在人类社会的发展历程中一直不断面临着各种灾难,如地震、水灾、火灾、空难、爆炸、疫病流行、战争、恐怖活动等。这些灾难不仅严重威胁人类的生命安全,而且给人们造成极大的心理创伤,并且灾难烙印被类似场景所触痛,会产生不同程度的恐惧、绝望、焦虑、愤怒、烦躁不安、消沉自闭等。随着社会的迅速发展,人们生活中不期而至的应激性事件也越来越多,各种异乎寻常的精神压力使得人们产生认知、情绪、行为等多方面的变化。自 20 世纪 50 年代以来,应激是多学科关注的概念,也成为精神医学领域研究的热点。

一、概念

由于研究领域不同、研究的侧重点和目的各异,不同领域及不同时期的应激概念也有较大差异。Selye 将应激源分为两类,一类为使人振奋、增强动力的正性应激源;另一类为使人产生悲愤、痛苦的负性应激源;无论哪类应激源,个体都需要对其进行适应。大部分观点认为,应激(stress)是机体通过对应激源的认识、评价而觉察到威胁时,引起心理生理改变的过程,也是个体对面临的威胁或挑战作出适应和应对的过程,即机体对刺激所产生的一种非特异性反应。应激源(stressor)是指需要个体动员自身的心理生理资源或外部资源进行调节,重新加以适应的生活境遇和环境改变,也称应激性生活事件(stress life event)。通常应激引起的防御反应是一种保护机制,不一定引起病理改变,但当应激反应的强度或持续时间超过一定限度,则会导致应激系统的失调,并对个体产生影响,导致应激相关障碍(stress related disorders)。

应激相关障碍是指由于强烈或持久的心理和社会环境因素直接作用而引起的一组功能性精神障碍,也称反应性精神障碍(reactive mental disorder)或心因性精神障碍(psychogenic mental disorder)。包括急性应激障碍(acute stress disorder ASR)、创伤后应激障碍(post-traumatic stress disorder,PTSD)、适应性障碍(adjustment disorders)。其共同特点为:心理社会因素是发病的直接原因,起主导作用;临床症状表现与应激事件密切相关;病程、预后与精神因素的消除或改变环境有关;预后良好,无人格方面的缺陷。

二、流行病学

据我国 12 个地区精神障碍流行病学调查,应激相关障碍总患病率为 0.68%(1984)。急性应激障碍的流行病学研究很少,仅个别调查发现严重交通事故后的发生率为 13%～14%,暴力伤害后的发生率为 19%,集体性大屠杀后的幸存者中发生率为 33%。急性应激障碍可发生于任何年龄,但多见于青年人,男女患者接近。创伤后应激障碍在一般人群中的终身患病率大约为 1%～14%,女性高于男性。某些特大爆炸事件的受害者创伤后应激障碍的发生率可高达 78.6%,而地震、火灾、洪灾、交通事故等受害者的创伤后应激障碍发生率为 18.8%～38.27%。创伤性事件的类型、遗传因素、个性特征等对创伤后应激障碍的发病率及症状表现有一定影响。适应性障碍的流行病学研究较少,发病以成年女性多见。良好的家庭和社会支持可以降低负性情绪,减少应激相关障碍发生的危险。

三、病因

剧烈的精神创伤、严重的生活事件或持久的困难处境是本病发生的直接原因,但并非每位遭受应激性事件的个体均会出现精神障碍,个体的生物学和心理学易感性起着不可忽视的作用。

(一)应激性生活事件

在急性应激障碍和创伤后应激障碍的诊断中,强调应激性生活事件(stress life event)是异乎寻常的、危及生命安全或可能造成躯体严重损害的事件,患者亲身经历或目睹该场景,产生强烈的恐惧、紧张和无助感。适应性障碍的应激性事件可以是突如其来的,也可以是慢性和持久性的不愉快处境。应激性事件主要包括以下几类:

1. 严重的生活事件 包括目睹亲人突然死亡或受伤,严重的交通事故,刑事暴力、虐待等创伤性事件。

2. 重大的自然灾害 包括地震、雪崩、山洪暴发、泥石流、火灾等。

3. 战争场面 遭受炮击、轰炸,面临死亡危险或目睹血肉横飞的场景等。

4. 不愉快的处境 包括家庭关系长期不融洽、离退休和衰老带来的失落感和恐惧感、个体面临角色转换困难、移居、变换工作以及工作压力大等。

(二)个体易感性

应激事件是否引起应激相关障碍与遗传因素、个体易感性和应对能力有关。此外,个体的生理状态、既往经验、自我认知、社会态度、信仰、受教育程度、适应调节能力、家庭支持系统、社会文化背景也与疾病的发生、发展有一定关系。

(三)生物学因素

有研究认为,创伤后应激障碍的患者存在神经内分泌和神经生化的异常,肾上腺皮质激素水平降低,甲状腺素水平升高,杏仁核或投射区域的功能紊乱,一些与创伤有关的线索,如类似场景、声音、图片等可引起患者较大的生理反应。正电子发射层扫描技术(PET)发现,当患者在回想创伤性事件时,出现大脑中颞部的血液供应减少,而大脑中颞部通过抑制杏仁核的功能对于消除恐惧方面起着重要的作用。

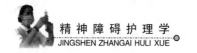
四、临床类型与主要表现

(一)临床类型

1. 急性应激障碍 急性应激障碍(acute stress disorder)又称急性应激反应(acute stress reaction,ASR),或急性心因性反应(acute psychogenic reaction)。指以遭受急剧、严重的精神创伤性事件为直接原因,患者在受刺激后数分钟或数小时内发病,历时较短暂,以意识障碍为主要表现,部分患者出现精神运动性兴奋、精神运动性抑制,可伴有严重的情绪障碍或自主神经系统症状。

(1)意识障碍:患者在遭受突如其来的应激事件时,可出现"休克时期",表现目光呆滞、表情茫然、注意狭窄、意识清晰度下降、定向障碍、对周围事物感知迟钝或不能领会外界的刺激,语言凌乱或不连贯,动作杂乱无目的性,偶有冲动行为和人格解体表现。

(2)精神运动性兴奋:部分患者表现为伴有强烈恐惧体验的不协调性精神运动性兴奋,如激越、叫喊、行为紊乱,可出现冲动、伤人毁物行为,或情感爆发、言语增多,内容多与发病因素或个人经历有关。

(3)精神运动性抑制:部分患者表现为精神运动性抑制,表情茫然,目光呆滞,情感反应迟钝、麻木,行为退缩,少言少动,严重者可呈木僵状态。

(4)情绪障碍和自主神经系统症状:可伴有严重的恐惧性焦虑和自主神经系统症状,如心动过速、震颤、出汗、面部潮红等。

上述症状可单独或混杂出现,症状因个体易感性和应付能力而有较大的差异性。创伤性经历常因想象、思考、梦境、触景生情等多种途径引发个体反复体验,而患者则会尽量回避易引起其痛苦回忆的刺激和场景。一般在几天至一周内恢复,预后良好,缓解完全。事后可有部分回忆。

2. 创伤后应激障碍 创伤后应激障碍(post-traumatic stress disorder,PTSD),又称延迟性心因反应(delayed psychogenic reaction)。指在遭受强烈的或灾难性精神创伤事件后出现的延迟和(或)持久性异常精神反应。如目睹战争、地震、雪崩、严重事故、恐怖行为或暴力造成的死亡等,导致患者深度悲哀、极度恐惧和巨大的痛苦体验。精神症状多在遭受刺激后数周内出现,一般不超过6个月。其核心症状包括闯入性症状、回避症状和警觉性增高症状。

(1)闯入性症状:表现为无法控制地以各种形式反复体验创伤经历,使患者痛苦不堪。患者无法控制症状的发生时间和频次,且症状会引起患者强烈的痛苦感,犹如重新经历一般。闯入性症状主要有三种表现形式:

① 闪回:又称短暂"重演"性发作,即在无任何因素或相关事物的影响下,创伤情境经常不由自主地出现在患者的联想和记忆中,或使患者出现错觉、幻觉,仿佛又置身于创伤性事件发生时的情境,重新表现出创伤事件发生时的各种强烈情感体验和明显的生理反应,持续时间从数秒到数天不等。

② 患者面临或接触与创伤性事件相关联或类似的事件、情景或其他线索时,出现强烈的心理痛苦或生理反应。如目睹死者遗物、旧地重游、周年纪念日、相似的气候或场景等情况下,均可促发患者产生异常痛苦体验和明显的生理反应。

③ 闯入性症状还会在睡眠状态中以梦魇的形式出现,表现为患者梦中反复重现创伤性

事件或做噩梦,常从梦境中惊醒,并在醒后继续主动"延续"被"中断"的场景,产生强烈的情感体验。

(2)回避症状:即回避与创伤性事件有关的刺激,并对一般事物的反应显得麻木,反映了患者试图在生理和情感上远离创伤。主要表现为:

①回避表现:患者回避谈及与创伤有关的话题、想法和感觉,尽量避免接触可能引起恐惧回忆的事情和环境。

②麻木表现:患者对周围环境的一般刺激反应迟钝,很少参加活动或无兴趣参加;情感淡漠,与人疏远;难以体验和表达细腻的情感;对未来失去憧憬,很少考虑或计划未来的学习、工作或婚姻,轻者抱着听天由命的态度,重者可出现自杀观念或行为。

③选择性遗忘:部分患者不能回忆创伤性经历的某些重要方面,即使经过提醒仍然不能想起,似乎希望把这些"创伤性事件"从自己的记忆中"抹去"。

(3)警觉性增高症状:表现为自发性的高度警觉状态,反映患者长时间处于对创伤事件的"战斗"或"逃跑"状态,在创伤事件后的第一个月最为普遍。具体表现为:

①难以入睡或易醒。

②惊跳反应:遇到类似场景或轻微的刺激时,表现出容易受惊吓,出现惊恐反应和自主神经系统症状,如紧张、恐惧、心慌、面色苍白、四肢发抖、出冷汗,或易激惹等。

③注意难以集中。

创伤后应激障碍的症状通常在创伤后延迟出现,即经过数日至数月无明显症状的间歇期后才发病,症状一旦出现则可持续数月至数年。临床表现因年龄不同有所差异,成人大多主诉与创伤有关的噩梦、梦魇;儿童因大脑功能发育尚不成熟,常无法清楚叙述噩梦的内容,而表现为从梦中惊醒、在梦中尖叫或主诉头痛、肚子痛等躯体症状。大多数患者可自愈或治愈,少数患者因病前人格缺陷等而迁延不愈或转换为持久的人格改变或社会功能缺损,预后不良。

3. 适应性障碍　适应性障碍(adjustment disorders),指明显而长期存在应激源或困难处境,加之患者有一定的人格缺陷,而出现的一种短期和轻度的烦恼状态和情绪失调,常伴有适应不良的行为表现或生理功能障碍,并使社会功能受损的一种慢性心因性障碍,但不出现精神病性症状。疾病的发生是对某一明显的生活变化或应激事件的不适反应,例如移居国外、变换工作、离退休等。适应性障碍的临床症状变化较大,主要为情绪障碍和行为异常,如烦恼、焦虑不安、抑郁心境、无能为力感、注意力难以集中、胆小害怕和易激惹等。临床症状还与年龄有关,如成人多表现为抑郁或焦虑症状,老年人多伴有躯体症状,青少年多表现为品行障碍,儿童多表现为退缩现象(如尿床、幼稚语言等)。通常在遭遇生活事件后1个月内起病,病程一般不超过6个月。随着时过境迁,应激源的消失或经过调整形成了新的适应后,病情也随之缓解,社会功能恢复。根据临床症状不同,可分为以下几个类型:

(1)以抑郁、焦虑等情感障碍为主的抑郁型和焦虑型

①抑郁型适应障碍:是成人最常见的适应障碍。主要表现为无望感、哭泣、心境低落等,但程度比抑郁症轻。

②焦虑型适应障碍:以惶恐不知所措、紧张不安、注意力难以集中、胆小害怕和易激惹为主要表现,可伴有心慌、震颤等自主神经系统症状。

③混合型适应障碍:表现为抑郁和焦虑的综合症状。

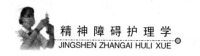

（2）以适应不良行为为主的品行障碍型和行为退缩型

①品行障碍型适应障碍：表现为对他人利益的侵犯或不遵守社会准则与规章、违反社会公德的行为，如逃学、说谎、打架斗殴、毁坏公物等。

②行为退缩型适应障碍：主要表现为束手无措、孤僻离群、不注意卫生、生活无规律、尿床、幼稚言语或吸吮手指等。

（3）生理功能障碍：以上各型均可出现生理节律失调和躯体症状，如睡眠不好、食欲减退、便秘、疲乏、胃肠不适、头痛、胸痛等症状，可影响日常活动，导致社会功能受损。

患者的临床表现可以单一类型或混合出现，如情感障碍合并品行障碍；部分患者表现为不典型的适应障碍，如社会退缩，但不伴焦虑、抑郁心境。

五、治疗与预后

灾难性事件爆发的紧迫性、威胁性、不确定性和震慑性，使人产生失控感和不确定感，引发个体的心理危机并导致各种继发性的躯体症状。治疗的关键在于尽可能转移或消除应激源，去除精神刺激因素或脱离引起精神创伤的环境。并帮助患者提高处理应激的能力，防止病情恶化或慢性化。治疗方法主要为心理治疗与药物治疗相结合。

（一）心理治疗

心理治疗主要解决患者的心理应对方式和情绪发泄的途径问题。首先通过观察、聆听、交谈等方式，了解患者症状的性质和严重程度、人格特点、应对方式、应激源对于患者的意义。针对不同个体制定干预计划和措施，可选用支持性心理治疗、认知行为治疗、指导性咨询、精神分析治疗、短程动力治疗及行为治疗等，通过疏泄、解释、支持、鼓励、指导等手段，达到稳定患者情绪，减少负性思维，减轻症状，以及帮助患者重建适应性行为。

1. 支持性心理治疗　通过倾听患者讲述，采取恰当地提问方式，了解患者所持的观念和体验，针对具体问题进行劝解、疏导、安慰、解释和鼓励，让患者感受关心和帮助。

2. 认知行为治疗　通过帮助患者矫正歪曲的思维模式，改变各种不合理的假设、信念，重建认知系统，消除不良情绪和行为，使患者面对现实，认识疾病，配合治疗，消除和缓解症状，恢复社会功能。常用的有合理情绪行为疗法（REBT）、认知疗法（CT）、认知行为矫正技术等。

3. 暴露治疗　采用延时暴露方法，让患者面对真实的或想象的令人害怕的场景，然后通过放松方法，使患者逐渐耐受并适应这种情景。主要包括①资料收集；②呼吸训练；③心理教育；④视觉暴露（in vivo exposure）；⑤想象暴露。

4. 焦虑管理训练　教会患者应付焦虑的技巧，如放松训练、呼吸训练、积极的自我陈述、自信训练、生物反馈技术和社会技能训练等，改善患者的应付能力，增加应付资源和提高自信心，使患者从被动无助的状态转换到积极负责任的状态。

5. 眼动脱敏再加工治疗（eye movement desensitization and reprocessing，EMDR）：其基本理论假设为，人都会遭遇到不幸的事件，但人们也有一种内在的本能去冲淡和平衡不幸事件所带来的冲击，并从中学习使自己成长和苗壮。在治疗中，通常患者被要求在脑中回想自己所遭遇到的创伤情境、痛苦记忆及不适的身心反应（包括负面的情绪），然后让患者的眼球及目光随着治疗师的手指，平行来回移动约15～20秒。完成之后，请患者说明当前脑中的影像及身心感觉，直到痛苦的回忆及不适的生理反应（如心跳过快、肌肉紧绷、呼吸急促）

被成功地"敏感递减"为止。

(二)药物治疗

对于精神症状明显的患者,可使用适量的镇静催眠药,必要时给予适量抗精神病药物。若患者有焦虑或抑郁症状可给予适量的抗焦虑药物或抗抑郁药物,以缓解症状,为心理治疗打好基础。一般以低剂量、短疗程为宜,在药物治疗的同时,心理治疗应继续进行。

(三)其他治疗

对于有严重抑郁、自杀自伤行为,或明显冲动、伤人毁物行为的患者,可采用电休克治疗,以迅速控制症状,保证患者和周围人的安全。对于木僵、抑郁等不能进食或进食少的患者,可采取补充营养、纠正水电解质平衡等支持治疗。

第二节 应激相关障碍患者的护理

一、护理评估

主要包括心理、生理、社会行为、应激源等方面的内容,尤其要注意有无危及生命和安全的行为,例如自杀、自伤、拒食、冲动、伤人、毁物等,还应重视应激源的强度、对个体的切身利益的影响、个体对应激源的态度、感受性和耐受性以及应对机制的评估,有助于采取针对性的护理措施。

(一)生理功能方面

1. 一般情况评估 包括①生命体征及意识状态:生命体征是否稳定;意识是否清晰,有无定向力障碍,注意是否狭窄,对周围环境的感知是否清晰;②进食及营养状况;③睡眠状态;④生活自理能力和排泄情况等。

2. 神经系统及辅助检查情况 各项检查结果中有无阳性结果和器质性病变。

3. 健康状况 评估患者的家族史、既往疾病史,是否初次发病、类似病情发作的临床表现、诊治过程、有无不良反应等。

(二)心理功能方面

1. 应激源评估 包括应激源的种类、强度、持续时间,以及与患者的切身利益关系,并注意应激因素的累加作用。

2. 个性与应对方式评估 包括患者的个性特征、思维方式、情感表达和应对方式等。有无敏感多疑、自我中心、情绪不稳、遇事耐受性差等特点。日常应对压力事件的处理方式、对应激事件的认识及对自身疾病的态度等。

3. 精神症状评估 包括有无精神病性症状,如幻觉、妄想及其与精神创伤的关系,有无遗忘、错构、虚构、假性痴呆等障碍;情感是否低落、抑郁、焦虑、悲伤、惊恐、害怕、愤怒、淡漠、烦躁不安、易激惹等,动作行为是否得当,有无潜在或现存的冲动、伤人、自伤、自杀、毁物、木僵;有无退缩、不愿接触人、生活无规律、不注意卫生等。

(三)社会功能方面

包括患者所处的生活环境及社会支持系统,如患者的家庭、婚姻、子女、生活环境、受教育程度、人际交往能力、日常生活能力、职业功能、社会角色等;尤其要评估患者可利用的社会资源,包括来源、数量和强度,家属对疾病的看法和对患者的态度。

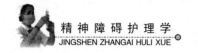

二、护理诊断

（一）生理功能方面

1. 急性意识障碍/与强烈的应激刺激、不良应对机制有关。

2. 营养失调（低于机体需要量）/与焦虑、抑郁、情绪低落导致胃肠功能紊乱、食欲减退以及生活自理能力下降有关。

3. 睡眠形态紊乱/与应激事件导致的极度悲哀、恐惧、愤怒、紧张、焦虑、抑郁、激动等有关，也与躯体不适或环境改变等有关。

4. 排泄障碍及皮肤完整性受损/与应激事件导致的自主神经功能紊乱、情绪改变、进食障碍等有关。

5. 自理能力下降/与应激引起的意识障碍、情绪低落、行为退缩或紊乱有关。

（二）心理功能方面

1. 感知改变/与应激引起的反应有关。

2. 有自杀自伤的危险/与应激事件引起的无助感、丧失感、焦虑和抑郁情绪有关。

3. 有暴力行为的危险/与应激事件引起的兴奋躁动、行为紊乱有关。

4. 焦虑/与面对应激事件、主观感觉不安、担心以及精神运动性兴奋有关。

5. 恐惧/与经历创伤性事件、反复出现闯入症状有关。

（三）社会功能方面

1. 言语沟通障碍/与意识障碍、极度悲伤、情感麻木或兴奋躁动有关。

2. 个人应对无效/与应激持续存在、知识缺乏、不良应对方式以及抑郁情绪有关

3. 社交能力受损/与应激事件引起的情绪障碍、意识障碍以及行为障碍有关。

4. 无效性角色行为/与家庭冲突、不切实际的角色期望、支持系统不足有关。

5. 不良适应行为/与采用某些不良的应对方式有关，如酗酒、吸毒、攻击、自杀、逃避等。

三、护理目标

1. 患者不发生自杀、自伤、伤人等行为。

2. 患者自理能力下降期间，其基本生理需要能得到满足，不发生感染性疾病与并发症，例如压疮、肌肉萎缩等。

3. 患者对自身心理状态有客观的认识；能恰当地表达和宣泄自己的负性情绪，减轻心理痛苦。

4. 患者能正确认识应激事件，认识应激与疾病的关系，学会使用正确的应对方法和放松技巧。

5. 患者能建立正确的行为模式和有效的人际交往，家庭及社会支持系统增强，社会功能逐步恢复。

四、护理措施

应激相关障碍患者的护理包括生理、心理和社会功能等多方面的综合护理措施。由于应激源不同、患者表现不同，各种类型患者的护理侧重点则不同。对急性应激障碍发作期的患者，护理的重点是保障患者的安全、满足患者的基本生理需要以及稳定患者情绪；对缓解

期患者主要是增强其应对能力。对创伤后应激障碍患者的早期以保障患者安全、缓解情绪障碍为主,后期则以帮助其建立有效应对机制为主。对适应障碍患者的护理主要是帮助患者提高适应能力。

(一)脱离应激源

应激相关障碍的病因多为应激事件引起,因此,首要的措施是帮助患者尽快消除精神应激因素或脱离引起精神创伤的环境,最大限度地避免进一步的刺激。应提供安静、安全、简洁、舒适的环境,减少各种不良环境因素的刺激和干扰。由于应激相关障碍患者富有暗示性,故不宜将症状丰富的患者安排在一起,以免原有的症状更加顽固或增加新的症状。

(二)安全护理

急性应激障碍患者由于意识障碍、精神运动性兴奋、精神运动性抑制等症状易发生跌倒、出走、自伤、伤人等安全问题;而创伤后应激障碍患者与适应障碍患者常因情绪低落导致自杀、自伤行为。因此需严密观察和护理,防止各种意外事件的发生。

1. 提供安全舒适的环境　将患者安置在光线明亮、易观察的房间,保证设施安全,加强对各种不安全因素的排查和危险物品(刀剪、绳索、火种、药物、玻璃制品等)管理,定期进行安全检查。

2. 密切观察患者的表现　注意有无意识障碍、自杀自伤、暴力行为等征兆。一旦发现立即采取有效措施,确保患者及周围人员的安全。

3. 对抑郁消极患者加强沟通,掌握其病情和心理活动状态,运用沟通技巧,鼓励患者表达和宣泄自己的负性情绪。将患者的活动范围处于医护人员的视线内,必要时设专人护理,尤其在夜间、凌晨及特殊纪念日等需严加防范。

4. 当患者出现行为紊乱、冲动时,应安置在重症病室,必要时遵医嘱给予保护性约束,保证患者安全。

5. 加强对意识障碍患者的观察与护理,限制活动范围,防止走失、跌倒或受到其他患者的伤害。

(三)生理功能方面

1. 维持营养、水电解质平衡　应激相关障碍患者常因情绪抑郁不思进食,或因处于木僵、退缩状态而不进食,导致营养不良。护理人员需了解患者的饮食习惯,尽量满足其口味,以提高患者的食欲;或安排患者集体进餐,或采用少量多餐的方法进食。对抑郁、退缩或木僵的患者,可安排专人耐心劝导或协助喂食。对有躯体化症状的患者,应用暗示性言语引导其进食。必要时遵医嘱行肠内或肠外营养支持治疗。

2. 改善睡眠　睡眠障碍是应激相关障碍患者较常见的症状,应保持病房环境安静、光线适宜,合理安排作息时间,减少白天的卧床时间,仔细观察患者的午睡和夜间睡眠情况,必要时遵医嘱给予镇静催眠药物。

3. 协助料理个人生活　木僵或退缩状态患者自理能力下降,需做好各项基础护理,防止压疮、口腔溃疡等并发症。利用患者易受暗示性的特点,用暗示性言语鼓励患者循序渐进地加强自主功能训练,当患者病情开始缓解,意志活动逐渐增强时应鼓励患者自行料理生活。

(四)心理社会功能方面

1. 建立良好的护患关系　良好的护患关系是实施心理护理的前提条件。应主动接触

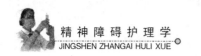
患者和耐心倾听,以真诚友善的态度关心和尊重患者;接纳患者的病态言行,不加批评指责;无条件的积极关注;不催促患者回答或打断谈话;操作前耐心解释,以取得患者的合作;运用非语言沟通技巧,如静静陪伴、抚触、鼓励关注的眼神,传达护士的关心和帮助。

2. 支持性心理护理

(1)接纳鼓励:对患者当前的应对机制表示认同、理解和支持。鼓励患者按可控制和接受的方式表达焦虑、激动,允许自我发泄,如来回踱步、哭泣等,但不要过分关注。

(2)合理解释指导:帮助患者对疾病的发生、发展情况进行分析讲解,使之了解疾病症状和导致不良心境的原因与危害,认识到对自身疾病的过度关注与忧虑并不利于心身康复。

(3)帮助宣泄:鼓励患者用语言描述创伤性经历,讨论创伤性事件中的所见所闻、所思所想,以达到宣泄的目的。指导患者学习放松技巧,如深呼吸放松法、肌肉放松法等,缓解焦虑和紧张情绪。

(4)强化疾病可以治愈的观念:指导患者正确应对创伤性体验和困难,了解功能性障碍是短暂的,只要配合治疗完全可以康复。

(5)鼓励患者参加活动:根据患者的具体情况,安排适宜的工娱疗活动,分散其对自身疾病与症状的注意力,减轻孤独感和回避行为,恰当处理人际关系,防止疾病复发。

3. 帮助患者纠正负性认知

(1)帮助患者找到自己的负性自动思维:与患者讨论探寻创伤性事件与负性情感反应之间的中间环节。

(2)告诉患者其认知评价(即各种想法)是如何导致不良情绪反应和行为表现的。

(3)指导患者通过与现实的检验,发现自己的消极认知和信念是不符合实际的,并找出认知歪曲与负性情感的关系,从而矫正这些认知障碍。

4. 帮助患者学习应对技能　包括教会患者管理焦虑的方法,学会积极、有效的认知方式和行为技能,鼓励患者寻求运用社会支持资源帮助应对应激。

5. 家庭干预

(1)帮助患者和家属学习疾病相关知识,使其对病因有所认识,消除模糊观念引起的焦虑、抑郁,以及担心疾病会演变成严重精神障碍的误解。

(2)指导家属理解患者的痛苦和困境,既要关心和尊重患者,又不可过分迁就或强制患者。

(3)指导家属协助患者合理安排工作与生活,恰当处理与患者的关系,帮助患者恢复社会功能。

(五)药物护理

遵医嘱给相应治疗药物,如抗焦虑药、抗抑郁药、抗精神病药等,指导患者和家属了解与观察药物疗效和不良反应。

五、护理评价

1. 患者是否发生自杀自伤、冲动伤人、跌伤、走失等行为或及时发现制止。

2. 患者的生理需要是否得到满足,营养、睡眠及个人卫生是否保持良好。

3. 患者能否正确认识应激事件与疾病的关系,学会应对应激事件的方法。

4. 患者是否已学会调整和控制情绪,掌握常用的放松技巧。

5. 患者的适应能力是否得到改善,社交和职业功能逐渐恢复。

6. 家属是否了解疾病相关知识和照顾方法。

(冯怡、赵国秋、邵华芹)

参考文献

[1] 沈渔邨.精神病学[M].第 5 版.北京:人民卫生出版社,2009.

[2] 李凌江,李小麟,衣桂花,等.精神科护理学[M].第 2 版.北京:人民卫生出版社,2006.

[3] 张本,王学义,孙贺祥.唐山大地震心理创伤后应激障碍抽样调查研究[J].中华精神科杂志,1998,32(2):106-108.

[4] 王丽颖,杨蕴萍.创伤后应激障碍的研究进展[J].国外医学:精神病学分册,2004,31(1):59-61.

[5] 郝伟.精神病学[M].第 6 版.北京:人民卫生出版社,2011.

[6] 张理义.应激障碍[M].北京:人民卫生出版社,2009.

[7] 徐唯,宋瑛,梁爱民,等.特大爆炸事故幸存者创伤后应激障碍的初步研究[J]中国心理卫生杂志2003,17(9):603-606.

[8] 刘光雄,杨来启,许向东,等.车祸事件后创伤后应激障碍的研究[J].中国心理卫生杂志,2002,16(1):18-20.

[9] 伍志刚,刘爱忠,谭红专,等.洪灾区成人 PTSD 及其危险因素的研究[J].中国临床心理学杂志,2003,11(3):173-175.

[10] 赵国秋.心理危机干预技术[J].中国全科医学,2008,11(1A):45-47.

[11] 杨亚黎,栗卫国,郑占营.克拉玛依火灾死难儿童双亲的心理反应[J].中国医学伦理学,1999,6:26-30.

[12] 汪向东,赵丞智,新福尚隆,等.地震后创伤性应激障碍的发生率及影响因素[J].中国心理卫生杂志,1999,13(1):28-30.

[13] 尚蕾,王择青.创伤后应激障碍及其预测因素[J].中国临床康复,2005,9(16):127-129.

[14] 陈树林,李凌江.创伤后应激障碍的心理治疗[J].临床精神医学杂志,2005,15(3):180-181.

[15] 翟书涛.危机干预的现状和展望[J].中国行为医学科学,2005,14(4):289-290.

[16] 吴建红,梅红彬,张春娇.现代精神障碍护理学[M].北京:科学技术文献出版社,2010.

附:同步练习

一、填空题

1. 应激相关障碍的病因包括:_____、_____、_____。

2. 应激相关障碍的主要类型包括:_____、_____、_____

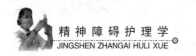
_____。

3. 急性应激障碍的主要临床表现包括_____、_____、

_____、_____。

4. 创伤后应激障碍的核心症状主要有_____、_____、

_____。

二、单选题

1. 在遭遇创伤性事件后的几小时内,患者出现妄想和严重情绪障碍,称为 ( )

    A. 创伤后应激障碍   B. 应激反应

    C. 急性应激障碍   D. 适应障碍

2. 在重大创伤事件后患者出现各种症状,如重新体验创伤性事件,对创伤相关刺激持续回避等,称为 ( )

    A. 创伤后应激障碍   B. 应激反应

    C. 急性应激障碍   D. 适应障碍

3. 在生活发生改变时,产生一定阶段的心理痛苦,称为 ( )

    A. 创伤后应激障碍   B. 应激反应

    C. 急性应激障碍   D. 适应障碍

4. 治疗干预急性应激障碍首先应 ( )

    A. 认知治疗   B. 帮助患者尽快脱离创伤情境

    C. 行为治疗   D. 精神分析疗法

5. 对于急性创伤后应激障碍,主要立即采用哪一项技术 ( )

    A. 行为治疗   B. 支持性心理治疗

    C. 危机干预   D. 精神分析疗法

6. 导致严重应激障碍的直接原因是 ( )

    A. 遗传因素   B. 精神因素   C. 器质性因素   D. 生物因素

7. 创伤后应激障碍最主要的临床特点之一为 ( )

    A. 情绪兴奋、欣快与语言增多

    B. 意识模糊,表情紧张、恐惧

    C. 情绪低落,抑郁、愤怒,严重时有自杀行为

    D. 反复发生创伤性体验重现、梦境而感到痛苦

8. 创伤后应激障碍,精神障碍延迟发生一般在 ( )

    A. 数分钟后   B. 数小时后   C. 数天后   D. 数年后

9. 持续的警觉性增高属于 ( )

    A. 急性应激障碍   B. 创伤后应激障碍

    C. 持久性应激障碍   D. 适应性障碍

10. 关于急性应激障碍的预后不正确的是 ( )

    A. 精神因素消除后症状可迅速缓解   B. 心理治疗可获得较好的效果

    C. 病程一般较长   D. 预后良好,不发生精神衰退

11. 适应性障碍起病一般在应激性事件或生活改变后 ( )

    A. 1周内   B. 2周内   C. 1个月内   D. 2个月内

12. 适应性障碍患者表现为逃学、矿工、斗殴、破坏公物、目无法纪等考虑哪一型 （　　）

    A. 品行障碍型　　B. 焦虑型　　　　C. 能力减弱型　　D. 混合型

13. 某女士突闻父母遭遇车祸身亡而僵住不动,片刻后号啕大哭,捶胸顿足,言语凌乱,狂奔呼叫。她最可能的医学诊断是 （　　）

    A. 癔症　　　　　　　　　　　　B. 急性应激障碍

    C. 创伤后应激障碍　　　　　　　D. 适应性障碍

14. 某女士在大火中逃生后沉默寡言,情绪不高,之后噩梦不断,经常梦见着火的场景而惊醒,非常紧张恐惧,不敢外出。她最可能的医学诊断是 （　　）

    A. 适应性障碍　　　　　　　　　B. 急性应激障碍

    C. 创伤后应激障碍　　　　　　　D. 惊恐发作

15. 与应激相关障碍患者探讨创伤时,下列哪一种方法合适 （　　）

    A. 详细询问每一个细节　　　　　B. 专心聆听患者的讲述

    C. 分散患者的注意力,以减轻痛苦　　D. 询问有无证人可以证明事实情况

三、多选题

1. 关于应激相关障碍,下列说法正确的是 （　　）

    A. 剧烈的精神创伤、严重的生活事件或持久的困难处境是直接原因

    B. 个体在创伤前的生物学和心理学易感性起着不可忽视的作用

    C. 大部分抑郁症患者起病是合并有心理应激

    D. 应激是抑郁症的病因

2. 急性应激障碍发生的时间一般在精神创伤性事件后 （　　）

    A. 数分钟内　　B. 数小时内　　C. 数天内　　D. 数周内

3. 适应性障碍的原因常为生活改变或应激性事件后,如 （　　）

    A. 丧偶　　　　B. 出国　　　　C. 移民　　　D. 退休

4. 应激相关障碍的护理目标是帮助患者使其 （　　）

    A. 恰当表达和宣泄自己的负性情绪

    B. 基本生理需要得到满足

    C. 症状得到缓解,不发生伤害自己的行为

    D. 能建立正确的行为模式和有效的人际交往

5. 应激相关障碍患者生理方面的护理措施包括 （　　）

    A. 维持营养、水电解质平衡　　　B. 改善睡眠

    C. 强化疾病可以治愈的观念　　　D. 协助料理个人生活

第十一章 神经症、癔症与护理

第一节 概 述

一、概念

神经症(neuroses)旧称神经官能症,是一组包括病因、发病机制、临床表现、治疗、病程和预后不一致的精神障碍。主要表现为精神活动能力降低、烦恼、紧张、焦虑、抑郁、恐怖、强迫、疑病、分离与转换症状或各种躯体不适感。共同特征为:一般没有明显或持久的精神病性症状;起病常与心理、社会因素有关;病前常具有一定的素质和人格基础;症状没有明确的器质性病变基础;社会功能相对完好,行为一般保持在社会规范允许的范围内;患者深感痛苦,有求治要求,大多自知力完好;病程多持续迁延。

二、流行病学

神经症是一组高发疾病。我国 1982 年 12 个地区精神障碍流行病学调查资料显示,神经症的总患病率为 2.2%;女性高于男性;以 40~44 岁年龄段患病率最高,但初发年龄最多为 20~29 岁年龄段;地区分布不均匀,如癔症的患病率农村高于城市,文化程度低、经济状况差、家庭关系不和睦则患病率较高。我国 1990 年的调查结果为:神经症总患病率 1.5%,其他神经衰弱 0.84%,抑郁性神经症 0.30%,癔症为 0.13%。

三、病因

神经症的病因尚不十分明了。一般认为有三大类:

(一)心理社会因素

神经症多在一定的心理刺激下发病,常常是面临一定的精神压力和应激事件,如人际关系、婚姻、经济、家庭、工作、生活环境的变化等多方面的问题。

(二)个性特征因素

遗传学研究发现,虽然尚无证据确认神经症是一种遗传性疾病,但神经症与遗传因素有某些关系,常见于情绪不稳定和内向型人格的人。躯体状况在神经症发病中也起一定作用,如疲劳、分娩、感染、中毒、外伤及各种躯体疾病均可使个体易患神经症。

(三)持续因素

社会文化因素及疾病所致的精神和躯体不适的反馈信息,或因患者角色而继发获益的社会反馈信息,可加重患者病情或使其迁延不愈。

四、神经症的分类

神经症的病因与发病机制各有特点,临床表现、病程预后、治疗反应也不尽相同。因此,不同国家的学者们对神经症的看法不一。我国的精神障碍分类体系中,将抑郁性神经症归类于情感障碍,将癔症单列出来,保留了神经症这一疾病单元。CCMD-3 将神经症分为以下几类:恐惧症、焦虑症、强迫症、躯体形式障碍、神经衰弱。

第二节　常见的神经症与癔症

一、恐惧症

恐惧症(phobia)原称恐怖性神经症,以过分和不合理地惧怕外界某种客观事物或情境为主要表现,患者明知客体对自己并无实际威胁,也明知这种恐惧反应是过分的、不合理和不必要的,但在相同情境下仍反复出现,无法控制。恐惧发作时常伴有明显的焦虑不安及自主神经症状。为消除这种焦虑不安,患者常极力回避所恐惧的客观事物或情境,或是带着畏惧去忍受,因而影响正常活动。我国患病率为 0.59‰,男女性比为 1∶2。

(一)病因

1. 遗传因素　研究发现广场恐惧症具有家族遗传倾向,同卵双生子比异卵双生子的恐惧同病率要高,且与惊恐障碍存在一定联系。某些特定的恐惧症,如血液和注射器恐惧,先证者中约 2/3 的生物源亲属患有相同疾病,表现为心动过缓易发生晕厥。

2. 素质因素　恐惧症患者具有一定的人格特征,如胆小、害羞、被动、依赖、高度内向、焦虑、恐惧、强迫倾向、自幼受到母亲过多的保护等。

3. 生理因素　恐惧症患者的神经系统警觉水平增高,处于过度觉醒状态,体内交感神经系统兴奋占优势,肾上腺素、甲状腺素水平增高。

4. 心理社会因素　首次发病前可能有某种精神刺激因素。条件反射理论认为当患者遭遇到某一恐惧性刺激时,情景中另一些并非恐惧的刺激(无关刺激)也可能同时作用于大脑皮层,两者作为一种混合刺激形成条件反射,当再遇到该种情景,即便只有无关刺激,也可引起强烈的恐惧情绪。

(二)临床表现

恐惧症患者所恐惧的物体或情境非常多,临床上通常归纳为三大类。

1. 场所恐惧症(agoraphobia)　又称为广场恐惧症、旷野恐惧症或幽室恐惧症。是恐惧症中最常见的一种,约占 60%,女性多于男性,大多在 20～30 岁起病。主要表现为对某些特定环境的恐惧,如广场、密闭的环境和拥挤的公共场所等,患者害怕离家或独处,不敢进入商店、影院、公交车、电梯等公共场所或人群聚集的地方,担心出现恐惧时得不到帮助,无法

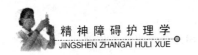

逃避,因而回避这些环境,对配偶和亲属的依赖突出。恐惧发作时还可伴有抑郁、强迫及人格解体等症状。

2. 社交恐惧症(social phobia) 又称社交焦虑障碍,多在 17～30 岁发病,男女发病率相近。常无明显诱因突发起病,主要表现为在社交场合时感到害羞、局促不安、尴尬、笨拙、害怕被人审视,一旦发现别人注意自己就不敢抬头、不敢与人对视,甚至感到无地自容。因此,害怕聚会,害怕与人近距离接触,不敢在别人的注视下操作、书写或进食,不敢当众演讲,不敢与重要人物谈话,担心届时会脸红,此称赤面恐惧(erythrophobia)。有的患者害怕并回避与别人的视线相遇,称对视恐惧(anthropophobia)。该类患者并没有牵连观念,对周围事物的判断并无错误,只是不能控制自己不合理的情感反应和回避行为,并因而苦恼。常见的恐惧对象是异性、严厉的上司和未婚夫(妻)的父母等,可出现脸红、手抖、出汗、恶心或尿急等症状,症状可发展到惊恐发作的程度。

3. 单一恐惧症(simple phobia) 也称特定恐惧症,指患者的恐惧对象局限于特定的物体或情境,如害怕特定的动物、高处、雷鸣、黑暗、飞行、封闭的空间、进食某种东西、接触某种特定的疾病等。常始于童年,症状比较恒定,既不改变也不泛化。部分患者在消除了对某一物体的恐惧之后,可再出现新的恐惧对象。导致功能残缺的程度取决于患者回避恐惧情境的难易程度。

(三) 治疗与预后

1. 行为治疗 行为治疗是恐惧症的首选治疗方法,常用的有暴露疗法和系统脱敏法,以消除恐惧对象与焦虑恐惧反应的联系,并减轻或消除患者的回避行为。治疗前应了解患者的恐惧来源,尤其是首次发病时的情景,患者的个性特点和精神刺激因素。也有不少患者在疾病过程中已经学会了如何回避令自己产生恐惧的对象和情境而不影响日常社会功能。

2. 心理疗法 如精神分析疗法、催眠疗法、松弛疗法、暗示疗法。

3. 药物治疗 药物对单纯恐惧一般无效,临床上通常应用地西泮等抗焦虑药和普萘洛尔等 β 受体阻滞剂,暂时缓解焦虑情绪和自主神经反应,降低觉醒水平。

多数恐惧症患者病程迁延,有慢性化趋势,病程越长预后越差。儿童期起病、成人单一恐惧症者预后较好,恐惧对象广泛者预后较差,社交恐惧症和场所恐惧症若不治疗 5 年内变化不大,但在更长的时间后会有些改善。

二、焦虑症

焦虑症(anxiety)是一种以紧张和焦虑情绪为主要临床表现的神经症,包括急性焦虑(惊恐发作)和慢性焦虑(广泛性焦虑)两种临床相。常伴有头晕、胸闷、心悸、呼吸困难、口干、尿频、尿急、出汗、震颤等自主神经功能紊乱与肌肉紧张和运动性不安等症状。患者的紧张程度与现实情况很不相称,且其焦虑情绪并非来自于实际威胁或危险。

(一) 病因

1. 遗传因素 惊恐发作具有家族性,单卵双生子的同病率高于双卵双生子,但遗传因素的具体作用机制尚不清楚。

2. 心理社会因素 心理社会因素在焦虑症的发病中常为诱发因素,没有特异性。长期处于紧张的环境不能适应、遭遇不幸或承担难以完成的工作和任务等,更易发生焦虑症,并且压力事件可能使焦虑症状持续存在。

3. 神经生化改变　有研究发现,血中乳酸盐含量增加可能与焦虑症发作有关,焦虑症患者与去甲肾上腺素能活动增加、5-羟色胺释放增加和 γ-氨基丁酸的功能不足有关。

（二）临床表现

1. 急性焦虑　又称惊恐发作,患者在无特殊的恐惧性情境中,突然感到一种突如其来的惊恐体验,伴严重的窒息感、濒死感和精神失控感,可伴有严重的自主神经功能紊乱。其特点是短暂而强烈,具有不可预测和突然性,患者常体会到濒临灾难性结局的害怕和恐惧。

(1)惊恐症状:往往在无明显诱因下发生,无任何征兆,突然出现强烈的恐惧、紧张、害怕伴有濒死感和精神失控感等痛苦体验。每次发作短暂,一般持续 5～10 分钟,很少超过 1 小时。发作后患者仍心有余悸,焦虑的情绪体验不再突出,代之以虚弱无力,需经若干天才逐渐恢复。

(2)自主神经功能失调:强烈地心慌、胸痛、心动过速、呼吸困难、胸闷、气短,严重时有窒息感,以及头痛、头晕、晕厥和感觉异常、四肢麻木等。有时也有出汗、腹痛、全身发抖或全身瘫软等症状。

(3)预期性焦虑:部分患者在发作间隙期因害怕再次发作而紧张不安,并可出现一些自主神经功能紊乱症状。

(4)继发性回避行为:部分患者因担心发作时得不到帮助,常主动回避一些活动,如不愿单独出门或到人多的场合等。

2. 慢性焦虑　又称广泛性焦虑,是焦虑最常见的表现形式。常无明显诱因,缓慢起病。以缺乏明确对象和具体内容的提心吊胆及紧张不安,或对现实生活中的某些问题过分担心和烦恼为特征,伴自主神经功能紊乱、肌肉紧张和运动性不安等症状。

(1)焦虑和烦恼:患者整日忧心忡忡、心烦意乱、坐卧不宁,担心有重大的灾难或不幸落在自己或家人的身上,如担心家人出车祸,担心远方亲人患病等。有的患者甚至根本不知道所担心的内容,终日提心吊胆。

(2)自主神经功能失调:患者常有自主神经功能亢进,如心悸、心慌、出汗、胸闷、呼吸急促、便秘、腹泻、尿频、尿急、口干、燥热、颜面潮红或苍白、血压不稳,有的患者还有阳痿、早泄、月经不调和性功能缺乏。

(3)运动性不安:患者的舌、唇、指肌震颤,紧张不安、坐卧不宁、来回踱步、搓手顿足、全身肌肉跳动、肌肉紧张性疼痛等。

(4)过度警觉:患者特别易受惊吓,普通关门声就会心惊肉跳,伴有入睡困难、多梦、易醒、注意力不集中、易激惹等。

（三）治疗与预后

1. 心理治疗　心理治疗可以缓解症状,加快治愈过程,帮助患者学会新的应对策略和处理未来新问题的技巧。

(1)心理疏导法:引导患者认识疾病的性质,树立战胜疾病的信心,消除疑虑,面对现实,发挥主动性,配合医生的要求进行训练。

(2)认知行为疗法:常用系统脱敏、厌恶疗法、阳性强化方法和放松训练等。以焦虑症为例,如果患者的焦虑症状与某些特定的情境有关,则首先通过"情境分析",让患者了解惊恐发作和发作间歇性及回避过程;然后运用"系统脱敏"技术,使患者暴露于体内的害怕感觉和外界的害怕境遇,害怕感觉包括过度呼吸引起的眩晕、脸上发热和麻刺感,摇头引起的眩晕

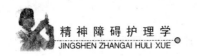

和非真实感等,通过有计划的暴露使患者注意这些感受,从而耐受并控制这些感受,不致再惊恐发作;然后进行认知重组,患者原来认为"我将晕倒"、"我将不能忍受",使其发现惊恐所导致的结果与既往的认识有很大的区别。同时,运用放松技巧缓解患者的总体紧张水平。

(3)其他心理治疗:如精神分析法、森田疗法、暗示疗法等,减轻患者警觉状态,改善焦虑引起的躯体症状。对于自我评价低、无助感的患者,还应帮助他们学习一些简单实用的方法,改变不良的生活方式,以提高其面对各种情境的信心。

2. 药物治疗　药物治疗的优点是控制靶症状起效快,尤其早期与心理治疗合用,有助于缓解症状,促进心理治疗的效果与治疗依从性。临床主要根据患者的症状和亚型选用不同的药物。

(1)苯二氮䓬类:是应用最广泛的抗焦虑药,作用强、起效快、较安全。如地西泮、氯硝西泮、阿普唑仑等。一般从小剂量开始,逐渐加大到最佳有效治疗量,维持2～6周后逐渐停药,停药过程不短于2周,以免病情反复。

(2)β-肾上腺素受体阻断剂:如普萘洛尔,可减轻患者自主神经功能亢进导致的躯体症状。

(3)丁螺环酮、坦度螺酮:属于无镇静作用的非苯二氮䓬类的抗焦虑药物,对广泛性焦虑或惊恐发作均有疗效。某些抗抑郁剂也兼有抗焦虑作用,如多塞平、阿米替林等。

焦虑症的预后很大程度上与个体素质有关。如处理得当,大多数患者能在数周内好转。病前有特殊个性或生活事件频发者预后较差。发病年龄越早,症状越重,社会功能缺损越显著,预后越不理想。

三、强迫症

强迫症(obsessive-compulsive disorder,OCD)是以反复出现强迫观念、强迫冲动或强迫行为等症状为主要表现的一类神经症。患者深知这些症状不合理、不必要,但却无法控制或摆脱,因而焦虑和痛苦。其特点是患者有意识的自我强迫和自我反强迫同时存在,两者的尖锐冲突使患者感到焦虑和苦恼;患者体验到的观念或冲动源于自我,但违反了自己的意愿,虽极力抵抗,但无法控制。患者可仅有强迫观念或强迫动作,也可兼而有之;自知力存在,要求治疗。通常在青少年期发病,病程迁延,社会功能严重受损。我国患病率约为5‰～10‰,80%的强迫症在25岁以前发病,男性多于女性。

(一)病因

1. 遗传因素　强迫症患者与双亲的同病率为5%～7%(Rudin),远高于普通人群,但并非完全意味着遗传的作用,不排除环境因素的影响。

2. 器质性因素　可能与某些脑功能结构失调和中枢5-HT功能不足有关。

3. 社会心理因素　强迫症患者多具有内向、神经质的个性特征。长期的精神压力或遭遇重大的精神刺激,过分严格要求、苛求完美、长时间地小心谨慎、反复思考、检点过去、担心未来,就会逐渐产生强迫症状。强迫症状的表现形式往往与所经历的社会心理因素有关,具有保护性回避反应的性质。

(二)临床表现

大多数患者在无明显诱因下缓慢起病。其基本症状为强迫观念和强迫动作,也可有强迫情绪和强迫意向。可以一种基本症状为主,也可为几种症状兼而有之。

1. 强迫观念　患者感到某种不被自己接受的想法以刻板形式持续进入或占据意识领域，明知没有现实意义却无法摆脱，因而非常焦虑或苦恼。

(1)强迫怀疑：对已完成的事情有不确定感，需要反复检查才能放心，如门窗、煤气是否关紧，钱物是否遗失等。尽管经过多次核实，甚至自己也清楚这种怀疑是没有必要或这件事本身无关紧要，但心中仍不踏实，常伴焦虑。

(2)强迫回忆：患者既往经历过的事情，常不由自主地在脑海里呈现，虽系琐事仍挥之不去，无法摆脱。

(3)强迫性穷思竭虑：患者对日常生活中的琐事或自然现象，反复思考，刨根究底，如"叶子为什么会是绿色的?"自知毫无意义却欲罢不能。

(4)强迫性对立思想：患者在感知一个概念时，脑海中会不由自主地出现一个对立的概念，如护士叫吃饭，患者脑中出现叫吃屎等。由于违背了患者的主观意念，常使患者感到苦恼。

2. 强迫情绪　表现为不必要的担心，明知不必要或不合理却无法摆脱。如与异性说话时要用一只手紧紧握住另一只手，担心自己会做出伤害别人的举动；坐公共汽车时总是把双手举过头顶，以防别人丢钱包会涉嫌自己等，自知荒谬，却无法控制。

3. 强迫意向　患者感到有一种冲动要去做某种违背自己意愿的事，如走到高处想往下跳、抱着婴儿想往地上摔、见到电插座就想去触电等。患者不会真的去做，也知道这种想法是非理性的，但这种冲动不止、欲罢不能。

4. 强迫动作或行为　通常发生于强迫观念的基础上，为了减轻强迫观念所致的焦虑而出现的不自主的顺应或屈从性行为。

(1)强迫检查：为了减轻强迫怀疑引起的焦虑而采取的措施。常常表现为反复检查门窗是否锁紧、煤气是否关好等，严重者检查数十遍仍不放心。

(2)强迫询问：为了缓解穷思竭虑或消除疑虑，患者不断要求他人作出解释与保证。

(3)强迫清洗：因害怕污染而反复洗手、洗衣服、消毒家具等，有时与其同住的人也被要求反复清洗，花费大量时间和精力，自知不必要但无法控制。

(4)强迫性仪式或动作：患者为自己的行为规定一套复杂、在他人看来可笑的仪式或程序，稍有偏差或被打断，即需从头来过，否则就会紧张、焦虑。如某患者睡觉前宽衣解带必须有一定程序，必须按部就班，多年如此。婚后程序打乱，患者即出现失眠。其补救方法是：首先佯装入睡，然后偷偷起床，重新穿戴整齐，再按程序脱下，方可安然入睡。

(5)强迫计数：患者不由自主地计数一些事物，如计数自己的脚步、路旁电线杆、树木或行驶车辆等，明知这样无意义，但无法摆脱。

5. 回避行为　回避可能是强迫症患者最突出的症状，患者回避可触发强迫观念和强迫行为的各种情境，在疾病严重时回避可能成为最受关注的症状，而在治疗过程中，随着回避行为的减少，强迫行为可能增加，因为治疗过程增加了患者暴露在诱发强迫症状的环境中。

(三) 治疗与预后

强迫症是治疗比较困难的疾病，药物治疗、行为治疗与心理治疗相结合，可获得一定的效果。

1. 药物治疗　抗强迫作用的药物有氯米帕明和 SSRI(氟西汀、氟伏沙明、帕罗西汀、舍曲林)，三环类抗抑郁剂也用于治疗强迫症。从小剂量开始，一般 3～4 周症状明显改善，治

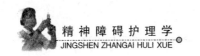
疗时间不宜短于 3~6 个月;症状明显的患者在症状缓解后维持用药 1 年,维持剂量酌减。过早减药或停药,常导致复发。

2. 心理行为治疗　行为疗法、认知疗法、森田疗法等。

首先,要指导和帮助患者解除对自己强迫症状的紧张、害怕和焦虑,对强迫的症状要采取不理、不怕、不对抗的态度,顺其自然是打破恶性循环的关键。因强迫症状的出现,是由于患者不允许这种症状出现,非要与之对抗,这更加强化患者产生强迫症状。"不理"是强迫症患者最为明智的策略。如果强迫症状不再引起患者的焦虑反应,久而久之,它就会因为感到"无聊"而告退了。

其次,鼓励患者改变自己的不良人格结构,树立起自信,培养良好的心理素质,形成积极、乐观、无畏、果敢的思维方式,而非试图立刻消除症状。"不怕"并不是要抑制症状,而是要想"症状出现就出现吧,没有什么大不了的","即使有一些不利的影响,也是暂时的、有限的、可弥补的"。

最后,要做到"不对抗","带着症状,顺其自然"是森田治疗的核心。强迫症状要完全消失比较困难,患者和家属要接受强迫症状,带着症状去生活学习,顺其自然,为所当为,接纳强迫症状。焦虑严重时不要对抗强迫症状,可以去反复重复想或者做,一旦焦虑缓解,建议及时转移注意力,强迫症状会逐渐好转。"顺其自然"不仅是在症状到来时要"为所当为",平时更要做有价值、有意义、富于建设性地活动,培养广泛的兴趣,观察、发掘、体验生活中美好的事物,不逃避困难,正确对待挫折,培养自己解决问题的能力。

此外,可采取系统脱敏疗法、厌恶疗法等认知行为治疗、精神分析治疗等方法。使患者正确认识自身个性特征及疾病特点,客观地认识现实事物和环境,克服性格缺陷,不过分苛求完美,学会接受现实中的不完美,采取合理的应对方法。

3. 健康教育　对患者和家属进行疾病相关知识的教育,指导家属既不过分迁就患者,也不要矫枉过正,鼓励患者积极参加体育、文娱、社交活动,使其逐渐从穷思竭虑的境地中解脱出来,不能急于求成。

强迫症起病缓慢,病程较长。部分患者能在 1 年内缓解。病程超过 1 年者通常呈持续波动的病程,可达数年。强迫症状严重或伴有强迫人格及持续遭遇较多的生活事件者预后较差,可伴有中重度社会功能障碍。

四、躯体形式障碍

躯体形式障碍(somatoform disorders)是一类以持久地担心或相信各种躯体症状的优势观念为特征的神经症,常伴有焦虑或抑郁情绪。患者反复就医,各种医学检查未见阳性结果,尽管医生反复地解释均不能打消其疑虑。即使患者确实存在某种躯体疾病,其严重程度也远远不足以解释患者感受到的痛苦和焦虑;尽管有证据表明患者的症状与不愉快的生活事件、艰难处境或内心冲突密切相关,但患者常常否认心理因素的存在。大多在 30 岁前起病,病程呈慢性波动性,女性多于男性。

(一)病因

1. 遗传因素　有研究认为躯体形式障碍与遗传易患素质有关,遗传因素可能与功能性躯体症状的发病有关。

2. 个性特征　具有敏感多疑、固执、对健康过分关心的神经质个性特征。患者更多地把注意力集中于自身的躯体不适及其相关事件上,导致感觉阈值降低,增加了对躯体感觉的敏感性,易于产生各种躯体不适和疼痛。

3. 心理社会因素　父母对疾病的态度、早前与慢性疾病患者生活在一起是发生躯体化障碍的易患因素。躯体化障碍和疑病症成人患者的症状常常是他们儿童期所看到的慢性疾病家属的症状模式。儿童早期的疾病、童年期受到父母过度的照顾和保护或缺乏照顾都有助于成年后躯体化障碍的形成。

（二）临床表现

1. 躯体化障碍　躯体化障碍是一种反复出现多种频繁易变的躯体症状,并且没有可证实的器质性基础为主要特征的神经症。症状可涉及身体的任何系统和器官,常伴有社会功能受损,如人际关系和家庭行为的持久损害。起病于成年早期,女性多于男性,为慢性波动性病程。临床表现除了符合躯体形式障碍的诊断外,还必须以多种多样、反复出现、经常变化的躯体症状为主。如:①疼痛:为常见症状,涉及广泛,可以是头、颈、胸、腹、四肢等,部位不固定,疼痛性质一般不很强烈,与情绪状况有关;②皮肤症状:可以在瘢痕部位、肢体或关节部位出现麻木,皮肤出现串痛,皮肤的颜色异常等。异常的皮肤感觉如瘙痒、烧灼感、刺痛、麻木感、酸痛等;③胃肠道症状:嗳气、反酸、恶心、呕吐;④泌尿生殖系统症状:尿频、排尿困难、月经紊乱、性功能障碍;⑤呼吸、循环系统:如气短、胸闷、心悸等;⑥假性神经系统症状:常见的有共济失调、肢体瘫痪或无力、吞咽困难或咽部梗阻感、失明、失聪、皮肤感觉缺失、抽搐等。躯体症状可涉及全身各个系统,且体格检查和实验室检查不能发现与这些症状相关的躯体器质性损害的证据,患者常伴有焦虑或抑郁情绪,陈诉时显得戏剧化和情绪化,称这些症状"不能承受","难以描述",或者"难以想象",深感痛苦,不断求医,各种医学检查的正常结果和医生的解释均不能消除患者的疑虑,病程持续 2 年以上。

2. 躯体形式自主神经紊乱　躯体形式自主神经紊乱是指一种由自主神经支配的器官系统发生躯体形式障碍所致的神经症样综合征。患者在自主神经兴奋症状的基础上,发生非特异的,但更具有个体特征和主观性的症状,包括部位不确定的疼痛感、烧灼感、紧束感、肿胀感等。经检查均不能证明这些症状确系相关的器官或系统发生障碍所致。临床表现至少有 2 个器官或系统的自主神经兴奋体征(如心悸、脸红、出汗、震颤)和至少 1 项症状主诉(如呼吸困难、胸痛、呃逆、尿频),并且没有证据表明患者所忧虑的器官或系统确实存在结构或功能紊乱。常见的有心脏神经症、过度换气症、胃神经症、心因性腹泻、心因性尿频等。

3. 躯体形式疼痛障碍　躯体形式疼痛障碍是一种不能用生理过程或躯体障碍予以解释的持续、严重的疼痛。情绪冲突或心理社会问题直接导致了疼痛的发生,医学检查不能发现疼痛部位有相应的器质性变化。患者称疼痛剧烈,但缺少器质性疼痛时所伴有的生理反应。疼痛可位于体表、深部组织或内脏器官,患者主诉最多的是头痛、腰背痛及不典型的面部疼痛,疼痛的时间、性质、部位常发生变化,镇痛剂、镇静剂往往无效,而抗抑郁药物可能获得一定的疗效。病程常迁延,通常持续 6 个月以上,常伴社会功能受损。

4. 疑病症　疑病症即疑病性神经症,其主要临床表现是担心或相信自己患有某种严重的躯体疾病。主诉与体征可只局限于某一部位、器官或系统,也可涉及全身,有的患者对症状的感知极为具体、鲜明、生动,表现为定位清晰的病感。如胃肠扭转的体验、咽喉异物堵塞感等。有的患者则体验到定位不清楚的病感,性质模糊,难以言表。疼痛是疑病症最常见的症状,常见部位为头部、腰背及胸部,其次是躯体症状,可涉及不同器官,表现多样;有的患者

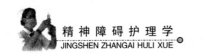
则感到身体畸形、五官不正或感觉自己有体臭等。虽查无实据,仍四处求医,反复检查。但患者的疑病观念从未达到荒谬、妄想的程度。患者大多知道患病的证据不充分,因而希望通过反复的检查以明确诊断,并要求治疗。男女性患病率接近,任何年龄均可患病,但首发病例以 20～30 岁最多。病程迁延,社会功能受到明显影响。

(三) 治疗与预后

1. 心理治疗 是主要的治疗方式,其目的是让患者逐步了解所患疾病的性质,改变其错误的观念,解除或减轻精神因素的影响,帮助患者对自己的身体情况、健康状态做出正确的评估。目前常用的治疗方法有精神分析疗法、行为治疗和认知疗法等。森田疗法对消除疑病观念可能有效。

2. 药物治疗 主要在于解除患者伴发的焦虑与抑郁情绪,可用苯二氮䓬类、三环类抗抑郁药以及对症处理的镇痛药、镇静药等。另外,对确实难以治疗的病例可以使用小剂量非典型抗精神病药物,如奎硫平、利培酮等,以提高疗效。

在治疗实践中,对患者的主诉和症状不要急于否认,需认真检查以确定是否存在躯体疾病,以免漏诊误诊、延误治疗。在查明病情的基础上,婉拒不必要的检查。

躯体形式障碍起病缓慢,呈慢性波动性。一般认为,有明显精神诱发因素、急性起病者预后良好,起病缓慢者预后较差,可伴有社会功能障碍。

五、神经衰弱

神经衰弱(neurasthenia)是一种以精神易兴奋和易疲劳为特征的神经症,表现为情绪易激惹、易烦躁、易紧张,并伴有肌肉紧张性疼痛和睡眠障碍等生理功能紊乱症状。

这些症状不能归因于躯体疾病、脑器质性病变或其他精神障碍,但病前可存在持久的情绪紧张和精神压力。起病在青壮年,16～40 岁多见,女性发病率高于男性,好发于脑力劳动者,据精神障碍流行病学调查,在 15～19 岁居民中,神经衰弱患病率为 13.03‰,占全部神经症的 58.7%,居各类神经症之首。

(一) 病因

神经衰弱的病因与发病机制至今尚无定论。一般认为,个体在易感素质的基础上,承受较大的心理压力又不能有效应对时,易产生神经衰弱症状。

1. 易感素质 神经衰弱患者的易感素质主要表现为中枢神经系统的两种特性:一是易兴奋性:即患者的反应阈值低,对微弱的刺激易产生反应,因而敏感、警觉性高;二是易消耗性:即患者的能量容易消耗,表现为易疲劳,难以持久地集中注意力和长时间地思考问题。两种特性是相关的,由于敏感即便是微弱刺激也能引起反应;反应太多,自然大量消耗能量引起疲劳。

2. 心理社会因素 心理因素主要指患者的个性特征、认知系统、情感反应和应对方式等;社会因素主要包括社会环境、经济状况、生活条件。心理社会因素能否成为致病因素,既取决于其性质、强度和持续时间,更取决于患者的态度和体验,而患者的态度和体验又与其个性特征、应对方式等密切相关。

3. 持久的精神紧张和过度疲劳 脑力活动时间过长,休息睡眠不足造成精神兴奋与抑制的调节紊乱。

（二）临床表现

1. 衰弱症状　这是本病常有的基本症状。由于患者的非指向性思维长期处于活跃兴奋状态，大脑无法得到必要的、充分的松弛和休息，因而脑力容易疲劳。患者感到精力不足、萎靡不振、不能用脑或脑反应迟钝、记忆力减退、思考困难，同时患者感到疲乏、困倦、无力等躯体疲劳症状，即使充分休息或消遣娱乐之后仍不能恢复，因而患者十分烦恼。

2. 兴奋症状　患者兴奋阈值低，轻微或无关刺激即可引起强烈而持久的反应。患者对指向性思维感到吃力，而缺乏指向的思维却很活跃，注意力涣散，不由自主地联系和回忆增多，在入睡前尤其明显，使患者深感苦恼，常伴有躯体不适。

3. 情绪症状　患者主要表现为容易烦恼和容易激惹。烦恼的内容往往涉及现实生活中的各种矛盾，感到困难重重，无法解决。另一方面自控能力下降，遇事易激动，好发脾气，但事后又后悔，或伤感、落泪。可能会出现焦虑、抑郁情绪，但不突出也不持久。

4. 心理生理症状　指心理因素引起的某些生理障碍。如①睡眠障碍：包括入睡困难、多梦易醒、夜间不眠或无睡眠感、白天嗜睡而夜不能寐。有的患者虽然鼾声大作，但醒后坚决否认已经睡了，缺乏真实的睡眠感。②紧张性疼痛：患者感到头痛、头胀、头部紧箍感，或颈部、腰背部的不适和酸痛。③其他：心悸、胸闷、头晕、眼花、耳鸣、消化不良、多汗、阳痿或月经不调等。症状缺乏特异性，但这些症状常是患者求治的主诉。

（三）治疗与预后

1. 心理治疗

(1)认知疗法：矫正患者的认知，帮助患者调整对生活的期望，减轻生活中的精神压力。

(2)放松疗法：如呼吸放松法、肌肉放松法、瑜伽术、生物反馈训练等，可使患者得到放松，缓解紧张情绪。

(3)森田疗法：帮助患者把注意点从自身引向外界，以消除患者对自身感觉的过分关注。

2. 药物治疗

(1)抗焦虑药：可选用地西泮、阿普唑仑、艾司唑仑；失眠严重者可给予劳拉西泮、三唑仑或催眠药。

(2)抗抑郁药：可选用小剂量三环类抗抑郁药。

(3)中医中药：可在辨证论治的基础上选用中药治疗。

3. 其他治疗：物理治疗（磁疗、水疗等）、针灸、耳穴埋针和压丸、体育锻炼、工娱治疗、按摩治疗等。

单一治疗方法往往难以取得满意的效果，可采用以心理治疗为主，结合药物、物理治疗、体育锻炼等为辅助的综合疗法。

大多起病缓慢，病程持续，可随情绪、睡眠情况而波动，如治疗及时适当，大多数可在半年至2年内缓解。病程超过2年，或合并人格障碍者，则预后不佳。

六、癔症

癔症（hysteria）又称分离（转换）性障碍，旧称歇斯底里，是由心理社会因素，如生活事件、内心冲突、暗示或自我暗示等作用于易患个体引起的一组病症。这类疾病的发生、发展、病程、预后都与患者的病前性格特征有关。主要表现有分离症状和转换症状两种。分离是指对过去经历与当今环境和自我身份的认知完全或部分不相符合。转换是指精神刺激引起

169

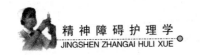
情绪反应,接着出现躯体症状,一旦躯体症状出现其情绪反应便消退或减轻,此时的躯体症状就叫转换症状。症状无器质性损害的基础,可因暗示而产生,也可因暗示而改变或消失。主要表现为癔症性精神障碍和癔症性躯体障碍,

癔症在普通人群中的患病率为 3.55%(中国 12 地区,1982),首发年龄多在 20~30 岁之间,40 岁以上初发少见。癔症的发病受城乡、性别、年龄和社会文化因素等多方面的影响,流行病学调查表明农村患病率明显高于城市;女性患病率明显高于男性;文化落后地区高于发达地区。

(一) 病因

1. 生物学因素

(1)遗传因素:癔症的遗传学研究结果颇不一致,有研究认为癔症存在遗传因素影响,有研究结果则认为遗传的影响甚小,有的则认为是多因素遗传形式。

(2)素质与人格类型:具有情感反应强烈、表情夸张、寻求别人经常注意和自我中心等表演型人格特征的人在受到挫折、出现心理冲突或接受暗示后容易产生癔症。

(3)躯体因素:临床研究发现神经系统的器质性损害有促发癔症的倾向。某些患者可因躯体因素,如发热、疼痛不适、劳累等引起精神紧张和恐惧,为癔症的发生提供自我暗示的基础。

2. 心理因素 精神因素和暗示作用是癔症发病的主要原因。惊恐、被侮辱、委屈、不如意以及亲人的远离等较强烈的精神创伤,往往是癔症第一次发病的诱因。以后的发病不一定都有很强烈的精神因素,也可能由于与精神创伤有联系的事件,或在与第一次发病相类似的情景下产生联想而突然发病。

3. 社会文化因素 社会文化因素对癔症的影响作用较明显,主要表现在癔症的发病形式、临床症状等方面。跨文化研究发现,随着社会文明程度的提高,癔症的症状有变得较为安静、较为含蓄的趋势,即较多的表现为躯体化的形式。

(二) 临床表现

癔症的临床表现极其多样化,主要有分离症状和转换症状两种,其症状和体征缺乏病理解剖和病理生理基础。主要特征为心理社会刺激起病或发作,症状可因暗示发生、加重、减轻或消失。症状出现或持续与摆脱困境和得到补偿有关,无相应的器质性病理基础。临床上分为癔症性精神障碍(又称分离性癔症)和癔症性躯体障碍(又称转换性癔症)两种。

1. 癔症性精神障碍

(1)癔症性朦胧状态:表现为意识范围缩小,时空感知局限,精神活动局限于与发病有关的不愉快体验上,其言行只反映其精神创伤内容,对周围反应迟钝或不理睬。常突然发生,经过几十分钟后自行中止,恢复后患者对发病经过通常不能完全回忆。

(2)情感爆发:常在精神创伤后突然发作,具有明显泄恨的特点,如哭笑、喊叫、撕衣服、吵闹不安、自伤、伤人等,情感变化迅速,破涕为笑并伴有戏剧性表情动作。有人劝阻或围观时症状更为剧烈。历时数十分钟后可自行缓解,发作后能部分回忆。

(3)分离性遗忘:多急性起病,并非由器质性因素引起的记忆缺失。患者单单遗忘了与精神创伤有关、令患者痛苦的某一段经历或某一事件。

(4)分离性漫游:又称神游症。发生在白天觉醒时,患者离开家或工作场所,外出漫游。漫游期间保留自我照顾能力,并能进行简单的社会交往。短暂肤浅的接触看不出患者有明

显失常。此种漫游事先无任何目的和计划,开始和结束都是突然的,历时数小时到数天,清醒后对病中经过不能完全回忆。

(5)分离性假性痴呆:是一种在精神刺激后突然出现的、非器质因素引起的智力障碍。一类是将简单问题给予近似、错误的回答,如 1+3=3,马有 5 条腿等,给人以做作的印象,也称为 Canser(刚塞尔)综合征;另一类患者则突然变得天真幼稚,如叫周围人叔叔、阿姨、撒娇、淘气等,称之为童样痴呆。

(6)分离性身份识别障碍:又称双重或多重人格。患者对自己身份的察觉障碍,突然失去了自己原来的身份体验,而以另一种身份进行日常活动。两种身份各自独立、互无联系、交替出现。常见形式为"鬼神"或"亡灵附体",此时患者对环境缺乏充分的觉察,注意和知觉仅限于周围的某些人和物。

2. 癔症性躯体障碍　主要指运动障碍和感觉障碍等转换性症状,也包括躯体、内脏障碍等躯体化症状。各种检查均不能发现神经系统和内脏器官有相应的器质性损害。其表现有以下几方面:

(1)运动障碍:可表现为动作减少、增多或异常运动。

①痉挛发作:常因受到精神刺激或受到暗示时突然发生,表现为缓慢倒地、呼之不应、全身僵直或角弓反张、肢体呈不规则抖动,或作挣扎乱动,双手抓胸、揪头发、扯衣服、翻滚、喊叫等富有情感色彩的表现。发作时面色潮红、双目紧闭、眼球游动、瞳孔正常,对光反应存在,一般无咬破舌头或其他外伤及尿失禁,同时也查不到病理反射。发作时间持续数十分钟,一般意识不完全丧失,发作后能部分回忆。

②局部肌肉抽动或阵挛:肢体粗大颤动或一群肌肉快速抽动,或声响很大的呃逆。分散注意时症状可减轻,持续数分钟至数十分钟。

③肢体瘫痪:可表现为单瘫、偏瘫或截瘫。伴有肌张力增强者常固定于某种姿势,被动运动时出现明显抵抗,查体无神经系统阳性体征。病程持久可有失用性肌萎缩。

④行走不能:坐时、躺时双下肢活动正常,肌力良好。但不能站立和行走,站立时无人支撑,就缓缓倒地,或呈雀跃状跳行。

⑤失音症和缄默症:表现为发不出声音或仅发出嘶哑的、含糊的、细微的声音,但无唇、舌、腭、声带等发音器官的器质性病变。不用语言而用书写或手势与人交流的称缄默症。

(2)感觉障碍

①感觉过敏:对一般的声、光刺激均难以忍受,轻微的抚摸可引起剧烈疼痛。有的患者表现身体某局部剧烈且持续性疼痛,若发生在腹部则易误为急腹症。

②感觉丧失:表现为局部或全身皮肤缺乏感觉,或半身痛觉消失或呈手套、鞋套型感觉缺失。麻木区与正常侧界限明确,范围与神经分布不一致。缺失的感觉可为痛觉、触觉、温觉、冷觉或搅动觉。

③感觉异常:如患者感觉咽部有异物感或梗阻感,称为癔症球;头部紧箍感、沉重感称为癔症盔。

④听觉障碍:突然听力丧失或选择性耳聋,即对某一类声音辨别能力缺失。

⑤视觉障碍:表现为失明、单眼复视、管状视野,突然发生也可突然正常。

3. 癔症的特殊表现形式

(1)流行性癔症:即癔症的集体发作,多发生在共同生活且经历、观念基本相似的群体中

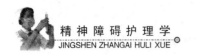
如学校、寺院或公众场所。起始一人发病,通过相互暗示和自我暗示的作用,短期内呈现暴发性流行。以女性居多,历时数天,症状相同,进行隔离并对症处理可迅速控制。

(2)赔偿性神经症:在工伤、交通事故或医疗纠纷中受伤者往往显示、夸大、保留症状。如处理不当这些症状可持续很久。

(3)癔症性精神病:在精神刺激后突然起病,主要表现为意识朦胧、行为紊乱、哭笑无常、表演做作、幼稚或混乱的行为,可有片段的幻觉、妄想,症状多变。自知力不完整,多发生于表演型人格的女性,一般急起急止,病程可持续数周,缓解后无后遗症状,但可复发。

(4)职业性神经症:是一类与职业活动密切相关的运动协调障碍,如从事抄写工作者的书写痉挛、教师在讲台上的失音、舞者的下肢运动不能等。当进行非职业活动时,上述功能均可恢复正常。

(三)治疗与预后

1. 心理治疗 癔症的发生主要与心理社会应激因素和个性特征有密切关系。因此,有效的心理治疗不但可以缓解症状,对部分患者可达到根治目的。

(1)暗示治疗:是消除癔症症状,尤其是癔症性躯体障碍的有效疗法。实施暗示治疗,应环境安静、无关人员离开治疗现场,患者对医生信赖的程度往往是决定暗示治疗成败的关键。在言语暗示的同时,应针对症状采取相应的措施,如吸氧、针刺、给予注射用水注射,静脉推注钙剂及电兴奋治疗等。

(2)解释性心理治疗:让患者及其家属知道,癔症是一种功能性疾病,是完全可以治愈的。消除患者及其家属的种种疑虑,稳定患者的情绪,并积极配合医生进行治疗。引导患者认识病因及病因与治疗的关系,给患者尽情疏泄的机会,适当的安慰与鼓励。患者自身也应加强自我锻炼,积极主动地克服性格方面的缺陷,用理智的态度处理所面临的问题,而非感情用事。

(3)催眠疗法:在催眠状态下可使被遗忘的创伤性体验重现,受压抑的情绪获得释放,从而达到消除症状的目的。适用于治疗分离性遗忘症、缄默症、木僵状态以及情绪受到伤害或压抑的患者。

(4)行为治疗:采用系统脱敏法,循序渐进对患者进行强化训练,适用于肢体或言语有功能障碍的慢性病例。

(5)其他心理治疗:可采用开导、宣泄、鼓励、支持、劝慰与保证等方法。引导患者正确评价精神应激因素,充分了解疾病的性质,减轻心理痛苦。

2. 药物治疗 主要是适当服用抗焦虑药,增强心理治疗疗效。对急性的情绪与行为障碍,需要短期的药物治疗,可适当口服苯二氮䓬类药物。对情绪过分激动或兴奋躁动者,可肌肉注射氟哌啶醇、地西泮等药物,但剂量不宜过大,待其安静后进行心理治疗。

3. 物理治疗 电针、针刺等治疗可收到较好的疗效,在治疗时加以言语暗示,则效果更佳。痉挛发作、朦胧状态、昏睡状态、木僵状态的患者,可针刺人中、合谷、内关等穴位。

癔症常由明显精神因素诱发,急剧起病,呈持续性或发作性病程。分离性障碍大多数呈发作性,历时较短。躯体障碍大多数呈持续性,病程较长。一般预后良好,但当患者因病得到原发或继发收益时,或病因去除不及时,则会导致反复发作、病程长、治疗困难、预后不良。

第三节 神经症与癔症患者的护理

神经症与癔症患者的症状复杂多样,护理人员要利用会谈、观察等沟通技巧,从心理、生理、社会文化等层面去了解和评估患者,对其所面临的困难和呈现的问题,按照护理程序进行护理评估、提出护理诊断、护理目标,实施护理措施、健康指导及护理效果评价。

一、护理评估

(一)生理功能方面

评估患者日常生活情况,如衣着、饮食、睡眠、排泄、月经、生活自理能力、营养和发育状况等;与环境相处情况;主动与被动接触情况;合作情况;生命体征;评估多种躯体不适并鉴别其是器质性的还是心因性的;评估患者的家族史、既往疾病史、以往诊疗经过、用药情况、有无药物不良反应等;评估患者的化验及特殊检查结果。

(二)心理功能方面

1. 评估患者的病前个性特点,包括患者的思维方式、认知结构、情感表现和行为方式等。评估对应激的心理应对方式:最好使用心理评估问卷(如艾森克人格问卷、明尼苏达多相人格调查表等)来测定。临床上主要通过与患者交谈和观察进行评估。

2. 评估患者的精神症状、情感状态、行为表现等方面,包括有无精神易兴奋和脑力易疲劳;有无强迫观念、强迫意向、强迫行为;有无焦虑、恐惧、抑郁等情绪症状;有无慢性疼痛、睡眠障碍、头晕及自主神经功能紊乱引起的多种躯体不适症状;有无意识改变或运动、感觉障碍等。

3. 评估诱发病因、对疾病的了解程度及有无自杀的潜在危险等。

(三)社会功能方面

1. 评估患者与家人、同事能否正常相处。

2. 评估患者幼年时的生活环境、受教育程度、家庭经济状况、婚姻状况、子女、工作环境、社会支持系统等资源,尤其要了解对患者有重要影响力的人。

二、护理诊断

(一)生理功能方面

1. 睡眠形态紊乱/与焦虑、神经衰弱、躯体不适感等有关。

2. 营养失调低于机体需要量/与紧张、焦虑、胃肠不适症状、癔症性精神障碍等有关。

3. 皮肤完整性受损/与营养摄入不足、局部皮肤长期受压、强迫洗涤等有关。

4. 自理能力下降/与强迫思维、惊恐发作、癔症性失明、癔症性瘫痪、感觉障碍等有关。

5. 舒适的改变/与症状发作时的不适感有关,如胸闷、心悸等自主神经系统症状等。

(二)心理功能方面

1. 焦虑/与疑病观念、对疾病缺乏认知、担心预后等有关。

2. 恐惧/与预期恐惧、自主神经功能紊乱等有关。

(三)社会功能方面

1. 社交障碍/与强迫观念、强迫动作、癔症性精神障碍、恐惧、焦虑而采取回避行为

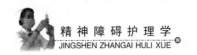

有关。

2. 知识缺乏/缺乏精神障碍、心理卫生、疾病预防等方面的知识。

3. 个人应对无效/与知识缺乏、无力应对压力情境等有关。

4. 有潜在的或现存的自杀、自伤行为/与癔症性精神障碍、悲观绝望的情绪有关。

5. 不合作/与癔症性精神障碍有关。

三、护理目标

1. 症状减轻或消失。

2. 能对自身的生理、心理状况有客观的认识,能正确分辨、感受与表达自己的负性情绪,愿意与他人探讨内心冲突。

3. 患者基本的生理、心理需要得到满足,舒适感增加。

4. 能有效的应用心理应对方式应对应激源,增强处理压力与冲突的能力。

5. 能正确认识心理、社会因素与疾病的关系。

6. 能与他人建立良好的人际关系。

7. 家庭及社会支持逐步增加。

8. 社会功能基本恢复。

四、护理措施

(一)安全护理

1. 掌握病情,及时评估患者自杀、自伤或伤人的危险性。

2. 加强安全管理:病房设置安全,定期进行危险物品检查,严防危险物品带入病房;做好患者和家属安全知识宣教。

3. 严格执行各项护理常规、制度,如给药制度、交接班制度等。

4. 提供安全、安静、舒适的环境,避免不良刺激。

(二)生理功能方面

1. 密切观察患者的病情变化,做好护理记录。

2. 提供安全舒适环境,减少外界不良刺激。

3. 做好基础护理

(1)饮食护理:提供易消化、有营养、可口的食物及较好的进餐环境;对拒食、厌食等特殊患者要反复劝说其进食,必要时给予鼻饲或静脉补液;对有躯体疾病的患者应严格执行医嘱,予以适宜饮食;加强巡视,防止漏食、倒食或藏食等行为,做好食品管理工作。

(2)生活护理:协助做好晨晚间大小便、经期护理,保持皮肤、衣着、床铺整洁;保持大便通畅,鼓励患者多进食蔬菜水果、多喝水、多活动,养成定时排便习惯,如便秘超过 3 天,应按医嘱给予缓泻剂或灌肠等帮助排便。

(3)睡眠护理:创造良好的睡眠环境;合理安排睡眠时间,养成良好生活习惯,白天多参加工娱活动及体育活动,夜间指导患者运用放松疗法等转移注意力;必要时按医嘱给药,同时观察用药效果;加强巡视,做好夜间护理防止发生意外。

4. 保证药物治疗　支持和督促患者完成药物治疗,观察药物疗效及药物的不良反应。

5. 鼓励患者多参加工娱活动　使其在放松愉快的环境中分散注意力,减轻关注和担心,使焦虑抑郁等负性情绪得以减轻。

（三）心理功能方面

1. 建立良好的护患关系 运用有效沟通技巧,以和善、支持、真诚、理解的态度对待患者,耐心的协助患者,使患者感到自己被接受、被关心,树立患者的治疗信心。如当患者主诉躯体不适时应做到确实地进行体格检查,客观评估,即使不是器官的病理性损害但却是患者的真正感受,并非患者无病呻吟,护理人员应以接受的态度倾听,并选择适当的时机,结合检查的正常结果,使患者相信其躯体不适并非器质性病变所致。

2. 协助患者识别和接受负性情绪及相关行为 护理人员通过评估识别出负性情绪,要引导患者识别导致负性情绪发生的相关事件或诱因,鼓励患者表达自己的内心体验和不愉快的感受,在合适的时机宣泄自己的负性情绪,继而接受。了解患者的情绪反应类型,及时、准确地掌握患者的情绪变化,采取必要的措施预防暴力行为的发生;与患者交流时护士应声音平和、字句简明,使患者感到自己被尊重。

3. 与患者共同探讨与疾病相关的应激源及应对方式 护理人员在询问患者时有技巧地协助患者将话题从身体症状转移到目前的生活境遇,引导患者找出相关压力源、诱发因素及与自身疾病的关系。探寻过去成功的应对方式,对无效的应对方式与患者讨论无效的原因,鼓励患者学习其他新的应对方法,让患者把过去成功的和新学习的方法结合使用。同时,提供环境和机会让患者学习和训练新的应对技巧,如设计应激情景给患者做行为的模拟预演,提供反馈信息,强化患者正性的控制紧张焦虑等应对负性情绪的技巧。

4. 帮助患者学习放松的技巧 如松弛疗法、静坐、慢跑、利用生物反馈仪训练肌肉放松治疗等,讲解和指导患者学习这些放松技术,协助患者找出适合自己的方式,在减轻躯体不适的同时舒缓情绪。

5. 反复强调患者的能力和优势,忽略其缺点和功能障碍 鼓励患者正视疾病,经常告知患者的进步,及时肯定患者的好转,有利于增强自信心和减轻无助无望感。

（四）社会功能方面

1. 协助患者获得社会支持 帮助患者认清现有的人际资源,帮助扩大其社交范围,使患者的情绪需求获得更多的满足机会,防止或减少患者使用躯体症状来表达情绪的倾向。同时协助患者及家庭维持正常的角色行为,分析患者可能的家庭困扰,建立正确的人际关系,并对存在的困扰进行分析,寻求解决方法,如家庭治疗或夫妻治疗等。还可鼓励患者发展新的社会支持系统,减少寂寞及孤独感,增加情绪上的支持。

2. 帮助患者改善自我照顾能力 协助患者改善自己的外貌、仪表、行为等,帮助患者完成沐浴、更衣、梳头等日常生活内容。护士对患者的每一个进步要及时肯定、表扬,让患者感受到随时受到关注。

（五）特殊护理

1. 焦虑 给予安慰、理解,认真倾听患者倾诉,在患者宣泄后给予疏导,教会患者使用缓解和消除焦虑情绪的方法如肌肉放松技巧、深呼吸、静坐、听音乐、散步、慢跑等,如焦虑情绪仍不缓解可报告医生,遵医嘱给予抗焦虑药物。

2. 恐惧 对于新入院的患者,详细介绍病区环境,包括餐厅、活动室、洗漱室等的位置,介绍同室病友,使患者尽快熟悉病区环境,消除陌生感。对于患者出现的恐惧情绪,护士应陪伴患者,尽量给予解释、安慰,同时密切观察患者恐惧的对象、发作时间、持续时间并做好

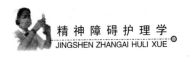
记录。

3. 回避、退缩　鼓励患者循序渐进地接近恐惧对象、场所;鼓励患者出入各种社交场所,主动与陌生人交往。

4. 行为障碍　加强对强迫行为的控制,如反复洗衣、洗手时,让患者从事另一工作,如擦地板、参加工娱活动等,及时转移患者注意力,有效地控制强迫行为。也可采取行为训练,如让患者手腕上套一根橡皮筋,当患者出现强迫行为、强迫观念时,用另一只手拉开橡皮筋,再松开弹回,产生痛觉,如此反复多次。还可采用记分法,对患者不正确的强迫行为计分,并进行控制和调整;对患者正确的态度和行为也进行计分,给予强化训练,使患者逐步采取正确的态度和行为。

5. 易兴奋、易疲劳　对易兴奋的患者,应安排安静的休息环境;对神经衰弱易疲劳的患者应适当安排工娱活动和体力活动,加强体育锻炼,劳逸结合,保持良好的睡眠,以调节不良情绪。

6. 癔症发作的护理　癔症患者易接受暗示,在其发作时应将患者和家属隔离,避免他人围观或过分关注患者的症状,并使用良性暗示语言帮助患者缓解症状。

(1)存在意识朦胧或漫游症时,应专人看护,加强生活护理和观察,并限定其活动范围,防止其他患者的伤害,同时也不伤害其他人。防止患者发生走失、冲动等意外事件,必要时可遵医嘱给予保护性约束。在患者不注意中,强化其原来身份,促使恢复自我定向。

(2)对失明、失聪等患者,让患者了解功能障碍是暂时的,通过检查证明无器质性损害。暗示治疗见效时,应加强言语、听力或视力训练,让患者增加信心看到希望。

(3)运动障碍:对癔症性瘫痪患者,讲清疾病性质,减轻恐慌和焦虑,取得配合;定期训练肢体活动,防止肌肉萎缩,做好生活护理和皮肤护理;同时配合医生进行暗示治疗。

(4)感觉障碍:对于肢体麻木、感觉缺失的患者,应防止患者烫伤、跌伤,加强生活护理和安全护理。

(5)情感爆发:当患者大哭大叫、冲动伤人、毁物时,避免无关人员围观,用冷静、适当的语言劝阻患者,稳定患者情绪,使症状缓解。必要时报告医生给予药物治疗。

(6)痉挛发作:护理过程中应避免一切激惹因素,与患者交往中言语谨慎。当出现痉挛发作时,切忌过度关心患者,以免强化症状。应及时将患者安置于安静、安全的地方,避免其他患者围观和当面议论,同时报告医生,配合医生做好语言及药物暗示治疗。

(六)预防复发与健康指导

1. 帮助患者充分认识自身个性上的弱点及与疾病的关系,教会一些科学实用的处理问题的方法,学会处理好人际关系;指导患者调整不良情绪,增强心理承受能力;鼓励患者参加社会活动,增强适应能力。使患者能对疾病有正确的认识,消除模糊观念引起的焦虑、抑郁,纠正错误观念,减少不良因素的刺激,控制疾病的发作。

2. 对患者家属进行疾病相关知识的教育,使患者家属理解患者的痛苦和困境,做到既关心和尊重患者,又不过分迁就或强制,帮助患者合理安排工作、生活和学习,正确处理与患者的关系,帮助患者恢复社会功能。

3. 普及大众的精神卫生知识,正确认识疾病,使患者获得更好的社会支持系统。

五、护理评价

1. 患者的症状是否减轻或好转。
2. 患者基本的生理心理需求是否得到满足。
3. 患者能否正确认识疾病，并使用恰当的心理防御机制及应对技巧。
4. 患者能否与他人建立良好的人际关系。
5. 患者的社会功能是否基本恢复。
6. 患者家属对疾病的相关知识是否有所了解，并能够掌握照顾患者的方法。

（张燕敏、冯怡、杨颖）

参考文献

[1] 沈渔邨.精神病学[M].第5版.北京:人民卫生出版社,2009.
[2] 吴建红,梅红彬,张春娇.现代精神障碍护理学[M].北京:科学技术文献出版社,2010.
[3] 李凌江.精神科护理学[M].第2版.北京:人民卫生出版社,2006.
[4] 刘薇.躯体形式障碍[M].第1版.北京:人民卫生出版社,2009.
[5] 井霖源.精神科护理[M].北京:人民卫生出版社,2010.
[6] 申文武.李小麟.精神科护理手册[M].北京:科学技术出版社,2011.
[7] 王荣俊.精神科护理学[M].合肥:安徽科学技术出版社,2010.
[8] 薛萍.精神科护理技术[M].南京:东南大学出版社,2006.
[9] 杨萍,许冬梅.精神科护理学[M].北京:清华大学出版社,2006.

附：同步练习

一、填空题

1. 神经症的病因主要包括＿＿＿＿＿＿＿、＿＿＿＿＿＿＿、＿＿＿＿＿＿＿。
2. 恐惧症一般分为＿＿＿＿＿＿＿、＿＿＿＿＿＿＿和＿＿＿＿＿＿＿。
3. 焦虑症可分为＿＿＿＿＿＿＿和＿＿＿＿＿＿＿两种类型。
4. 癔症性精神障碍又称＿＿＿＿＿＿＿,癔症性躯体障碍又称＿＿＿＿＿＿＿。

二、单选题

1. 关于神经症的病因,目前比较一致的看法是　　　　　　　　　（　　）
   A. 精神因素是主要的
   B. 精神压力和应激事件共同作用的结果
   C. 已发现可疑的器质性改变
   D. 神经症具有遗传性

2. 在神经症的症状中,不包括　　　　　　　　　　　　　　　　（　　）
   A. 易激惹　　　　B. 焦虑　　　　C. 情感淡漠　　　D. 精神易疲劳

3. 以苯二氮䓬类药物治疗焦虑症时,下述哪项说法不正确 （　　）

    A. 一般从小剂量开始

    B. 达最佳有效治疗量后维持 6～8 周后逐渐停药

    C. 停药过程不应少于 2 周,以防症状反跳

    D. 合并使用 β-受体阻滞剂时,应考虑有无哮喘史等禁忌情况

4. 关于惊恐发作的叙述,以下哪一项不对 （　　）

    A. 每次一般历时 5～10 分钟,很少超过 1 小时

    B. 通常起病急骤,终止也迅速

    C. 症状不是继发于其他躯体或精神障碍

    D. 发作期间有意识障碍

5. 癔症治疗最有效的方法是 （　　）

    A. 抗精神病药物　　　　　　　　B. 镇静药物

    C. 抗抑郁药物治疗　　　　　　　D. 暗示治疗

6. 流行性癔症多发生在哪些群体中 （　　）

    A. 公共场所、人流密集处

    B. 中青年人群

    C. 共同生活、经历和观念基本相似的人群

    D. 老年人

7. 关于癔症性失音,以下描述错误的是 （　　）

    A. 声带检查正常　　　　　　　　B. 属于器质性病变

    C. 中医针灸治疗有效　　　　　　D. 患者能咳嗽

8. 患者癔症发作时,采取以下哪种护理较为合适 （　　）

    A. 嘱家属来院陪伴患者　　　　　B. 多巡视,加强对患者的关心

    C. 将患者转移到多个床位的大病室　　D. 不过分关注患者症状

9. 癔症患者情感障碍主要表现为 （　　）

    A. 情感高涨　　B. 情感低落　　C. 情感爆发　　D. 情感不稳

10. 以下哪种疾病可出现意识障碍 （　　）

    A. 强迫症　　B. 神经衰弱　　C. 焦虑症　　D. 癔症

三、多选题

1. 关于疑病症,下列何种说法正确 （　　）

    A. 患者对自身健康特别关注

    B. 有要求十全十美的性格

    C. 有些患者以躯体疾病作为诱因

    D. 部分患者由不正确的卫生宣传和医源性引起

2. 下面哪种情绪障碍常伴有心悸、出汗、手抖等植物神经症状 （　　）

    A. 焦虑　　B. 情绪高涨　　C. 恐怖　　D. 悲哀

3. 下列哪些情况属癔症性精神障碍 （　　）

    A. 转换性癔症　　　　　　　　　B. 癔症性遗忘

    C. 癔症性双重人格　　　　　　　D. 情感爆发

4. 癔症的病因与下列哪些因素有关 （ ）

    A. 遗传因素   B. 个性特点   C. 精神因素   D. 文化水平

5. 神经症心理功能方面的护理措施 （ ）

    A. 帮助患者改善自我照顾能力

    B. 建立良好的护患关系

    C. 鼓励患者表达自己的情绪和不愉快的感受

    D. 帮助患者学会放松

6. 神经症的共同特征为 （ ）

    A. 起病常与心理、社会因素有关

    B. 有相当的自知力,社会功能相对完好,但病程大多迁延

    C. 无相应的器质性病变基础

    D. 病前多有一定的素质和人格基础

7. 以下哪些心理治疗方法可用于癔症患者 （ ）

    A. 暗示治疗   B. 催眠治疗   C. 行为疗法   D. 物理治疗

第十二章　心理生理障碍与护理

心理生理障碍,是指生理功能障碍与心理因素有关,但无明显精神活动或行为障碍的一组疾病。其概念曾有过较多的变化。近 10 年来,把有无形态学变化作为区分心理生理障碍与心身疾病的标准,将只有生理功能障碍而没有病理形态变化者称为心理生理障碍,包括进食障碍、睡眠障碍及性功能障碍,而将有病理形态学变化者列入心身疾病(如原发性高血压、支气管哮喘、消化性溃疡、甲状腺功能亢进等)。本章对几种常见的心理生理障碍和心身疾病与护理作简要介绍。

第一节　进食障碍与护理

进食障碍是指由心理因素造成的以摄食行为异常为主要特征,伴发显著体重改变和生理功能紊乱的一组精神障碍。主要包括神经性厌食症、神经性贪食症和神经性呕吐。部分患者可表现为其中两种或三种障碍的混合症状。进食障碍主要发生于青少年期和成年早期,女性为多见。国外资料显示该病患病率约为 4%。男女比例约为 1:6～1:10。国内尚无确切的流行病学资料,但临床资料显示该病发病率有增高的趋势。神经性厌食患者初发年龄多在 13～20 岁;神经性贪食患者初发年龄多为 16～25 岁,大部分由神经性厌食发展而来。该病是一种全球性疾病,可发生于所有人种,城市明显高于农村。

一、病因

本病病因及发病机制尚未完全阐明,可能与社会文化因素、家庭因素、生物学因素均有关系。

(一) 社会心理因素

青春期是神经性厌食发病率最高的时期,在这一时期伴随着第二性征的发育,女性体型发生变化,对此患者容易产生恐惧不安、羞耻感。现代社会的审美取向、追求美的标志是苗条瘦身,因而使更多女性刻意追求体形苗条而患此病,尤其在舞蹈演员、时装模特行业多见;另外,不良的家庭教育方式、父母离婚、家庭中有节食减肥或酗酒者,以及个人童年早期的不幸经历,尤其是性心理发育上有创伤性经历等在发病中有一定作用。

(二)生物学因素

研究表明,单卵双生子的同病率高于双卵双生子。与进食行为有关的神经内分泌中枢功能失调可能是进食障碍的生物学基础,如下丘脑—垂体—性腺轴等系统异常。此外,大脑神经递质如 5-羟色胺、去甲肾上腺素以及免疫调节功能也存在异常。

(三)个体的易感素质

患者往往表现为一方面争强好胜、做事追求尽善尽美、过分注重别人的评价、追求表扬、自我为中心、神经质;另一方面又常表现为不成熟、不稳定、多疑敏感、孤僻、内向、对家庭过分依赖。

二、临床表现

(一)神经性厌食

神经性厌食(anorexia nervosa)是以患者对自身体像的感知有歪曲,担心发胖而故意节食,以致体重显著下降为主要特征的一种进食障碍。其病程可表现为轻症或一过性,也可表现为严重或持续性病程。

1. 病态地恐惧肥胖、关注体型 其核心症状为对肥胖的强烈恐惧和对体型体重的过度关注,以及残酷地追求低体重。患者对自己的体型体重要求非常严格,对肥胖极度恐惧,多数患者为自己制订了明显低于正常的体重标准,部分患者虽无确切标准,但要求体重不断下降。有些患者忌食,体重已经严重不足,甚至骨瘦如柴,仍认为自己太胖,或认为身体的某一部位太胖,如臀部太大、大腿太粗等,即使他人解释劝说也无效,这种表现被称为体像障碍。有些患者虽否认有怕胖心理,但即使体重已很低,仍不肯进食。

2. 病理性减肥 为达到自己制订的体重标准,患者常常想方设法控制体重。其中最常采用的措施是严格限制饮食。最初只是少吃主食、肉、蛋等,逐渐发展为完全避免食用高糖或高蛋白的食物,常以少量水果、清水煮菜叶作为主餐。多数患者对各种食物所含热量了如指掌,对食谱有严格的要求。为确保食物不被吸收,患者进食时速度非常缓慢,常常先将食物分成细小块状,再送入口中细嚼慢咽,或采用在口中咀嚼,然后吐出。有些患者每餐必须剩下部分食物,或者按固定的顺序进餐。除限制进食外,患者还常采用过度运动以避免增加体重,如不停地走动、跑步、做健美操等,即使感到疲乏无力、虚弱时,仍坚持运动,这些活动强度多与体力不相称,给人以自我折磨、自我惩罚之感。还有部分患者采用进食后立即用手指刺激咽后壁进行引吐或服用大量泻药、利尿剂和减肥药的方式避免体重增加。这种清除行为常常是患者在秘密中进行,需要注意观察才能发现。绝大多数患者初期并不真正厌食,而是有意限制进食,甚至部分患者有发作性暴食的表现。

3. 伴有精神障碍 大约 2/3 的厌食症患者合并有一种或多种精神障碍,其中最为常见的为抑郁症状,如情绪低落、情绪不稳、易冲动、严重者有自杀观念。其次为焦虑症状和惊恐发作,部分患者存在强迫观念和行为,表现为强迫他人进食,或进食时一定要按特定的顺序和要求进行。个别患者有窃食、储藏食物的行为。

4. 生理功能紊乱 由于长期热量摄入不足,导致各种生理功能改变,出现一系列的躯体并发症。轻者表现为消瘦无力、皮肤干燥、脱发、便秘、闭经、乳房和臀部萎缩、畏寒、睡眠障碍等;进一步发展可引起各器官功能低下,水电解质紊乱;严重营养不良、水电解质紊乱不

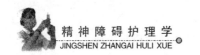
能纠正时,可导致死亡;尤其体重低于正常体重的60%以下时,死亡率较高。在各种躯体并发症中,性功能异常是最常见的症状,女性突出表现为闭经、月经稀少或初潮不来,性欲减退、第二性征发育停滞等症状也较常见。如果厌食症发生在月经初潮前,则会导致患者体型矮小、乳房发育不良,长期停经还会引起骨骼疏松。男性常出现痔疮、无性欲、第二性征发育停滞等症状。体格检查可发现水肿、低血压、心律失常、脉搏迟缓、阴毛稀疏、幼稚子宫。

(二) 神经性贪食

神经性贪食(bulimia nervosa)是以反复出现的强烈进食欲望和难以控制的、冲动性的暴食,以及伴有惧怕发胖的观念为主要特征的一种进食障碍。神经性厌食和神经性贪食两者的病因、机制、治疗都有很大相似性,有学者认为是同一疾病的不同形式,两者可交替出现,约50%的厌食症合并贪食症。

1. 不可控制的暴食 不可控制的发作性暴食是本病的主要特征。暴食常在不愉快的心情下发生。暴食行为的发作通常是有计划的,进食前常伴有明显的焦虑或兴奋。暴食发作时,患者有无法自控的、大量进食的强烈欲望,表现为吃得又多又快,甚至来不及咀嚼就咽下,每次均吃到腹部胀痛或恶心时方能停止进食,且食多为高热量的松软甜食和含油多的食物。进食时常常避开旁人,在公众场所则尽量克制进食。

2. 清除行为 患者对自己的体像非常关注,非常在意他人对自己体型的评价,为抵消暴食引起的体重增加,患者常采用自我诱吐、导泻、过度运动的方法以清除热量的摄入,这种清除行为与暴食行为常是秘密进行的。自我诱吐多是借助催吐剂或手指刺激咽壁而发生,因此患者手背上常常有特征性的损伤,随着病程的发展,部分患者甚至可以不借助任何方法,而随心所欲地吐出食物。清除与暴食行为反复循环,患者的体重虽有波动,但大多仍处于正常范围内。

3. 生理功能受损 频繁的呕吐和泻药、利尿药的滥用,可引起一系列躯体并发症,导致患者水电解质失衡,胃酸和呕吐物致牙釉质腐蚀,以及胃和食道黏膜损伤,也可发生急性胃扩张和胃破裂,其他还有头痛、咽喉肿痛、唾液腺肿大、腹痛、腹胀、软弱无力等。

4. 心理障碍 暴食前患者通常会有抑郁心境或因进食冲动所致的内心紧张,但暴食过后患者会更加抑郁,甚至悔恨、内疚。贪食症患者的心理障碍较厌食症患者更为突出。

(三) 神经性呕吐

神经性呕吐是指一组以自发或故意诱发反复呕吐为特征的心理障碍,无器质性病因。呕吐往往在进食后突然发生,一般无显著恶心感觉,呕吐不费力,呕吐量不多,不影响食欲和食量,常在呕吐后即可以进食,因此多数无明显营养障碍,无明显体重减轻,多见于女性。常与心情不愉快、心理紧张、内心冲突有关,有时作为对抗父母或对家庭施压的一种手段。部分患者具有癔症性人格,表现为自我中心、夸张、做作、易受暗示等。常突然发作,间歇期完全正常,解痉止吐药无效。

三、治疗与预后

进食障碍的治疗主要以心理治疗为主,药物治疗和对症支持治疗为辅的综合性治疗方法。多数患者可在门诊进行治疗,出现严重营养不良、电解质紊乱或有严重的自杀、自伤行为时,应及早住院综合治疗。

1. 心理治疗 心理治疗是治疗进食障碍的主要方法,目的是恢复理想体重及重建正常进食行为模式。具体方法主要包括认知治疗、行为治疗和家庭治疗。

(1)认知治疗:是通过探讨和纠正患者的错误认知,帮助患者正确认识自己的体像和疾病,从而消除心理冲突。

(2)行为治疗:对短期内增加体重有一定的效果。主要通过充分利用正强化和负强化的方法,调动患者的积极性,有效地改善进食行为,逐渐建立规律适量的饮食习惯。

(3)家庭治疗:对存在家庭矛盾冲突的患者,尤其对于发病年龄小的患者有一定效果。主要是帮助患者家庭正确认识该病的发病原因,避免对患者进食问题的过分关注和不安,纠正对患者不恰当的处理方式,以解决家庭矛盾和促进家庭功能。

2. 支持治疗 对于营养不良或电解质紊乱的患者,及时纠正水电解质平衡和给予足够维持生命的能量,以尽快解除生命威胁,恢复患者正常营养状态。

3. 药物治疗 目前尚无确切有效的药物治疗进食障碍。抗抑郁药、抗焦虑类药物和心境稳定剂虽不能直接改善患者怕胖的观念,但对患者的恐惧、易激惹、沮丧等不良情绪均有明显疗效,可间接促进患者行为的改善,并可用于治疗合并有精神障碍的患者。

神经性厌食的病程变化较大,有的一次发作不久即完全缓解,但更多的则是迁延多年不愈。完全治愈的病例不多,部分患者症状虽有好转,但仍会持续存在体像障碍、进食障碍和心理问题。5%～10%的患者死于营养不良及并发症,包括肺炎、心律失常、心力衰竭、肾衰竭和水电解质紊乱,或自杀。

神经性贪食呈慢性病程,症状可迁延数年,约30%患者可完全缓解,40%患者残留部分症状。

发病年龄小、病程短、不隐瞒症状、病前的心理社会适应情况较好、体重降低不太明显、对疾病的自我认识水平较高者预后良好。家庭矛盾突出、病前的心理适应情况差、社会经济水平低、体重降低过多、对疾病认识不足、有暴食、诱吐、服泄剂等消除行为和有强迫、焦虑、抑郁等症状预后不良。

四、护理

(一)护理评估

对进食障碍患者需要进行综合全面的评估,包括生理、心理、社会、文化等各方面,尤其要注重生命体征、体重与身高年龄比例、皮肤、心血管系统以及利尿剂、导泻剂的滥用和呕吐情况。

1. 生理功能方面

(1)患者的营养状况,包括生命体征、各项营养指标,体重变化情况。

(2)患者的饮食习惯和结构,包括种类、量、喜好以及对食物的认识。

(3)皮肤、心血管系统、消化系统、第二性征发育和性功能情况、女性患者的月经情况等。

2. 心理功能方面

(1)患者对自身体型的认知情况,对发胖的恐惧程度,所认为的理想体重和对自身体型的看法。

(2)节食开始时间和程度。

(3)有无暴饮暴食现象。

(4)催吐方法的使用情况。

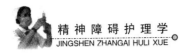

(5)为减轻体重所进行活动的种类和量。

(6)情绪状况和有无自杀、自伤倾向。

3. 社会功能方面

(1)患者与家属及其周围人的关系。

(2)家属和患者对疾病的认识和态度。

(3)患者的学习状况、文化程度、职业。

(4)患者对疾病有无自知力。

4. 其他方面

(1)患者既往健康状况。

(2)母孕期及围产期有无异常情况。

(3)是否有家族性遗传性疾病。

(4)有无药物滥用史及实验室检查结果等。

(二)护理诊断

1. 生理功能方面

(1)营养失调低于机体需要量/与限制或拒绝进食有关。

(2)营养失调高于机体需要量/与暴食行为有关。

(3)体液不足/与液体摄入不足、过度运动、自引吐泻行为导致消耗过大有关。

(4)活动无耐力/与饮食不当引起的能量供给不足有关。

(5)潜在的并发症(便秘、心功能不全、感染等)/与长期营养失调有关。

2. 心理功能方面

(1)体像认知歪曲/与社会文化因素、心理因素导致对身体形象看法改变有关。

(2)焦虑/与病情的演变过程有关。

(3)抑郁/与病情的演变过程有关。

3. 社会功能方面

(1)个人应对无效/与感觉超负荷、支持系统不足、对成长过程的变化缺乏心理准备有关。

(2)家庭应对无效妥协或无能/与家庭关系矛盾有关。

(三)护理目标

1. 恢复正常营养状况。

2. 重建正常进食行为模式。

3. 纠正体像认知障碍。

4. 掌握可行有效地应对策略,预防复发。

(四)护理措施

1. 生理功能方面

(1)向患者讲解低体重的危害,并解释治疗的目的和重要性,以取得患者的配合。

(2)当患者出现营养不良、水电解质紊乱时,要保证患者的摄入量,维持水电解质平衡。根据患者的饮食习惯、文化、宗教、经济情况等情况,与营养师和患者一起制订饮食计划和体重增长计划,确定目标体重和每日应摄入的最低热量,根据体重情况不断修改;制订食谱时,各种营养素要均衡搭配;同时确定进食时间,保证食物摄入。

（3）对厌食严重者，进食、进水应从最小量开始，逐步缓慢增量，食物性质也应从流质、半流质、软食、普食的顺序过渡，使患者胃肠道能逐渐适应。食物种类宜选择低脂、低盐，并避免使用精加工食物，以防消化不良、水肿、血糖过高、便秘发生。在体重恢复过程中要特别注意体重增加的速度，以每周增加 0.5～1kg 为宜。目标体重宜为标准体重的 85%～90%，以防患者过度关心体形而拒绝治疗。

（4）鼓励患者按照计划进食。如果患者严重缺乏营养又拒绝进食，可辅以胃管鼻饲或胃肠外营养，以保证患者的营养需要。

（5）提供良好的进食环境，可集体进餐。进食时和进食后严密观察患者，以防患者采取引吐、导泻等清除行为。

（6）定时使用固定体重计测量患者体重，并密切观察和记录患者的生命体征、出入量、心电图、实验室检查结果直至趋于平稳为止。同时评估皮肤和黏膜的色泽、弹性和完整性，如有异常，应及时通知医生。

2. 心理功能方面

（1）纠正体像障碍：①与患者建立相互信任的关系，对患者表示关心和支持，使患者有被接纳感。②倾听患者对肥胖的感受和态度，鼓励其表达对自己体像的看法，包括喜欢和不喜欢、对体像改变的感受、重要关系人物的看法和态度对自己的影响。③将患者实际的身材尺寸与其主观感受作对比，帮助患者认识其主观判断的错误。鼓励患者进行适当的自身修饰和打扮，总结自己的优点，尤其是体形方面的长处。④鼓励患者参与决策，以增强患者对环境的控制感，帮助患者学会接受现实的自己。⑤帮助患者正确理解人物"美"的涵义。

（2）重建正常进食模式：①帮助患者正确理解体型与食物的关系。制订宣教计划，帮助患者认识营养相关知识，告知患者减肥、节食是增加暴食发生的因素以及长期节食对生理功能的不良影响等；②对于厌食症患者：提供良好的进食环境，可集体进餐；鼓励患者自行选择食物种类；对患者进食时间加以限制，一般要求不超过 30 分钟，以保证患者的进食速度；进食时护士应陪伴在旁，严密观察，以确保患者按量摄入食物，进食后防止患者采取引吐、导泻等清除行为和过度运动的行为。运用正强化法和负强化法，如当厌食症患者体重增加或主动进食时，给予一定奖励，如体重减少或拒绝进食、过度运动、诱吐时，则取消奖励作为惩罚，以此帮助患者恢复正常的饮食行为模式；③对于贪食症患者：总的原则是制订限制饮食的计划，在符合患者饮食习惯的前提下，逐步限制高脂、高糖食物和进食量，逐步建立规律适量的饮食习惯。同时指导患者采取一定的自控技术，如记录每次进食量，以监控自己的进食次数和进食量；定时定点就餐或有人在场时就餐；有暴食欲望或冲动时，用散步、看电视或读书、娱乐、机械性重复性手工劳动的方式转移对进食的注意力，以减少进食的次数。

（3）其他：注重对患者情绪反应的评估，如有无抑郁、有无自杀的危险和滥用药物的情况，进行相应的心理护理。

3. 社会功能方面

（1）协助患者获得社会支持，帮助患者扩大社交范围，使患者的情绪需求获得更多的满足。

（2）协助患者及家庭维持正常的角色行为，分析患者可能的家庭困扰，建立正确的人际关系，对存在的困扰进行分析，寻求解决方法，还可鼓励患者发展新的社会支持系统，减少寂寞及孤独感。

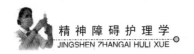

（3）帮助患者改善自我照顾能力,协助患者改善自己的外貌、仪表、行为等,对患者的每一个进步要及时肯定、表扬,让患者感受他随时受到关注,更多地获得社会支持。

4. 预防复发与健康指导

（1）教会患者处理应激事件的策略,预防复发:①预测将来可能发生的应激事件;②由轻微到严重想象诱发焦虑的事件或情境;③回忆过去曾有过的成功应对方法;④通过放松技术、各种心理防御机制等方法,寻求和制订对未来可能的焦虑事件和情景进行应对的方法,并记录备查;⑤遇到情绪困扰时,采用社会交往、寻求他人帮助、娱乐活动、工作等方式转移注意力,缓解心理紧张。

（2）对患者家庭进行健康宣教:指导家属关注患者的病情,加强与患者沟通;帮助家属找到对患者疾病造成影响的不良因素,如父母离婚或婚姻危机、父母对子女过度保护或放任不管,不正确的爱情婚姻观等,并帮助家庭消除这些因素。鼓励家属参与家庭治疗和集体治疗。

（3）家庭干预:分为三阶段进行,首先了解厌食和贪食的家庭背景;其次解除家庭对患者的过度保护,鼓励患者独立生活,逐步控制进食障碍;最后预防厌食和贪食的复发。

（五）护理评价

1. 患者营养状况是否改善,躯体并发症是否好转。

2. 患者能否遵从治疗与护理计划。

3. 患者是否已建立健康的进食习惯。

4. 患者对形象的理解是否现实。

5. 患者是否能得到家庭的足够支持。

6. 患者是否已经掌握有效可行的应对策略。

第二节 睡眠障碍与护理

睡眠是一种周期性、可逆的静息现象,它与觉醒交替进行,且与昼夜节律相一致。如果正常睡眠的启动和调节过程发生障碍,就会产生各种睡眠障碍。这里所指的睡眠障碍是各种心理社会因素引起的非器质性的睡眠和觉醒障碍,包括失眠症、嗜睡症、发作性睡病、睡眠—觉醒节律障碍、异常睡眠（睡行症、夜惊症和梦魇症）等几种类型。

一、病因

引起睡眠障碍的原因很多且复杂,有些病因及发病机制还不清楚。目前已经明确的病因有以下几种。

1. **心理社会因素** 如各类生活事件（亲人去世、遭遇抢劫或强暴、人际关系紧张、就业困难、家庭矛盾等）造成患者焦虑、紧张、恐惧不安等。

2. **躯体因素** 如饥饿、疲劳、疼痛、频繁咳嗽、夜尿等。

3. **环境因素** 起居无常、频繁改变工作时间、跨越时区旅行等睡眠节律改变;环境嘈杂、居住拥挤、居室温度过冷过热、光线刺激等环境改变。

4. **药物和食物因素** 咖啡、浓茶、饮酒、中枢兴奋药物。

5. **其他** 神经系统和精神疾病、人格特征、年龄因素、遗传因素等。

186

二、临床表现

(一)失眠症

失眠症(insomnia)是最常见的睡眠障碍,指睡眠的始发和维持发生障碍致使睡眠的质和量不能满足个体正常需要的一种状况。大约每年有30%～40%的成人发生失眠。

临床表现包括入睡困难、睡眠不深、易醒、多梦早醒、醒后不易再睡、醒后疲乏或缺乏清醒感。其中最常见的症状是难以入睡,其次是早醒和维持睡眠困难,如经常醒转、多梦、醒后不易再睡等。患者在就寝时感到紧张、焦虑而无法入睡,这种不良情绪常造成患者对时间认知上的偏差,感到入睡前的时间特别漫长,而入睡后的时间很短。患者常过多地考虑:如何得到充分的睡眠、个人问题、健康状况等,醒后感到心力交瘁、困倦、焦虑、忧郁、易激惹和对自身的过分关注,导致工作或学习效率下降,甚至影响社会功能。部分患者可有睡眠感丧失。对失眠的紧张、焦虑心理可形成恶性循环,导致失眠症状持续存在,迁延难愈。

睡眠时间的长短不能作为判断失眠严重程度的标准,因为睡眠时间和睡眠深度的个体差异很大。几乎所有的人都有过难以入睡或睡眠不实的经历,但这只是一过性的,属于正常现象。如果这种情况持续时间较长并影响了生理和社会功能,才应考虑为失眠症。

(二)嗜睡症

嗜睡症(hypersomnia)是指不存在睡眠不足的情况下出现白天睡眠过多,或醒来时达到完全觉醒状态的过渡时间延长的情况。这种睡眠过多的现象并非由于睡眠不足或存在发作性睡病等其他神经精神疾病所致,而是常与心理因素有关。

表现为白天睡眠时间过多,醒转时想达到完全觉醒状态非常困难,醒转后常有短暂的意识模糊,呼吸及心率增快,可伴有抑郁情绪。部分患者可有白天睡眠发作,发作前多有难以控制的困倦感,常影响工作、学习和生活,患者为此感到苦恼和焦虑。

(三)发作性睡病

发作性睡病(narcolepsy)是一种原因不明的睡眠障碍,主要表现为长期警醒程度降低和不可抗拒的发作性睡眠。大多数患者伴有一种或几种附加症状,最常见的是在不合适的时间(如日间学习或日常生活中等)发生难以抑制的倦睡,并很快进入睡眠状态。发作性睡病的发病率为1‰。起病于儿童或青春期,较易发生于15～36岁年龄段;男女间无差异。病初主要表现为睡眠过多,逐渐发展为猝倒,到中年后病情稳定,有终身带病的可能。典型的发作性睡眠综合征表现为睡眠发作(sleep attacks)、猝倒症(cataplexy)、入睡前幻觉(hypnagogic hallucination)、睡眠麻痹或睡瘫(sleep paraysis)四联症。

发作性睡病最基本的症状是白天有不可抗拒的短暂的睡眠发作,并在1～2分钟内进入睡眠状态,一般持续数分钟至十余分钟。睡眠发作前常有不可抗拒的困倦感,部分患者可无发作先兆,从相对清醒状态突然陷入睡眠。每天可发作数次,发作后自然醒转或被他人唤醒,清醒后常有持续数小时的精神振奋。发作性睡病在单调的环境中容易发作,但典型的发作性睡病患者可在任何活动中入睡,如进食、说话、行走中等。

(四)异常睡眠

异常睡眠是指在睡眠过程或觉醒过程中发生的异常现象,包括神经系统、运动系统和认知过程的异常。分为梦魇症、夜惊症和睡行症三类,其中以梦魇症的发生率最高。

1. 梦魇症(nightmare disorder) 梦魇症是指在睡眠过程中被噩梦突然惊醒,梦境内容常常涉及生存与安全的恐惧事件。如被怪物追赶、攻击或伤及自尊的事件,使患者感到极度的恐惧、紧张、害怕、惊叫或动弹不得直至惊醒。其显著特征是患者醒后对梦境中的恐惧内容能清晰回忆,常伴有心跳加快和出汗,部分患者难以再次入睡。有的患者一晚上会反复出现几次梦魇。由于夜间睡眠受扰,患者白天常会出现头晕、注意力不集中、易激惹等症状,使工作和生活能力受到影响。梦魇多发生在睡眠后期的快速眼动期(REM)。约有50%的人曾有梦魇经历。女性多于男性。一般初发于3~6岁,患病率随年龄增长逐渐减少。

2. 夜惊症(sleep terror) 夜惊症是出现在夜间睡眠过程中的极度恐惧和惊恐发作,伴有强烈的言语、运动形式和自主神经系统的高度兴奋状态。患者表现为睡眠中突然惊叫、哭喊、骚动或坐起、双眼圆睁、表情恐惧、大汗淋漓、呼吸急促、心率增快(可达150~170次/分),有的伴有重复机械动作或定向障碍,对别人的问话无反应,历时数分钟(1~10分钟)后醒转或继续安睡。此时醒转,患者对发作过程有片段回忆,次晨完全遗忘,且无梦境体验,通常发生在睡眠的前2/3期。发病原因可能与遗传有关,发热、过度疲劳或睡眠不足也可增加该病的发生。多发于儿童,以5~7岁最多,至青年期消失,偶有成年病例发生。

3. 睡行症(sleep walking disorder) 又称梦游症,是睡眠和觉醒现象同时存在的一种意识模糊状态。表现为患者在睡眠中突然起身下床行走或进食、穿衣、走出家门等,有的口中还念念有词,但口齿不清,常答非所问,无法交谈。睡行时患者表情茫然、双目凝视,不易唤醒,一般历时数分钟,少数持续0.5~1小时,继而自行上床或随地躺下入睡,次日醒后对睡行经过不能回忆。若在睡行期内强行唤醒,患者可有短暂的意识模糊。通常发生在睡眠的前1/3期,以11~12岁最为多见。该症与遗传因素有一定的关系,与机体内、外刺激及睡眠不足、发热、疲劳、精神压力等有关。

(五)睡眠—觉醒节律障碍

睡眠—觉醒节律障碍(sleep-wake rhythm disorders)是指个体睡眠—觉醒节律与环境所允许的睡眠—觉醒节律之间不同步,从而导致患者主诉失眠或嗜睡。多见于成年人。

表现为个体的睡眠—觉醒形式与大多数人所认可的睡眠—觉醒节律不同步。有的睡眠时相延迟,在常人应睡眠时失眠,在应觉醒的时段出现嗜睡。有的患者入睡时间变化不定,总睡眠时间也随入睡时间的变化而长短不一;有时可连续2~3天不入睡,有时整个睡眠时间提前,过于早睡和过于早醒,持续1个月以上,或在短时间内反复出现。患者多伴有焦虑或恐惧心理,并引起精神活动效率下降,影响社会功能。

三、治疗与预后

睡眠障碍的治疗原则以心理治疗为主,药物治疗和对症治疗为辅。

(一)失眠症的治疗

1. 消除病因,消除或减轻造成失眠的各种因素,如停止滥用精神活性物质如咖啡、浓茶或酒;治疗精神障碍如心境或焦虑障碍;及时发现应激事件并做好处理。

2. 心理治疗

(1)认知治疗:帮助患者对失眠引起的症状及苦恼有一个客观正确的理解和认识,以减少紧张焦虑情绪。

(2)行为治疗:包括各种放松训练疗法、生物反馈疗法等。另外,建立良好的睡眠习惯,有睡意才上床,不要躺在床上等待睡眠,白天多参加活动,减少卧床时间,避免饮用刺激性饮料和药物,调整或改善睡眠环境,如光线、噪音等。

3. 药物治疗

(1)药物作为辅助治疗手段,可短期使用,一般以 1～2 周为宜,避免长期用药。

(2)应注意避免药物依赖的形成:①选择半衰期较短的药物,使用最低有效剂量,以减轻白天镇静作用,常用催眠药物主要为苯二氮䓬类(BDZ);②间断给药,每周 2～4 次;③逐渐停药,使用时,应根据睡眠障碍的情况分别选用不同类型的药物,如入睡困难者应选用超短效药物;夜间易醒、多梦者可用短效或中效类药物,以加深睡眠;早醒者则使用中长效类药物,起到延长睡眠的作用。

(3)对伴有明显焦虑或抑郁患者可使用抗焦虑或抗抑郁的药物,常选用有助于催眠镇静作用的抗抑郁药。

(4)低频电针灸及中医治疗也有助于睡眠的改善。

(二)嗜睡症的治疗

1. 尽可能地了解病因,以便消除病因。

2. 行为治疗　应严格遵守作息时间,每天准时入睡和起床,白天可定时小睡。白天增加活动以减少过度睡眠,从而改善夜间睡眠。也可通过阳性强化和阴性强化方式规范其行为。

3. 药物治疗　可适当给予中枢神经兴奋剂,如利他林、苯丙胺等对症治疗,从小剂量开始,症状改善后及时停药,以免造成药物成瘾。

(三)发作性睡病的治疗

目前尚无特效治疗方法,主要的治疗方法是减少症状发作,常用药物为中枢兴奋剂,如哌甲酯、右旋安非他明等,可增强觉醒,对睡眠发作效果好,对睡前幻觉也有效。抗抑郁药氯丙咪嗪,可用于抑制 REM(快速动眼)睡眠,对猝倒发作效果明显。家庭心理治疗是有效的方法之一,让患者和家属了解疾病的性质,对患者的生活方式和作息时间进行合理的调整和安排,白天定时小睡,尽量减少使疾病加重或诱发的因素,如睡眠不足、饮酒等,还应尽量避免参加可能发生危险的活动,防止意外发生。

(四)异常睡眠的治疗

对异常睡眠的治疗包括减少发作次数和防止发作时意外事故的发生。

1. 向家属和患者解释该病的特点及其发病的原因,帮助他们消除或减轻发病的诱因,如减少心理压力、放慢生活或学习节奏、避免过度疲劳和高度紧张,养成良好的睡眠习惯和生活规律等。

2. 保证睡眠环境的安全,如睡前关好门窗,收好各种危险物品,消除障碍物等,以防患者在睡行发作时外出走失或发生伤害自己及他人的事件。

3. 偶尔发作者无需治疗,发作频繁者,可用苯二氮䓬类药物加深睡眠,对减少异常睡眠的发作有一定疗效。

(五)睡眠—觉醒节律障碍的治疗

调整患者入睡和觉醒的时间以恢复到正常的节律。帮助患者养成良好的睡眠习惯,可逐步调整或一次性调整以达到正常作息时间,并指导其不断巩固。必要时结合药物巩固疗效。

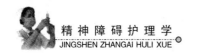

除部分失眠症患者治疗效果不理想，预后较差外，其他睡眠障碍患者随心理社会应激因素的解除、环境和生活节奏的改善及辅助药物等方法的应用，预后均较好。

四、护理

(一)护理评估

对睡眠障碍患者需要进行包括生理、心理、药物史、社会环境与适应等多方面的综合评估。应采用观察、各种辅助检查结果、记录睡眠日志、查阅病历记录及交谈等方法收集患者的资料。

1. 生理功能方面

(1)评估患者失眠发生的时间，以判断是一过性失眠、短期失眠、慢性失眠。如为慢性失眠，应继续评估是否有好转的时候，以及好转或加重的原因。

(2)失眠表现：是否有入睡困难或白天睡眠过多、难以唤醒等异常睡眠状况及其发生的时候和持续的时间，睡眠过程中有无异常现象，如出汗、心跳加快、呼吸急促等；有无异常行为反应，如起床无目的的走动或从事简单活动而难以唤醒；睡眠醒后或次日有无疲劳感、精神萎靡等。

(3)患者的生命体征、营养状况、饮食情况以及相应的临床表现；有无经常吸烟、饮酒、饮浓茶、饮咖啡的习惯和其他不良生活习惯等。

2. 心理功能方面

(1)患者近期有无遭遇重大生活事件。

(2)有无因睡眠或工作生活环境改变而产生不适应感。

(3)患者对待失眠的态度，有无恐惧、焦虑、紧张、抑郁等不良心理。

(4)睡眠过程中有无异常情绪和行为反应，如惊叫、哭泣、激动不安等。

3. 社会功能方面

(1)患者有无因睡眠障碍而影响学习、工作和生活。

(2)有无影响与家属及周围人的关系。

(3)患者对疾病有无自知力。

(4)患者的家庭环境及家庭成员之间的关系，家属对患者的态度。

(5)患者出现睡眠障碍有无明确的应激源，患者及家庭对应激源的应对方式等。

4. 其他方面

(1)患者既往及目前健康状况，既往疾病治疗及用药情况。

(2)有否家族性遗传性疾病。

(3)有无药物依赖、过敏史。

(4)实验室及其他辅助检查的结果。

(二)护理诊断

1. 生理功能方面

(1)睡眠形态紊乱/与心理社会因素刺激、焦虑、睡眠环境改变有关。

(2)疲乏/与失眠、异常睡眠引起的不适状态有关。

(3)有外伤的危险/与异常睡眠引起的意识模糊、定向障碍有关。

2. 心理功能方面

(1)焦虑/与睡眠形态紊乱有关。

(2)恐惧/与异常睡眠引起的幻觉、梦魇有关。

3. 社会功能方面

(1)个人应对无效/与长期处于失眠或异常睡眠有关。

(2)家庭应对无效/与家庭成员对疾病的认识不足、家庭关系不和有关。

(三)护理目标

1. 失眠症患者能重建规律、有质量的睡眠模式。

2. 其他睡眠障碍患者

(1)保证患者睡眠过程中无外伤发生。

(2)减少发作次数。

(3)消除恐惧心理。

3. 患者及其家属能正确认识睡眠障碍的临床表现和防范措施。

(四)护理措施

1. 对失眠症患者的护理 重点是通过各种心理护理措施,帮助患者正确认识失眠,纠正不良睡眠习惯,重建规律、有质量的睡眠模式,培养良好的睡眠及行为习惯。

(1)消除诱因:①因心理因素导致的失眠,重点在于建立良好的护患关系,加强理解和沟通,与患者及家属共同分析引起睡眠障碍的原因或诱因,并积极减轻或消除这些因素。②帮助患者及家属了解睡眠障碍的表现,学习睡眠的基本知识,学会自行调节情绪,正确面对心理压力。③指导患者对睡眠保持符合实际的期望,不把白天发生的不愉快归咎于失眠,不努力入睡,不给睡眠施加压力;对短期的睡眠障碍,不悲观,学会承受睡眠缺失的不适。④指导患者认识睡眠,以正确的态度对待失眠,消除对失眠的顾虑,解除心理负担,纠正恶性循环状态。

(2)睡眠卫生宣教:教会患者自我处理失眠的各种措施,帮助患者培养良好的睡眠及行为习惯:①将三餐、睡眠、活动的时间尽量固定。②睡前避免易兴奋的活动,如看刺激紧张的电视节目、饮浓茶、咖啡等。③白天多参加户外活动,多晒太阳。④用熟悉的物品或按习惯就寝,如听音乐、用固定的被褥等。⑤营造最佳的睡眠环境:维持适当的温度和湿度,保持空气流通,选择舒适的寝具,避免光线过强或直射脸部,避免噪音干扰。⑥睡前放松方法,包括腹式呼吸、肌肉放松法等,学会有意识地控制自身的心理生理活动,降低唤醒水平。⑦镇静催眠药物的正确应用。

(3)重建规律、有质量的睡眠模式:①把床当作睡眠的专用场所,有睡意时才上床,而不是一疲乏就上床。②不在床上从事与睡眠无关的活动(如看书、看电视等),减少在床上的非睡眠时间,增加有效的睡眠时间。③入睡困难或中途醒觉无法再入睡(醒觉后20分钟)时,立刻起床到另一间房,直到睡意袭来再回到床上。④无论夜间睡眠质量如何,都必须按时起床,避免白天睡觉。

(4)用药指导:失眠患者常常自行用药,造成药物耐受或依赖。应指导患者按医嘱用药,并向患者讲解滥用药物的危害,以及正确用药的5个基本要点:①选择半衰期较短的药,并使用最低有效剂量,以减轻白天镇静作用。②短期给药(连续用药不超过3~4周)。③间断给药(每周2~4次)。④缓慢停药。突然停药时,会出现撤药反应,尤其半衰期较短的药。⑤用药不可同时饮酒,以免增加药物成瘾的危险性。

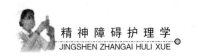
2. 对其他睡眠障碍的护理　对嗜睡、发作性睡眠、睡行症等睡眠障碍患者的护理主要在于保证患者症状发作时的安全,消除或减轻发病的诱因,消除患者和家属的恐惧心理。

(1)保证患者安全:帮助患者和家属认识疾病,增强患者及家属的安全意识,有效防范意外的发生。睡行症患儿应避免单独居住,要保证夜间睡眠环境的安全,防止睡行时外出和走失;清除环境中的障碍物,防止跌倒摔伤;收好各种危险物品,防止患者伤害自己和他人。嗜睡、发作性睡眠患者要避免从事可能因睡眠障碍而导致意外的各种工作或活动,如高空作业、开车、危险性的操作等。

(2)消除心理恐惧:帮助家属和患者了解该类疾病的基本知识(如症状、治疗及预后等),纠正错误的认识,逐渐克服对疾病的恐惧心理。对梦魇、夜惊、睡行症患者,睡前应避免听、看或从事刺激性的活动。

(3)减少发作次数:帮助患者及家属认识和探索疾病的诱发因素和预防措施,尽量减少可能诱使疾病发作的因素,如睡眠不足、饮酒等。保持良好的生活习惯及舒适的睡眠环境,避免过度疲劳和高度紧张,白天定时小睡等,以减少发作次数。发作频繁者,可在医生指导下,服用相应药物,控制发作次数。

(五)护理评价

1. 患者睡眠是否改善。
2. 患者的睡眠习惯及生活方式是否改善。
3. 患者对其睡眠质量是否满意。
4. 患者睡眠过程中有无外伤等意外事件的发生。
5. 患者及家属对睡眠障碍的相关知识是否正确认识。

第三节　性功能障碍与护理

性功能障碍(sexual dysfunctional disorder)是指个体不能有效地参与其所期望的性活动,不能产生满意的性交所必需的生理反应和体会不到相应的快感,并影响了患者的日常生活和社会功能,患者为此感到明显的痛苦。根据正常性反应周期的四个环节阶段:唤起期(男性勃起、女性阴道润滑)、兴奋期、高潮期和消退期,常见的性功能障碍可分为性欲减退、性兴奋障碍、性乐高潮缺乏和其他性功能障碍(如冷阴、性交疼痛等)。在人的一生中,约有40%的男性和60%的女性出现过性功能障碍。男性主要表现为性激起障碍,女性主要表现为性高潮缺乏和性激起障碍。同一个体可以同时存在一种以上的性功能障碍。性功能障碍的主要特点为波动性的功能障碍,明显地随着情景或心理状况的变化而产生或消失。偶尔一过性的性功能出现问题不能诊断为性功能障碍。本节讨论的内容不包括各种器质性病因、躯体因素及衰老引起的性功能障碍。

一、病因

性功能障碍的病因比较复杂,往往由多方面的因素引起,是心理社会因素、个性特点、生活经历、应激事件以及躯体状况等相互作用的结果,其中心理社会因素较为重要,常见的有婚姻生活不协调造成夫妻感情不和、婚外性行为所造成的夫妻间的疏离或负罪感、性生活知识缺乏或对性传播疾病的害怕、性活动环境缺乏安全感、性冲动过强过频、不正确的性观念、长期应激压力造成的疲劳状态等,这些心理社会因素都可能导致对性生活产生恐惧、紧张心理,从而引起性功能障碍。许多慢性疾病伴随的痛苦沮丧的负性情绪也可影响性功能。

二、临床表现

(一)性欲障碍

1. 性欲减退　是指成年人持续存在对性的欲望与兴趣下降,也称为性冷淡。主要表现为对性生活态度冷淡、不感兴趣,无性交愿望,即便为满足配偶的性要求而勉强配合,仍体会不到一丝性快感。正常情况下,人的性欲存在一定的个体差异,差异的大小取决于年龄、健康状态、精力状况等。大约有 20% 的人存在性欲减退,女性多于男性。

2. 性厌恶　是指对性生活的极度恐惧和不安。当患者想到或即将要与性伴侣发生性关系时,即产生强烈的负性情绪,表现为紧张、不安、焦虑和恐惧,并采取回避行动,部分患者有呕吐、腹泻、心悸、大汗等表现,女性多于男性。

(二)性兴奋障碍

1. 男性性激起障碍　又称阳痿,表现为阴茎勃起障碍,指男性性交时阴茎完全不能勃起,或阴茎虽能勃起但不能维持足够的硬度及时间,以致性交失败,出现沮丧、悲观、挫败感,并因此影响夫妻关系。临床分为原发性和继发性两类,前者是指在任何情况下均无法勃起,从未实施过性交者;后者是指以往曾有过正常的性生活,后出现勃起障碍者。大部分男性均经历过偶尔、暂时的勃起障碍,常见于疲劳、心情不好、酗酒等。勃起障碍的发生率和年龄关系极大,随着年龄的增长,患病率不断上升。

2. 女性性激起障碍　又称为阴冷,表现为持续存在或反复出现阴道干燥、润滑性分泌液减少、缺乏肿胀充血反应、缺乏主观的兴奋和性快感,患者常因此痛苦或与配偶产生矛盾。

(三)性高潮障碍

1. 女性性高潮障碍　是女性最常见的性功能障碍。其主要特征表现为反复或长期性高潮不出现或延迟出现,有时也叫性高潮缺失。可分为原发性性高潮缺乏和继发性性高潮缺乏。前者是指在任何场合均缺乏性高潮者;后者是指手淫、触摸阴蒂与睡眠时可以体验性高潮,而在性交时不能体验者。

2. 男性性高潮障碍　又称为射精障碍或男性高潮延迟,是指患者在阴茎能够勃起,且有足够刺激的情况下,仍不能射精的现象。因男性的性高潮总是与射精过程同时出现,当持续或反复出现性交过程中射精延迟或射精不能,同时主观体验中有性激起的快感而无相继的性高潮出现,亦无伴随的明显自主神经系统功能和肌张力变化,即为男性性高潮缺乏。可分为原发性射精障碍和继发性射精障碍两类,前者是指从未出现过射精者;后者是指曾有过射精,但以后因某种原因而发生射精障碍者。

3. 早泄　早泄是最常见的男性性功能障碍,指性交过程中,阴茎在进入阴道之前或刚进入阴道,即出现无法控制的射精,并随之软缩的现象。早泄常因女方未获得性满足,而致双方产生矛盾。早泄时,男方可能无充分的性快感亦无性高潮的体验,有时与勃起障碍同时存在。一般情况下,阴茎进入阴道后至少 3~5 分钟才射精。勃起和射精之间的间隔时间长短不一,在青壮年期、新婚期、长期禁欲后或性交环境缺乏私密性时,都会因男方过于兴奋或紧张而导致射精过快,这属于正常现象。

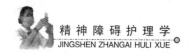

（四）其他性功能障碍

1. 性交疼痛　是指在性交过程中或之后出现生殖器官疼痛，并持续存在或反复出现。男女性均可发生，以女性多见，且常与阴道痉挛同时存在，或因疼痛引起痉挛。女性的疼痛通常位于会阴部或骨盆深处，男性则为阴茎疼痛。

2. 阴道痉挛：是指性交时，由于阴道和盆底肌肉系统不自主地剧烈而持续的收缩，以至勃起的阴茎无法插入，或虽能勉强插入但在性交时或性交后，阴道口或深部产生疼痛或不舒服而加重阴道的痉挛。患者因而对阴茎插入产生恐惧心理，甚至用自己的手指插入时也能引起痉挛，严重病例可造成无性关系的婚姻。阴道痉挛是女性不能控制的一种反应，是造成婚姻不美满的主要原因之一。

三、治疗与预后

主要治疗方法包括心理治疗、性技术治疗、药物治疗。如果患者能配合治疗，多数可获得较好的疗效。

（一）心理治疗

1. 夫妻治疗　主要是帮助夫妻增进感情，以减少对性生活的心理压力以及对性交失败的担心。

2. 认知行为治疗　帮助患者了解有关性解剖和性行为的基础知识，减少患者对性行为的焦虑和恐惧，增强对性行为的正性感受和满意度，从而消除负性性行为，建立新的适应行为。

3. 精神分析治疗　主要是帮助患者找出导致性功能障碍的相关心理因素或心理创伤，并采用脱敏疗法减少患者对性生活的焦虑、恐惧或厌恶。

（二）性技术治疗

性技术治疗包括多种治疗方式，其中应用最多的是由马斯特和琼斯创立的性感集中训练。此治疗方法可使夫妻双方通过渐进的相互触摸彼此的身体，使其将注意力集中在对触摸的感觉中，并从中体验欢愉，降低患者对性交是否成功的关注和焦虑。

其他性技术治疗还包括教授患者一些技巧，如使用避孕套以减轻对阴茎的刺激而延迟射精时间，以治疗早泄；使用润滑剂和口交等方式以减少性交疼痛；使用阴道扩张器、辅助刺激或"停止—开始"训练治疗阴道痉挛或早泄。

（三）药物治疗

在各种治疗性功能障碍的药物中，西地那非（也称万艾可或伟哥）是近年来用于治疗勃起障碍效果肯定的药物。此外，雌激素替代治疗可减少绝经妇女性交过程中产生的不适。但药物治疗对于提高患者性功能的作用有限，对于慢性患者尤其不主张长期用药。

由于个体差异或病因不同，性功能障碍的预后也不尽相同，部分患者可自然缓解，多数患者有复发的可能，甚至终生患病。总病程受患者年龄与性伴侣的关系影响较大。

四、护理

（一）护理评估

由于多数患者羞于谈及性问题，因此护士在评估前应保证环境安静、私密、征得患者同意，并向患者保证对谈话内容保密后，才能进行评估。评估时应克服同患者谈及性问题时的羞怯,用语恰当,避免使用生僻的专业术语。性评估的深度和广度取决于患者当时的状况及病情程度,一般包括以下几个方面的内容。

1. 生理功能方面

(1)患者的饮食、睡眠、营养、大小便等情况。

(2)精力是否充沛。

(3)既往和现存性问题的表现、程度、持续时间。

(4)有无其他影响性功能的因素,如躯体疾病、药物副作用、酗酒、吸烟等不良嗜好;有无服用镇静剂、抗抑郁剂或激素类药物等。

2. 心理功能方面

(1)患者对现存和潜在性问题的感受,是否为此担心、焦虑、恐惧、易烦躁和激动。

(2)是否认为性问题影响到自己的生活和人际关系;是否主动求治。

3. 社会功能方面

(1)患者对性及性生活的认知水平,包括对性的了解程度、接受性教育的情况、家庭对性的态度、配偶对性生活的态度。

(2)患者夫妻感情及彼此的性吸引力;是否有婚外情或婚外性行为。

(3)工作压力和应激性事件。

(4)童年生活经历及性创伤情况。

4. 其他方面

(1)患者的家族史、既往疾病史。

(2)以往诊疗经过、用药情况,有无药物不良反应、药物依赖、过敏史。

(3)有无吸毒史、长期手淫史等。

(4)性生活习惯、性交频率、是否获得过快感和高潮、初次性交时的感受、性交环境、双方的性爱好情况(性交方式、频率、类型、时间);是否存在其他性满足的方式等。

(5)患者的化验及特殊检查结果。

(二)护理诊断

1. 生理功能方面

(1)无效性性生活型态/与害怕怀孕、对生活应激缺乏有效应付、与性伴侣关系紧张等因素有关。

(2)性功能障碍/与价值观冲突、性相关知识缺乏或误解、性创伤经历等因素有关。

2. 心理功能方面

(1)焦虑/与长期不能获得满意性生活有关。

(2)恐惧/与过度担心婚姻不稳定、配偶对自己不满意有关。

3. 社会功能方面

(1)个体应对无效/与性问题长期存在有关。

(2)知识缺乏/缺乏性知识等有关。

(三)护理目标

1. 患者能确认与性生活障碍有关的压力源。

2. 患者能建立有效的应对方式。

3. 患者能恢复满意的性生活。

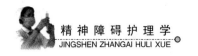

4. 患者能掌握与性生活有关的健康知识,并加以应用。

(四) 护理措施

1. 针对可能造成或影响性功能的各种不良心理因素采取疏导、支持、鼓励等方法,让患者重建自信。

2. 帮助患者理解生活压力与性功能的关系。

3. 帮助患者确认影响其性功能的因素。

4. 帮助患者学会自我心理调节,共同讨论应对压力的方法。

5. 帮助患者纠正性生活中的一些不良心态,如过分求新求异地去性爱、过于规律和刻板地去性爱、每次都要求双方达到性高潮等。

6. 帮助患者寻找增加性生活满意度的方法,如自慰、在性生活前采取一起沐浴、相互爱抚等增加性生活情趣的技巧,降低对性生活的焦虑和恐惧,可有效提高性欲或消除性交疼痛。

7. 指导患者重建良好的生活习惯,避免不健康的饮食习惯,减少应酬,避免酗酒,控制饮食,争取有规律的生活,避免过度疲劳,保证充足的睡眠。

8. 帮助患者了解有关性解剖和性行为的基础知识,减少患者对性行为的焦虑和恐惧。

9. 帮助患者认识其性欲的降低来源于自己的心理因素。

10. 了解患者的用药史和药物副作用,确认性障碍是否由药物所致。

(五) 护理评价

1. 患者能否确认与性功能障碍有关的压力源。

2. 患者是否掌握了有效的应对方式。

3. 患者是否恢复满意的性生活。

4. 患者能否正确认识和理解有关性和性功能的知识。

第四节 临床常见的心身疾病与护理

心身疾病是心理因素起重要作用的一类精神性躯体疾患。心身疾病的基本特征:是指以躯体疾病为基础;发病前必须存在明确的心理因素,并且在疾病过程中心理因素与躯体因素相互交织影响,促使原发病症加重和复杂化,形成恶性循环;患者常有一定的性格缺陷等易患素质;必须具有以情绪障碍为中心的多种临床表现;心理治疗有较好的效果;除非原发病不可逆转,一般预后较好。

一、心身疾病的分类

目前公认的心身疾病有:消化性溃疡、原发性高血压、类风湿性关节炎、支气管哮喘、荨麻疹等。心身疾病按系统分类如下:

心血管系统:原发性高血压、原发性低血压综合征、神经性心绞痛、血管神经症等。

呼吸系统:支气管哮喘、神经性咳嗽、神经性呼吸困难、喉头痉挛症等。

消化系统:消化性溃疡、溃疡性结肠炎、神经性厌食、神经性呕吐、心因性多食或异食症、食管痉挛症等。

泌尿生殖系统:夜尿症、阳痿、慢性前列腺炎、尿道综合征等。

内分泌系统:肥胖症、糖尿病、心因性多饮症(烦渴症)、尿崩症、甲亢等。

神经系统:偏头痛、面肌痉挛、自主神经功能紊乱、心因性知觉和运动障碍等。

骨骼肌肉系统:慢性风湿性关节炎、全身肌肉疼痛、局限性肌痉挛、脊柱过敏症、书写痉挛症等。

心身疾病是包括临床各科、躯体各系统的多种疾病所组成的疾病群,因此很难用一组简单的症状加以概括和描述。约占临床各科疾病总数的 $25\%\sim35\%$。本节介绍几种常见的心身疾病:原发性高血压、冠心病、消化性溃疡、支气管哮喘、癌症。

(一)原发性高血压

原发性高血压又称高血压病,是危害人类健康的心身疾病之一。据统计,全世界成人中约有 10% 的人患有此症。一般来说,工业化国家高于发展中国家,城市高于农村,男性高于女性,脑力劳动者高于体力劳动者,随着年龄增长患病率增高。心理社会因素在高血压病的发病中占重要地位,对预后影响较大。

原发性高血压多见于应激和冲突明显的社会环境,战争、社会动荡、自然灾害与持续性高血压有关,且与疾病的转归相关。流行病学调查发现,处于高应激状态的人群高血压病发病率高,而血压较低的人群多半保持着较为稳定的传统的社会生活。移民带来的焦虑、烦躁不安及再适应困难也会促进高血压病的发生。此外,工作环境、工作性质和工作压力与高血压病亦有关。

多数研究认为,高血压病与病前性格有关,容易激动、具有冲动性、求全责备、刻板主观者,易患高血压病。各种引起精神紧张的不良情绪,特别是焦虑、愤怒、恐惧等情绪变化时,大脑皮层兴奋、抑制平衡失调以致不能正常行使调节和控制皮层下中枢活动的功能,交感神经活动增强,舒缩血管中枢传出以缩血管的冲动占优势,从而使小动脉收缩,周围血管阻力上升,血压上升。精神紧张状态下的阵发性血压升高,经过数月乃至数年的反复波动,最终形成持续性的高血压。

(二)冠心病

在现代社会中,冠心病已成为最常见的疾病及成年人死亡的主要原因之一。鉴于其病因的多元化,单纯用遗传、高血压、高血脂等生物因素不能完全解释冠心病的发生发展。相当多的研究表明,心理社会因素同样是冠心病的重要危险因素。

1. 生活应激事件　如亲人死亡、环境变化、过度疲劳、职业紧张等被认为是冠心病的重要病因之一。一般认为,经历的事件越多,冠心病的发生和复发及死亡率越高。

2. 不良的生活方式　如吸烟、缺乏运动、长期因情绪因素导致的暴饮暴食等因素已被公认与冠心病有密切关系,这些行为往往是对特定的社会环境或心理压力不良适应的结果。

3. 情绪因素　恐惧、愤怒、焦虑、兴奋、激动等情绪变化都可影响心跳的速率、节律与心搏出量,诱发心绞痛、心肌梗死。

4. 性格因素　研究发现 A 型性格的人易患冠心病。A 型性格包括:过分的抱负和雄心勃勃;过重的工作要求,常对工作成绩不满足;易于激动、有闯劲、好斗、敏捷但缺乏耐心;过分竞争性与好胜心;时间紧迫感与匆忙感;情绪易波动,变化不定的敌意;思维敏捷,言语、动作节奏快。A 型性格者遇到不良情绪时,如压抑、愤怒时,就构成 A 型行为,表现出激动、发怒,可引起儿茶酚胺与肾上腺皮质激素的过量分泌,使血压波动,血脂增高,长期可导致游离脂肪酸水平过高。

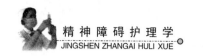

心理社会因素不仅是冠心病的重要原因,且在其病情演变方面起重要作用。患冠心病本身对患者来说就是一种很强的心理刺激,患者担心冠心病随时急性发作而死亡,会产生抑郁与焦虑反应。相反,有些患者存在否认心理防御机制,不相信自己患有冠心病,而延误诊断和治疗。冠心病能给患者、家庭、社会带来一定负担,因此对疾病的各种危险因素应采用综合性措施,如定期与患者沟通,帮助患者制订休养计划,指导患者建立健康的生活习惯,限制脂肪和进食量,减少吸烟或戒烟,进行改变 A 型性格的计划,保持良好的情绪,尽早恢复正常生活和工作等,对于冠心病的预后与康复都有良好作用。

(三)消化性溃疡

消化性溃疡包括胃、十二指肠溃疡,是一种多发病和常见病,人群中约有 10% 的人在其一生中患过本病。消化性溃疡与精神紧张有关,尤其是十二指肠溃疡,与心理和社会因素尤为密切。人在愤怒时胃酸分泌增加,而在抑郁、失望时胃酸分泌减少。有高胃蛋白酶原血症者,在心理刺激下容易产生溃疡病,因高胃蛋白酶原血症者常具有一定的性格特征,表现为过于自我抑制及竞争性过强等。当患者出现应激反应时,通过下丘脑—垂体—肾上腺通路,分泌了较多的肾上腺皮质激素,使胃酸分泌增加,从而抑制黏膜上溃疡面的愈合过程,产生胃十二指肠溃疡。同时,血管活性肠肽、胃抑制因子和胃动素等发生改变,也导致溃疡病的发生。

心理分析专家认为溃疡的形成是婴儿期的紧张—发泄—满足的表现。如果婴儿"口部需要"较高,而母亲未能满足,婴儿可能产生咬手指或指甲等其他形式的行为,以补充其口部的需要,过强而未满足的口部需要常导致溃疡病的发生。

(四)支气管哮喘

支气管哮喘是一种变态反应性疾病,但精神因素诱发或加重哮喘发作是比较常见的。心理因素尤其对于产生 IgE 抗体者起作用,常能促发哮喘发作。母亲过高要求或过分爱护患儿的不良母子关系,也可导致支气管哮喘的形成。

实验证明,心理应激可引起支气管平滑肌收缩和气喘症状。气道阻力增减也可由于暗示和条件反射而改变。如对环境中花粉过敏发生外因性哮喘的患者,在出示同形色花粉图片时,也可引起哮喘发作。

(五)癌症

癌症是一种严重危害人类健康及生命的常见病、多发病。在我国城市中癌症已经位列人群死亡谱的前列。多数癌症的病因复杂,不能完全从生物学因素加以解释。研究提示,不良的生活方式,如饮食习惯、缺乏运动、吸烟、酗酒、肥胖、性行为、应激等危险因素,可能与癌症的发生发展有关,应引起足够的重视。

1. 人格特征与癌症的发生有一定的关系。这类人在遭遇重大生活挫折时,在行为上表现为回避、否认、逆来顺受等,称之为癌症倾向人格。

2. 情绪与癌症发病的关系,愈来愈被人们所重视。当人体处于长期不良情绪(紧张、悲哀、压抑等)的恶性刺激时可引起人体大脑神经、内分泌系统以及免疫机制的紊乱,可使体内原来潜伏的恶性细胞激发增生,也可直接促使正常细胞发生异常变化,形成癌症。

3. 生活事件是日常生活中主要的应激源。研究表明,癌症患者发病前生活事件发生率比其他患者高,生活事件引起慢性心理压力和高度情绪应激与癌症发病率增高有关。

二、治疗

对心身疾病的治疗首先是采取有效的躯体治疗,以解除症状。如对高血压病给予降压、溃疡病给予制酸等。心理治疗贯穿于整个治疗过程,以获得持久的疗效,减少复发。

(一) 药物治疗

1. 针对各具体疾病的躯体状况进行对症治疗。

2. 大部分患者有焦虑、抑郁情绪,合理使用抗焦虑或抗抑郁药能加速疾病的好转,也有利于心理治疗。临床常用的抗焦虑药有:地西泮、硝西泮、艾司唑仑等苯二氮䓬类药物。对具有疼痛或抑郁症状者可服用小剂量的抗抑郁剂。

3. 中医治疗根据中医辨证施治的原则,有针对性地选用中药治疗。

(二) 心理治疗

1. 建立良好的医患关系,给患者同情、支持和保证。

2. 制订适当的治疗目标。

3. 在倾听的基础上,对患者做针对性的解释,帮助患者改变对疾病不正确的认识和态度。

4. 鼓励患者用积极的态度去对待疾病和心理社会因素,并动员家属共同配合治疗。

5. 根据患者不同的心理社会因素,选择相应的治疗方法和手段,目前常用的心理治疗方法有:心理分析法、认知疗法、行为治疗、森田疗法、生物反馈等。

6. 根据患者的具体情况对环境做适当的调整。如果是家庭因素为主要原因所致的心身疾病者,应对家庭成员进行家庭治疗等。

三、护理

心身疾病不仅有躯体的病变,还有心理社会的障碍。因此,护理人员应掌握心身疾病有关的理论基础及影响心身诸方面的因素,针对其特定的需要提供护理,并帮助患者从患病的经历中学习适应和应对的方法,更好地维护和促进心身健康。

(一) 护理评估

1. 生理功能方面

(1)评估患者生命体征、营养、睡眠、饮食及大小便情况等。

(2)有无经常吸烟、饮酒。

(3)有无良好的卫生习惯和健康保健措施,是否存在身体的不适感及不适发生和持续的时间,对生活及工作有无影响等。

2. 心理功能方面　可配合相关量表的评定来进一步判断和核实。

(1)评估患者性格及行为特征,周围人对患者的性格行为的评价。

(2)患者对疾病的认识及其应对方式。

(3)患者有无遭遇重大生活事件及心理应对方式。

(4)有无恐惧、焦虑、紧张、抑郁、悲观等情绪反应。

3. 社会功能方面

(1)患者面临的挫折和应激程度,患者的角色、人际关系、社会环境、经济状况等。

(2)患者对疾病的认识,家属对患者所持的态度及可利用的社会资源。

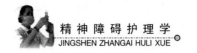
4．其他方面

(1)患者既往及目前健康状况、既往疾病治疗及用药情况。

(2)有否家族性遗传性疾病,有无宗教信仰。

(3)母孕期及围产期有无异常情况。

(4)有无药物依赖、过敏史、实验室及其他辅助检查的结果。

（二）护理诊断

1．生理功能方面

(1)睡眠形态紊乱/与心理社会应激、疼痛、药物影响等有关。

(2)营养失调低于机体需要量/与焦虑、情绪低落、躯体问题导致进食量下降有关。

(3)疲乏/与睡眠障碍、躯体不适等有关。

(4)疼痛/与病变部位受到侵蚀、牵扯有关。

(5)排泄障碍(便秘、腹泻、尿潴留、大小便失禁)/与消化排泄功能失调有关。

(6)有发生意外的危险/与不良情绪影响、社会支持不足、生活自理能力下降有关。

2．心理功能方面

(1)焦虑/与对疾病的各种担心有关。

(2)恐惧/与周围相同疾病的患者的转归(死亡)有关;与知识缺乏所导致的错误认知有关。

3．社会功能方面

(1)知识缺乏/与缺乏相关知识的教育有关。

(2)生活自理能力下降/与躯体疾病、焦虑、抑郁等有关。

(3)个人应对无效/与明显的应激源引起的抑郁反应有关。

(4)家庭应对无效/与患者长期患病导致家属照顾增多、经济能力不足等有关。

（三）护理目标

以消除心理、社会因素对躯体疾病的影响,矫正不良的心理应对方式为最终目标。

1．采取有效的应对方式了解促发疾病的主要因素。

2．能与环境合理相处,有效地控制焦虑、紧张、自责、内疚、愤怒等的负性情绪。

3．保持良好的生活习惯,保证充足的睡眠和营养,自理能力提高。

4．能坦然面对疾病,恢复正常的社会功能。

（四）护理措施

1．生理功能方面

(1)按躯体疾病的护理常规进行治疗护理。

(2)针对疾病的性质,做好饮食护理,保证营养。

(3)对有自理缺陷的患者,协助料理日常生活。

(4)做好睡眠护理。

2．心理功能方面

(1)建立良好的护患关系,主动倾听患者的感受,鼓励患者倾诉自己的内心体验。

(2)帮助患者认识自己的情绪反应及其对疾病的影响。

(3)教会患者有效地使用应激处理对策(如调整生活或工作节奏、戒除烟酒、改变饮食和行为习惯,转换注意力及放松训练、参加体育锻炼等),学会正确的控制和释放不良情绪。

3. 社会功能方面
(1)帮助患者及家属学习疾病相关知识。
(2)帮助患者及家属制订切实可行的生活目标。

4. 其他方面
(1)按医嘱给予相应的药物治疗,注意观察药物疗效和不良反应。
(2)对有明显抑郁、绝望、非理性思维的患者,要加强安全护理,防止出现自伤、自杀意外等。

5. 预防及健康教育
(1)注意克服自身的人格弱点,保持良好的人际关系和社会支持系统。
(2)改变不良的行为方式和生活习惯,提高应对应激事件的能力。

(五)护理评价
1. 患者的躯体疾病是否得到有效的治疗或好转。
2. 患者是否了解心理社会因素与疾病的关系;能否正确了解,并坦然面对疾病;焦虑、紧张、抑郁等负性情绪是否得到完全改善。
3. 患者能否建立有效的心理应对方式;患者及家庭应对疾病的能力有无提高,社会功能是否恢复正常。
4. 患者是否建立良好的生活习惯;睡眠、营养和自理能力有否改善和提高。

(张燕敏、冯怡、杨颖)

参考文献

[1] 沈渔邨.精神病学[M].第5版.北京:人民卫生出版社,2009.
[2] 吴建红,梅红彬,张春娇.现代精神障碍护理学[M].北京:科学技术文献出版社,2010.
[3] 李凌江.精神科护理学[M].第2版.北京:人民卫生出版社,2006.
[4] 井霖源.精神科护理[M].北京:人民卫生出版社,2010.
[5] 申文武.李小麟.精神科护理手册[M].北京:科学技术出版社,2011.
[6] 王荣俊.精神科护理学[M].合肥:安徽科学技术出版社,2010.
[7] 薛萍.精神科护理技术[M].南京:东南大学出版社,2006.
[8] 杨萍,许冬梅.精神科护理学[M].北京:清华大学出版社,2006.

附:同步练习

一、填空题
1. 将只有生理功能障碍而没有病理形态变化者称为_____,包括_____、及_____。而将有病理形态学变化者称为_____,如_____、_____、_____等。
2. 进食障碍的病因主要包括_____、_____、_____三个方面。

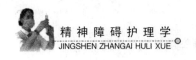

3. 睡眠障碍包括_____、_____、_____、_____、_____、_____等几种类型。

4. 进食障碍的治疗主要以_____为主，以_____和_____为辅的综合性治疗方法。

5. 失眠症的药物治疗：应避免长期用药，一般以_____为宜；选择半衰期_____、使用_____有效剂量；间断给药，每周 2～4 次；逐渐停药，常用催眠药物主要为_____。

二、单选题

1. 以下关于神经性厌食的叙述哪一条是对的 （　　）
   A. 多数患者存在体像障碍，即使十分消瘦仍认为自己胖
   B. 神经性厌食者因食欲减退而不愿进食
   C. 神经性厌食患者知道自己体重过低、进食减少是病态，常主动就医
   D. 神经性厌食患者病前多存在程度不等的内分泌与代谢障碍

2. 某患者表现有意过分地限制饮食，过度运动，有时进食后自行诱吐或服用泻药，体重减轻明显，情绪焦虑，闷闷不乐。该患者最适宜的诊断是 （　　）
   A. 抑郁症
   B. 神经性厌食
   C. 神经性厌食合并神经性贪食
   D. 神经性贪食

3. 关于神经性贪食以下说法错误的是 （　　）
   A. 主要特征为发作性的暴食
   B. 暴食发作时，食量大且速度快
   C. 暴食后患者因恐惧体重增加而自行诱吐，严重时边吃边吐，可持续几小时
   D. 多数患者体重明显增加

4. 治疗失眠症一般选择半衰期短、副作用和依赖性较少的抗焦虑、镇静催眠药物，疗程最好为 （　　）
   A. 2～3 周　　　　B. 1 周以内　　　　C. 1～2 周　　　　D. 3～4 周

5. 关于夜惊症的说法，以下正确的是 （　　）
   A. 通常发生于睡眠的前 1/3 阶段
   B. 发作时无定向障碍
   C. 一般发作持续 1～10 分钟
   D. 发作后能够清楚地回忆发作时的体验

6. 神经性厌食患者的性格特征多为 （　　）
   A. 敏感、多疑、争强好胜、追求完美
   B. 暗示性强
   C. 爱表现自己，行为夸张、做作，渴望被别人注意
   D. 拘谨、刻板，带有强迫的特点及完美主义倾向

三、多选题

1. 神经性厌食的治疗措施包括 （　　）
   A. 认知治疗　　　B. 支持治疗　　　C. 行为治疗　　　D. 家庭治疗

2. 关于神经性贪食的临床表现，以下正确的是 （　　）
   A. 其主要特征为发作性暴食
   B. 患者暴食后感到悔恨、内疚、担忧

C. 体重大多在正常范围

D. 患者常采取多种手段,如诱吐、导泻、过度运动等以避免体重增加

3. 有关嗜睡症,以下哪些说法是正确的　　　　　　　　　　　　　　　　　（　　）

A. 醒来时达到完全觉醒状态非常困难常有短暂意识模糊

B. 患者无夜间睡眠不足,但白天睡眠过多

C. 脑器质性疾病或躯体疾病引起的嗜睡不应诊断为嗜睡症

D. 嗜睡症可以采用低剂量中枢神经兴奋剂治疗

4. 关于睡行症,以下哪些是正确的　　　　　　　　　　　　　　　　　　　（　　）

A. 睡行症通常发生于睡眠的前 1/3 期

B. 发作一般历时数分钟

C. 事后对发作过程常能回忆

D. 患者发作时呈朦胧状态,可在室内走动,做一些较复杂的动作

5. 以下哪些属于性功能障碍　　　　　　　　　　　　　　　　　　　　　　（　　）

A. 性欲减退　　　　B. 同性恋　　　　　C. 阴冷　　　　　D. 性高潮障碍

第十三章　儿童和青少年精神障碍与护理

【学习目标】
- 掌握：精神发育迟滞、儿童孤独症、注意缺陷与多动障碍、儿童少年期情绪障碍的典型临床表现、护理措施。儿童青少年症状评估应注意的方面。
- 熟悉：儿童少年期常见精神障碍的种类与治疗原则。
- 了解：精神发育迟滞、儿童孤独症、注意缺陷与多动障碍、情绪障碍的病因。
- 运用：能运用护理程序为儿童少年期精神障碍患者实施整体护理。

儿童青少年几乎占世界人口的 40%，儿童青少年的精神健康关系到他们正常的发育成长、学习和社交功能。JF Leckman 等估计全球儿童青少年中精神障碍患病率约为 7%～22%。V Patel 等认为在成人精神障碍患者中约有 50% 的患者始发于青少年时代，据 14 个国家和地区的儿童青少年(年龄跨度为 1～24 岁)的精神障碍流行病学调查汇总中，精神障碍患病率在 8%(荷兰)和 57%(美国)之间，但大多数国家的调查数据在 20%～30% 之间。我国尚缺乏全国性的儿童青少年流行病学调查报告，2005 年湖南省中小学生精神障碍流行病学调查采用了整群抽样方法，对全省六个地市 5～17 岁 9495 名在校中小学生进行了精神障碍患病率调查。共从调查对象中检出符合美国精神障碍诊断统计手册第 4 版(DSM-IV)诊断标准共计患儿 1540 人，总时点患病率 16.2%。

由于儿童少年的心理生理状况处在动态的发展变化过程之中，因此，在分析与处理这类患者时与成年患者应有所不同。作为临床医护工作者，应特别注意以下几个方面：

1. 注意以发展的观点看问题　在收集病史资料与进行诊断性面谈和评估时，应时刻以发展的观点来看待儿童的心理行为问题。不同年龄段的儿童，其行为与情绪状况表现不同。例如，对一个 3～4 岁儿童任性、好哭、不爱惜物品，可能并不是异常表现。因为，此年龄段的儿童，由于好奇心重，思想上还没有要爱惜东西的概念，就可能出现随意拆坏物品的现象，由于自控能力尚未发育好，碰到不如意的事情就可能哭泣吵闹，这可能是情绪与行为发育不成熟的正常表现。但如果一名 12 岁以上的儿童还经常表现上述情况，则就有不同的临床意义。

2. 注意症状的特异性　当发现某些问题后，应能估计其正常或异常发展的可能程度。夜惊和恐惧情绪是儿童期很常见的症状，随年龄的增长，多会自行消失；某些精神障碍的所谓早期症状(如好幻想、一过性的感知觉异常、情绪波动等)，对处于青春期的个体并无特异性，研究发现，这类症状在青春期人群中的发生率高达 40%。但是，如果一名孩子长期与小伙伴关系不良，孤僻独处，则提示可能有精神障碍问题。

3. 注意横向与纵向对比　与多数同龄儿童横向比较，心理与生理指标是否达标，如有异常,要评估异常的程度。与儿童自身前后比较,语言、情绪与社会行为是否明显反常。

4. 注意症状的特点 儿童由于认知发育的限制,其症状特点有别于成人。常常以言语功能障碍、运动与行为异常、感知觉障碍多见,情绪活动也相对原始,而思维障碍也相对少见。幼年儿童的精神症状较为单调、贫乏,幻觉内容以生动、鲜明的形象性较突出。错觉及幻想性幻觉较成人多见。一般来说,年龄越小,越难以形成系统的妄想。

5. 注意不同年龄段儿童对应激因素的敏感性不同 例如在婴幼儿期,对于父母的分离特别敏感;而在青春期则逆反心理明显,容易多愁善感。

6. 核对病史的真实性 由于儿童的病史常常由父母或老师等人提供,资料比较间接,真实性和可靠性要澄清。父母和老师往往只看到孩子外在的行为异常,对孩子出现焦虑、恐惧症状的真实的内心体验知之不多或无法洞悉。不同的环境对孩子的症状也有影响,有的孩子在学校表现较好,在家里却表现攻击、破坏行为,相反的情况也有。

7. 注意检查技巧 与患儿交流,除需要具有耐心、关爱、同情、忠诚的态度;柔和的语调、微笑的表情及良好的语言沟通能力等基本的素质外,还要掌握与运用某些技巧,如游戏技术,通过游戏与患者进行语言与行为上的沟通,同时通过患者游戏时的表现,也可以洞悉他们某些主观世界的内容。

儿童青少年精神障碍包括精神发育迟滞、言语和语言发育障碍、广泛性发育障碍,起病于童年和青少年期的行为与情绪障碍,如注意缺陷多动障碍、品行障碍、抽动障碍和特发于童年的情绪障碍等。本章简要介绍几种临床常见的儿童少年期精神障碍的特点和护理措施。

第一节 精神发育迟滞与护理

一、概述

(一)定义

精神发育迟滞(mental retardation)是一组由生物、心理和社会因素所致的精神发育不全或受阻,临床特征为智力发育低下和社会适应困难,起病于大脑发育成熟(18岁)以前。本症可单独出现,也可同时伴有其他精神障碍或躯体疾病。

(二)流行病学

精神发育迟滞的患病率各地报道差异很大,可能由于诊断标准、调查方法、调查对象、调查目的以及各地的经济水平、卫生条件等有关,大多在1%~10%之间。世界卫生组织(WHO)1997年报道轻度精神发育迟滞患病率为3%,中、重度为0.4%。1987年我国29省市调查结果显示智力残疾患病率为1.268%,男女性别比为1.08:1,农村高于城市。

(三)病因

凡在18岁以前影响中枢神经系统发育的各种因素都可成为致病原因,但约30%~40%的精神发育迟滞患者其病因难以确定。世界卫生组织将造成此症的病因分为10类:①感染和中毒;②外伤和物理因素;③代谢障碍或营养不良;④大脑疾病(出生后的);⑤由于不明的出生前因素和疾病;⑥染色体异常;⑦未成熟儿;⑧重型精神障碍;⑨心理社会剥夺;⑩其他和非特异性的原因。常见的原因有:

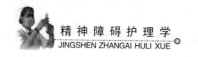
1. 出生前因素

（1）遗传因素：包括染色体数目和结构异常（如唐氏综合征、脆性 X 染色体综合征等）和遗传代谢性疾病（苯丙酮尿症、半乳糖血症等）。

（2）母孕期的有害因素：母孕期感染以病毒感染最多见，药物尤其是孕 3 个月内对胎儿损害最大，孕妇吸烟、嗜酒、吸毒以及放射线照射等毒物均可影响胎儿脑发育等。

（3）母孕期的各种并发症如先兆流产、妊娠高血压、前置胎盘等；母亲妊娠年龄偏大、营养不良、长期心理应激等导致胎儿生长发育迟缓。

2. 出生时因素　出生时窒息、产伤、颅内出血、感染、核黄疸等是引起小儿智力低下的重要因素。

3. 出生后因素　如中枢神经系统感染、损伤、脑缺氧、甲状腺功能低下、重度营养不良、社会隔离等。

（四）临床表现

1. 智能减退　WHO 根据智商（intelligence quotient，IQ）的不同，将精神发育迟滞分为以下四个等级。

（1）轻度发育迟滞：智商在 50～69 之间，心理年龄约 9～12 岁。①自理能力：能在成人监督和帮助下，部分独立处理生活中的变化、挑战或应激事件；②教育水平：患儿能达到 4～6 年级的阅读能力，也可能掌握职业训练；③社交技能：在精心设置的环境中，患儿可以学会并应用社交技巧；④精神运动技能：患儿具备一般甚至较高的能力但是可能有轻微的协调障碍；⑤生活环境：患儿必须和家人生活在一起或居住在团体住所；⑥经济状况：如果严密监管，成年后可从事工作，并可在指导下进行预算和管理财务。

（2）中度发育迟滞：智商在 35～49 之间，心理年龄约 6～9 岁。①自理能力：患儿需要严密监视，尤其在单独活动时；②教育水平：患儿能达到 2 年级的水平，可以通过技能训练在庇护工作坊工作；③社交技能：某些患儿言语受限并在遵从社会常规方面有困难；④精神运动技能：患儿在总的运动技能上困难且就业机会受限；⑤生活环境：患儿必须住在庇护所；⑥经济状况：患儿能学会处理小额钱财以及如何兑换零钱。

（3）重度发育迟滞：智商在 20～34 之间，心理年龄约 3～6 岁。①自理能力：需要全方位照顾，但是具备简单卫生技能，如刷牙和洗手；②教育水平：患儿很少参加学业训练但能学习简单技能；③社交技能：语言技能受限并试图用非语言的行为或表演来交流；④精神运动技能：患儿的精神运动技能很差，即使在直接监视下也很难完成简单任务；⑤生活环境：患儿必须生活在精心设置且有密切监视的环境中；⑥经济状况：患儿可被教会如何使用零钱和购物。

（4）极重度发育迟滞：智商在 20 以下，心理年龄约在 3 岁以下。①自理能力：患儿需要持续的帮助和监视；②教育水平：学业训练对他们是无用的，但是他们能掌握一些简单的自理技能；③社交技能：有很少的言语发育，较少有或根本没有社交技巧；④精神运动技能：患儿缺少精细和大体的运动技能，需要连续的照顾和监视；⑤生活环境：患儿必须生活在有精心设置且密切监视的环境中；⑥经济状况：必须依赖他人管理财物。

2. 适应能力不良　患儿至少存在两个方面的适应能力缺陷或损害，常见人际交流、自理能力、家庭生活、社交技能、社区设施的使用、自我取向、学业能力、工作、休闲、卫生和安全。

3. 情绪障碍 常见抑郁、易激惹、情绪不稳、无快乐感、焦虑、恐惧、激越。

4. 行为障碍 常见幼稚、孤独、退缩、动作减少、刻板动作、自伤、攻击、破坏行为、工作学习表现差等。

5. 躯体症状 常见食欲减退或贪食、便秘、失眠或嗜睡、体重下降等。

（五）治疗与预后

1. 治疗原则 精神发育迟滞的治疗原则是以教育训练为主,药物治疗为辅。治疗的重点在于满足患儿的生理和心理需要,只有在合并精神障碍时,才会少剂量、短疗程应用药物对症治疗。

2. 治疗方式 精神发育迟滞的治疗方式主要有住院治疗或门诊治疗、以学校为基础的治疗、以社区为基础、社团组织参与的治疗。

3. 心理治疗 主要有心理支持治疗、暗示治疗、生物反馈疗法、精神分析法等。

4. 行为治疗 患儿的精神障碍表现多样,可有针对性地进行行为治疗。

（1）认知行为治疗:教育患儿正确认识自己行为和动作的缺陷,主动地自我矫正。

（2）系统脱敏治疗:有助于消除患儿的恐惧和紧张,脱敏刺激要逐步递增。

（3）暗示矫正法:通过调动患儿的潜意识参与缺陷行为和动作的矫正。

（4）试错法和培养习惯法:让患儿在活动过程中逐步认识和区别正确行为与错误行为,并坚持和培养正确行为模式,纠正不正确的行为模式。

（5）奖励法:对纠正错误行为,给予及时肯定和奖励。

5. 治疗性特殊照顾和特殊教育 不仅涉及家属和医疗部门,还涉及社会福利部门。通过特殊教育和训练,要使患儿的潜能得到充分开发,如使轻度和中度患儿承担大部分家务,学会一定的知识、技能,成年后能参加简单的劳动;使中度或重度患儿能承担极简单的家务,或生活能自理、半自理。

（1）对6岁以下(最好是3岁以下)患儿采取早期干预,主要目的在于使这部分患儿提高生活自理能力,为以后学习打下基础。

（2）补偿教育,在于补偿患儿的教育不足,如培智学校、辅读班、随班就读等。

（3）职业训练,范围很广,如生活自理、家务劳动、公益劳动、生产劳动等,适用于轻度、中度的患儿。

6. 饮食护理 对某些疾病(如苯丙酮尿症)的患儿,要提供特殊膳食。

二、精神发育迟滞患者的护理

（一）护理评估

1. 健康史 询问患儿既往的健康状况,是否较常人容易罹患某些躯体疾病。

2. 生理功能方面 与同龄孩子比较,各项躯体发育指标如身高、体重是否达标;有无躯体畸形;有无饮食障碍(贪食或食欲减退);有无营养失调及睡眠障碍等。

3. 心理功能方面

（1）感知觉:有无感觉过敏或减退,错觉、幻觉及感知综合障碍等。

（2）思维:有无思维联想、连贯性、逻辑性和思维内容等方面的障碍。

（3）情感:有无焦虑、抑郁、恐惧、喜怒无常、情绪不稳、易激惹、淡漠、迟钝等异常情绪。

（4）认知功能:有无主动、被动注意障碍,记忆和智能损害程度如何。

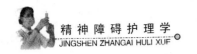
(5)意志和行为:有无病理性意志增强与减退,有无怪异行为、多动行为、不寻常的依恋行为,有无刻板、仪式化或强迫行为,有无攻击冲动、自杀自伤行为,有无对立违拗或品行问题。

4. 社会功能方面

(1)生活自理能力:有无穿衣、吃饭、洗澡、大小便不能自理等。

(2)环境的适应能力:①学习能力:有无现存或潜在的学习困难;②语言能力:有无语言交流和表达障碍,如有,程度如何;③自我控制与自我保护能力:有无现存或潜在的自我控制力、自我防卫能力下降而出现伤害别人或被别人伤害的危险;④社交活动:有无人际交往障碍,是否合群,是否主动与人交往和参与游戏活动等。

5. 其他:有无不当家庭养育方式、家属对疾病有无不正确的认知和偏见,有无现存的或潜在的家庭矛盾和危机,有无家庭无法实施既定治疗方案的可能性存在等。

(二)护理诊断

1. 生理功能方面

(1)易受伤害/与患儿智能水平低下,长期需要提供日常生活照顾有关。

(2)营养失调/与智能水平低下所致贪食、食欲减退及消化不良等有关。

2. 心理功能方面

(1)焦虑、恐惧/与精神症状及疾病演变过程有关。

(2)个人角色困难/与智力水平低下,长期需要提供日常生活照顾有关。

(3)个人应对无效/与患儿智能水平低下有关。

3. 社会功能方面

(1)生活自理缺陷/与患儿智能水平低下有关。

(2)言语沟通障碍/与智力低下及神经发育迟滞有关。

(3)社交障碍/与智力低下、丧失语言能力及缺乏社会行为能力等有关。

(4)家庭角色改变/与智力水平低下、需要照顾增多有关。

(5)父母角色冲突/与智力水平低下、需要照顾增多有关。

(三)护理目标

1. 生理功能方面

(1)患儿不发生受伤现象。

(2)患儿能维持正常营养状态,体重维持在正常范围。

(3)患儿的个人生活自理能力逐步改善。

2. 心理功能方面

(1)患儿语言能力逐步改善。

(2)患儿的社交能力、学习能力逐步改善。

3. 社会功能方面

(1)患儿的家庭功能改善。

(2)患儿父母的角色冲突减轻或消除。

(四)护理措施

持续的、科学的、系统的教育训练及护理对精神发育迟滞的患儿具有重要的现实意义,不仅涉及家庭和医疗部门,还涉及教育及社会福利部门。应设立专门的机构或学校,在专业人员指导下对患儿进行专门训练。许多国家有对 3 岁前的精神发育迟滞儿童的早期干预计划,独自生活和工作技能训练应开始于成年早期(取决于精神发育迟滞的程度)。许多轻度精神发育迟滞的患儿能学到独自生活或工作所需要的技能,中度到极重度精神发育迟滞的患儿则需要有人照料的团体生活。

1. 安全与生理方面

(1)提供安全的环境:患儿居住的环境应简单实用,随时排查有危险隐患的物品和设施,如锐器、火柴、药品、电源插座等。房间窗户应有相应的安全措施,禁止患儿从事爬攀、打闹等危险活动。

(2)保证营养供给和充足睡眠:合理喂养,对某些遗传性代谢性疾病,可通过严格饮食控制防止或减轻症状。如苯丙酮酸尿症的患儿采用低苯丙氨酸饮食(如大米、玉米、淀粉、蔬菜、水果等)限制含丰富苯丙酸饮食摄入(如小麦、蛋类、肉、鱼、虾、乳品等)。协助或提供日常生活护理,根据病情程度,对患儿采取督促指导、协助或代理的方式进行日常护理,合理安排日常活动。例如,可在清晨和晚间协助患儿按时起床、梳洗和睡觉;根据具体情况,协助或代替患儿料理个人卫生、饮食等。

(3)密切观察患儿病情变化:敏锐识别患儿的精神症状和躯体不适主诉,防止延误诊治。

2. 心理功能方面

(1)建立良好的护患关系:护理人员要以极大的爱心和耐心对待患儿,博得患儿的信任和对治疗的配合。

(2)掌握病情,保证治疗护理顺利实施:护理人员要熟悉患儿病情,了解家长对患儿的态度、教育方式和训练情况并给予合理指导。例如,教给患儿自然正常的感受和情感,指导患儿释放能量来减轻行为异常,与家长密切配合,以保证治疗方案的顺利实施。进行心理治疗和行为治疗时,谈话内容要简单明了,内容具体,方案可操作性强,好让患儿理解并反复复习。

(3)精神症状护理:①了解患儿的情绪特点和个人喜好;②当患儿出现焦虑、恐惧、愤怒或冲动等不良情绪和行为时,护理人员应尽量保持镇静,寻找并去除可能的产生原因或采取其他措施。例如,带患儿离开原环境,用温和的话语轻声安慰,转移患儿注意力,主动与患儿做游戏等。对智力损害程度较轻的患儿,可以帮其分析心情不好的原因,学会自己控制情绪。

3. 社会功能护理 包括基本能力与个性素质训练,其目的是使患儿能够掌握与其智力水平相当的文化知识、日常生活和社会适应技能。这类训练常需家长和学校老师的协助配合。训练内容由浅入深,逐步提高,方法要形象、生动、直观;每次选择的内容要少而精,同一内容要多次反复,反复强化,应结合阳性强化和阴性强化的方法进行训练。

(1)基本生活技能训练:训练内容包括大小便自理、饮食、穿衣、个人卫生、睡觉以及安全等方面。例如,安全训练方面,告知患儿不喝生水,不吃生食,不随意食用或玩弄药品等;教患儿正确放置和使用电器,不要随意玩弄电闸、锐器等;学会自我保护,如不随意给陌生人开门,如何躲避危险,如何求助;与异性交往时注意保护自己避免与性有关的伤害等。此外,可教患儿学习交通安全知识以及简单的救护常识等。

(2)语言功能训练:语言障碍和缺陷常常成为患儿思维和智力发展的桎梏,因此,重视对语言障碍和缺陷进行矫正。通过反复的教、模仿并配合实物与动作,使患儿尽可能多的掌握

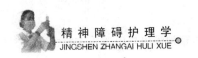

一些词汇,从而能使用语言进行社会交往和交流。监测患儿的发育水平并创建支持性干预措施,如演讲、语言表达能力训练等,训练时学校教育和家庭教育要密切配合,协同进行。

(3)简单劳动技能和职业技能训练:鉴于轻、中、重度患儿能力的差异,训练时应区别对待,劳动技能教育必须适合患儿的智力水平和动作发展水平,注重现实性和适应性。演示并且帮助患儿联系自理能力,可从自我生活服务劳动培养开始如洗脸、穿衣、吃饭、扫地等,逐渐进入社会生活服务劳动技术的培养。随着年龄的增长,应根据患儿的特点和能力,按照未来实际的工作要求,进行定向职业技能培训。

(4)道德品质和个性品质教育:可以贯穿于任何其他训练中进行。由于患儿认识和分析事物的能力差,常常不能预见自己行为的后果,应变能力差,往往会出现一些不自觉或不符合社会要求和规范的行为,甚至犯罪行为。因此,要提高患儿明辨是非的能力,培养患儿遵纪守法、勤劳善良、有礼貌、爱学习的品质。训练患儿合理表达自己的要求和控制情绪,给患儿一定的独立性,培养他们的自尊心、自信心和责任心。

4. 健康教育　重点是针对家长和老师,使他们正确认识疾病特征和可能的预后。从患儿的实际发展水平出发,对患儿的发展前景寄予恰当的希望。告诉他们应鼓励患儿多与外界接触、多说话、多练习,及时表扬和强化,提高患儿的学习兴趣和信心,切忌操之过急和歧视打骂。此外,宣传疾病有关的一些预防知识,如产前诊断、围产期保健措施等也很重要。

(五)护理评价

1. 患者的个人生活自理能力是否改善。

2. 患者的营养状况是否改善。

3. 患者的语言能力是否改善。

4. 患者社会功能,包括社交能力、学习能力和劳动能力是否改善。

5. 患者伴发的精神症状,包括异常情绪和行为、精神病性症状等是否改善。

6. 家庭功能是否改善,如家庭对疾病的认知、对患者的态度、对病态行为的应对方法、家庭养育态度和方式、家庭成员之间的关系等是否改善。

7. 患者是否有受伤的情况发生。

第二节　儿童孤独症与护理

一、概述

(一)定义

广泛性发育障碍(pervasive developmental disorders,PDD)指一组起病于婴幼儿期的全面性精神发育障碍。主要为人际交往和沟通模式的异常,如言语和非言语交流障碍,兴趣与活动内容局限、刻板、重复。症状常在 5 岁以内已很明显,以后可有缓慢的改善。

儿童孤独症(childhood autism)属广泛性发育障碍的一种类型,男性多见,起病于婴幼儿期,主要表现为不同程度的言语发育障碍,兴趣狭窄和行为方式刻板。约 3/4 的患儿伴有明显的精神发育迟滞,部分患儿在一般性智力落后的背景下某方面具有较好的能力。

(二)流行病学

国内未见孤独症以及其他广泛性发育障碍的流行病学资料的报告。美国的流行病学调查报告孤独症的发病率为 10～12/10000,男孩的发病率为女孩的 5 倍。

(三) 病因

孤独症的确切病因不明,可能与遗传、围产期各种并发症、免疫系统异常、神经内分泌和神经递质功能失调有关。大脑扫描显示,孤独症的孩子大脑形状和结构与常人不同。其他一些导致孤独症的可能原因有躯体障碍和遗传倾向,有孤独症孩子的父母大约有 7％的可能再生一个这样的孩子。研究者也提出了孤独症可能与环境因素,如病毒感染、婴儿期注射疫苗、代谢紊乱以及暴露于环境中的化学物质等有关。

(四) 临床表现

儿童孤独症主要表现为:社交障碍、语言障碍和兴趣范围狭窄以及刻板行为模式,称为"Kanner 三联征",是孤独症的基本临床特征,具有诊断意义。

1. 社交障碍 社交缺陷是孤独症的主要症状,患儿不能与他人建立正常的人际关系。年幼时即表现出与别人无目光对视,不期待甚至拒绝亲情爱抚,也无享受到爱抚时的愉悦表情。分不清亲疏关系,不能与父母建立正常的依恋关系,不能与同龄儿童建立正常的伙伴关系,不参加集体游戏,不主动接触别人。

2. 语言障碍 为常见症状之一。患儿语言发育明显落后于同龄儿童,很少或完全不会使用语言进行正常的人际交流,仅能说一些单词,或者虽然会讲简单句子,但不会使用代词或错用代词。语言单调平淡,缺乏抑扬顿挫和感情,讲话内容也常与当时的情境缺乏联系。不会使用提问和使用语言来表达自己的愿望和要求。体态语言明显比正常同龄儿童少,模仿语言或刻板重复语言较常见。

3. 兴趣范围狭窄和刻板行为模式 患儿有不同于正常儿童的行为模式,对某些物件或活动有特别的迷恋,喜欢玩一些非玩具性的物品,如废铁丝、瓶盖,或观察转动的电风扇等,并可持续数十分钟,甚至数小时而没有厌倦感。患儿固执地要求保持日常活动程序不变,如每天吃同样的饭菜,在固定时间和固定地方解便,使用固定的被子等,若程序被改变则出现明显的不愉快和焦虑情绪,甚至出现反抗行为。部分患儿可有重复刻板动作,如反复拍手、捶胸、转圈、踩脚等。

4. 智能障碍 多数患儿有智力问题,约半数患儿智商低于 50,智力的各方面发展不平衡,一般操作性智商较言语性智商高。由于代偿作用,某些患儿的机械记忆、空间视觉能力发育良好。他们的最佳与最差能力间的差距非常大,但多数患儿的最佳能力仍然低于同龄儿童的相应水平。有的患儿对数字的计算或推算,对人名地名的记忆有异常的能力。

5. 感知觉异常 部分患儿有感觉方面的异常,表现迟钝或过敏,如受外伤后疼痛感不明显,对某些声音刺激非常迟钝而对另外一些特定的声音却很敏感。有的能特别耐受苦味,甜味或咸味,有的自幼就表现特别好的平衡能力。

6. 非特异症状 多数合并注意缺陷和多动症状。部分患儿出现癫痫发作,约 1/3 患儿有脑电图异常,约 20％患儿有抽动症状。患儿可有恐惧、紧张甚至惊恐发作,还可出现自伤、冲动、违拗、强迫症状、进食或睡眠障碍等问题,少数有性自慰及拔毛发行为等。

(五) 治疗与预后

1. 教育和训练 是最主要、最有效的治疗方法。目标是促进患儿语言发育,提高社会交往能力,掌握基本生活技能和学习技能。

2. 心理治疗 较多采用行为治疗。主要目的是强化已经形成的良好行为,矫正对影响

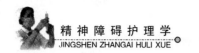
社会交往和危害自身的异常行为,如刻板行为、攻击行为、自伤或自残等行为。

3. **药物治疗** 目前尚无特异性治疗药物,药物治疗也无法改变孤独症的自然病程。但对伴发的一些情绪和行为症状,如情绪不稳、注意缺陷和多动、冲动攻击、自伤自杀、抽动、强迫症状以及精神病性症状等,药物对症治疗仍然有效,有利于教育训练、心理治疗的实施及维护患儿或他人的安全。药物治疗应遵从小剂量、短疗程的原则。

4. **家庭咨询** 家庭咨询能帮助家庭成员更好地理解患儿的症状,帮助家庭成员找出应对的策略,有助于患儿的行为改变,并提供情感支持和信息。

此病多在 3 岁以前缓慢起病。随着年龄的增长,有的症状逐步改善,对语言的理解和会话能力会有提高。病程长,疗效及预后尚不确定。约 2/3 的患儿有明显社会适应不良,难以独立生活。

二、儿童孤独症患儿的护理

(一)护理评估

1. **健康史** 询问患儿既往的健康状况,有无较正常儿童易罹患某些疾病。

2. **生理功能方面** 与同龄孩子比,躯体发育指标有无异常;有无躯体畸形和功能障碍;运动功能是否受限,运动的协调性如何。

3. **心理功能方面**

(1)感觉方面:有无感觉迟钝或过敏。

(2)精神症状:有无焦虑、抑郁、恐惧、兴奋、淡漠及喜怒无常等异常情绪;有无幻觉、妄想等精神病性症状。

(3)行为方面:①观察孩子是否对某些非玩具性的物品感兴趣,是否对某些物品特别依恋;患儿是否有某一方面的特殊爱好、兴趣和能力,如沉溺于看某个电视节目,或对数字、地名等有不寻常的记忆力;有无刻板的生活习惯等。②患儿是否有某些奇怪的行为;是否显得多动;有无冲动攻击、固执违拗、重复刻板等行为。

(4)智能和认知方面:通过对患儿的智力进行评估来判断。也可通过观察患儿的语言沟通能力、交往能力和生活自理能力等几个方面来判断。

4. **社会功能方面**

(1)社会交往、学习方面:观察患儿是否依恋父母,对亲情爱抚是否有相应的情感反应;当父母离开或返回时有无相应的分离情绪和反应;是否能分辨亲疏;是否与小朋友交往、玩耍;接受新知识的兴趣和能力如何。

(2)语言交流与非语言交流方面:①语言交流:了解孩子在婴儿期是否会咿呀学语;言语发育过程中是否一直不说话,或很少说话,是否在 2~3 岁以前可以讲话,但以后却逐渐减少;能否主动与人交谈,提出或维持话题;能否正确使用代词,有无自顾自地说话或说话与情境不符;讲话时的语音、语调、语速等方面有无异常;有无重复、刻板和模仿言语等。②非语言交流障碍:观察孩子是否常以哭闹、尖叫或其他姿势表达他们的不适或需要;有无体态语言等。

(3)生活自理能力:患儿能否自行料理进食、如厕、穿衣等个人生活。

(二)护理诊断

1. **生理功能方面**

(1)易受伤害/与患儿智力水平低下和异常的行为模式有关。

(2)营养失调/与智能水平低下所致进食紊乱自我照顾能力缺陷有关。

2. 心理功能方面

(1)情绪障碍/与疾病所致非特异性障碍有关。

(2)个人角色困难/与患儿智力水平低下有关。

(3)个人应对无效/与患儿社交障碍和言语障碍等症状有关。

3. 社会功能方面

(1)生活自理缺陷/与患儿的刻板行为和智能水平低下有关。

(2)言语沟通障碍/与患儿社交障碍和言语障碍等症状有关。

(3)社交障碍/与智力水平低下、言语障碍有关。

(4)父母角色冲突/与患儿需要照顾增多有关。

(三)护理目标

1. 生理功能方面

(1)患儿能维持正常营养状态,体重维持在正常范围。

(2)患儿的个人生活自理能力逐步改善。

(3)患儿不发生受伤和伤害别人的现象。

2. 心理功能方面

(1)患儿语言能力逐步改善。

(2)患儿的社交能力、学习能力逐步改善。

3. 社会功能方面

(1)患儿的家庭功能改善。

(2)患儿父母的角色冲突减轻或消除。

(四)护理措施

由于孤独症患儿各方面技能的发展是不均衡的,因此,应针对其生理、心理特点制订出个体化的训练和护理措施。

1. 安全及心理护理 参阅精神发育迟滞章节的相关部分。

2. 社会功能训练 这是一个非常需要耐心和爱心的漫长过程,指导患儿父母一定要持之以恒,不要操之过急,不要轻易放弃。对取得的成绩应及时给予鼓励和强化。

(1)语言能力训练:语言障碍将影响患儿的社会适应能力,因此要尽力去训练,在与孤独症患儿谈话时应尽量使用简单明确的言语。①创造一定的语言环境,把语言训练融入日常生活的各个环节之中。要选择孩子喜欢的事情作为切入点,尽量启发他们多讲话,帮他们把生活中的人和事与语言联系起来,边做边说,强化对语言的理解,提供一个语音和语义相结合的环境。例如,给孩子削水果时,妈妈可以反复说:"妈妈给你削苹果",并与行动联系起来,孩子就可能会逐步记住并理解这句话。总之,要让父母理解并做到"生活就是训练"。②在玩中学语言。通过与孩子一起玩游戏,或让孩子反复模仿大人简单的问话,训练孩子记住并慢慢可以正确回答。

(2)人际交往能力训练:①教患儿注视别人的眼睛和脸,父母可以用手捧住患儿的头,与他面对面,一边追随他的目光,一边温和地叫他的名字,直到他开始注视父母的眼睛或脸;也可以在患儿面前扮鬼脸或用新奇的物品,以吸引患儿的目光;②训练患儿用语言表达自己的意愿和用语言传递信息。可利用情景或利用患儿提出要求时进行,反复训练使患儿能用

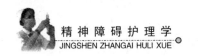

语言表达自己的愿望。也可让患儿进行传话训练,传话开始宜短,之后逐渐延长,如此训练将使患儿能主动与他人建立关系,改善交往;③使患儿理解常见体态语言的含意,如点头、摇头等,还可以通过游戏逐步学习与他人交往,扩大交往范围。

(3)行为矫正训练:可以应用正性和负性强化法、系统脱敏法、作业疗法等方法。训练时一定要有极强的耐心,不要急于求成,步骤要由简单到复杂,方法要形象、具体、直观、生动。同时,对孩子的进步要及时给予表扬和赞美。应针对不同行为,采用不同的矫正方法。

①刻板、强迫或不良习惯的矫正:不要一味迁就,不要在患儿尖叫或发脾气时满足他的要求,不配合患儿完成他的刻板行为。对患儿的日常生活规律有意识地作一些小的变动,使患儿在不知不觉的小变化中,慢慢习惯常规生活的变化。培养患儿正常合理的兴趣,积极从事一些建设性的活动,如画画、写字、做家务、玩游戏等有助于改善他们的刻板和强迫行为。

②孤独行为矫正:父母应熟悉患儿的喜好和需要,尽量融入他们的生活,让孩子能逐步接受大人的帮助,逐步接受外周的世界,同时配合语言能力和交往能力的训练,帮助患儿走出孤独。

③怪异行为矫正:可以让患儿帮忙用手提一些物品,或大人轻轻牵住他的手,或用简短的语言予以制止,如此反复,让患儿逐步认识到这种行为是不被允许的。

④破坏性行为矫正:患儿出现破坏性行为时,语言说服往往无效,只有采取行动,如紧紧抱住、拦住患儿,或把患儿带出房间等,同时陪他一起玩他喜欢的游戏,分散注意力,久而久之,让患儿知道这种行为是被禁止的。

⑤发脾气和尖叫行为的矫正:父母应尽快找出原因,带患儿离开原环境,或采取不予理睬的态度,待患儿自己平息后,要立即给他关心和爱抚,对他自己停止发脾气或尖叫大加表扬和称赞。

⑥自伤、自残行为矫正:应立即给予制止,如马上抓住患儿的手,或给患儿戴上手套或帽子,也可要求患儿学习"把手放在桌子上"等行为,以减少自伤行为。此外,还应该分析自伤行为发生的原因:如果是父母关心不够,则应给予更多的安慰和爱抚;如果是因为生活本身就很单调,无事可做而使伤害自己的行为增多,那么就应给患儿创造活动条件,让患儿的生活丰富充实,减轻自伤行为。

3. 健康教育　目的是帮助家长认识到疾病的性质,讲解疾病的可能原因,减少家长对疾病的恐惧心理和对孩子生病的自责和内疚感。告诉孩子父母,不要相互埋怨和指责,应正视现实,冷静而理智地接纳孩子的疾病,树立信心,积极与专业人员配合,一起训练和教育孩子。由于病因不明,难以进行有效的预防措施,围产期保健对减少发病可能有帮助。

(五)护理评价

1. 患儿的个人生活自理能力是否有改善。

2. 患儿语言能力是否有改善。

3. 患儿社会功能是否改善　包括社交、学习能力、劳动能力是否有改善;对外界的兴趣是否扩大等。

4. 不良行为是否改善　包括刻板的日常生活习惯是否改善;不寻常的依恋行为、仪式化或强迫行为是否减少;自伤、自残或怪异行为是否减少或消失;冲动行为是否减少或消除;伴随的精神症状是否消失等。

5. 家庭功能是否改善　包括家属对疾病的认知、对患儿的态度、对病态行为的应对方法,家庭养育态度和方式,家庭成员之间的关系等。

第三节　注意缺陷多动障碍与护理

一、概述

注意缺陷多动障碍(attention deficit and hyperactive disorder,ADHD)又称多动症。主要特征是明显的注意力不集中和注意持续时间短暂,活动过度和冲动,常伴有学习困难或品行障碍。

(一)流行病学

国内调查此病的患病率为1.5%～10%,国外报道学龄儿童中患病率为3%～5%,近半数4岁以前起病,男性多于女性,性别比4∶1～9∶1。

(二)病因

本病的确切病因和发病机理不明,可能与遗传、神经递质(多巴胺、去甲肾上腺素及5-羟色胺)功能异常、神经解剖和神经生理异常、不良的家庭和教养方式及心理社会因素等有关。

一些研究者认为可能使儿童易患ADHD的危险因素有:母孕期用药;围产期并发症,如毒血症、缺氧或颅脑损伤;低出生体重;先天的神经疾病,如脑瘫或癫痫;铅中毒;多发的应激事件;儿童受虐。

(三)临床表现

1. 注意障碍　是本病的最主要和基本症状之一,表现注意难以持久,容易因外界刺激而分心,做事往往有始无终,或不断从一种活动转向另一种活动。活动中不注意规矩和细节,交谈时心不在焉,做事丢三落四,经常遗失随身物品,忘记日常的活动安排。

2. 活动过多和冲动　不能较长时间静坐,常常在座位上扭来扭去或时坐时站,过分多动或小动作多,到处乱跑或攀爬,难以从事安静的活动或游戏,精力似乎特别旺盛。行动缺乏思考,凭兴趣做事,行为不顾后果。话多且不注意场合,别人讲话时常插嘴或打断别人的谈话。情绪不稳,容易过度兴奋,也容易受挫而出现情绪低沉,或出现反抗和攻击性行为。渴望即时满足,否则就哭闹、发脾气。

3. 学习困难　因为注意缺陷和多动,致使学业成绩差,其学业成绩与患儿的智力水平不相称。

4. 神经和精神发育异常　患儿的精细动作、协调运动、空间位置觉等发育较差,如翻手、对指运动、系鞋带和扣纽扣都不灵便,左右分辨也困难。少数患儿伴有语言发育延迟、语言表达能力差、智力低下等问题。智力测验显示部分患儿的智商偏低。

5. 品行障碍　约半数患儿合并品行障碍,表现为攻击性行为或一些不符合道德规范及社会准则的行为。

(四)治疗与预后

应根据患儿情况及其家庭特点,采用针对父母的教育和训练、心理治疗、药物治疗等相结合的综合性治疗方法。药物治疗能改善患儿的注意力,但是对多动和冲动症状疗效不肯定。对于多动症给患儿及其家庭所带来的一系列不良影响则更多地依靠教育训练、心理及

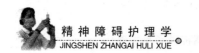

行为治疗。常用药物为中枢神经兴奋剂如哌甲酯(哌醋甲酯、利他林、ritalin)或苯异妥因(pemolin),也可小剂量使用抗抑郁剂、受体拮抗剂(如可乐定等)。

多数患儿到少年期后症状会逐渐缓解,少数持续至成人。部分患儿成人后仍有人格障碍、反社会行为、物质成瘾、伙伴关系不良、自尊心低下、注意力缺陷、容易冲动等。家庭不和、父母离婚等不良社会心理因素对预后影响很大。

二、注意缺陷多动障碍患儿的护理

(一) 护理评估

1. 健康史　询问患儿既往的健康状况,有无较正常儿童易于罹患某些疾病。

2. 生理功能方面

(1)与同龄孩子比较,躯体发育指标如身高、体重有无异常。

(2)有无躯体畸形和功能障碍。

(3)有无饮食障碍(贪食或食欲减退)。

(4)有无营养失调及睡眠障碍(入睡困难、早醒、睡眠节律紊乱等)。

(5)有无受伤的危险(跌倒、摔伤)。

(6)有无容易感染等生理功能下降。

3. 心理功能方面

(1)情绪状态:有无焦虑、抑郁、恐惧、情绪不稳、易激惹、淡漠或迟钝等异常情绪。

(2)认知功能:①注意力:患儿是否在上课时注意力涣散;做作业时是否边做边玩、不断改变作业内容或时间明显延长;注意力是否容易受外界干扰;轻症患儿对自己感兴趣的活动注意尚能集中,严重注意缺陷时对任何活动都不能集中注意;②有无记忆和智能障碍。

(3)行为活动:与同龄儿童相比活动量是否明显增多;在应该安静的场合能否安静下来;是否有过分不安宁和(或)小动作多,喜欢招惹别人;在鼓励、保证、奖励或从事感兴趣的游戏活动时能否安静下来,能持续多久。控制力是否很差,是否容易受外界刺激而兴奋,行为是否冲动,有无做事不顾后果,喜欢冒险等行为;有无撒谎、偷窃、逃学、违抗性行为等品行方面的问题;患儿的伙伴关系是否良好;有无自尊低下、自卑心理等。

4. 社会功能方面

(1)生活自理能力:有无穿衣、吃饭、洗澡,大小便不能自理等。

(2)环境的适应能力

①学习能力:有无现存或潜在的学习困难,学习成绩如何。

②语言能力:有无言语沟通困难。

③自我控制与自我保护能力:有无现存或潜在的自我控制力、自我防卫能力下降。

④社交活动:有无人际交往障碍,是否合群。

5. 其他

(1)有无家庭养育方式不当、父母不称职。

(2)家长对疾病有无不正确的认识和偏见。

(3)有无现存或潜在的家庭矛盾和危机。

(4)有无家庭无法实施既定治疗方案的可能性存在。

（二）护理诊断

1. 生理功能方面

(1)有暴力行为的危险/与患儿好冲动的行为有关。

(2)易受伤害/与患儿神经发育异常有关。

2. 心理功能方面

(1)个人角色困难/与患儿注意障碍和活动过多等症状有关。

(2)个人应对无效/与患儿学习困难和品行障碍等症状有关。

3. 社会功能方面

(1)生活自理缺陷/与患儿的注意障碍等有关。

(2)社交障碍/与多动不宁、做事不顾对错、破坏游戏规则有关。

(3)亲子关系障碍/与父母角色障碍伴焦虑、患儿沟通障碍有关。

（三）护理目标

1. 生理功能方面

(1)患儿能维持正常营养状态,体重维持在正常范围内。

(2)患儿不发生受伤现象。

2. 心理功能方面

(1)患儿的注意集中能力提高,主动注意维持时间延长。

(2)患儿的多动行为逐步改善。

(3)患儿的情绪症状改善。

3. 社会功能方面

(1)患儿的社交能力、学习能力逐步改善。

(2)患儿的家庭功能改善。

(3)患儿父母的角色冲突减轻或消除。

（四）护理措施

1. 安全与生理方面的护理

(1)保证充足睡眠,提供合理的营养。

(2)培养患儿良好的生活规律,从日常生活小事中培养患儿专心的习惯。

(3)限制患儿做有安全隐患的游戏,住所也应提供相应的安全措施。

(4)督促服药　应让家长和患儿理解药物治疗的好处和可能的副作用,消除他们的顾虑,配合医生治疗;告知家长应经常与医师保持联系,定期接受咨询。

2. 心理护理　首先要以耐心、关爱、包容的态度与患儿建立起良好的护患关系,同时,与家属建立治疗联盟,这是治疗成败的关键。然后通过行为治疗和认知行为治疗等方式对患儿的病态行为进行矫正,可采用个别治疗和小组治疗的形式。由于多动症患儿通常缺乏恰当的社会交往技能,例如,不知怎样去发起、维持和结束与别人的交流,同伴关系不良,对别人有攻击性语言和行为,自我控制能力差等,故小组治疗的环境对患儿学会适当的社交技能更为有效。

(1)行为治疗:对患儿的行为予以正性或负性强化,使患儿学会适当的社交技能,或用新的有效的行为来替代不适当的行为模式。例如,对一个上课坐不安稳,经常要站起的患儿,可先统计一天站立发生的次数,如减少几次就给一面小红旗予以奖励,到周末总结,达到多

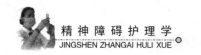
少面红旗就发给一个小奖品;如果一日中做了坏事,就减去一面已获的小红旗以示惩罚。

(2)注意力集中训练:训练患儿每做一件小事都要有始有终,训练时间逐步延长。例如,训练患儿按照提供的图案装配某件玩具,按部就班,耐心操作,每做一个动作,就大声讲出来,提高自己的注意力,学会自我控制。父母也可以依据孩子的情况制订时间表,并随着其症状的改善做相应的调整。比如,孩子不到 6 岁,注意力最多能坚持 5 分钟,父母不妨给他拟定一个"10 分钟计划",告诉孩子:无论是搭积木、画画还是看书,都必须坚持 10 分钟。如果孩子看书写字能坚持 10 分钟,父母就给他定一个"15 分钟计划"。设定的时间应比孩子能保持的"最高水平"长几分钟,使他稍稍努力就能达到。目标定的过高,会让孩子看不到希望,对训练不利。不要临时延长时间,不让孩子感到这一训练有太大压力。为了避免孩子不停地看表,父母可借助定时器:在上面设定好相应的时间长度,定时器一响,孩子就可以自由活动了。

(3)认知行为治疗:对冲动性行为有效,包括:让患儿学习如何去解决问题;学会预先估计自己的行为所带来的后果,克制自己的冲动行为;识别自己的行为是否恰当,选择恰当的行为应对方式。

3. 健康教育

(1)对疾病认知的指导:改变家长和老师把患儿当成是不服管教的"坏孩子"这一错误认识,教育他们用"赞扬、鼓励"的正性强化方式代替单纯的惩罚教育。

(2)干预措施指导:让家长学会如何解决家庭问题,学会如何与患儿相处,如何共同制订明确的惩罚协定,如何使用正性强化方式鼓励患儿的良好行为,如何使用惩罚方式消除患儿的不良行为等。

① 确定训练目标:训练目标要从患儿实际出发,简单明了,循序渐进,不要拿他们与正常孩子比较,挫伤患儿的自尊心。

② 增加交流沟通:家长应给患儿解释的机会,让患儿把不满和意见都讲出来,然后一起分析讨论,正确的加以肯定,错误的加以纠正,使孩子懂得事情可以通过沟通而获得解决,使患儿体会到民主、平等、被重视的感觉,有利于改善患儿与家长的关系,减少对立,配合治疗。

③ 合理安排时间:多动症儿童做事没有头绪,父母每天要帮助孩子安排游戏、活动和学习的内容,合理分配好时间,使孩子意识到每天该做的事一件也不能少。患儿精力旺盛,可适当安排郊游、跑步、踢球等安全而又消耗体力的活动,使患儿过多的精力得到有益的宣泄。

④ 培养学习兴趣:对有学习困难者,要积极鼓励、耐心辅导,消除其自卑情绪,培养学习兴趣,切忌讽刺挖苦与歧视贬低,树立患儿的自信心。对任何细微的进步都要及时表扬鼓励,以求保持。

⑤ 注意言传身教:家长要加强自身修养,"身教重于言教"。凡要求孩子做到的,家长首先要做到;家长不要将自己的不良情绪发泄到孩子身上;不能单纯依靠药物治疗或老师和医师的教育来对待孩子;家庭成员之间要融洽相处,不要相互指责,为患儿提供一个有利于疾病康复的环境。

⑥ 建立家长、老师和医护人员治疗联盟。互相沟通信息,共同商量制订解决问题的方法。

(3)学校教育:应使学校教师了解疾病的性质,学会观察评估患儿的病态表现,了解针对这类患儿的教育训练方法,避免歧视、体罚或其他粗暴的教育方法,恰当运用表扬和鼓励方式提高患儿的自信心和自觉性,通过语言或中断活动等方式否定患儿的不良行为,课程安排要考虑到给予患儿充分的活动时间。

(五) 护理评价

1. 患儿注意缺陷是否改善,听课、做作业时能否集中注意力。

2. 患儿异常活动水平是否改善,多动行为是否明显减少或消失。

3. 患儿社会功能是否改善,如社会交往、适应能力及同伴关系是否改善,攻击冲动等不良行为是否减少。

4. 患儿的不良情绪如焦虑、恐惧、发脾气等是否减少或消失。

5. 患儿家庭功能是否增强,家庭参与、配合训练的程度是否提高,家庭养育态度和方式是否合理,家属认识和处理疾病的能力是否增强。

第四节 品行障碍与护理

一、概述

品行障碍(conduct disorder)指儿童少年期反复出现的持久的反社会性行为、攻击性行为和对立违抗性行为,这些异常行为严重违反了相应年龄的社会规范,较之儿童普通的调皮或少年的逆反行为更为严重。

(一) 流行病学

国内调查发现患病率为 1.45%～7.35%,男女之比为 9∶1,患病高峰年龄为 13 岁。

(二) 病因

1. 生物学因素

(1)遗传因素:反社会行为倾向可能与遗传有关。

(2)个体素质:在违法少年中,素质类型大致有:好交际、渴望刺激、冒险和情感易冲动的外向型个性特点;神经质、焦虑、不安、担忧、易激惹等情绪反应;孤僻、不关心他人,难以适应环境倾向。

(3)智能因素:智能低下患儿的分析、判断、理解能力和自控能力均低,容易出现情绪不稳,为了满足个人欲望可发生离家、逃学、纵火等行为,并易受人教唆而犯罪。

2. 家庭因素

(1)父母角色不良,缺乏权威意识和责任感。

(2)亲子间缺乏正常的情感交流,子女多自卑、退缩,适应社会能力差。

(3)家庭教育方式不当,过分溺爱和迁就,或过分严格、虐待或粗暴。

(4)家庭成员道德水平低,缺乏良好的行为榜样,如酗酒、性犯罪等。

3. 社会因素

(1)随着社会变迁,价值观念的改变,不良因素对青少年犯罪心理形成起着重要作用。

(2)沉重的学习负担,长期紧张、单调的生活,容易产生厌烦情绪。学业失败、情绪沮丧、意志消沉,也影响心身发育和形成健全人格。

(3)过早失去学习机会必然影响文化水平和心理素质的提高。青少年心理发育不成熟,

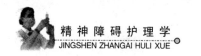
缺乏约束能力,追求效仿不良刊物描述的暴力或色情场面,会出现违法犯罪行为。

(三)临床表现

主要为18岁以下儿童或少年反复出现违反社会道德准则或纪律,侵犯他人或公共利益的行为。品行障碍患儿一般自我中心,喜欢招人注意,好指责或支配别人,为自己的错误辩护,自私,缺乏同情心。较常见的有:

1. 反社会性行为　指一些不符合道德规范及社会准则的行为。表现为偷窃财物,勒索或抢劫他人钱财,强迫与别人发生性关系或猥亵行为,对他人故意进行躯体虐待或伤害,故意纵火,经常撒谎、逃学、离家出走,不顾父母的禁令而经常在外过夜,参与社会上的犯罪团伙,从事犯罪行为等。

2. 攻击性行为　表现为对他人或财产的攻击,如经常挑起或参与斗殴,采用打骂、折磨、骚扰及长期威胁等手段欺负他人;虐待弱小、残疾人和动物;故意破坏他人或公共财物等。

3. 对立违抗性行为　指对成人,尤其是对家长的要求或规定不服从、违抗。表现为经常说谎、暴怒或好发脾气、怨恨和责怪他人、好记仇或心存报复,与成人争吵、与父母或老师对抗,故意干扰别人,违反校规或集体纪律,不接受批评等。

4. 合并问题　常合并多动、情绪抑郁或焦虑、情绪不稳或易激惹,也可伴有发育障碍,如语言表达和接受能力差、阅读困难、运动不协调、智商偏低等。

(四)治疗与预后

主要治疗方法是分别针对患儿及其家庭的心理与行为治疗。尚无特殊药物治疗,对伴发的情绪及行为症状可以给予对症处理。如对冲动、攻击性行为严重者可用小剂量氯丙嗪、氟哌啶醇或卡马西平治疗。对活动过多者可选用哌醋甲酯等中枢兴奋剂。对情绪焦虑、抑郁明显者,可选用抗焦虑和抗抑郁药物。

少数患儿预后较好,多数预后不良。部分患儿的行为问题持续到成年期,致使在就职、婚姻、人际关系等方面出现困难,其中约半数发展为成年期违法犯罪或人格障碍。

与品行障碍的不良预后有关的因素有:发病年龄早,临床表现形式多样,发生频率高,在家庭、学校和社交等多种场合出现,有反社会行为,合并多动症、精神发育迟滞或其他神经精神疾病,不良的家庭因素和心理社会环境因素未得到改善,与有违法犯罪者结帮成伙等。

二、品行障碍的护理

(一)护理评估

1. 健康史　询问患儿既往的健康状况,有无较正常儿童易于罹患某些疾病。

2. 生理功能方面　与同龄孩子比较,躯体发育指标如身高、体重有无异常;有无躯体畸形和功能障碍;有无饮食障碍;有无营养失调及睡眠障碍;有无受伤的危险(跌倒、摔伤);有无容易感染等生理功能下降。

3. 心理功能方面

(1)情绪状态:有无焦虑、抑郁、恐惧、情绪不稳、易激惹、淡漠或迟钝等异常情绪,有无自卑心理。

(2)认知功能:有无注意力、记忆和智能方面的障碍。

(3)行为活动:患儿的主要异常行为有哪些,严重程度如何,哪些是需要解决的行为问题。

4．社会功能方面

(1)生活自理能力:有无穿衣、吃饭、洗澡,大小便不能自理等。

(2)环境的适应能力:①学习能力:有无现存或潜在的学习困难;②语言能力:有无言语沟通困难;③自我控制和自我保护能力:有无现存或潜在的自我控制力、自我防卫能力下降;④社交活动:有无人际交往障碍,是否合群。

5．其他　有无家庭养育方式不当、父母不称职、家长对疾病不正确的认知;有无现存的或潜在的家庭矛盾或危机;家庭能否实施既定的治疗方案;是否伴随有多动障碍、违拗、情绪障碍及发育障碍。

(二)护理诊断

1．社会退缩行为/与伴有发育障碍及社会行为能力缺陷有关。

2．攻击行为/与患儿反社会性行为和自控能力下降有关。

3．执行治疗方案无效/与对立违抗性行为有关。

4．违法犯罪行为/与患儿自控能力下降和对立违抗性行为有关。

(三)护理目标

1．生理功能方面

(1)患儿能维持正常营养状态,体重维持在正常范围。

(2)患儿不发生受伤现象。

2．心理功能方面

(1)患儿的情绪症状得到改善。

(2)患儿的异常行为逐步减轻或消失。

3．社会功能方面

(1)患儿的社交能力、学习能力、人际关系逐步改善。

(2)患儿的家庭功能改善。

(四)护理措施

1．安全及生理功能方面

(1)保证睡眠。

(2)合理营养。

(3)培养良好的生活规律,从日常生活小事中培养患儿遵纪守法的习惯。

(4)限制患儿从事某些安全隐患的行为。

2．心理功能方面

(1)以耐心、关爱、同情、包容的态度与患儿建立良好的护患关系,表达对患儿的接受,取得患儿的信任和合作。

(2)提供明确的行为准则,包括制造混乱和干涉他人行为的后果。

(3)讲解疾病的性质,使患儿对自己的病态行为有正确的认识。

(4)努力帮助患儿承担行为的责任,而不是责怪、防御和试图报复他人。以支持、肯定和给予希望的语言与患儿交流,使患儿树立起战胜疾病的信心。

3．行为矫正训练　主要有行为治疗和认知行为治疗两种方式。可采用个别治疗和小组治疗的形式,小组治疗的环境对患儿学会适应的社交技能更为有效。

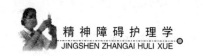
(1)学习避免辱骂：①识别辱骂性的语言，如威胁、讽刺、轻视。鼓励患儿停止使用这些词汇；②指导患儿通过建设性的方法适当地表达愤怒，以释放消极的情感和挫折；③运用角色扮演，使其能够练习解除压力的方法，获得处理困难处境的方法和信心。

(2)行为矫正：家长、老师及医护人员应共同讨论，制订认识统一的治疗方案。切忌在患儿面前表现出不同的意见和争执。进行行为矫正技术应注意：①将精力集中在处理主要问题上。②行为指令要明确而不含糊，使患儿易于理解和执行。③父母、照料者和老师要统一规则。④奖惩结合。奖励的东西最好不是钱物，而是患儿喜欢而又无害的活动。较常用的阳性强化方式是：周末推迟就寝时间，适当延长玩耍时间或给予一个选择就餐的方式。典型的阴性强化是关在房子里或不准看电视。⑤对攻击行为不明显的患儿可以应用忽视技术，对患儿的病态行为不表现出情感反应，使患儿感觉得不到注意而减少负性强化。

(3)认知行为治疗：主要针对冲动行为。包括：让患儿学习如何正确解决问题；学会预先估计自己的行为将会带来的后果，克制自己的冲动行为；学会自我识别自己的行为是否恰当，学会选择恰当的行为应付方式。

4. 督促服药　让家长和患儿理解药物治疗的好处和可能的副作用，消除他们的顾虑，配合医生治疗；告知家长应与医师保持联系，定期接受咨询。

5. 健康教育　包括对父母和对老师的健康教育，强化不导致品行障碍的保护因素，消除不利于品行障碍恢复的因素，如增强患儿的社交能力，减少患儿的应激，避免负性强化，限制观看有关暴力、物质滥用、性行为的电视和杂志等。

（五）护理评价

1. 患儿的饮食、睡眠等生理状况是否改善。

2. 患儿伴随的病态症状是否控制，如异常的情绪、多动等。

3. 患儿不良行为是否改善，反社会行为、冲动行为、对立违拗行为是否减少或消除。

4. 患儿社会功能是否有改善，包括社会交往能力、学习能力、社会适应能力、与周围环境的接触、伙伴关系等。

5. 家庭功能是否改善，家庭参与、配合的程度是否提高，家庭态度和教养方式是否变得合理，家属对疾病的性质是否有正确理解等。

第五节　儿童少年期情绪障碍与护理

一、概述

儿童少年期的情绪障碍(emotional disorder of childhood and adolescence)分为两类，一类与成人相同，如广泛性焦虑、惊恐发作等；另一类仅特发于童年期的情绪障碍。特发于儿童期的情绪障碍主要因社会心理因素所致，与儿童的发育和境遇有一定的关系，表现为焦虑、恐惧、强迫或害羞等异常情绪，患儿自身感到痛苦或影响了他们的日常生活和学习，病程多短暂，与成人期神经症无内在联系或连续性。

（一）流行病学

据国内调查，儿童少年期各类情绪问题的发生率为17.7%，女性较男性多，城市患病率高于农村。

（二）病因

遗传易感素质,幼儿期养成的胆怯、敏感或过分依赖的习惯,家庭教育方式不当,躯体疾病及精神刺激等均可能成为发病的原因。

（三）临床表现

1. 儿童分离性焦虑障碍（separation anxiety disorder of childhood） 指儿童与他所依赖的对象分离时产生过度的焦虑情绪,依恋对象多是母亲,也可是祖父母、父亲、其他抚养者或照管者。大多6岁以前起病,表现过分担心依恋对象可能遇到伤害,或者一去不复返;过分担心当依恋对象不在身边时自己会走失,或会出现其他不良后果;或因害怕分离而不愿意或拒绝上学,每次分离时出现头痛、恶心、呕吐等躯体症状;也可表现为在分离时或分离后出现烦躁不安、发脾气、哭喊、痛苦、淡漠或社会性退缩。平时没有依恋对象陪同时不外出活动,夜间没有依恋对象在旁边时不愿上床就寝,或反复出现与分离有关的噩梦,以致多次惊醒。

2. 儿童恐惧症（phobic disorder of childhood） 学龄前儿童多见,表现为对日常生活中某些并不具有危险性的事物或情境产生过分害怕,或对虽有一定危险性的事物或情境所表现的恐惧大大超过了客观存在的危险程度。恐惧对象有两大类:恐惧身体损伤,如怕死、怕出血等;恐惧自然对象,如怕黑暗、怕动物等。接近恐惧对象时,出现恐惧情绪和回避行为,影响正常生活。

3. 儿童社交恐惧症（social phobia of childhood） 儿童对新环境、陌生人产生恐惧、焦虑情绪和回避行为。表现紧张不安,过分害羞、尴尬,对自己的行为过分关注,或感到痛苦和身体不适,或出现哭闹、不语、退缩等行为。但与家人或熟悉者在一起时社交关系良好。

（四）治疗和预后

心理治疗为主,配合短期使用小剂量抗焦虑药或抗抑郁剂。心理治疗方法有支持性心理治疗、家庭治疗、行为治疗及游戏治疗等。

绝大多数患儿病程短暂,预后良好。

二、儿童少年期情绪障碍者的护理

（一）护理评估

1. 健康史 询问患儿既往的健康状况,有无较正常儿童易于罹患某些疾病。

2. 生理功能方面 评估患儿生理功能是否正常,有无饮食、睡眠障碍,有无躯体疾病等。

3. 心理功能方面 评估患儿的主要情绪特征,是焦虑、恐惧还是抑郁,程度如何。患儿的焦虑、恐惧是否属于正常范围,是否符合他们的年龄发展水平。

4. 社会功能方面 与同伴的交往学习能力和学业表现如何;家庭是否和睦,父母教养方式是否合理,环境是否安全等。

5. 其他 患儿是否伴有多动障碍、品行障碍、发育障碍等问题。

（二）护理诊断

1. 生理功能方面

(1)睡眠型态紊乱/与情绪障碍和疾病的演变过程有关。

(2)潜在或现存的营养失调/与情绪障碍所致食欲减退及消化不良有关。

(3)疼痛或身体不适/与躯体不适及感知觉障碍有关。

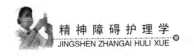

2．心理功能方面

(1)焦虑/与疾病的演变过程有关。

(2)恐惧/与疾病的演变过程有关。

(3)抑郁/与疾病的演变过程有关。

3．社会功能方面

(1)个人应对无效/与患儿的情绪障碍和境遇有关。

(2)自我保护能力改变/与患儿的发育水平低下和境遇有关。

(3)社交能力受损/与患儿的情绪障碍和社会行为能力缺陷有关。

(4)家庭功能受损/与患儿的发育水平低下、需要照顾增多有关。

(三)护理目标

1．生理功能方面　患儿能维持正常营养状态，体重维持在正常范围。

2．心理功能方面　患儿的异常情绪逐步减轻或消失。

3．社会功能方面

(1)患儿的社交能力、学习能力、人际关系逐步改善。

(2)患儿的家庭功能改善。

(四)护理措施

1．创造良好的训练环境　尽量消除环境中的不利因素，防止太多的环境变迁与刺激，将环境中有可能发生变化的情景提前告诉患儿。定期与学校联系，了解患儿在学校的问题，如是否有学习困难、怕考试等，应取得校方的理解，尽可能解除患儿的精神压力，促进患儿建立自尊心和恢复其自信心。

2．心理护理　以耐心、关爱、同情及温和的态度接触患儿，取得患儿的信任，与患儿交朋友，使其愿意将自己的痛苦与烦恼倾诉出来。耐心倾听患儿诉说自己的内心体验，对患儿的痛苦表示同情和理解，指导患儿如何去适应环境，增强克服情绪障碍的信心。

3．治疗过程的护理　严格执行各项医嘱，督促服药，协助医生开展各项心理行为治疗。

4．健康教育　家庭某个成员所出现心理问题，必然与其他家庭成员相关联，是家庭成员间交互作用的结果，因此针对家庭结构和成员互动关系开展健康教育。

(1)掌握教育孩子的正确方法：①向患儿家长宣传有关儿童精神卫生知识，不要以别离来要挟孩子，对待孩子惧怕上学不要打骂和责怪；②对孩子的微小进步要给予充分肯定；③锻炼孩子的独立社交能力，切忌过分地溺爱或恐吓。

(2)培养健全的人格：①鼓励孩子多参加集体活动，增进交流，从小送幼儿园，增加与人接触的机会；②不要在他人面前训斥孩子，以免增加逆反心理；③改变家庭成员的不良教养方式，如过分指责和过分的包容等；④尽量给予患儿更多感情上的交流和支持，融洽家庭气氛等，切忌将患儿独自关闭在家中与社会隔绝。

(3)教会家属用药知识，随时观察药物不良反应，并确保患儿的充分营养。

(五)护理评价

1．患儿的饮食、睡眠及其他生理功能是否正常。

2．患儿病态的情绪是否改善，焦虑、恐惧及抑郁症状是否消失，伴随的异常行为是否改善。

3．患儿的社会功能是否增强，对外界的兴趣范围是否扩大，社会交往能力是否改善，社会适应能力是否改善,与周围环境的接触是否恰当,伙伴关系是否改善等。

4.家庭配合治疗的程度是否提高,家庭不良的养育态度与方式是否纠正。

(杨颖、张燕敏、季显琼)

参考文献

[1] 丁军,罗学荣.儿童青少年精神障碍的流行病学研究进展.中国儿童保健杂志[J], 2010,18(10):788－790.

[2] Leckman JF, Leventhal BL. A global perspective on child and adolescent mental health[J]. Journal of Child Psychology and Psychiatry, 2008,49(3):221－225.

[3] Patel V, Flischer AJ, Hetrick S. Mental health of young People: A global public health challenge[J]. The Lancet, 2007, 369(9569): 1302－1313.

[4] 季建林.精神医学[M].上海:复旦大学出版社,2003.

[5] 美国 Springhouse 工作室,张本译.轻松精神病护理[M].北京:北京大学医学出版社,2010.

[6] 陈彦方.CCMD-3 相关精神障碍的治疗与护理[M].济南:山东科技出版社,2001.

[7] 刘勇.团体心理辅导与训练[M].广州:中山大学出版社,2007.

[8] 陶国泰.儿童青少年精神病学[M].南京:江苏科学技术出版社,2005.

附:同步练习

一、单选题

1. 关于精神发育迟滞,叙述不正确的是 （ ）

 A. 是指精神发育不全或受阻的一组综合征

 B. 特征为智能低下和社会适应困难

 C. 起病于发育成熟以前

 D. 本病只单独出现

2. 精神发育迟滞起病于 （ ）

 A. 婴幼儿时期 B. 学龄前   C. 15 岁以前 D. 18 岁以前

3. 根据智商水平,WHO 将精神发育迟滞分为 4 个等级,下述哪项正确 （ ）

 A. 轻度精神发育迟滞智商约为 50～69

 B. 轻度精神发育迟滞智商约为 50～64

 C. 中度精神发育迟滞智商约为 30～49

 D. 重度精神发育迟滞智商约为 25～39

4. 下列哪项不属于儿童孤独症的主要临床表现 （ ）

 A. 社会交往障碍   B. 言语交流障碍

 C. 智力和认知缺陷   D. 意识障碍

5. 儿童孤独症的起病年龄一般为 （ ）

 A. 1 岁以前 B. 3 岁以前   C. 7 岁以前 D. 18 岁以前

6. 儿童多动症最主要的临床表现是 （　　）

    A. 注意缺陷   B. 活动过多   C. 学习困难   D. 品行问题

7. 关于儿童多动症,下列描述错误的是 （　　）

    A. 患儿存在明显注意力集中困难   B. 与遗传因素有关

    C. 患儿多有神经系统发育不成熟   D. 女孩多于男孩

8. 下列药物中可用于治疗注意力缺陷及多动障碍的是 （　　）

    A. 利培酮   B. 利他林   C. 氟哌啶醇   D. 安定

9. 对有暴力行为和自伤行为的患儿,最重要的护理措施是 （　　）

    A. 专人护理,注意安全   B. 满足其生理需求

    C. 语言训练   D. 心理治疗

10. 有关特发于儿童期的情绪障碍的描述,下列哪一项是错误的 （　　）

    A. 主要因社会心理因素所致

    B. 成年后多数发展为成人期神经症

    C. 病程多呈短暂性

    D. 治疗以心理治疗为主,配合小剂量的药物治疗

二、多选题

1. 在儿童及少年精神障碍患者的护理中,护士所承担的角色包括 （　　）

    A. 治疗者角色   B. 父母角色   C. 教师角色   D. 朋友角色

2. 精神发育迟滞的主要临床表现为 （　　）

    A. 智能发育障碍   B. 情感障碍   C. 行为障碍   D. 知觉障碍

3. 轻度精神发育迟滞的诊断标准包括 （　　）

    A. 生活不能自理   B. 学习成绩差,时常不及格或留级

    C. 无明显言语障碍   D. 只能完成较简单的手工劳动

4. 以下哪些是儿童孤独症的典型症状 （　　）

    A. 刻板行为   B. 社会交往障碍

    C. 交流障碍   D. 兴趣狭窄

5. 儿童孤独症的治疗方法主要包括 （　　）

    A. 自理能力训练   B. 行为治疗

    C. 药物治疗   D. 语言沟通训练

6. 儿童多动症的临床表现包括 （　　）

    A. 注意缺陷   B. 活动过多   C. 冲动性行为   D. 学习困难

7. 儿童多动症的常用心理治疗方法和方式包括 （　　）

    A. 认知行为疗法   B. 家庭治疗   C. 小班集体治疗   D. 森田治疗

8. 对儿童多动症患者,应主要从哪些方面进行训练 （　　）

    A. 注意力训练   B. 生活自理能力训练

    C. 社交技能训练   D. 提高自信心训练

9. 以下属于儿童期特发情绪障碍的有 （　　）

    A. 儿童分离性焦虑障碍   B. 儿童广泛性焦虑

    C. 儿童恐惧症   D. 儿童社交恐惧症

第十四章　精神障碍患者危急状态的防范与护理

【学习目标】
● 掌握:精神障碍患者危急状态的护理措施。
● 熟悉:精神障碍患者危急状态的护理评估。
● 了解:精神障碍患者危急状态的护理诊断及护理目标。
● 运用:能运用护理程序有效预防和处理精神障碍患者常见的危急事件。

危急状态(critical)是指突然发生的,自身无法控制的,有可能危及自身、他人或周围安全的一种严重的需要立即干预的状态。精神障碍患者危急状态常见的表现方式有暴力行为、自杀和自伤行为、出走行为、噎食、外伤、失火等。它不仅危害患者自身的健康和生命,而且对他人和周围环境也会产生严重威胁。因此,护理人员必须有高度的责任心和防范意识,时刻警惕,防止意外发生,并熟练掌握各种危急状态的紧急处置和救护。

第一节　暴力行为的防范与护理

暴力(violence)行为是精神障碍专科最为常见的危急事件,指患者基于愤怒、敌意、憎恨或不满等情绪,对他人、自身和其他目标所采取的破坏性攻击行为,可造成严重伤害或危及生命。暴力行为可能发生在家中、社区、医院等。

一、护理评估

(一)危险因素的评估

1. 精神症状　精神分裂症患者受幻觉或妄想的支配;精神运动性兴奋的患者要求未得到满足;违拗症状患者易对外部刺激产生反抗和敌对;躁狂症患者易激惹;部分抑郁症患者将愤怒发泄到外部;器质性精神障碍和精神发育迟滞患者易发生无目的的暴力行为;癫痫患者出现人格障碍;酒精依赖和精神活性物质滥用患者出现戒断症状时;还有的患者认为家属亲友或周围人嫌弃自己而产生敌对态度等,均可产生暴力行为。

2. 相关因素　有暴力行为病史的患者发生率高于一般患者;年轻、男性、单身患者发生暴力行为的可能性较大;否认自己有疾病而非自愿住院的患者常常会发生暴力行为。个体的性格特点、心理应对方式及行为模式、文化习俗等对评估暴力行为的发生有重要的指导作用。

3. 诱发因素　抗精神病药物的严重不良反应或伴发躯体疾病使患者难以耐受;封闭式的管理及过分拥挤的环境引起患者的怨恨和反感;工作人员服务态度粗暴或歧视、挑逗患

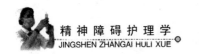

者;患者的需求未得到满足等都可能导致暴力行为的发生。

(二)预见性的评估

1. 患者表现焦躁、愤怒,说话语调较平常大声、敌意性威胁、谩骂挑剔、不合理要求增多。

2. 患者难以控制地运动,如踱步、不能静坐、捶打物体等。

3. 对周围环境处于高度戒备状态,紧握双拳或咬紧牙关、全身肌肉极度紧张、呼吸增快、突然停止正在进行的动作。

4. 精神症状出现周期性或大幅度波动。

二、护理诊断

1. 有自伤或伤人的可能/与精神症状、认知行为模式及心理应对方式有关。

2. 潜在或存在的暴力行为/与受精神症状的支配、环境因素及认知有关。

三、护理目标

1. 患者在住院期间不发生伤人毁物的暴力行为。

2. 患者能确认造成自己激动、愤怒的因素,并能控制自己的行为或寻求帮助。

3. 患者能学会以适当的方式表达自己的情绪或需求。

4. 患者能用积极、健康的方式处理挫折、紧张、愤怒的感受。

5. 患者能改变认知和行为,恢复社会功能。

四、护理措施

(一)预防性护理干预

1. **安全管理** 努力营造安静、舒适、安全的环境,严格执行安全管理制度,清除所有的危险物品,定期和不定期对病房的设施及患者的物品进行检查。对探访者解释安全检查的目的,并告知危险物品不得带入病房。

2. **减少诱因** 护理人员态度要和蔼可亲,与患者沟通交流时避免刺激性言语;多方面了解患者的心理需求,尽可能满足患者的合理需求,不与患者进行争辩;避免患者参与竞争性的工娱疗活动;不在患者面前或视线内与人私语或不恰当的笑,以免产生敌意。

3. **鼓励患者自己控制冲动** 指导患者运用合适的发泄愤怒的方法,如用言语表达、用文字或绘画,或捶沙袋、枕头、棉被、撕纸、做运动等,无法自控时,寻求医护人员的帮助,实施保护性约束措施,防范患者和他人受到伤害。

4. **控制精神症状** 加强巡视工作,密切观察患者的动态表现,对情绪不稳、激惹性高的患者及时告知医生,尽早做出处理,防患于未然。

5. **严格交接班制度** 对有潜在危险的患者,其活动应在工作人员视线范围内,护士站的提示板上应有醒目标志,做到班班交接,将暴力行为控制在萌芽状态。

(二)暴力发生时的护理

1. **寻求帮助迅速控制局面** 当患者出现暴力行为如攻击他人、破坏物品、自伤等行为时,护士应立即呼叫以获得援助,并与患者保持 1 米以上的安全距离,切勿正面接触。用简洁镇静的语气与患者交流,任何焦虑与矛盾情绪都会感染给患者而加重其不安全感,同时疏散其他围观患者,有效控制局面。

2. 解除危险工具 护理人员应表达对其安全和行为的关心,用坚定、冷静的语气劝其将危险物品放下,或与患者对话转移注意力,趁其不备快速夺取危险物品。

3. 实施保护性医疗措施 将患者安置在安全、安静的隔离病房,减少外部刺激,进行保护性约束以防范暴力行为再度发生,待其自控能力恢复后即予以解除。定时巡视患者,观察肢体末梢循环情况、满足基本生理需求。防范其他患者的伤害或解除约束器具等意外发生。

4. 遵医嘱使用药物 快速控制患者的激惹情绪,注意观察用药后的反应,做好护理记录。

(三)暴力发生后的护理

1. 心理护理 鼓励患者讲述发生暴力行为的原因和经过,以便制订防范措施。解释对患者实施保护性医疗措施的必要性,使其有正确的理解。

2. 重建新的行为反应方式 包括各种行为治疗及生活技能训练,如如何控制情绪、如何建立人际交往的技巧、如何做出自己的决定和正确地评价自己的行为、如何应对挫折等,从而建立适合自己的行为模式。

五、护理评价

1. 患者的精神症状是否得到基本控制,未发生自伤或他伤的行为。

2. 患者是否了解自己行为失控前的征兆,并能主动寻求帮助。

3. 患者能否用积极正确的方式应对挫折、紧张、愤怒等情绪。

4. 患者能否适当地宣泄自己的不良情绪,控制自己的暴力行为。

5. 患者的人际关系是否得到明显改善,社会功能逐渐恢复。

第二节 自杀行为的防范与护理

自杀(suicide)行为是指个体有意识地伤害自己的身体,以达到结束生命目的的一种悲观厌世的行为。自杀行为按其严重程度可分为:①自杀意念(suicide ideation):指有自杀的愿望,但未采取任何实际的自杀行动。②自杀威胁(suicide threat):指口头或书面表达自杀愿望,但无具体自杀行动。③自杀姿势(suicide gestures):指不以结束生命为目的,而是为了引人注意,达到警告、威胁、使人妥协或求助为目的的准自杀行为。自杀者往往有意采取不足以致死的手段,只作出一种自杀姿势。④自杀未遂(attempted suicide):指有自杀意念者采取了自杀行动,但由于各种原因,而未能成功或获得挽救,但可造成伤残后果。⑤自杀死亡(completed suicide):指有自杀的意念或想法,并付诸行为,最终造成死亡。精神障碍患者中自杀率明显高于一般正常人群,常见的自杀方式有自缢、触电、溺水、吞食异物、中毒等。因此,自杀行为的防范与护理在精神科护理中占有极为重要的地位。

一、护理评估

(一)危险因素的评估

1. 既往史和家族史 既往行为是将来行为的最佳预测因子。既往或近期内有过自伤或自杀未遂行动者,其再发自杀行为的可能性非常大,有研究认为,自杀未遂者在以后有

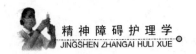
5%～10%会自杀成功。家系调查和双生子研究表明自杀行为有一定的遗传学基础,家系中有自杀者自杀风险高,自杀者可能存在有利于自杀行为的遗传缺陷或易患病的体质。

2.精神障碍与精神症状　精神障碍是自杀最重要的高危指标。在不同的研究中,精神障碍患者的自杀率从5.86倍至40倍于普通人群,其中抑郁症是自杀发生率最高的,国内抑郁症患者自杀的发生率为31.8%～51.1%,绝望对预测抑郁自杀具有很高的价值,绝望程度越重,自杀的可能性越大。精神分裂症的自杀率仅次于抑郁症,但由于精神分裂症的发病率高,病程长,其自杀的绝对数占首位。患者常受幻觉、妄想等精神症状支配而自杀。例如,有命令性幻听的患者往往无法违抗而自杀;罪恶妄想的患者认为自己犯了不可饶恕的罪过而自杀;被害妄想的患者认为被人监视跟踪无路可逃而自杀;疑病妄想的患者自觉身患绝症,不如一死了之而自杀;精神活性物质依赖的患者可因中毒性幻觉或戒断症状而引起自杀;癔症患者可因自杀姿势弄假成真而致自杀死亡。

3.心理社会因素

(1)人格特征:不良的心理素质和人格特征与自杀有一定的关系,具有内向性格、受支配、依赖或不成熟的人格特征和对社会抱有深刻敌意,喜欢从阴暗面看问题的人容易产生自杀自伤行为。

(2)负性生活事件与生活支持不足:不少研究认为自杀与负性生活事件有关,自杀者一般存在不良的认知模式,在面临负性生活事件和困境时不能对自身和周围环境做出客观评价,看不到希望,自责无能,从而滋生情绪低落、悲观和绝望,出现自杀行为。某些精神障碍恢复期患者虽然病情已好转,但自感社会歧视,孤单无助以及将面临各种压力无法应对或社会支持资源严重不足导致患者选择死亡来解脱。

(二)预见性的评估

1.情绪行为评估　表现为绝望、无助、经常哭泣,或流露出悲观厌世的言语;时常关注一些与自杀有关的信息与工具,处理后事,安排财产分配、子女扶养等;睡眠习惯改变,晚上多次上厕所;日常行为方式突然改变,如为了掩盖自杀行为突然表现配合治疗,按时就餐服药、情绪变得活跃;收藏可以用来自杀的物品,如绳子、刀具、药品;将自己与他人隔离,把自己关在隐藏的地方或反锁室内等。

2.诱发因素的评估　遭受急性应激事件,包括亲人去世、重大的人际关系丧失、亲友矛盾、经济状况恶化、被威胁恐吓、严重躯体疾病等,以及重要社会支持系统缺乏都可促发自杀行为的发生。

二、护理诊断

1.潜在或现存的自伤自杀行为/与受幻觉妄想的支配、绝望的情绪有关。

2.有藏药的可能/与消极意念和行为有关。

3.营养失调(低于机体需要量)/与悲观厌世的情绪以及幻觉妄想症状有关。

4.无效应对/与社会支持不足、认知和心理应对方式有关。

三、护理目标

1.患者在住院治疗期间不发生自我伤害的行为。

2.患者能够确认并倾诉自己痛苦的内心体验。

3. 患者对自己有积极的认识,对将来抱有希望,能掌握良好的应对技巧。

四、护理措施

(一)自杀的预防

1. 安全管理　严格执行安全管理制度,加强病区内危险物品的管理;病区电源设施应妥善安装,避免患者触及,如有损坏要及时维修;做好探视者的安全宣教工作,不得将危险物品带入病房,如刀、剪、玻璃制品、长绳、鞋带、剃须刀、打火机、药品等;对有消极意念的患者应重点做好安全检查,尤其是每次外出返室时都应仔细检查,杜绝与自杀有关的危险物品带入病房。

2. 熟知病情严密监护　护士对有潜在自杀危险的患者做到心中有数,应有醒目标志,每班交接清楚;各班加强巡视,密切观察患者的动态变化,在护理人员的视线下活动;发现有自杀念头时应及时与医生联系,及时处理;对高度自杀危险的患者应实施专人监护,必要时给予保护性约束或请家属协助陪护。

3. 睡眠护理　睡眠时注意监护,不能让患者蒙头睡觉,睡眠障碍时遵医嘱及时处理。对辗转反侧难以入眠、早醒的患者应重点观察。

4. 给药护理　服药时应做到发药到手,看服咽下,并检查口腔内、手心指缝及水杯内有无藏匿药物。对有意藏药者应在服药后多饮水并观察半小时方可离开。

5. 基础护理　对采取拒食自杀的患者,应给予积极劝导,必要时给予喂食或鼻饲流质。

6. 建立良好的护患关系　倾听患者的感受,切勿轻易敷衍。用真诚、尊重、同情、接纳、倾听等方式给予患者心理支持,使其充分宣泄内心的痛苦体验,让负性情绪得以宣泄。适时给予心理干预,调动患者积极良好的情绪,协助患者认清自杀行为所带来的后果,讨论生活目标和计划,指导患者应对压力的方法和技巧。

7. 调动社会支持系统　自杀行为常常反映了患者内在和外在支持资源的缺乏。应联系家属定期探视,把家庭的关怀带给患者。定期安排参加社会实践活动,培养其适应能力。加强生活技能的训练,使其出院后能更好地面对生活,减少挫败感,树立生活的信心,消除自杀念头。

(二)常见自杀的紧急救护

1. 自缢　是精神障碍患者常用的自杀手段。发生地点多在隐蔽的位置,如厕所或洗澡间等。时间多为夜晚、凌晨或医务人员较为忙碌无暇顾及时,一旦发生应迅速冷静地采取急救措施。

(1)立即解脱绳套:从背部向上托举自缢者,减轻身体重力对颈部的压力,解开或割断绳套,注意要保护患者,防止解除绳套后坠地摔伤。

(2)保持呼吸道通畅:就地平卧,松开衣领和腰带,清除口腔和呼吸道分泌物,快速判断有无呼吸、心跳。如能触及脉搏可抬起患者的下颌,使呼吸道畅通,并给予氧气吸入。

(3)心肺复苏:如患者呼吸心跳停止,立即行胸外心脏按压及人工呼吸,积极配合医生抢救,直到患者恢复自主呼吸或医生宣布死亡为止。

(4)复苏后的护理:密切观察病情变化,监测生命体征,做好病情记录,做好基础护理,预防并发症。待患者完全清醒后,应劝慰安抚患者,不要指责、批评、埋怨患者,同时要严密防范患者再度自杀。

2. 服毒自杀　是精神障碍患者最常采用的自杀手段。患者有意藏匿大量抗精神药物或镇静安眠类药物后集中顿服,以达到自杀的目的。主要临床表现为嗜睡、昏迷、呼吸困难、血压下降甚至测不到、休克、心跳呼吸骤停等。一经发现立即实施抢救。

(1)迅速评估:评估患者的意识、瞳孔、肤色、分泌物、呕吐物等,初步判断毒物的性质及种类,必要时留取胃内容物标本送检。

(2)促进药物排泄:根据情况选用催吐、洗胃、导泻、血液灌洗等方法。并根据毒物的种类及性质选用灌洗液,抗精神病药物和镇静安眠药可选用 1∶(15000～20000)的高锰酸钾溶液,对毒物性质不明则首选温开水。同时密切观察生命体征变化及灌洗液、胃液的颜色和量等,及时做好记录。

(3)建立和保持有效循环,维持体液平衡,防止肺水肿。

(4)保持呼吸道通畅,防止舌后坠,及时清除口腔和鼻腔内的分泌物,给氧并保持气道通畅。做好各项基础护理,防止并发症。

(5)备好急救药品和器械,配合医生抢救,患者症状缓解后仍需密切观察 2～3 天,防止"反跳"现象发生。

3. 触电　是人体直接接触电源,电流通过人体致使组织损伤和功能障碍甚至死亡。包括电热所致的烧伤和全身肌肉痉挛,可导致急性心律失常,甚至心跳骤停。

(1)立即切断电源:切忌在断电前直接用手接触患者。

(2)保持呼吸道通畅:电源断开后,意识尚清者就地平卧休息,松解衣领,抬起下颏,保持呼吸道通畅,监测生命体征,必要时遵医嘱给予对症处理。

(3)心肺复苏:若患者呼吸心跳骤停,应立即行心肺复苏。心肺复苏后应注意监测患者生命体征、意识以及有无颅内压增高的表现,维持水电解质和酸碱平衡,给氧和按医嘱用促进脑代谢的药物等。同时,要防止患者突然下床奔走而引发心律失常,甚至心衰或休克。

(4)清创处理:电灼部位做好清创,给予破伤风抗毒素及有效的抗生素治疗,严重者转送烧伤科治疗。

(5)预防并发症:对严重者应评估深度组织的损伤情况,如出血、渗液及血红蛋白尿等,早期发现急性肾功能衰竭,及时治疗处理。

4. 溺水　患者在强烈的自杀欲望支配下,可将其头部或上半身潜埋入病房内的洗手池或储水罐中,以求溺水身亡。主要表现为口唇青紫、呼吸困难、意识障碍,重者全身冰冷、颜面灰暗、昏迷、呼吸心跳停止。

(1)保持呼吸道通畅:立即搬离患者出水面,用纱布(手帕)裹着手指将舌头拉出口外,松开衣领和腰带,清理口鼻腔中的水和污物,然后抱起患者的腰腹部,使其背朝上、头下垂,并注意使患者的头上抬一点,有节奏地用力上下抖动,倒出呼吸道和消化道的水;或急救者取半跪位,将患者的腹部放在急救者腿上,使其头部下垂,并用手平压背部进行倒水。

(2)心肺复苏:呼吸停止者应立即进行人工呼吸,心跳停止者行胸外心脏按压。

(3)保暖:脱去患者的湿衣,用毛巾擦干头发和身体,棉被包裹保暖,促使体温恢复。

(4)防止并发症:严密监测生命体征,详细记录病情,重点交班。维持水电解质和酸碱平衡,防止肺部感染。

5. 吞食异物　多发生于有自杀企图者、有对抗行为者或痴呆患者。吞食的异物多为随手可得的物品,如发卡、耳环、戒指、铁钉、饭勺等金属及锐器,也可能是医疗用品,如体温表、针头、消毒药水等,易造成口腔及消化道的损伤、出血、中毒等。

(1)了解异物性质:专人看护患者,稳定其情绪,劝导患者说出吞食异物的种类、大小、数量以及身体有何不适等。同时立即报告医生,采取急救措施,利用各种检查仪器确定异物的种类、位置及对身体的伤害程度。

(2)严密观察病情:检查患者的口腔和咽部,若有外伤或有异物卡在咽喉部位,应设法取出,并做好伤口处理。注意倾听患者的主诉,观察生命体征。对于丧失表达能力的患者应加强临床症状观察,有无腹膜炎或阻塞的征兆。

(3)对症处理:对已咬碎体温表并吞服了水银的患者,应予吞食蛋清或牛奶;若吞食的异物是表面较光滑的,可给患者多食粗纤维蔬菜及缓泻剂,促进肠蠕动和异物排出。

(4)监测大便情况:大多数食入的异物可从大便排出,因此需对患者的每次大便进行仔细检查,观察异物是否排出,有无出血等异常情况。

(5)防范与处理并发症:并发症主要为肠梗阻、穿孔和内出血,其他还有呼吸困难、瘘管或脓疡的形成。并发症易发生在肠道生理狭窄处或急弯处、手术疤痕部位。异物较大不能从肠道排出的、尖锐物品易引起肠穿孔的、有急腹症或内出血征兆的,立即请外科会诊处理。

五、护理评价

1. 住院期间患者是否发生自杀行为。
2. 患者能否述说不再自杀,或出现自杀意念时能积极寻求帮助。
3. 患者的抑郁情绪是否好转,对疾病能有正确的认知。
4. 患者是否学会有效表达情感的方法,并掌握了一些应对压力的方法。

第三节　出走行为的防范与护理

出走(flee)行为是指精神障碍患者在住院期间因缺乏自知力,对住院不安心,未经医生同意而擅自离开医院的行为。患者的出走不仅使治疗中断,还可能在外发生暴力冲动行为、自杀自伤行为或走失等意外,给患者和他人造成严重的后果。因此,护理人员必须有效地防范和处理精神障碍患者的出走行为。

一、护理评估

(一)危险因素的评估

1. **精神症状**　患者缺乏自知力,否认有病拒绝住院;受幻觉妄想的支配,认为住院是迫害他;有自杀意念的患者因在医院监管下达不到自杀的目的;躁狂症患者因情感高涨和思维奔逸,要外出实现所谓的宏伟计划;有人格障碍、病态心理的患者想离开医院去上访、告状等。

2. **心理社会因素**

(1)住院环境:陌生环境的恐惧、担心、自感不安全;封闭式管理活动受限制、不自由;病房生活单调;睡眠环境吵闹不能安静休息等。

(2)心理因素:思念亲人急于回家;对不良反应过分担忧;对治疗感到恐惧,如害怕被约束、对电抽搐治疗有误解等。

233

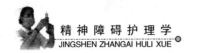

（3）医护人员工作失误：病区安全管理制度未落实；门窗损坏未及时修理；外出检查或活动时看管力度不够、交接不清；护理人员工作疏忽、钥匙管理不善；工作人员态度生硬、引发患者产生不良情绪。

（二）预见性的评估

1. 既往有出走病史。

2. 有明显的幻觉妄想症状，否认自己有病，非自愿住院患者。

3. 有寻找出走机会的表现　常在门口附近徘徊，窥探情况；与探视家属搭讪，要求帮忙打电话；情绪显得焦虑、坐卧不宁、睡眠差、关注病房的各项设施，寻找可以出走的途径。

二、护理诊断

1. 有走失的危险/与精神症状、缺乏自知力、思念亲人以及意识障碍有关。

2. 有受伤的危险/与自我防御能力下降、意识障碍有关。

3. 有暴力行为发生的可能/与患者的精神症状以及环境因素有关。

4. 有消极行为发生的可能/与患者的抑郁情绪以及对疾病的认识有关。

三、护理目标

1. 患者住院期间不发生出走行为。

2. 患者能够正确认识自身疾病，积极配合治疗，明确住院治疗的重要性，安心住院。

四、护理措施

1. 增加沟通　主动热情地介绍病房的环境、病房管理制度、分管医护人员，消除患者的陌生和恐惧感。病情许可时，向患者讲解住院治疗的必要性，使其安心住院。

2. 病情监护　对有出走企图的患者应有醒目标志，严密监护，使其在护理人员的视线下活动。对强烈企图出走的患者应适当限制其活动范围，不宜将其带出病区活动。夜间要进行不定时的巡视，以免患者掌握规律而出走。对夜间睡眠不好的患者给予相应处理。

3. 建立良好的护患关系　护理人员应具备良好的职业素质，加强与患者的交流，关心爱护患者，态度和蔼，服务周到，运用心理护理技巧，了解患者的心理需求，并尽量给予满足和支持，使其安心接受治疗，减少出走的意念。

4. 丰富住院生活　根据患者的病情、文化背景和兴趣爱好等开展有益的娱疗活动，如组织折纸花、做游戏、唱卡拉OK及球类、棋类比赛等，消除紧张和顾虑，转移出走的意图。

5. 加强与患者家属的沟通与联系　指导家属定期来院探视患者，减少其孤独感。一旦家庭中有重大变故事件先告知医师，再根据患者病情选择合适的时间和方法告知患者，以免影响患者的情绪波动及发生意外事件。

6. 安全管理　工作人员进出病房时应加强防范，防止患者趁机混入探视人群中溜出。妥善保管好病房的钥匙，一旦发现丢失应立即查寻。护送患者外出检查和活动时要加强看护，密切注意患者的动向。门窗应经常检查，做到及时维修。交接班时，认真仔细的清点患者数，做到班班交清。

7. 出走处理　一旦发现患者出走，应立即报告上级部门并与患者家属取得联系，组织相关人员寻找。

五、护理评价

1. 住院期间,患者是否发生出走行为或因出走而受到伤害或伤害别人。
2. 患者能否适应医院环境,积极配合治疗。
3. 患者对自身疾病有无正确的认识,并表示要安心住院治疗。

第四节 噎食的防范与护理

噎食(choke a food)是指食物堵塞咽喉部或卡在食管的狭窄处,甚至误入气管,引起窒息。精神障碍患者发生噎食较正常人多见,主要原因为服用抗精神病药物发生锥体外系副反应而致吞咽运动不协调。

一、护理评估

(一)危险因素评估

1. 长期服用抗精神病药物出现锥体外系反应,抑制吞咽反射,引起吞咽困难。
2. 因精神障碍导致不知饥饱,或因抢食或暴食而发生噎食。
3. 器质性疾病和老年患者,吞咽反射迟钝,进食过快而发生噎食。
4. 癫痫患者进食时发生抽搐导致噎食。

(二)征兆评估

患者进食时突然发生呛咳、呼吸困难、面色青紫、眼睛发直、双手乱抓、痉挛;严重者则意识丧失、全身瘫软、四肢发凉、大小便失禁、呼吸和心跳停止。

二、护理诊断

1. 有噎食的可能/与抗精神病药物的使用或器质性疾病有关。
2. 窒息/与噎食和进食过急等有关。

三、护理目标

1. 患者在住院期间不发生噎食。
2. 患者了解细嚼慢咽的重要性,能有效防止噎食。

四、护理措施

(一)预防噎食

1. 加强健康教育　指导患者规律、均衡、适量、细嚼慢咽,饭前先喝少量汤,口中含有食物时应避免大笑、讲话、行走或跑步。发现面颈部或吞咽不舒适要及时报告医护人员。

2. 饮食护理　开餐时加强观察患者的食量、食速及体位,禁食带骨、刺的食物和黏性食物,避免团块大的食物,食物不宜过烫,以免因烫而加快吞咽速度,同时根据患者的病情特点调整饮食结构。

(1)对抢食或暴饮暴食的患者,重点看护,单独进食,控制其进食速度和量,帮助改变不良的进食习惯,并防止患者藏匿食物后偷偷食用。

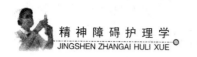

(2)对吞咽困难、面肌痉挛、唇舌震颤的患者,给予稀、软的流质或半流质饮食,缓慢进餐,不可催促,忌食馒头、饼及坚硬、长条、大块食物,或将馒头、饼泡在汤或牛奶、豆浆中充分软化、捣碎成半流质,将长条、大块的食物切成细块充分咀嚼。

3. 心理护理　当患者出现锥体外系症状时,可能出现恐惧、焦虑、紧张、丧失信心、失眠、拒食等情绪反应,应给予关心、支持、引导,帮助患者树立信心,积极应对,指导全身放松、合理进食,保证营养。必要时遵医嘱及时给予拮抗剂。

(二)噎食的急救处理

1. 就地抢救分秒必争　立即清除口腔内食物,保持呼吸道畅通,牙关紧闭者可用压舌板、铁勺等撬开,抠出口腔内食物。

2. 海姆利克急救法(Heimlich maneuver)是海姆利克教授发明的。原理是:窒息时,患者的肺内仍有残留气体,给膈以下软组织以突然向上的压力,使胸腔压力骤然升高,从而压迫双肺,驱使肺内残存的气流进入气管,便可排出卡在气管口的食物或其他异物。

(1)站位法:即患者神志尚清醒能站立,救护人员从背后抱住其腹部,一手握拳,将拇指一侧放在患者腹部(肚脐稍上),另一手握住握拳之手,急速冲击性地、向内上方压迫其腹部,反复有节奏、有力地进行,以形成气流把异物冲出。患者应头部略低,嘴张开,以便异物吐出。

(2)仰卧位:适合于患者陷入昏迷不能站立时,救护人员两腿分开跪在患者大腿外侧地面上,双手叠放用手掌跟顶住腹部(肚脐稍上),进行冲击性地、快速地、向前上方压迫。然后拉开下颌,如异物已被冲出,迅速掏出清理。

3. 上述急救措施反复数次无效时,立即用一粗针头在患者环状软骨上沿正中部位插入气管或行气管切开,恢复通气。并请五官科医师会诊,采用气管镜、气管插管或气管切开取出食物。

4. 如呼吸心跳停止,立即行心肺复苏,专人守护直至完全恢复意识。

5. 清除口咽部食物及应急救治后,做好吸入性肺炎的防治工作。

五、护理评价

1. 患者是否了解发生噎食的原因,并能较好地应对处理,未发生噎食现象。
2. 患者能否认识到缓慢进食和细嚼慢咽的重要性,改变不良的进食习惯。
3. 发生噎食患者能否得到及时抢救处理,无并发症发生。

第五节　外伤的防范与护理

精神障碍患者的外伤以撞击伤、坠跌伤、水烫伤、刀割伤为多见,可引起颅脑损伤、内出血、骨折、失血性休克、感染等,应积极予以抢救处置。

一、护理评估

(一)危险因素评估

1. 精神症状　严重的抑郁情绪;受幻觉妄想的支配;无自知力不愿接受住院治疗;极度兴奋躁动。

2. 管理缺陷 安全检查工作落实不到位;安全防范措施未落实;服务态度和方法存在问题;病房设施与管理存在漏洞。

3. 其他 步态不稳、认知障碍及痴呆患者。

(二)预见性评估

1. 症状评估 既往有过自伤、外跑行为;常表示对某人或某事的极度仇视;日常行为方式突然改变。

2. 相关因素的评估 个体的性格特点、心理应对方式、行为模式及个人无法应对的突发事件等。

二、护理诊断

1. 有颅脑损伤、内出血、骨折的可能/与受精神症状支配出现激惹、消极行为有关。

2. 有烫伤的可能/与幻觉妄想、认知障碍等有关。

3. 感染的可能/与外伤后处理不当以及患者的不配合有关。

三、护理目标

1. 住院期间不发生外伤行为。

2. 对意外事件处理及时,未发生并发症。

3. 患者能用适当的方式表达情感和需求,用积极的心态面对自身疾病。

四、护理措施

(一)一般性防护

1. 熟知患者病情,密切接触,严密监护,使患者在护理人员的视线下活动。

2. 加强沟通与巡视,建立良好的护患关系,给予患者心理支持。

3. 加强病房管理,保证设施的安全与完善。

4. 护理人员应加强责任心,切实落实岗位责任制。

(二)紧急状况的救护

1. 撞击伤

(1)当发现患者用头或身体其他部位撞击坚固物时,立即抱住患者,阻止其行为或缓解撞击力度。必要时给予保护性约束。

(2)立即检查伤情,有无开放性伤口及出血等,作相应处理。重点检查有无内出血的征兆,观察其意识、呼吸、血压、脉搏、瞳孔等。必要时转外科治疗。

2. 坠跌伤 指者从高处式床上坠落,导致人体组织和器官遭到一定程度破坏而引起的损伤。一旦发生坠跌事件,采取有效的方法抢救患者生命、保护患肢,安全而迅速地运送患者,使其尽快获得妥善的治疗。应立即检查伤情,观察患者的意识、瞳孔、血压等,判断有无颅脑损伤、内出血、骨折等。同时要保护患者,避免再次受伤;若为开放性创口多有出血,用绷带压迫包扎即可止血;有大血管出血时,可用止血带止血,应记录开始的时间和所用的压力。发生骨折应妥善固定,其目的是:①避免在搬运时加重软组织、血管、神经或内脏等的损伤;②避免骨折端活动,减轻患者痛苦;③便于运送。若骨折端已戳出伤口并已污染,但未压迫血管神经,不应立即复位,可待清创术后,再行复位。有脊椎骨折时,搬运时尽可能保持

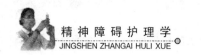

患者脊柱稳定,并仰卧于硬板床上,防止损伤脊髓。

3. 烫伤 指热液、热气或刺激性化学药品引起的皮肤或肌肉的损伤。精神障碍患者在幻觉妄想支配下趁人不备将开水等泼洒在其他患者的身上,或因认知障碍或躲避危险的能力缺失而发生烫伤事件。烫伤发生程度不同,采取的措施也不同。

(1)Ⅰ度烫伤:立即用自来水冲洗烫伤部位或将伤处浸在凉水中或用毛巾包好,在毛巾上浇凉水进行"冷却治疗",可起到降温、减轻余热损伤,使皮肤血管收缩,减少渗出与水肿,缓解疼痛,减少水泡形成,防止创面形成疤痕等作用。是烫伤后最佳的、也是最可行的治疗方案。

(2)Ⅱ度烫伤:浅Ⅱ和深Ⅱ度烫伤,需先在创面覆盖上干净的厚纱布、毛巾等再冲洗,然后用干净的冷水浸泡烫伤部位 15~20 分钟,不能直接用冷水冲洗。如果烫伤的是头部、躯体等不便冲、泡的部位,可用干净的厚纱布、毛巾沾冷水敷伤处;注意水温要保持在 15~20℃,即使短时降温也不能低于 6℃,不能用冰块、冰棍等冰敷伤处,以免发生冷冻伤害;伤处已经起泡并破了的烫伤,不可冲泡以免感染。保护小水泡不可弄破,大水泡可用无菌注射器抽出液液,并保持创面清洁,遵医嘱作进一步处理。

(3)Ⅲ度烫伤:皮下、脂肪、肌肉、骨骼都有损伤,呈灰或红褐色,应用干净布包住创面,切不可在创面上涂紫药水或膏类药物,影响病情观察与处理。特别是头面、颈部,因随时会引起休克,应密切观察,必要时送相应科室或医院救治,在转送途中可能会出现休克或呼吸、心跳停止,应立即进行人工呼吸或胸外心脏按压。患者烦渴时,可给少量的热茶水或淡盐水服用,禁止在短时间内饮服大量的开水,而导致患者出现脑水肿。

(4)稳定患者情绪,做好心理护理,劝导患者揉搓、按摩、挤压烫伤的皮肤,不要用毛巾拭擦。

(5)密切观察创面情况,对症处理,防止并发症。烫伤常易并发感染,故遵医嘱用抗生素及注射破伤风抗毒素。如出现发烧、局部疼痛加剧、流脓,说明创面已感染发炎,应及时报告医生处理。头、面、颈部的轻度烫伤,经过清洁创面涂药后,不必包扎,以使创面裸露,与空气接触,可使创面保持干燥,并能加快创面复原。

4. 割裂伤 患者受抑郁情绪或幻觉妄想的影响,采取用刀片、玻璃片、剪刀等利器割破血管导致大量出血甚至休克的极端行为。一经发现立即抢救止血。

(1)常见的止血方法:一般止血法即在小伤口上覆盖消毒敷料后用绷带加压止血;手指压迫止血法则用手指压迫伤口近心端的动脉,阻断动脉血运,从而达到快速止血的目的;加压包扎止血法则直接在伤口上施压止血;止血带止血法是将止血带系扎在出血部位的上方以达到止血的目的,同时应记录上止血带的时间,做到每隔 40~50 分钟要放松 3~5 分钟。

(2)建立静脉通道,快速补充血容量。

(3)密切观察生命体征及伤口情况,给予对症处理。

(4)稳定患者情绪,做好心理护理。

五、护理评价

1. 患者的精神症状是否得到控制,抑郁情绪改善、幻觉妄想消失,能控制自己的异常行为。

2. 护理安全及防范措施是否落实到位,未发生外伤行为。

3. 护理急救处置是否及时,未发生并发症。

第六节　火灾的防范与护理

　　医院是一所集医疗、预防、康复、急救、教学为一体的特殊的公共场所,人口密集,且精神病专科医院住院的患者均存在不同程度的认知、情感、意志和行为异常,病区的门和窗均安装了防护设施;同时,医院又是一个集压力容器、化学试剂、被服纸张、电线、电器设备等易爆物较多的场所。一旦发生火灾后果不堪设想。因此,精神障碍专科工作人员不仅要有较强的防范意识,更要有训练有素的组织患者和家属逃生技能,做好病房火灾的防范工作,确保患者安全。

一、护理评估

（一）危险原因评估

　　1. 精神症状　精神障碍患者受幻觉妄想的支配,精神发育迟滞患者、反社会人格障碍患者、有严重自杀企图的患者等都有纵火而引发火灾的危险。

　　2. 安全管理缺陷　患者入院时以及家属探望时宣教工作不到位,将易燃易爆的危险物品如打火机、白酒、摩丝、烟花等带入病房;患者及家属在床上吸烟或乱扔烟蒂;家属在病房内擅自使用电器等。

　　3. 操作训练不到位　医护人员对灭火装置操作不熟练,紧急应对能力差。

（二）潜在危险因素评估

　　1. 安全设施不完善　病房的灭火器、消防栓、呼叫系统以及红色报警装置不够完善,安全通道的标识不明确,造成安全隐患。

　　2. 房屋电线老化　房屋电线多年未检修,陈旧、老化、负荷过大等。

二、护理诊断

　　1. 有受伤的危险/与火灾时烫伤、灼伤、跌伤等有关。

　　2. 有窒息的可能/与火灾时烟气、毒气吸入有关

　　3. 外走的危险/与火灾疏散有关。

三、护理目标

　　1. 组织、宣传、演练到位,让患者掌握消防的基本知识及逃生技能。

　　2. 检查、整改工作到位,不发生火灾、烧伤和走失。

四、护理措施

（一）预防性护理干预

　　1. 安全管理　做好入院告知,宣传消防知识,告知病房的安全通道,禁止一切易燃易爆的危险物品带入病房。严禁将电饭锅、电炉、酒精炉等带入病房使用。采取定期检查病房内是否存在安全隐患、患者是否存有易燃物品、消防设施是否完善、急救物品氧气的放置点是否安全、病房的电线是否老化、安全通道是否通畅等。

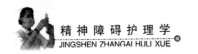

2. 病情监护 密切观察患者的言行举止,发现异常及时与医生联系,做好对症处理,控制症状。必要时给予保护性约束。

3. 加强工作责任心 加强巡查,督促患者遵守病房安全管理制度,在规定的时间和地点抽烟,对有不良习惯的患者及时劝阻。

4. 提高应对能力 要定期组织开展消防疏散演练,提高患者自防自救和疏散逃生能力。

(二)紧急状况救护

1. 救护原则 报警早,损失少;边报警,边扑救;先控制,后灭火;先救人,后救物;防中毒,防窒息;听指挥,莫惊慌。

2. 救护方法

(1)火灾发生时,立即报告院总值班及消控中心,紧急报警。

(2)报警的同时,组织在场人员集中现有的灭火器材主动设法、积极扑救初起火灾,控制火势蔓延并组织力量紧急疏散患者,指挥患者用湿毛巾捂住口鼻,压低身子按紧急疏散指示标志疏散,禁止在楼道内拥挤围观。

(3)将患者转移到安全地点后及时清点人数,检查有无受伤情况,安抚患者情绪及保证安全,防止患者走失。

(4)在保证患者安全撤离的条件下,尽快撤除易燃易爆物品,积极抢救贵重设备、仪器等。

五、护理评价

1. 是否发生火灾现象。

2. 宣传消防知识、组织消防演练是否到位,能否有效防止火灾事故的发生。

3. 火灾发生时,紧急救护措施是否到位,患者未发生受伤、窒息及走失现象。

（王秀华、冯怡、金素萍）

参考文献

[1]沈渔邨.精神病学[M].第5版.北京:人民卫生出版社,2009.

[2]吴建红,梅红彬,张春娇.现代精神障碍护理学[M].北京:科学技术文献出版社,2010.

[3]王永学,孙梅玲,龙金亮.抑郁症自杀行为的相关危险因素临床分析[J].中国健康心理学杂志,2005,13(2):90—91.

[4]曹新妹.精神科护理学[M].北京:人民卫生出版社,2009.

[5]刘红,李会芹.住院精神分裂症患者自杀行为的临床特点及护理措施[J].中国民康医学,2007,19(7):569—571.

[6]曹新妹.实用精神科护理[M].上海:上海科学技术出版社,2007.

[7]王志英,杨芳宇,等.精神障碍护理学[M].北京:北京大学医学出版社,2010.

[8]李凌江.精神科护理学[M].第2版.北京:人民卫生出版社,2006.

[9]郝伟.精神病学[M].第6版.北京:人民卫生出版社,2011.

[10] 王荣俊.精神科护理学[M].合肥：安徽科学技术出版社，2010.

[11] 申芯荣,陈海燕.浅谈医院特有的火灾危险性与预防对策[J].当代医学,2009,15(18):36.

附：同步练习

一、单选题

1. 精神科最为常见的危急事件是 （ ）
   A. 出走行为　　　B. 自伤自杀行为　　　C. 暴力行为　　　D. 吞食异物

2. 下列哪项不属于精神科常见的危急状态 （ ）
   A. 暴力行为　　　B. 缄默状态　　　C. 吞食异物　　　D. 自伤自杀行为

3. 噎食的预防护理中,错误的是 （ ）
   A. 严密观察病情和药物不良反应
   B. 吞咽反射迟钝者应给予软食,必要时给予半流质或流质饮食
   C. 抢食及暴饮暴食者应集体进食
   D. 避免带骨、带刺的食物

4. 下列哪项不是精神障碍患者发生噎食的原因 （ ）
   A. 抗精神病药的锥体外系不良反应时,吞咽肌肉不协调
   B. 癫痫患者在进食时抽搐发作
   C. 抢食或进食过急
   D. 进食过多

5. 下列哪项不是抑郁患者自杀行为发生的高危特点 （ ）
   A. 有企图自杀的历史
   B. 情绪低落,表现为紧张、无助、无望、经常哭泣
   C. 失眠,体重减轻,以及害怕夜晚的来临
   D. 经过治疗后,情绪逐渐好转

6. 在出走的危险性评估中,最重要的是 （ ）
   A. 病史中是否有出走史
   B. 患者是否对疾病缺乏认识,不愿住院
   C. 患者能否适应住院环境
   D. 患者是否强烈思念亲人

7. 通常所说的"消极"患者是指 （ ）
   A. 有兴奋躁动行为者　　　　　　　B. 出现木僵状态者
   C. 出现自伤、自杀意向者　　　　　D. 有外走企图或行为者

8. 当患者发生自杀、自伤行为时,当班者首先采取的措施是 （ ）
   A. 立即通知医生　　　　　　　　　B. 立即通知护士长
   C. 及时准备抢救用物　　　　　　　D. 及时进行应急处理

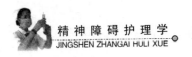

9. 约束时护理注意点,不正确的是　　　　　　　　　　　　　　　（　　）

    A. 约束患者与非约束患者不能安置一室

    B. 约束的松紧度要合适,以能插入2指为宜

    C. 约束固定于床上的结头要隐蔽,以患者看不到,摸不到为宜

    D. 肩部保护时,腋下要垫棉垫或衣裤

10. 出走是指　　　　　　　　　　　　　　　　　　　　　　　　（　　）

    A. 出现痴呆状态者　　　　　　　B. 有兴奋躁动行为者

    C. 出现自伤、自杀意向者　　　　D. 未经医师同意擅自离院的行为

二、多选题

1. 下列表现属于暴力行为的先兆是　　　　　　　　　　　　　　（　　）

    A. 踱步　　　　　　　　　　　　B. 握拳或用拳击物

    C. 突然停止正在进行的动作　　　D. 咬紧牙关

2. 下列哪些措施可预防暴力行为的发生　　　　　　　　　　　　（　　）

    A. 建立良好的护患关系　　　　　B. 及时控制精神症状

    C. 减少诱发因素　　　　　　　　D. 提高患者的自控能力

3. 约束带使用的目的是　　　　　　　　　　　　　　　　　　　（　　）

    A. 惩罚患者　　　　　　　　　　B. 保护他人免受伤害

    C. 暂时控制患者过激的行为　　　D. 保证患者治疗的顺利进行

4. 消极患者,常见于下列哪些患者　　　　　　　　　　　　　　（　　）

    A. 被害妄想严重者　　　　　　　B. 兴奋躁动严重者

    C. 罪恶妄想严重者　　　　　　　D. 抑郁者

5. 哪些因素使患者擅自离院外走　　　　　　　　　　　　　　　（　　）

    A. 否认有病　　　　　　　　　　B. 受幻觉、妄想的支配

    C. 拒绝住院　　　　　　　　　　D. 医务人员的服务态度差

第十五章　精神障碍患者的治疗与护理

【学习目标】
- 掌握:精神药物治疗的不良反应表现和处理,改良电休克治疗(MECT)的护理。
- 熟悉:精神药物种类、适应证及禁忌证;MECT 的适应证、禁忌证。
- 了解:非药物治疗方法和护理。
- 运用:能运用所学知识进行药物副作用的观察与处理以及 MECT 治疗前中后的处理。

　　精神障碍的治疗方法在 20 世纪才开始出现,如高热疗法、胰岛素休克治疗、电休克治疗及精神外科治疗等,随着 20 世纪 50 年代各种精神药物的出现,精神障碍的治疗才得到革命性的改变,使患者摆脱了被拘禁的命运。精神障碍的发生、发展与生物、心理、社会因素密切相关,因此治疗更要强调躯体治疗、心理治疗和心理社会康复整体医疗概念,既要横向治疗精神障碍的各个方面及相关的躯体疾病,还应纵向关注患者的心理社会因素与精神障碍的关系。目前,精神障碍的治疗主要包括药物治疗、物理治疗、心理治疗和康复治疗等。在精神障碍治疗的整个过程中,护理起着非常重要的作用,包括正确执行医嘱、全面观察疗效与副作用、为患者提供有效的帮助等。

第一节　药物治疗与护理

一、精神药物概述

　　精神药物(psychotropic drugs)主要是指作用于中枢神经系统,影响精神活动的药物。20 世纪第一个抗精神病药物氯丙嗪的问世,开创了现代精神药物治疗的新纪元。目前在临床上使用的精神药物,主要按使用目的分为四类:抗精神病药物(antipsychotics)、抗抑郁药物(antidepressants)、抗躁狂药物(antimanics)和抗焦虑药物(anxiolytics)等。

(一)抗精神病药物

　　因镇静作用非常强,故早期被称为镇静剂。按药理作用分为典型抗精神病药物(传统抗精神病药物)和非典型抗精神病药物(非传统抗精神病药物)。前者主要药理作用为阻断中枢多巴胺 D_2 受体,代表药物有氯丙嗪、氟哌啶醇等;后者具有较高的 5-羟色胺(5-HT)能受体阻断作用,对中枢边缘系统的作用更具选择性,对精神分裂症多维症状具有广谱疗效,且较少发生典型抗精神病药物常见的锥体外系不良反应和催乳素水平升高,从而提高患者的

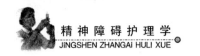
治疗依从性,代表药物有氯氮平、利培酮、奥氮平、喹硫平等。

1. 临床治疗作用

(1)抗精神病作用:即抗幻觉、妄想作用(治疗阳性症状)和激活作用(治疗阴性症状)。

(2)非特异性镇静作用。

(3)预防复发作用。

2. 适应证　主要用于精神分裂症的治疗和预防复发,控制躁狂发作,以及其他具有精神症状的非器质性或器质性精神障碍。

3. 禁忌证　严重的心血管疾病、肝肾疾病、严重的甲状腺功能亢进或减退、闭角型青光眼,既往有同种药物过敏史者禁用。白细胞过低、老年、孕妇和哺乳期妇女慎用。

4. 不良反应与处理　不良反应主要见于使用传统抗精神病药物者,非典型抗精神病药物不良反应较少。

(1)锥体外系症状(EPS),是典型抗精神病药物最常见的神经系统不良反应。主要有4种表现:①急性肌张力障碍(acute dystonia):主要表现为痉挛性斜颈、角弓反张、躯体和肢体的扭转性运动,可导致呼吸困难、发绀或窒息,对症处理为肌注东莨菪碱针,必要时减药或停药。②静坐不能(akathisia):主要表现为无法控制的烦躁不安、坐立不宁、下肢不自主运动、来回踱步或踏步。处理:苯二氮䓬类和β受体阻滞剂有效。③震颤麻痹综合征(pseudoparkinsonism):主要表现为运动不能、肌张力增高、静止性震颤和自主神经功能紊乱。处理:加抗胆碱能药物或减少药物剂量。④迟发性运动障碍(tardive dyskinesia,TD),为长期服用抗精神病药物后出现异常不自主运动的综合征。主要表现为口舌、四肢不自主不规则的异常运动,以口唇舌和面部不自主运动最为突出,称为"口—舌—颊三联征"。部分患者表现扮鬼脸、伸舌头、咀嚼动作、不停眨眼、手足徐动和四肢与躯干的扭动等。治疗上尚无特殊药物,关键在于预防,使用最低有效剂量或换用锥体外系反应少的药物,早期发现、早期处理有可能逆转TD。抗胆碱能药物会促进和加重TD,应避免使用。

(2)抗胆碱能作用:表现为口干、尿频、尿急或尿潴留、便秘或麻痹性肠梗阻、出汗减少、视力模糊,可促发青光眼。症状轻者一般不需特殊处理,重者可出现抗胆碱能危象,应立即减药或停药,并对症处理。

(3)抗肾上腺素能效应:主要包括镇静、体位性低血压、心动过速或过缓、鼻出血、射精抑制,促发青光眼等。体位性低血压在治疗开始最为常见,尤其是注射给药的患者容易发生。一旦发生体位性低血压,轻者平卧休息,重者可选用α肾上腺素受体激动剂间羟胺对抗,禁用肾上腺素,因肾上腺素兼有β受体激动作用,使外周血管扩张,加剧低血压。

(4)其他副反应:主要表现为心律不齐、心电图(ECG)常有Q-T间期延长和T波倒置、情绪抑郁、食欲增加、体重增加、催乳素分泌水平增高、增加癫痫发作的可能、药物性黄疸或肝功能损害、皮疹、粒细胞减少等。处理:换药或停药。

(5)过度镇静:是抗精神病药物治疗早期最常见的不良反应,表现为疲乏、头晕、嗜睡、动作缓慢,见于治疗开始或增加剂量时,以后一般可耐受。处理:可将大部分的药量在睡前服用,避免白天过度思睡,严重者应减药或停药。

(6)恶性综合征(neuroleptic malignant syndrome NMS):是一种较少见的严重不良反应,可危及生命。药物品种更换过快、剂量骤增骤减、合并用药、脑病患者、物质依赖患者均是NMS的危险因素。主要表现高热、肌紧张、意识障碍和自主神经系统紊乱症状(如心悸、大汗、血压不稳等),即典型的四联症表现。患者可因心衰、休克而死亡。处理原则:立即停用抗精神病药物,使用溴隐亭及肌肉松弛剂,并对症处理,包括补液、降温、预防感染等各种对症和支持治疗。

(二)抗抑郁药物

抗抑郁药物主要用于治疗各种抑郁状态和预防抑郁发作,部分抗抑郁药物对强迫、焦虑、惊恐发作、躯体化症状有效。

1. 三环类和四环类抗抑郁剂(TCA) 在药代动力学、药效动力学和不良反应方面相似。三环类常用的药物有丙咪嗪、阿米替林、氯丙咪嗪、多虑平等;四环类常用的药物有麦普替林、米安舍林、阿莫沙平等。作用机制是抑制突触前膜对去甲肾上腺素(NE)和五羟色胺(5-HT)的回收。

(1)适应证:各种类型及不同严重程度的抑郁障碍、强迫障碍、焦虑障碍、惊恐障碍、慢性疼痛、进食障碍、发作性睡病等。

(2)禁忌证:严重的心脏和肝肾疾病、闭角性青光眼禁用;孕妇、儿童、前列腺肥大者慎用。

(3)不良反应

①抗胆碱能作用:最常见,出现时间早于药物发挥抗抑郁效果的时间,表现为口干、便秘、排尿困难、体重增加、视力模糊、性功能障碍等,一般随着治疗的延续可以耐受。处理:减少抗抑郁药物剂量,必要时增加抗胆碱药物对抗副作用。

②中枢神经系统方面:多数 TCA 有镇静作用,表现过度镇静、失眠或嗜睡、乏力,还可出现惊厥、震颤、记忆力下降。有癫痫病史者,易促发癫痫发作,尤其在开始用药或加量过快和用量过大时。

③心血管系统方面:是主要的副反应,常见的有心动过速、体位性低血压、心动过速、传导阻滞,严重的可出现心源性猝死。

④其他有过敏性皮疹、中毒性肝损害、体重增加,偶见粒细胞减少等。

2. 单胺氧化酶抑制剂(MOAI$_S$) 是最早出现的抗抑郁药,MOAI$_S$ 分为两大类型,一类为不可逆性,如苯乙肼,因副作用大,目前临床已基本不用;新一代 MOAI$_S$ 为选择性可逆性,如吗氯贝胺,与 MOAI$_S$ 结合后仍能被酪胺置换,比较安全。

(1)适应证:主要用于三环类或其他药物无效的抑郁症,对不典型性抑郁,包括非典型抑郁、恶劣心境、老年性抑郁效果佳,对伴睡眠过多、食欲和体重增加的非典型抑郁或轻性抑郁或焦虑抑郁混合状态的效果较好。

(2)不良反应

①常见的不良反应:头痛、头晕、恶心、口干、失眠、体位性低血压、体重增加、水肿、性功能障碍等,偶见肌痉挛、肌痛、感觉异常。苯乙肼易引起肝脏损害,吗氯贝胺副反应轻,没有抗胆碱能反应和心脏毒性反应,对性功能无影响。

②用药过程中应避免食用富含酪胺的食物,如奶酪、啤酒、鸡肝等,避免引起高血压危象。

3. 新型抗抑郁药物 ①选择性 5-HT 回收抑制剂(SSRIs):氟西汀、帕罗西汀、舍曲林、氟伏沙明、西酞普兰等,主要药理作用是选择性抑制 5-HT 再摄取,使突触间隙 5-HT 含量升高而达到治疗目的;②选择性 5-HT 与 NE 再摄取抑制剂(SNRIs):文拉法辛,其疗效与剂量有关;③选择性 NE 再摄取抑制剂(NRIs):如瑞波西丁;④NE 和特异性 5-HT 能抗抑

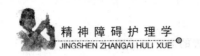

郁剂(NaSSAs):如米氮平,是近年研制开发的,特点是耐受性好、口服吸收快、起效快,无明显抗胆碱能作用和胃肠道症状,改善睡眠,复发率显著降低。

(1)适应证:抑郁障碍、强迫障碍、贪食症等。这类药的主要优点是,可用于伴心脏病的抑郁症、老年性抑郁、器质性抑郁,适合用于不能耐受抗胆碱能药物的患者。

(2)不良反应:主要为胃肠道反应,如恶心、厌食、腹泻等。在使用时应注意不能和MOAI类药物合用,以免导致5-HT综合征;不能突然撤药,以免出现停药综合征。

4. 抗抑郁药物常见不良反应及处理

(1)中枢神经系统:①镇静作用:嗜睡、乏力、软弱;②诱发癫痫;③细颤和共济失调。处理:减药或停药。

(2)自主神经系统:口干、头晕、便秘、瞳孔扩大、视物模糊、排尿困难等。处理:出现尿潴留、肠麻痹应立即停药,并对症处理。

(3)心血管系统:心动过速、体位性低血压、传导阻滞及心律失常。处理:减药或停药。

(4)停药反应:长期大剂量治疗突然停药可出现焦虑失眠、恶心、呕吐、兴奋等症状,一般较轻,故不宜骤停药物。

(5)过量和急性中毒:抑郁症患者常有消极厌世观念,蓄意服用过量的抗抑郁药而自杀。主要症状包括昏迷、休克、呼吸抑制、激越、定向障碍、谵妄、肌阵挛和强直、尿潴留、膀胱麻痹等,各种心脏表现为最显著的临床相,如心动过速、低血压、传导阻滞和心律失常、心跳骤停等。处理:迅速组织抢救,洗胃、输液及利尿、控制痉挛发作以及保持呼吸道通畅、吸氧、保温和预防感染等。

(三)抗躁狂药物

抗躁狂药物又称为心境稳定剂,对躁狂或抑郁发作具有治疗和预防作用,且不会促发转相或导致频发的药物。常用的是锂盐,某些抗癫痫药,如卡马西平、丙戊酸盐等。此外,抗精神病药物,如氯丙嗪、氟哌啶醇等对躁狂发作有一定疗效。

1. 碳酸锂 是治疗躁狂发作的首选药物,对躁狂和抑郁的复发有预防作用。机制尚不十分明了,一般认为是降低神经突触接收器对儿茶酚胺的敏感性,使其活化程度降低而发挥作用。

(1)适应证:治疗躁狂和预防双相抑郁发作。

(2)禁忌证:脑器质性疾病、严重躯体疾病和低钠血症、急性感染、低盐饮食者、孕妇、老年人等慎用,肾功能不全、严重心脏疾病患者禁用。

(3)不良反应

①早期表现:疲乏、无力、嗜睡、手指震颤、厌食、上腹不适、恶心、呕吐、稀便、腹泻、多尿、口干等。

②后期副作用:持续多尿、烦渴、体重增加、甲状腺肿大、黏液性水肿、手指震颤。手指粗大震颤提示血锂浓度接近中毒。

③锂盐中毒先兆:频繁恶心、呕吐、腹泻、粗大震颤、抽动、呆滞、困倦、眩晕、构音不清、共济失调等,后期出现意识障碍、甚至昏迷,肌阵挛、肌束颤动等。锂盐中毒应立即停药,大量给予生理盐水或高渗钠盐加速锂的排泄,或进行人工透析。

2. 卡马西平 作用机理尚不清楚,能有效控制冲动行为。适用于碳酸锂治疗无效,或快速循环发作及混合性发作患者,但对双相抑郁发作疗效甚微。

（1）不良反应：包括胃肠道反应、嗜睡、头昏、共济失调、反射亢进、肌痉挛等，严重时可出现意识障碍，少数患者会产生过敏，甚至出现剥脱性皮炎。

（2）禁忌证：孕妇、哺乳期妇女、骨髓抑制病史、心肝肾功能损害的患者禁用。青光眼、前列腺肥大、糖尿病、老年患者慎用。

3. 丙戊酸盐　常用的有丙戊酸钠和丙戊酸镁。

（1）适应证与禁忌证：对躁狂症的治疗效果与锂盐相当，对混合型躁狂、快速循环发作效果较好，对双相障碍有预防复发作用。严重肝脏疾病和白细胞减少的患者和孕妇禁用，肝肾功能不全、老年患者应减量。

（2）不良反应：主要为胃肠道反应，如恶心、呕吐、厌食、腹泻等，少数可出现嗜睡、震颤、共济失调、兴奋与烦躁不安等，偶见过敏性皮疹。

4. 心境稳定剂常见不良反应与处理

（1）早期不良反应：疲乏、无力、嗜睡、厌食、腹部不适、恶心、呕吐、多尿、口干、手指震颤。处理：多饮盐开水。

（2）后期不良反应：持续多尿、烦渴、体重增加、甲状腺肿大及功能减退、粗大震颤等。处理：停药，以后从小剂量开始。

（3）中毒表现：发热、共济失调、肌阵挛、肢体运动协调障碍、言语不清和意识模糊，严重者昏迷、死亡。处理：立即停用锂盐，用大量生理盐水或高渗钠盐以加速锂盐排泄，或进行血液透析，以及应用激素、能量合剂等支持治疗。

（四）抗焦虑药物

为一类主要用于减轻焦虑、紧张、恐惧，稳定情绪，兼有镇静催眠作用的药物。主要用于治疗广泛性焦虑障碍和惊恐障碍。

1. 苯二氮䓬类　具有抗焦虑、镇静、抗惊厥和肌肉松弛作用。常用的有地西泮、氯硝西泮、硝西泮、艾司唑仑、三唑仑等。

（1）适应证：各种神经症、失眠症，伴有焦虑、紧张、失眠、激越的其他精神障碍，轻度抑郁、癫痫、酒精依赖戒断症状等。

（2）禁忌证：严重心血管疾病、肾病、药物过敏、药物依赖、妊娠前 3 个月、青光眼、重症肌无力患者应禁用。

（3）不良反应

①过度镇静：嗜睡、精细活动受影响、记忆力下降、注意力受影响等。

②耐药、依赖和戒断反应：苯二氮䓬类药物具有耐受性，在控制焦虑障碍后无需长期使用，因可发生药物依赖，突然停药会产生戒断反应，如严重的睡眠障碍、激惹、紧张、焦虑、惊恐发作、双手震颤、多汗、注意力分散、干呕、恶心、体重下降、心悸、肌痛、精神障碍等，因此撤药宜缓慢。

③其他：头痛、乏力、记忆力减退、协调性降低、兴奋、梦魇、谵妄、抑郁、攻击、敌意等。

2. 非苯二氮䓬类　常用药物有丁螺环酮、黛力新、思诺思等。其中丁螺环酮为 5-HT 激动剂，主要用于治疗广泛性焦虑障碍伴有其他情绪障碍者，手术前后使用能减轻焦虑，减少呕吐和减少麻醉、镇痛药物剂量。常见的不良反应为头晕、头痛、失眠、嗜睡、口干、胃肠功能紊乱，一般不需特殊处理。

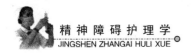

二、药物治疗的护理

护理人员在精神障碍的药物治疗过程中起重要的作用,应按护理程序有计划地为患者发药,要防止漏服、错服,同时解决患者个体的需要。工作内容包括:在治疗前收集基本资料,参与患者治疗方式的选择与协调,有关药物治疗的卫生宣教,治疗效果和副反应的观察与监测,药物治疗的护理措施,继续治疗的跟踪,临床药物研究的参与等。

(一)护理评估

在患者接受治疗前,护理人员应收集患者的相关资料,作为患者用药前后症状改善与否的评判依据,在治疗过程中还应不断评估患者用药后的反应,也有助于识别药物副反应以及为今后患者能否坚持服药作参考。评估内容包括:

1. 生理功能方面

(1)现病史和主要精神症状:包括发病经过、患者思维、情绪、认知感知和意志行为。

(2)身体状况:营养与代谢、活动与运动、排泄、睡眠状况、肢体活动及检查结果(生化检查、脑电图、心电图、CT 或 MRI 等)。

(3)既往用药后的不良反应、耐受性,有无情绪的变化及拮抗剂的效果等。

2. 心理功能方面

(1)患者对治疗的态度和依从性。

(2)患者有无藏匿药物或拒药情况。

(3)患者对不良反应是否存在担心或恐惧。

3. 社会功能方面

(1)患者对服药知识的了解程度。

(2)家庭支持状况,是否有能力照顾患者。

(3)有无经济能力完成服药过程。

(4)患者的人际关系、角色功能、社会文化和环境因素等。

(二)护理诊断

1. 生理功能方面

(1)营养失调/与吞咽功能障碍、进食少或胃口增加有关。

(2)睡眠形态紊乱/与药物不良反应和过度镇静等有关。

(3)有外伤的危险/与体位性低血压、运动不能、肢体僵硬、意识模糊等药物不良反应有关。

(4)皮肤完整性受损/与药物不良反应和光过敏、口干、唾液分泌减少等有关。

(5)排泄形态改变/与药物不良反应有关。

(6)有窒息的危险/与药物不良反应所致的吞咽功能障碍有关。

(7)活动无耐力/与药物不良反应所致的过度镇静有关。

2. 心理功能方面

(1)焦虑/与知识缺乏、药物不良反应有关。

(2)知识缺乏/与缺乏自知力和对疾病的治疗、康复相关知识有关。

3. 社会功能方面

(1)不合作/与精神症状、自知力缺乏、药物不良反应有关。

(2)社会支持不足/与病程长、人际关系和适应不良有关。

(三)护理目标

1. 患者能正确认识治疗的意义,配合治疗。

2. 患者能描述对治疗的感受,正确对待不良反应。

3. 减少或及时发现药物不良反应并及时处理,达到满意的治疗效果。

4. 患者和家属了解巩固和维持治疗的意义,描述出院后坚持治疗与康复。

(四)药物治疗的常规护理

1. 建立良好的护患关系 多数重性精神障碍患者缺乏自知力,否认有病,对治疗、护理不合作,建立信任的护患关系,可促进患者的合作和提高治疗的依从性。

2. 作好药物治疗相关知识宣教,向患者讲解治疗的目的、方法和注意事项,取得信任和配合,帮助认识治疗的重要性,学习一些减轻不适反应的方法,减轻对药物副作用的焦虑和担心,以提高患者的依从性。

3. 认真执行服药制度,至少由两名护士完成,严格进行三查八对,有技巧地认真检查患者口腔、舌下和颊部,确保已咽下方可离开,防止患者吐药、弃药、藏药,影响治疗或蓄积后顿服,造成不良后果。

4. 发药时应先给安静合作者,然后给兴奋躁动者,对坚持拒服药反复劝说无效者不应强迫喂药,应及时报告医生并根据医嘱执行给药方式。

5. 吞咽困难者应协助患者用药,防止出现呛咳或窒息;患者处在睡眠状态时,应唤醒患者后再服药;若患者对药物有疑问应重新核对医嘱,确认无误后方可给患者服药。

6. 密切观察患者用药后的反应,包括药物效果及不良反应,包括生命体征的改变、大小便的改变、精神症状和情绪状态等,为医生用药和调整剂量提供参考依据。同时使用多种药物时,应了解用药的原因,注意配伍禁忌。

7. 对治疗依从性差的患者,应了解原因,并及时反馈给医生,使医生能针对患者的具体情况调整药物,如选择疗效肯定、不良反应小、药价能接受的药物,以提高患者用药的依从性和保证疗效。

8. 加强用药过程中的基础护理,保证患者的生理需要得到满足。如对药物引起的吞咽困难应注意噎食,饮食有相应要求,进食时须有工作人员在旁巡视或帮助喂食;对便秘患者,鼓励多运动、多进食富含纤维的蔬菜、水果,口服通便剂,必要时灌肠;对尿潴留患者应及时处理,诱导排尿或肌注速尿等,必要时给予导尿;对体位性低血压、运动不能的患者应注意防跌倒,要指导患者活动或起床时动作宜慢,多给予关注和协助。

9. 发药时保护好药车,防止患者抢药、吃错药或打翻药车。治疗完毕检查用物是否齐全,防止将药瓶、勺子等物品遗留病室形成安全隐患。

10. 利用多种形式开展健康指导,让患者和家属了解药物对疾病康复的作用,包括药物的服用方法、用量、保管方法以及一般药物副反应的观察和处理方法,使患者及家属明确按医嘱服药和定期复查的重要性,主动配合治疗,提高患者自控能力和责任感。嘱咐家属监督患者服药,不可随意减药、加药、停药,如有问题应及时向医生反映,增加药物治疗的依从性。

(五)药物治疗的不良反应护理

1. 吞咽困难患者的护理

(1)应避免吃坚硬、滑溜及圆形的食物,比如果冻等,以避免噎食窒息。

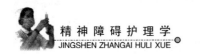

（2）尽可能给患者易吞咽的食物，如软食或半流质，进食时嘱患者小口进食，并慢慢下咽，防噎食。应少食多餐，避免粗糙、过冷、过热和有刺激的食物。

（3）当患者处于不清醒状态时，尽量不要给患者进食，发生呛咳者应暂停进食，轻叩背部或作体位引流，严重者可根据医嘱鼻饲或静脉补充营养液。

（4）进食时，尽量采取坐位或半卧位，头部稍前倾，减少误吸；进食后，要避免将食物残渣积存在口内，养成定时漱口、刷牙、清洗口腔的习惯。如果食物的残渣流入肺部，则会导致肺炎。

（5）严密观察病情变化，及时识别早期征象，做到早发现、早处理。如出现呛咳、发音不清、口水外溢等，一旦发现应及时向医生反映病情并遵医嘱及时采取应对措施，防患于未然，做好护理记录和交接班。

（6）对于严重吞咽困难的患者，不能经口进食，可遵医嘱采用静脉输液补充营养，也可插入胃管或行胃造瘘，以保证其生命必需的营养供给。

（7）若进食过程中突然发生噎食窒息，应立刻采取果断措施，立即就地抢救，同时通知医生，必要时立即行气管切开术。

2. 便秘和尿潴留患者的护理

（1）鼓励便秘患者多吃蔬菜和水果，多活动多饮水，或遵医嘱给予口服果导片、饮番泻叶液、外用开塞露，严重者可遵医嘱给予灌肠。

（2）卧床患者，指导床上活动，按摩腹部，定时翻身，促进胃肠蠕动。能下床的患者，要协助料理生活，督促患者进行活动，养成定时排便的习惯。

（3）尿潴留患者应注意观察有无排尿困难或尿频不适，做好解释，缓解患者紧张不安或焦虑情绪。

（4）试用简便的诱导排尿法，如听流水声、热敷法、按摩法等，中医穴位按压、耳穴埋豆、贴敷法等，必要时根据医嘱行导尿术。

3. 锥体外系不良反应患者的护理　锥体外系反应为抗精神病药物最常见的副作用，其发生率与药物的种类、剂量、年龄、疗程及患者个体因素有关。

（1）密切观察患者病情变化，发现异常及时向医生反映并评估不良反应的症状类型。根据病情协助患者料理日常生活，防跌倒，根据医嘱调整药物剂量或对症处理。

（2）做好对患者及家属的解释及心理疏导工作，避免由于锥体外系反应引起中断治疗或不配合治疗甚至出现消极行为。

（3）鼓励患者参加工娱活动，转移注意力，学会使用放松技巧，寻求支持系统，使其消除紧张心理，缓解锥体外系副作用的影响。

4. 体位性低血压患者的护理　在治疗初期、年老体弱、基础血压偏低、敏感体质的患者以及骤增药量阶段或注射给药时较易出现体位性低血压，如不及时发现处理，将导致不良后果。

（1）向患者讲解药物治疗的同时可能会出现的不良反应，指导患者在改变体位时（如起床、起立时）动作要慢，如出现眩晕、眼前发黑时要立即扶住周围支撑物，就地坐下或躺下，防跌倒，应避免剧烈运动、热水淋浴不能时间过长等。同情、关心、体谅患者，以消除紧张心理。

（2）评估患者用药后的反应，有无头晕、眼花、心悸等心血管系统不良反应。

（3）对年老、体弱、伴有心血管疾病或既往有体位性低血压者，要加强血压监测，药物加量不宜过快。

(4)治疗期间患者一旦出现头晕、心悸、面色苍白或不明原因跌倒,应立即监测血压。血压偏低者应立即取头低足高位、吸氧、建立静脉通道,遵医嘱对症处理。

(5)使用氯丙嗪静脉滴注或推注的患者,治疗前应仔细测量患者生命体征,了解患者的基础血压,严格执行三查八对,于治疗前、中、后三次监测患者血压,并做好护理记录。治疗时将患者安置于重症管理室,以确保患者安全,防止被其他患者伤害,加强巡视,密切观察患者用药后的反应,出现血压降低或者其他不适时应及时向医生反映,根据医嘱及时正确处理。协助其生活护理,保持床单位清洁、干燥。

(6)患者恢复后应做好心理护理,及时书写护理记录并做好交接班工作。

5. 麻痹性肠梗阻患者的护理

(1)观察病情变化:观察生命体征变化,有无腹痛、腹胀、呕吐及排气等,发现异常及时报告医生并协助处理,保持水、电解质、酸碱平衡。

(2)休克者应平卧,予禁食、输液、胃肠减压、记 24 小时出入量、观察腹痛腹胀、有无胃肠型蠕动波、呕吐物性质及生命体征变化。根据医嘱可给肛管排气、腹部热敷、抗感染治疗等。

6. 药物性皮炎患者的护理

(1)向患者宣教药物性皮炎与治疗的关系,提醒患者治疗期间避免日光暴晒,防日光性皮炎,消除患者紧张心理。

(2)发生皮炎时禁用碱性肥皂,不用手抓,避免皮肤损伤。

(3)评估皮炎的性质、症状及程度,密切观察及记录皮炎的发展情况。

(4)鼓励患者参加工娱活动,分散患者注意力,必要时遵医嘱用药对症处理。

(5)若发生剥脱性皮炎时,应对患者进行保护性隔离,保持环境清洁,空气新鲜,尽量减少人员流动,防止交叉感染。

(6)患者用物要经常清洗消毒,衣物每日更换。换药所用敷料应经过灭菌处理,对有破损、渗血的创面应在无菌操作下进行清创换药,防止合并感染。

(7)经常巡视病房,定时测量生命体征、做好患者心理护理,增强其信心,以配合治疗,早日康复。

7. 锂盐中毒患者的护理

(1)向患者宣教锂盐的副作用与中毒反应,临床表现与自觉症状,以便患者出现不适时及时向医护人员反映。

(2)遵医嘱维持安全有效的血锂浓度,当血锂浓度大于 1.6mmol/L 时,临床上可出现不良反应,当大于 2.0mmol/L 时,可出现中毒症状,当达到 4.0mmol/L 或以上时,可导致中毒死亡。

(3)评估患者的不良反应和中毒症状,如出现腹部胀满感、厌食、恶心、呕吐、口渴多尿、腹部不适、腹泻、手颤抖、肌肉抽动、视觉障碍、发热、血压下降、意识障碍、心肾功能障碍等,应及时报告医师并协助处理。

(4)密切观察患者意识、生命体征及中毒症状的变化,及时书写护理记录并做好交接班工作。

(5)鼓励患者多饮水,进食足量的食盐,一般每日不少于 3g,以保证水与电解质的平衡,同时有利于锂盐的排出。必要时遵医嘱静脉补液,以保证患者的营养和水分的补充。

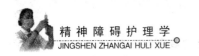

(6)观察记录患者尿量的变化,肢体水肿情况,严防心肾功能衰竭。

8. 粒细胞缺乏症患者的护理

(1)粒细胞缺乏症是一种严重的并发症,属一种变态反应,与药物剂量无关,起病急骤,死亡率高。应密切监测病情,发现高热、头痛、咽喉痛、倦怠、乏力等症状时提示医生检查血常规,以便早期发现,早期治疗。

(2)采取严格的消毒隔离措施:有条件者住进层流病房,无条件者则需要保持病房通风和消毒,地面用消毒药水擦洗,床单、被套、患者服均应高压灭菌后才能使用。

(3)口腔黏膜护理:注意口腔清洁卫生,每日用硼酸液漱口,必要时用庆大霉素、制霉菌素等漱口,饮食以半流质、无残渣的食物为主,禁用牙签剔牙,密切观察患者的口腔黏膜有无充血、糜烂、溃疡,保持大便通畅,干结时清洁灌肠。

(4)皮肤护理:保持床单位清洁、干燥、无碎屑,按时翻身,防止压疮,及时更换衣物,温水擦拭,输液或肌注时严格消毒措施,尽量做到一针见血,防止不必要的感染。

(5)发热的护理:鼓励患者多饮水,采取物理降温措施,尽量减轻因高热导致白细胞的增高。

(6)加强进出病房的管理:穿脱隔离衣、洗手、戴口罩、无菌操作、集中治疗、禁止探视等,以减少感染的机会。

(7)加强心理护理:加强与患者的沟通,鼓励患者增强战胜疾病的信心,及时疏导抑郁等不良情绪,确保患者安全,防止意外事件的发生。

9. 恶性综合征患者的护理

(1)将患者安置于重症管理室,设专人护理,保持病房清洁,确保患者能安静休息。

(2)监测病情,严密观察生命体征变化,发现高热、震颤、肌张力增高,伴有意识障碍、吞咽困难等,及时报告医师并协助处理。

(3)加强基础护理,保持口腔、皮肤清洁和床单位整洁,做好大小便的护理,预防感染及并发症的发生,长期卧床患者要严防压疮及吸入性肺炎的发生。

(4)体温过高会导致机体耗氧量增高,脑细胞缺氧加重,应根据医嘱进行物理降温如冰敷、酒精擦浴等。

(5)保持呼吸道通畅,必要时吸痰和给予氧气吸入,保持静脉通畅,维持机体的营养和水电解质平衡。

(6)观察患者小便潴留的情况,必要时根据医嘱在无菌条件下行导尿术。

(7)密切观察患者病情变化,及时向医生反映病情,准确、及时、客观的书写护理记录及交接班本。

(8)确保患者安全,必要时根据医嘱给予保护性约束,防止坠床、自伤等意外事件的发生。

(9)备齐抢救药品及器械,记录24小时出入量。

(10)加强心理护理,消除恐惧、紧张情绪,使患者树立与疾病斗争的信心,充分配合治疗,早日康复。

10. 癫痫大发作患者的护理

(1)有癫痫史的患者,应告知抗精神障碍药物与癫痫发作的关系,安慰患者,消除紧张心理。

（2）做好健康宣教，向患者讲解癫痫发作的预防及发作先兆，及时向医护人员反映身体不适感。

（3）发作时立即将患者就地卧倒，头偏向一侧，清除口腔中的食物及分泌物，用压舌板、毛巾、衣角卷等置于患者口腔内一侧上下磨牙之间，防止患者咬伤舌头。取下假牙，松解患者衣领、衣扣、裤带，保持呼吸道通畅，必要时用吸痰器吸痰。患者出现发绀、呼吸困难时则给予氧气吸入，自主呼吸不能恢复者立即行人工呼吸，缩短脑缺氧时间。必要时保护约束患者，防止坠床、骨折等。

（4）抽搐停止后，在患者意识恢复过程中可出现精神异常或昏迷状态，加强巡视，注意保持环境安静，应用保护性措施，防止自伤或伤人情况发生。及时准确执行医嘱，确保患者安全。

（5）有大小便失禁者，应及时更换患者衣裤及床单位，注意保暖。

（6）待患者完全清醒后，及时检查有无外伤及骨折。

（7）抽搐时出汗较多，患者清醒后常感口渴难受，此时不宜一次给予大量饮水，以少量多次为宜，避免引起脑水肿和再次抽搐发作。

（8）详细记录癫痫发作的经过，如抽搐部位、次数、持续时间、意识及瞳孔的变化和面色、呼吸、大小便情况，认真做好交接工作。

（9）若出现癫痫持续状态，如连续抽搐多次，间隔时间短，意识不清时应设专人护理，按昏迷护理常规执行。不能进食者根据医嘱给予少量多次鼻饲，防止胃内过度充盈，发作时食物反流吸入气管造成窒息，严禁用口表测量体温。

（六）药物治疗护理的评价

1. 患者的生命体征是否保持正常，有无出现新的躯体疾病。

2. 患者是否配合治疗，患者与家属对药效的感受与期望是否相符。

3. 治疗是否达到预期效果，患者的自知力是否恢复。

4. 患者的睡眠、饮食、活动、大小便是否正常。

5. 药物的不良反应是否发生，患者能忍受与不能忍受的不良反应有哪些。

6. 患者的日常生活及生活自理能力是否受到影响。

7. 患者和家属能否叙述服药方法、用量、不良反应和防治方法。

8. 出院后家庭是否有能力保证和监督患者继续服药。

第二节 电休克治疗与护理

一、传统的电休克治疗

电休克治疗（electric shock therapy，EST）又称电抽搐治疗（electric convulsive therapy，ECT），是一种利用短暂适量的电流刺激大脑，引起患者短暂的意识丧失和全身性抽搐发作，以达到控制精神症状的一种治疗方法。起效快，能快速控制各类精神症状。目前，该传统的电休克治疗方法已基本被更安全、副作用少、适应证广的改良电休克所取代。

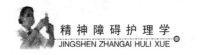

（一）适应证与禁忌证

1．适应证

(1)严重抑郁有强烈自杀、自伤企图和行为者。

(2)躁狂症和精神分裂症急性期，出现极度兴奋躁动、冲动伤人的患者。

(3)紧张型精神分裂症出现拒食、违拗、紧张型木僵患者。

(4)药物治疗无效或对药物不良反应不能耐受的患者。

2．禁忌证

(1)脑器质性疾病：如颅内占位性病变、颅内高压、脑血管疾病、脑炎、颅脑损伤等。

(2)重要脏器疾病：严重心血管疾病、高血压、肝脏疾病、肾功能损害、消化性溃疡、呼吸系统疾病和开放性结核等。

(3)严重骨关节病、新近骨折。

(4)血液系统疾病、出血性疾病、动脉瘤、躯体严重衰竭等。

(5)青光眼、视网膜脱落。

(6)12 岁以下儿童、60 岁以上老年人和妊娠期妇女，作为相对禁忌。

（二）治疗室及其必须配备的设施

1．治疗室　光线充足、安静整洁、通气良好、温湿度适宜、面积和布局合理。配备治疗台、电休克治疗机、人工呼吸机、多功能监护仪、抢救车以及常规抢救药品，各种规格的气管插管和塑料口腔保护器等基本设施。

2．候诊区　最大限度地减少外界的干扰。

3．复苏区　有治疗患者的进入和治疗完毕患者的送出的通道，观察床间有幕布或隔板隔开，管道构架，便携式正压换气装置以及静脉输液架，供治疗结束后患者的休息与观察。

4．工作人员　由精神科医师、麻醉师、注册护士及护理员组成的电休克治疗工作小组。

（三）评估

1．身体状况　了解患者体格检查、神经系统检查和精神检查的情况，如心电图、生化、血常规、尿常规、胸片等检查结果，有无禁忌证。

2．合作程度　了解患者及其家属对电休克治疗的知晓情况、配合程度。

（四）治疗前准备

1．详细了解病史，既往麻醉史和用药史。

2．详细的体格检查，包括系统的内科检查和神经系统检查，进行血液常规、生化常规、肝肾功能、心电图、胸片及脊柱等检查，注意患者的体重、有无义齿及牙齿的松动、脊柱及四肢有无畸形。

3．获取知情同意　向家属讲解进行 ECT 治疗的必要性、疗效、可能出现的不良反应和风险，签订知情同意书，对有自知力的患者应征得患者的知情同意。

4．接受治疗前，一般要求患者禁食禁饮 4～8 小时，以免在治疗过程中发生呕吐，导致呼吸道的阻塞和窒息。

5．治疗期间应用的抗精神病药物或抗抑郁药物及锂盐，应采用较低剂量，治疗前 8 小时停服抗癫痫药和抗焦虑药物或治疗期间避免应用这些药物。

6．治疗前测查血压、体温和心率。如体温在 38.0℃ 及以上，心率在 120 次/分以上或低于 50 次/分以下，血压超过 150/100mmHg 或低于 90/50mmHg，应停止治疗。

7. 通常于治疗前 15～30 分钟皮下注射阿托品 0.5～1.0mg,防止迷走神经过度兴奋,减少呼吸道分泌物。

8. 治疗开始前,让患者排空大小便,取下义齿、义眼、发夹、眼镜,解开衣带、领扣等。

（五）治疗操作过程

1. 患者体位　患者卧于治疗床上,四肢保持自然伸直姿势;在两肩胛间相当于胸椎中段垫一个沙袋,使脊椎前突;用包裹纱布的橡皮牙垫置于患者的两侧牙齿间,防止咬伤。施术者一手的拇指和食指固定牙垫,其余的手指和手掌托患者的下颌以防牙齿损害、唇舌咬伤及下颌脱位。两名助手分别站于患者的两侧,保护患者的肩、肘、髋、膝等关节,防止抽搐过程中出现关节脱位和肌肉拉伤。

2. 电极放置　包括单侧和双侧两种,单侧为患者头顶部和非优势半球侧的颞部,双侧为两侧颞部。用75％的酒精擦拭需放置电极的部位皮肤,进行脱脂,将涂有导电冻胶或生理盐水的电极板紧密置于患者电极部位。一般单侧、双侧疗效相等,可逆性的认知损害,单侧少于双侧。

3. 电流调节　原则上采用引起抽搐发作的最低电量,首次治疗应从低量开始,以后根据上次的治疗情况进行调整,根据不同电抽搐机类型选择电量,一般为80～110mA,通电时间为1～3秒。如未出现抽搐发作或发作不完全,多为电极接触不良或通电时间不足,应尽快在正确操作下重复治疗一次。

4. 治疗次数　一般疗程为6～12次,躁狂发作6次左右即可,幻觉妄想状态需要8～12次,抑郁状态介于两者之间,前3～6次可以1次/1～2天的频率连续进行,以后2次/周或酌情延长间隔时间,直到治疗完成。

5. 抽搐发作　抽搐发作程度与患者年龄、性别、是否服药以及既往治疗情况有关,一般年轻、未服用镇静催眠药和抗癫痫药者易发作。抽搐发作类似癫痫大发作,可分为潜伏期、强直期、阵挛期、恢复期。强直期约10秒左右,患者意识完全丧失,呼吸停止,全身肌肉处于持续收缩状态,由于咽喉部肌肉收缩,可发出尖叫,由于颌面部肌肉收缩,会出现先张口后突然闭嘴;阵挛期约30～50秒,表现全身肌肉大幅度震颤和抽搐;恢复期则抽搐停止,自主呼吸恢复,结膜充血,有水平眼震和垂直眼震,有的患者可出现兴奋躁动。

6. 抽搐后处理　将患者安置在复苏区,可予保护性约束,专人护理至少30分钟,观察生命体征和意识恢复情况,防止坠床和跌伤。待意识清醒后,酌情起床活动进食,送回病区。

（六）不良反应与并发症

1. 部分患者可出现头痛、眩晕、恶心、呕吐、焦虑、肌肉疼痛、震颤、血压升高、皮疹等,一般无需特殊处理,较严重者进行对症处理。

2. 记忆障碍　顺行性遗忘和逆行性遗忘,遗忘的发生与电极放置、治疗的次数、高刺激强度对颞叶的刺激和缺氧有关,严重程度因人而异,大多于治疗结束后数月内恢复。

3. 关节脱位与骨折　较为多见,与剧烈的肌肉收缩、抽动有关,若保护不当易发生关节脱位与骨折。关节脱位以下颌关节最多见,应立即复位,骨折以第4～8胸椎压缩性骨折多见,其次为股骨和肱骨,应及时处理。

4. 意识障碍　年龄大、治疗期间应用具有抗胆碱作用药物的患者,易出现意识障碍(程度较轻、昼轻夜重、持续的定向障碍,可伴有幻觉等)和认知功能障碍,表现思维及反应迟钝,理解能力下降等。

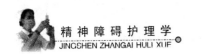
5. 其他 部分患者可有短暂的心动过速,收缩压升高和缺氧血症,迁延性呼吸暂停(迁延性窒息),吸入性肺炎,肺脓肿,室性早搏、室速,罕有心脏停搏,死亡极为罕见,多与潜在的躯体疾病有关。

二、ECT 治疗的护理

(一) 治疗前护理

1. 了解患者最近及以往身体检查和常规化验检查结果。

2. 向患者家属详细说明有关治疗方式、程序、疗效和可能出现的并发症,向患者解释治疗的目的和意义。

3. 治疗前禁食 6~8 小时,禁饮 4 小时,停系统治疗的精神病药物一次,嘱患者排空大小便。

4. 治疗前测量体温、脉搏、呼吸、血压。若体温高于 38℃,脉搏高于 120 次/分或低于 50 次/分,血压高于 150/100mmHg 或低于 90/50mmHg,报告医师暂停治疗。

5. 治疗前 15~30 分钟注射阿托品针 0.5~1mg,以减少呼吸道分泌物。

6. 协助患者平躺于治疗床上,取下活动义齿、发卡、眼镜等,松解领扣和裤带。

7. 做好心理护理,站在治疗床两侧,分别保护好患者的肩、肘、髋、膝关节,不可强行按压以免骨折。

8. 治疗患者的顺序,应先易后难。

9. 环境的准备,治疗室应包括操作室和观察室,室内安静、整洁、布局合理,通气良好。

10. 用物准备,如压舌板、开口器、舌钳、血压计、给氧设备、吸痰器、心电监护仪、简易人工呼吸机、注射器等。

(二) 治疗中的护理

1. 患者仰卧于治疗台上,四肢自然伸直,两肩胛垫沙枕,使脊柱前突。

2. 固定头部,上下臼齿之间放置牙垫,紧托下颌,保护牙齿损伤及唇舌咬伤。

3. 以酒精棉球去除头部两侧油脂,以防电灼伤和保证电极接触面良好。

4. 涂导电液,放置电极通电。电流量一般为 90~110mA,通电时间为 1~3 秒。

5. 抽搐停止后,撤去肩下沙垫,头部侧卧,使口中分泌物自然流出,以利恢复自主呼吸。若未见自主呼吸,应立即做人工呼吸,按呼吸骤停处理。

6. 整理治疗室,更换用物备用。

(三) 治疗后的护理

1. 专人监护,治疗结束后在复苏室内观察 15~30 分钟,平卧、头转向一侧,以避免舌后坠阻塞气道而影响呼吸,也利于唾液外流和预防吸入性肺炎,直至意识完全恢复为止。

2. 患者未完全苏醒之前,应给予保护性措施,严防跌倒摔伤等意外。恶心呕吐者应密切观察辨别有无颅内高压体征,是否出现脑血管意外等。

3. 检查患者的牙齿有无松动,唇、舌有无损伤,肢体和关节有无骨折、脱位等。治疗后 15 分钟、30 分钟、1 小时、2 小时监测脉搏、呼吸、血压,发现异常情况应及时报告医师并协助处理。

4. 患者完全苏醒后,可给予饮食与服药,注意防止噎食、窒息。

5. 有的患者苏醒后可有记忆减退、定向障碍,有时找不到自己的床位等,要帮助患者料理个人生活,防止发生意外。

6. 做好患者与家属的健康指导工作,嘱咐患者若有不适及时与医护人员联系,鼓励患者表达对治疗的感受,参加适宜的活动。

三、无抽搐电休克治疗

目前,临床上多采用无抽搐电休克治疗,又称改良电休克治疗(MECT)。在通电以前先后静注阿托品、麻醉剂和肌松剂,以减轻患者的窒息感和恐惧感。然后利用一定量的电流刺激大脑,引起患者意识丧失,从而达到无抽搐发作而治疗精神障碍的一种方法。

(一)适应证与禁忌证

适应证同传统电休克治疗,无明显禁忌证。由于肌松剂可引起心血管和肺部并发症,故心脏和肺部疾患的患者慎用,高血钾症患者应禁用。

(二)操作程序

1. 患者仰卧于治疗床上,四肢自然伸直,检查口腔摘除义齿,解开衣带领扣。助手分立于患者两侧,轻轻向内固定肩关节,轻扶住前臂、髋、膝关节。

2. 静注阿托品针 $0.5\sim1mg$,减少呼吸道分泌物,防止通电时引起的迷走神经兴奋造成心脏骤停。

3. 静脉注射丙泊酚 $5\sim8ml$(约 $1mg/kg$),注射速度先快后慢,直到患者睫毛反射迟钝或消失、呼之不应、推之不动为止,丙泊酚推注至 $2/3$ 时给予氧气吸入。

4. 静脉注射 0.9% 氯化钠 $2ml$,防止丙泊酚与氯化琥珀胆碱混合发生沉淀。

5. 立即推注氯化琥珀胆碱 $50mg$($0.5\sim1mg/kg$,以注射用水稀释到 $3ml$,10 秒钟注完),注射后约 1 分钟,患者出现自脸面口角到胸腹四肢的肌束抽动(终板去极化),然后全身肌肉松弛,腱反射减弱或消失,自主呼吸停止,此时为通电的最好时机。

6. 麻醉后期,将涂有导电糊的电极紧贴在患者头部两颞侧,或单侧大脑非优势半球的顶颞侧(百会穴—印堂穴),局部接触要稳妥,以减少电阻。

7. 电量调节原则上以引起痉挛发作阈值以上的中等电量为准,根据不同的治疗机确定适当的电参数,如交流电疗机一般为 $90\sim130mA$,通电时间为 $2\sim4$ 秒,患者出现面肌、口角、眼轮匝肌、手指和足趾轻微抽动,有的没有抽动,只是皮肤出现鸡皮疙瘩,即为有效发作。若患者在通电后 $20\sim40$ 秒内无抽搐发作或产生的非全身性抽搐时间短暂,可重复一次,每次治疗通电次数不超过 3 次。

8. 当患者的脸面部和四肢肢端抽搐将停止时,取出牙垫,用活瓣气囊供氧并行加压人工呼吸,约 5 分钟,自主呼吸可完全恢复,拔除静脉针头。改良电休克治疗关键应掌握好肌肉松弛剂的剂量,麻醉药量和通电量。

9. 疗程一般为 $6\sim12$ 次,急性患者可先每日一次,以后改为隔日一次。

四、MECT 治疗的护理

与传统电休克治疗的不同之处主要在于:

1. 治疗前禁水时间要长,一般为 $6\sim8$ 小时。因治疗时给患者行基础麻醉,禁水时间短有可能使患者将呕吐物吸入气管而导致不良后果。

2. 在专门治疗室进行,准备好麻醉用品及治疗仪,备齐各种急救药品与器械。

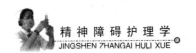
3. 工作人员至少 3 名。麻醉师负责麻醉及呼吸支持；精神科医师操作电休克机，负责观察药物用量及通电后情况；护士进行器械准备和静脉穿刺，静脉穿刺要一次成功，严防因药液外漏造成局部组织坏死。

4. 经静脉给药后，即通电治疗，立即将患者颈下垫起使头后仰，疏通患者气道行活瓣气囊加压人工呼吸，同时给氧气吸入直至自主呼吸恢复，将患者送至复苏室，专人监护。

5. 复苏期监护：监测生命体征及意识情况，将患者头偏向一侧，及时擦去口腔分泌物，防止误吸。

6. 患者意识完全清醒后，送回病区继续观察反应和病情变化，治疗 2 小时后可饮少量水和牛奶，中餐要加强看护，以防呛咳和噎食。

第三节　胰岛素治疗与护理

胰岛素治疗是给患者注射一定量的胰岛素，引起机体出现一系列低血糖反应，从而达到治疗目的的一种治疗方法。包括胰岛素休克治疗和胰岛素低血糖治疗两种。前者是给患者注射一定量的胰岛素，降低患者的血糖而产生昏迷的一种治疗方法；后者是注射一定量的胰岛素产生低血糖反应，只达朦胧前期或朦胧期即终止，是一种改良胰岛素治疗方法。20 世纪 50 年代前胰岛素治疗法曾被各国列为治疗精神障碍的主要方法，但由于操作复杂，费用较大，技术要求较高，起效较慢，疗效不确定，治疗不当可产生严重并发症等，随着抗精神病药物的迅速发展，有效治疗手段的不断增多，该疗法的应用范围日趋减少，大多数医院已废弃不用。为便于大家了解精神障碍的治疗进展情况，特进行介绍。

一、适应证与禁忌证

（一）适应证
1. 精神分裂症，以病程短、起病急、偏执型和紧张型疗效较好。
2. 心境障碍，以躁狂相疗效较好。
3. 神经衰弱，以身体消瘦、胃纳不佳、失眠、焦虑情绪及伴自主神经功能紊乱疗效较好。
4. 进食障碍者，以全身营养状况差疗效较好。
5. 更年期精神障碍，以更年期妄想疗效较好。

（二）禁忌证
1. 急性感染、发热。
2. 胃及十二指肠溃疡、甲状腺、肾上腺和胰腺等内分泌疾病。
3. 严重心血管疾病、活动性肺结核。
4. 妊娠、年老体弱、身体肥胖、表浅静脉不易寻找者。

二、准备工作

（一）患者评估
1. 身体状况　详细的神经系统和躯体检查，如身体的营养状况、进食情况。
2. 精神状况　是否有胰岛素低血糖治疗的适应证。
3. 社会功能和社会支持系统状况。

4. 对治疗的了解和知情同意情况。

5. 实验室各项检查结果。

（二）用物准备

1. 药物准备 抢救车上备胰岛素、50％葡萄糖注射液、5％碳酸氢钠、尼可刹米、洛贝林、肾上腺素等急救药物。含糖量 33％～40％，温度 38～40℃ 的糖水 400～500ml（供饮用）。

2. 器械及物品准备 全套鼻饲用具、全套静脉输液用具、各种型号的注射器、鼻导管、压舌板、开口器、舌钳、呼吸球囊、给氧装置、手电筒、听诊器、约束带、茶杯、汤勺、笔和记录单等。

三、操作程序与护理

1. 详细的神经系统、精神状况、躯体状况检查，必要的化验及其他辅助检查，严格掌握适应证和禁忌证。

2. 治疗前向患者及监护人解释治疗意义、注意事项以及可能出现的风险，并签订知情同意书。

3. 做好解释，消除患者的恐惧心理，取得患者的配合。

4. 患者于治疗前晚 8 时后开始禁食，防止患者偷食，一旦出现偷食情况应报告医生，停止当日治疗。

5. 注射前半小时测量生命体征并记录，体温超过 37.5℃，脉搏超过 120 次/分应报告医生，是否停止当日治疗。

6. 协助患者完成晨间护理，排空大小便，取下活动性义齿、发卡、领带、眼镜及佩戴的金属饰品，松开领扣及腰带。

7. 查看医疗和护理记录，如有下述情况应通知医生决定是否停止当天的治疗：①前晚睡眠不足 3 小时；②腹泻；③治疗前 8 小时出现稽延性昏迷；④女患者月经期；⑤出现严重药物不良反应；⑥可疑骨折。

8. 配置糖水，嘱患者卧床，并给予保护，防止跌伤，按医嘱发给治疗前用药。

9. 遵医嘱注射胰岛素，必须两人核对剂量，确认无误后方可注射，并记录注射时间，注意交替深部肌内注射。

10. 根据患者出现低血糖反应逐日加大剂量，以注射胰岛素 3 小时末、4 小时初引起昏迷，且能较快苏醒者为标准（如为胰岛素低血糖治疗则患者出现朦胧状态应立即静脉注射 50％葡萄糖液 40ml 终止治疗）。

11. 昏迷时间应根据患者病情和苏醒情况而定，据统计治疗最初几次昏迷过程中发生意外的可能性较大，因此，第一次达到昏迷后应立即终止治疗，以后酌情适当延长昏迷时间，但最长不能超过 10～20 分钟。

12. 患者出现朦胧期后，应加强巡视，注意保暖，头偏向一侧，随时擦去口腔分泌物。

13. 密切注意浅、中、深昏迷发生的时间，并正确记录。

14. 在意识混沌期插好鼻饲管备用，并严格确认已放置胃内。

15. 遵医嘱终止治疗时鼻饲 20％糖水 400ml，待意识完全清醒，如果鼻饲后 15 分钟意识未苏醒者，立即静脉注射 50％葡萄糖 40ml，若仍然未醒者再静脉注射 50％葡萄糖 40ml，

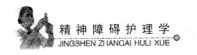
两次注射后仍未醒者遵医嘱按稽延性昏迷处理。

16. 鼻饲后苏醒者饲以糖稀饭、甜馒头以补充糖量的不足。

四、注意事项

1. 严格按胰岛素治疗常规进行观察、记录、终止。

2. 治疗中出现癫痫大发作、继发性低血糖及继发性昏迷等并发症,应予以紧急处理。

3. 治疗者应注意观察患者的体温、脉搏、呼吸、血压(治疗前查,治疗中及治疗结束后查)。

4. 整个治疗过程不能超过 4 小时,4 小时后不论昏迷程度如何均应终止治疗。

5. 患者身体软弱、步态不稳、易跌倒,应嘱其继续卧床休息,以防跌倒。

6. 治疗后的午餐以易消化的软食为主,避免带刺食物,注意饮食护理,观察和协助进食,预防发生并发症。

7. 疗程一般为 40～60 次,如已达 20 次以上低血糖反应病情仍无改善,则考虑停用此治疗。

胰岛素治疗并发症及处理

1. 稽延性昏迷　是胰岛素治疗最严重的并发症之一,如处理不当,可导致死亡。在患者终止治疗鼻饲糖水 20 分钟后不苏醒,应立即静脉注射 50％葡萄糖 40ml,5 分钟后仍不苏醒,称稽延性昏迷。多与胰岛素剂量过大,终止不及时,平时饮食不好等因素有关,应立即报告医生,采取相应措施。

(1)立即静脉注射 25％～50％葡萄糖溶液 60～100ml,如未恢复再重复注射一次,同时静脉滴注 5％葡萄糖盐水 500～1000ml,并可肌注维生素 B_1 100mg,烟酸 100mg,必要时可肌注尼可刹米等中枢兴奋剂,吸氧以支持循环呼吸功能,注意保暖,预防感染,纠正水、电解质紊乱及对症处理。

(2)严重者可输入全血或血浆,予以可的松等肾上腺皮质激素。

(3)昏迷时间长者,可予以抗生素治疗,预防感染,并给予 ATP、辅酶 A 等促进神经细胞代谢的药物,补充糖、蛋白质等。

2. 继发性低血糖及昏迷　是指患者终止胰岛素治疗意识完全恢复后再次出现低血糖状态或昏迷。主要表现为出汗、疲乏、脉快、意识不清等,应立即给予口服含糖量 80％的糖水 200ml 或静脉注射 25％～50％葡萄糖 40～60ml,如意识仍未恢复,应立即进行抢救。多系治疗后的中晚餐进食不好或呕吐等,未及时补充糖分所致。因此,应高度重视胰岛素治疗后的饮食护理,详细交班,预防并发症。

3. 癫痫大发作　可在注射后至昏迷期的任何阶段发生,应立即静脉注射 25％～50％葡萄糖终止治疗。遵医嘱给予抗癫痫药物,控制癫痫大发作,注意防止舌咬伤、舌后坠、骨折和下颌骨脱位等意外,以后每晨治疗前口服抗癫痫药物,预防癫痫发作。

4. 吸入性肺炎和肺脓肿　由于昏迷时咳嗽反射消失,唾液吸入肺部,或鼻饲过程中误插入气管所致,应及时报告医生并处理。

5. 心力衰竭及周围循环衰竭　应立即静脉注射葡萄糖终止治疗,进行抢救。

6. 变态反应与过敏反应　表现为注射局部痛痒、变硬、皮肤发红,少数患者有全身反应,可出现奇痒、斑块、丘疹、荨麻疹等,可伴有呼吸困难、恶心、呕吐、腹痛、腹泻,应立即停止治疗,并作对症处理。

7. 其他　在治疗过程中可出现脑血管痉挛引起的偏瘫、失语,也可出现蛛网膜下腔出血及胃出血等,应停止治疗并予紧急处理。

第四节　脑波治疗与护理

脑波治疗(brainwave therapy)是依据脑波同步及经络平衡原理,用专有技术编制的特殊声、光信号及电脉冲,分别作用于人的耳、眼和相关的经络穴位,利用声、光信号频率(节律)变化,影响和调节人体的脑电活动水平及兴奋程度,达到减轻紧张焦虑、提高注意力、改善学习和工作效率,控制疼痛,减轻失眠、神经衰弱及强迫症状等神经精神症状。

一、适应证与禁忌证

(一)适应证

1. 失眠、抑郁、焦虑、神经衰弱、强迫症等心理障碍患者。
2. 更年期综合征、老年痴呆症。
3. 高血压、脑梗后遗症、植物神经功能紊乱等。

(二)禁忌证

癫痫患者及孕妇慎用。

二、准备工作

1. 病情评估　评估患者的身体状况,并向患者做好解释,以取得配合。
2. 环境评估　治疗室内整洁、安静、无干扰,治疗仪完好,处于备用状态。
3. 用物　脑波治疗仪、立体声耳机、光信号接受眼罩、电脉冲电极及绑带、录音磁带、专用治疗躺椅。

三、操作及护理

1. 治疗前准备
(1)打开仪器电源开关。
(2)将耳机、眼罩、治疗电极的插头分别插入治疗仪。
(3)患者半躺治疗椅上,戴好眼罩和耳机,闭上眼睛。
(4)遵医嘱将治疗电极点上湿棉花放在患者的相关穴位上。
(5)按方案选择键,选择脑波同步治疗程序。开机后,"1"灯亮,表示默认选定的程序为"1",此时再按此键;"2"灯亮,表示选择"2"程序,依此类推。
(6)按噪声/音频键,可选择噪声或音频治疗。
(7)选定时↑键或定时↓键,设置电脉冲治疗时间。
2. 开始治疗
(1)按运行/保持键,开始声波、光波输出。
(2)按强度↑键,开始电脉冲输出。
(3)按音量↑键或音量↓键,调节输出音量至患者感觉的最佳效果,患者也可用调节耳机两旁的旋钮获得最佳效果。

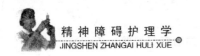

(4)若选择音频治疗方案,还可按音调↑键或音调↓键,至患者感觉最佳效果。

(5)按强度↑键或强度↓键,使电脉冲幅度达到患者的最佳耐受量,电脉冲电极上还备有强度调节电位器,患者可自行调节至适当的强度。

(6)请患者全身放松,闭上眼睛,开始静心体验和感受。

(7)还可通过磁带或将"外接"插孔连接音响设备,把信息混合到脑波同步发出的信号中,患者可选用自己喜爱的音乐、心理治疗方面的磁带、甚至自己发明的内容进行尝试,以寻找效果最佳的使用方式。机内放音机在带窗右下侧有混响音量调节电位器,如磁带录音电频过高或过低时,可调节此旋钮。外接混响电频由外部设备调节。

(8)达到治疗时间后,声、光刺激和经络穴位刺激先后会自动停止,解下治疗电极、眼罩、耳机。

四、注意事项

1. 同步的声、光刺激不宜开得太大,以患者感觉适度为宜。经络穴位刺激强度应逐渐增大,调节的同时应观察患者的反应,以免发生意外。

2. 立体声耳机、眼罩、脉冲治疗电极直接与患者皮肤接触,用后应用酒精消毒备用。

3. 一般 10 次为一疗程,每日 1 次,每次治疗 30～60 分钟,一次可供 8 个人同时进行治疗。

第五节　跨颅磁刺激治疗与护理

跨颅磁刺激(transcranial magnetic stimulation,TMS)是一种 20 世纪 90 年代初应用于精神科临床研究的物理治疗方法。TMS 产生的刺激比 ECT 更为温和而局限。把一个电磁线圈放在头皮上,通过快速接通和快速断开电源,线圈中产生高强度的电流,在线圈周围就会产生一个强有力的短暂磁场。这个磁场能穿过皮肤、软组织和颅骨,电流强度的波动会引起磁场的波动,导致皮层表面产生继发性电流,产生的感应电流可影响神经细胞的功能。在某一特定皮质部位给予重复刺激的过程,称为重复跨颅磁刺激(rTMS)。

一、适应证与禁忌证

(一)适应证
用于抑郁症的治疗和皮质生理研究(测量皮质的抑制性、连接性、反应性、异化性及可塑性)。

(二)禁忌证
癫痫史或有癫痫家族史、脑出血急性期、急性传染性疾病、体内植入起搏器、刺激器的患者禁用;严重头痛、头部损伤、其他神经损伤、高血压和血压不稳者、有强烈自杀倾向和行为的抑郁症患者、孕妇、不能表达自己感觉者慎用。

二、TMS 护理

1. 治疗室内禁止放置磁卡、手机、电脑等电子产品,患者不可携带金属眼镜、耳环、项链、助听器等进入治疗室内。

2. 告知患者和家属诊断治疗的原理、过程和可能出现的反应,介绍注意事项,消除患者的紧张。

3. 在诊断和治疗过程中的磁场刺激是无创的,但长时间刺激会引起刺激部位疼痛,一般治疗时间应少于 20 分钟。

4. 对大脑的刺激不宜超过 20Hz,并要限制刺激时间,延长间歇时间;避免靠近耳部刺激以减轻对听力的影响;应经常询问患者的感觉和反应,随时调整刺激参数。

5. 对刺激强度、频率、刺激时间、连续刺激的脉冲个数等参数,仪器有合理的限制,在使用过程中不能超出这些限制。

第六节　生物反馈治疗与护理

生物反馈治疗与护理是一种新的心理行为治疗方法。是根据生物反馈原理,运用电子学方法,通过生物反馈仪的显示系统,将体内正常的或异常的生理活动信息有选择性地转换为可识别的视觉或听觉信号(如声、光、图像、曲线等),使患者经过一系列强化训练和治疗后,能够有意识地自我调节和控制自身的生理或病理信息,从而调节生理功能、控制某种病理状态,促进功能恢复,达到缓解紧张、解除焦虑、警觉与反应过度的状态,提高应激处理能力的目的。根据监测和记录的生物信号的不同可以分为肌电反馈仪、心电反馈仪、脑电反馈仪、皮肤温度反馈仪等。

一、适应证与禁忌证

(一)适应证
1. 焦虑症、恐怖症及与精神紧张有关的心身疾病。
2. 紧张性头痛、偏头痛。
3. 神经系统功能性病变或某些器质性病变所引起的局部肌肉痉挛、抽动、不全麻痹,如嚼肌痉挛、痉挛性斜颈、磨牙、面肌抽动与瘫痪、口吃、职业性肌痉挛等。
4. 其他:如原发性高血压、消化性溃疡、哮喘、性功能障碍、更年期综合征等。

(二)禁忌证
1. 变态人格、5 岁以下儿童、智力障碍、精神分裂症急性期。
2. 严重心脏病患者、心梗前期或发作期间、复杂的心律失常者。
3. 训练中出现血压升高、头痛、头晕、恶心、呕吐、精神症状(如幻觉、妄想)等。
4. 青光眼或治疗中出现眼压升高者。

二、准备工作

(一)患者评估
1. 精神状态　患者的情绪状态,如焦虑、抑郁的类型及严重程度。
2. 躯体状况　一般身体状况与躯体疾病情况,心身疾病的类型。
(二)环境与用物
1. 环境　专门的治疗室,室内整洁、安静、空气清新、光线柔和、温湿度适宜。治疗仪性能良好,处于备用状态。

263

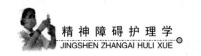

2. 用物　生物反馈治疗中以肌电生物反馈的临床应用范围最广,故以肌电生物反馈为例。备用床、治疗台、躺椅、沙发、70％酒精、棉签等。

三、操作程序

1. 在安静、舒适的训练室内,患者坐在一张有扶手的靠椅、沙发或是呈 45°角的躺椅上,解松领扣、腰带,穿换拖鞋或便鞋,坐时双腿不要交叉,以免受压。软垫宽椅使患者感觉舒服,头后有依托物更佳。或仰卧于床,两手臂自然平放于身体两侧,枕头的高低应有利于颈部肌肉放松。

2. 每次治疗前的 5 分钟,记录安装电极所获基线数据。

3. 训练患者收缩与放松前臂肌肉,训练面部肌肉活动令患者抬额、皱眉、咬牙、张嘴,然后逐一放松。告诉患者观察肌表面电位微伏器上指针变化及其转动方向,并倾听反馈音调变化并理解其信号的含义。

4. 治疗开始,用酒精棉签将一侧上肢前臂脱脂后,取两个记录电极放置其上,参与电极置于两个记录电极之间,可反映出手指、腕、肘和前臂活动时的肌电水平。

5. 按照磁带或 CD 机播放的指导语进行放松训练。

6. 在体验指导语所暗示的身体感觉的同时,维持反馈信号向肌电水平下(肌肉松弛)方向变化,如视觉反馈信息—数字或数值减少,听觉反馈信息音调降低等。

7. 治疗结束后,让患者做几次肢体屈伸运动,使患者感到轻松愉快,再离开治疗室。

8. 治疗前、中、后,观察者填写记录单,患者自填症状变化量表,进行对比确定疗效。

四、护理

1. 治疗室内整洁、干净,光线柔和,环境安静、舒适、无干扰。

2. 治疗前向患者解释治疗的原理、方法以及达到的目的,解除患者的疑虑,得到患者的充分合作,并嘱患者不能饮酒、茶、咖啡等刺激性饮料,以免影响治疗效果。

3. 每次治疗应在进食 30 分钟后方可进行。

4. 告知患者把心理要求调整到此时此刻的状态,既不要对过去念念不忘,也不要对将来忧心忡忡,把思维从现实性问题上移开,任其自由飘浮。

5. 告知患者在松弛状态下可能出现一些暂时性的躯体感觉,如四肢沉重感、刺痛感、精神不振、飘浮感等,以免引起患者不必要的恐慌和焦虑。

6. 指导语要求速度、声调、音调要适宜,也可采用播放录音带的方式进行,待患者熟悉指导语后,便可让其默诵指导语,注意力集中,密切配合指导和仪器显示。

7. 重视第一次训练(音乐),嘱患者有始有终,不能急于求成。

8. 4～8 周为一疗程,每周 2 次,每次 20～30 分钟。

第七节　音乐治疗与护理

音乐治疗(music therapy)于 1940 年在美国卡萨斯大学正式成为学科。经半个多世纪的发展,音乐治疗已成为一门成熟完整的边缘学科,应用领域庞杂,流派思想丰富,已经确立的临床治疗方法多达上百种。

一、目的

1. 运用音乐欣赏、唱歌、乐器演奏、即兴作曲等形式,以改变人的情绪体验和心身机能状态,使人的情感得到宣泄,心境得到调整。

2. 通过音乐治疗得到快乐,促进患者的自我表现和与他人的交流。

3. 增强自信、陶冶情操,改变不良的性格、态度和行为。

4. 提高适应生活、工作、学习的能力,促进疾病向健康方向发展。

二、准备工作

(一)患者评估

1. 精神症状　评估患者精神症状和心理特征,选择适合患者的乐曲。

2. 躯体状况　评估患者的身体状态,有无严重躯体疾患;对音乐的认知和领悟能力等。

(二)环境与用物

1. 环境　治疗室环境安静整洁,光线适宜,空气清新,无干扰;治疗仪性能良好,处备用状态。

2. 用物　治疗专用音乐治疗室、音乐治疗仪、治疗磁带、座椅、耳机、卡拉 OK 设备、简单易操作的乐器等。

三、操作程序

(一)音乐治疗的形式

1. 个别音乐治疗　由一名治疗师与一名患者的治疗形式。如果是行为控制困难的儿童,可由两个以上的治疗师协助进行。

2. 团体音乐治疗　一般是由一名及以上的治疗师和一组患者(一般以 10 人左右为宜)的治疗形式。

(二)音乐治疗的方法

根据患者的情绪状态、身体状况、心理特征及文化习俗确定治疗目标和方法。常用的方法有感受式音乐疗法、主动式音乐疗法、即兴式音乐疗法和创作式音乐疗法。

1. 感受式音乐疗法　以聆听音乐为主的方法,即指利用音乐作为刺激感官的方式。患者通过聆听音乐而满足快乐的需要,听完歌曲后组织成员进行讨论,促进小组成员间的语言和情感交流;帮助识别不正常的思维和行为;了解患者的深层心理需要等。针对患者的情绪状态,设计方案,一般每周 6 次,每次 40～60 分钟,疗程 2 个月。

(1)乐曲编制:指导患者尽量放松地坐在座椅上,戴上耳机,选择患者熟悉和喜欢并与情绪状态相近的乐曲,以提高患者听音乐的兴趣,让其产生共鸣并予以接受。

(2)意象联想:选用节奏缓慢、曲调优美的乐曲作背景音乐,加入引导语,引导患者心身放松,渐渐地进入音乐意象联想状态。部分患者会暴露出潜意识的重要事件,并出现相关的情绪反应,可为诊断和治疗提供依据。

(3)歌曲回忆:患者可自己点播,听过去生活经历中特定的音乐,引发对过去生活经历的回忆。

(4)语言讨论感受式音乐疗法:引导患者在聆听音乐中,围绕回忆和联想进行讨论。成

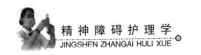

员之间互相倾诉,宣泄情感,互相支持和安抚,加强理解和沟通。

2. 主动式音乐疗法　也称活动性音乐治疗。要求患者亲自参与各种音乐活动,包括演唱、演奏和音乐技能的学习。通过音乐操作,帮助患者恢复活力,感知现实。患者在小组里扮演服从者、领导者等不同角色,体验自己和别人情绪上的需要,并在互相协作的基础上完成某项共同目标。每周三次,每次 2 小时。

(1)组织患者学习简单的乐理知识和乐器,模仿一种音乐旋律或节奏。

(2)组织小型乐队,选择曲目和简单配器,教导患者学习乐器协奏或合奏。

(3)选择歌曲,由患者参与独唱、重唱、卡拉 OK 演唱或指挥合唱等。

(4)创编不同类型的音乐游戏、音乐舞蹈、音乐绘画、戏剧表演等,训练患者的注意力、判断力和记忆力。促进自我表现和患者间的交流。

3. 即兴式音乐疗法　为患者提供一个非语言交流进行自我情感表达的新途径,即兴表演是个人或集体治疗的中心。一对一地演奏能建立起医患关系,并能投射出患者内在的心理症结;集体的即兴演奏可帮助患者学习适应社会和改善人际关系。

(5)准备一间备有各种乐器的房间,以打击乐器和一些简单易操作的乐器为主,不需专业训练就能演奏。

(6)小组成员各自任选一件或多件乐器并围成圈。

(7)以独奏、重奏、合奏的方式,自发地演奏或唱出不同的节奏和旋律,不进行任何音乐技巧的训练,治疗师则提供各种节奏、伴奏予以支持,给患者一个非音乐主题,如想像、感觉、故事等,从中观察患者内心深处的情感活动。

(8)根据患者的情绪体验、想象等,畅谈感受和交流。小组成员一般以 5～6 人为宜,每周 1 次,每次 2 小时,疗程不限。

4. 创作式音乐疗法　通过音乐的体验,帮助患者增进自己的决断能力,增强自尊心。

(1)由治疗师协助患者作曲、作词或编写器乐小品。

(2)患者可以把旧歌换成新词,或将旧歌词换成新曲。

(3)给患者提供一个音乐主题,由患者自己决定如何发挥这个主题音乐。

四、护理

1. 治疗室空气清新,温度适宜,环境优雅安静,座椅舒适,光线柔和。治疗音乐的音量控制在 70dB 左右。

2. 在创作式音乐疗法过程中,应尽量简单,并与患者共同参与探讨。

3. 无论是主动性还是被动性音乐治疗法,治疗活动可单人进行,也可以集体进行,一般从单人活动开始,过渡到集体活动,两种形式结合或交替效果更好。

4. 音乐治疗是心理治疗的一种方法手段,心理问题在未达到精神障碍或生理心理疾病之前,音乐治疗可以作为心理治疗的一种主要手段,而在这之后,音乐治疗只能作为一种辅助治疗手段来使用。否则,就会过分夸大或过分削弱音乐治疗的作用。

五、注意事项

1. 循序渐进原则　音乐治疗要根据患者的情绪状态和心理特点,选择合适的音乐,并循序渐进播放。

2. 学习与启发原则 可先尝试让患者听一段音乐,用心体验音乐的意境。对不懂音乐的患者进行教育和引导,介绍有关音乐创作的背景和音乐家所要表达的意境。

3. 体验原则 在治疗中让患者根据音乐所营造的氛围,用心体验自己的情绪或感受。

第八节 工娱治疗与护理

工娱治疗(entertainment treatment works)是一种通过工作、劳动娱乐和文体活动丰富患者住院生活,缓解精神症状,改善交往能力,促进康复和防止精神衰退,提高适应外界环境能力的治疗方法。工娱治疗既可以在医院内施行,也可以在社区开展,在精神障碍的康复治疗中,起着非常重要的作用。

一、目的

1. 增强体质,促进新陈代谢,改善睡眠,增进食欲。帮助患者克服生活懒散和不良卫生习惯,保持与周围环境的关系,提高适应环境的能力。

2. 减轻或缓解患者的病态注意力,减少或消除精神症状的影响,改善认知功能,缓解和克服患者的恐惧、紧张和焦虑情绪,抵消患者的敌意和攻击性行为,达到促进康复、减轻病情的效果。

3. 根据各自的兴趣爱好参与各种活动,调动患者的主观能动性,陶冶情操,增强集体观念和竞争意识,锻炼意志和毅力。结合相应的物质和精神鼓励,促进社会功能的恢复。

4. 采取欣赏和参与相结合的方式,促使患者自我调节,激发对生活和工作的乐趣,提高社交和工作技能,为回归社会做好准备。

二、适应证与禁忌证

(一)适应证
适用于各种急、慢性精神障碍的间歇期或恢复期。

(二)禁忌证
意识障碍、极度兴奋躁动、高热或其他严重的躯体疾患、严重自杀、自伤、外逃、伤人及冲动行为的患者等。

三、工娱治疗的形式与内容

工娱治疗有室内与室外、个别与集体之分。工疗由劳动、工艺、书写、绘画等内容组成。娱疗由娱乐、音乐、舞蹈、体育等内容组成。

(一)文娱活动
如开展游戏活动、唱歌、卡拉 OK、组织舞会、观看电影、茶话会、定期召开工休座谈会等。有利于稳定患者情绪,改善社会适应能力、提高生活质量。

(二)艺术类
艺术创作、绘画、雕塑、音乐、舞蹈、戏剧、诗歌、电影、书法、图画欣赏等。活跃患者情绪、消除紧张,丰富住院生活,增加接触交往机会,减轻对外界现实的疏远及陌生感,增进认知功能,减缓精神衰退。

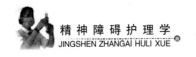
（三）运动类

包括耐力性项目（行走、健身跑、游泳、原地跑、跳绳、乒乓、篮球、网球、羽毛球等），力量性项目（沙袋、体操、哑铃、拉力器等），放松性项目（保健按摩、太极拳、气功等）和游戏性项目（跳橡皮筋、踢毽子、拔河、跳绳等）。可以锻炼患者的躯体功能，对长期服用抗精神病药物引起的肥胖有益。并可增加患者在集体活动中的合作精神和人际交流能力。

（四）简单作业训练

程序简单且技术要求低，适合群体的作业内容或手工操作内容，如糊纸盒、粘商标、包装、浇水、搬运物品等。可作为出院和就业前的一种准备和过渡，可大范围、经常性开展。一般根据患者的病情特点、受教育程度和原职业情况分别进行安排。

（五）工艺制作训练

包括编织、服装剪裁和制作、工艺美术品制作、玩具制作等。因该类训练需较强的艺术性和技术性，故适合于精神症状较轻的患者，并需有相关专业人员的指导和帮助。通过训练可激发患者的创造力，培养兴趣及稳定情绪，对心理社会康复具有重要的意义。

（六）职业劳动类训练

烹饪、理发、打字、文件整理、刺绣、电脑、清扫庭院、整理房间、洗刷餐具等。为患者完全回归社会、重新就业或者变换岗位进行的针对性训练。需要在家属的支持下，针对病情稳定并具有一定的知识、技能的患者实施，是最理想的康复技能训练方法之一。

四、准备工作评估

（一）患者评估

患者的身体状况、精神状况、社会功能和社会支持系统状况。

（二）环境与用物

各种娱乐道具和体育活动器具及环境的安全性等。

五、操作与护理

1. 根据医生下达的工娱治疗医嘱填写申请单。注明患者姓名、年龄、职业、兴趣爱好、技术特长等，同时注明患者的诊断、主要精神症状、躯体状况、治疗情况、有无冲动、自杀、自伤、出走等危险行为。并根据其病情、职业、兴趣爱好、技术特长，在申请单上提出工娱治疗项目的建议。

2. 工娱疗护士接到申请单后，认真阅读患者的病历，了解基本情况，并与患者进行细致的交谈，了解病情和参与治疗的态度，解释工娱治疗的意义、内容、方法及预期要达到的目的、注意事项等，以取得患者的信任和配合。

3. 根据评估情况，安排适当的工娱活动。在活动前，将活动内容、规则和要求告知每位患者，使患者能自觉遵守和配合治疗活动。

4. 在工娱活动中密切观察病情并记录。包括患者在工娱治疗时的态度、主动性、持久性、精确性、创造性、速度、质量、合作程度和精神症状的变化等。发现异常情况，应及时采取措施防止意外发生。

5. 集体工娱疗活动时，应随时注意患者的动向，如患者要中途离开时，应予以陪伴。按规定接送患者，认真清点人数，做好交接工作，以防患者走失或逃跑。

6. 组织郊游或可能发生意外的作业时,应特别注意安全问题,对病情尚未稳定的患者,应限制其外出,避免接触危险物品和器具,避免参与危险性的工娱治疗。

7. 疗程结束或病情变化的需要结束治疗时,应在观察记录的基础上书写工娱治疗总结。内容包括患者精神状态的变化、体质变化、学会了哪些劳动和生活技能、工娱治疗等。一式两份,一份纳入病房病历,一份由工娱治疗室留存。

六、注意事项

1. 工娱治疗室的环境应安静、幽雅、美观、整洁、有序,可悬挂一些具有活跃气氛的壁画。

2. 了解病情,根据患者的病情、性别、年龄、职业、兴趣爱好、生活习惯等,选择适宜的工娱治疗项目。

(1) 极度兴奋躁动的患者,不宜安排参加集体工娱治疗,以保持病室工娱活动的正常秩序。

(2) 注意力不集中、孤僻退缩的患者,给有时间要求的活动,如钓鱼游戏、折图片等。

(3) 情绪低落、抑郁患者,应安排色彩鲜艳、有吸引力的活动,以提高兴趣,活跃情绪。

(4) 自责自罪的患者,应安排程序简单、劳动强度小、安全的活动;有自杀企图的患者参加活动,要防止其接触刀、剪等工具,以防发生意外。

3. 工娱治疗活动应计划周全,统筹安排。各项活动都必须保证患者安全,认真清点和管理各种物品、器材,尤其是可能作为危险物品的材料要严格管理,预防各种意外事件的发生。

4. 要随时观察患者的动向和表现,发现患者突发紧张、恐惧、冲动、情绪低落,无法坚持工娱治疗等情况时,应立即安排患者休息,与病房医护人员联系,并派人陪同送回病房,严防患者利用工娱器具伤人、自杀或外走。

5. 定期与患者所在病房联系,将患者在工娱治疗中的表现通报给病房医护人员,以便及时调整参加工娱治疗的种类。

6. 每次参加工娱治疗时,认真清点患者数,应做好交接班工作,以防患者走失。

第九节 心理治疗与护理

心理治疗(psychotherapy)亦称谈话治疗、精神治疗,是治疗者运用心理学的理论和技术来处理患者心理问题的过程。换言之,心理治疗是受过专门训练的治疗师,在建立良好的医患关系基础上,应用心理学的原理与方法,通过治疗者与患者之间,或是集体环境下的小组成员之间建立起言语或非言语的交流与沟通,帮助患者改变不良认知,减轻焦虑、忧郁、恐慌等负性情绪,消除不良行为,促进心理健康和人格完善,有效应对和处理生活中问题的一种治疗方法。可分为精神分析疗法、行为疗法、人本主义心理疗法、认知疗法等。

一、适应证与禁忌证

(一) 适应证

1. 心身疾病 如偏头痛、慢性疼痛等。

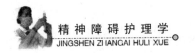
2. 情绪障碍。

3. 顽固性习惯 药物或酒依赖。

4. 精神障碍恢复期的患者。

5. 其他 如神经性厌食、性功能障碍等。

（二）禁忌证

幻觉妄想等症状明显的患者。

二、准备工作

1. 患者的评估 评估患者的心理问题或精神症状，患者对求治的期望、参与及配合程度；患者的性格特点、职业、生活习惯、家庭功能、发病原因和特点。

2. 环境评估 个别心理治疗室的环境应安静、整洁、无干扰，有鲜花、茶水等，给人以家庭化的温馨氛围，使患者感觉亲切，有益于解除顾虑，接受治疗；集体心理治疗室应宽敞、整洁，注意电气设备安全。

三、心理治疗的分类

1. 根据治疗对象分类

(1)个别心理治疗：是治疗者和患者一对一进行的治疗，讨论内容较深入，但容易出现情感转移。内容包括减低患者的被隔离感、唤起患者的希望、提供自我控制和成功的经验，并支持患者运用于日常生活中。

(2)团体心理治疗：由多名有相近问题，或对某一疗法有共同适应证的患者为小组进行的心理治疗。通过专业人员及团体的互动作用、自我认识和彼此鼓励、支持，而达到治疗效果。其重点是促进个人的自我了解、增强适应功能，改善社交技巧及人际关系。

(3)家庭治疗：是以整个家庭为治疗对象的治疗。家庭是个体人格发展及社会化的基本团体，家庭和个体的关系可互惠，也可相互伤害。许多临床研究指出患者的行为只是呈现家庭行为的部分，其症状源于整个家庭成员之间的关系与互动问题。因此，治疗者通过观察家庭成员之间的沟通、互动形态及角色、权利关系，并通过治疗性的沟通技巧，带领家庭去面对真正的问题核心，促进成员之间的坦诚沟通，并协助成员自建清晰、明确的界限，解决患者与家属的心理障碍。

(4)婚姻治疗或夫妻治疗：对象是夫妻两人，目的是帮助双方进行有效的沟通和表达，使彼此更加相互了解，重建夫妻共同生活规则。因此，重点是处理影响婚姻质量、引起心理痛苦的各种心理问题，如夫妻关系、性问题等。

2. 根据治疗理论分类

(1)精神分析疗法：以弗洛伊德的心理动力理论为导向，治疗不仅着重患者的表面意识，更强调挖掘过去的经验和内在的潜意识，深入了解欲望与意志的根源，协助解决内在的冲突，促进人格的成长。

(2)认知—行为治疗：以巴甫洛夫的经典条件反射和斯金纳的操作条件反射学说为理论基础。认为人类的行为乃至思维模式是通过后天学习以及接受环境中的各种信息反复刺激的结果。因此，通过给予奖赏或惩罚的体验，可以分别"强化"或"弱化"某些行为。

(3)人文主义治疗：重视人的自我实现需要层次，重视人的情感体验与潜能，强调以平等、温和、关切和开放的态度对待患者。强调心理治疗应探讨生存意义与价值,进而促进改变、学习成长、发挥潜能。

(4)系统治疗:是近50年来伴随系统理论、控制理论的诞生而发展起来的,强调个体与人际系统间的心理动力学关系的治疗方法。强调不仅对于个体而且对于所处的周边人际环境的关注,并注重改善个体周边人际环境对个体思维和行为模式的影响。该治疗既有很好的兼容性,又有独特的理论观点和技术。

3. 根据治疗类型分类

(1)支持性心理治疗:利用治疗关系,以治疗者的权威、专业知识和技巧来支持患者,协助渡过危机,避免精神崩溃。具体方法包括支持与鼓励、情绪倾诉、解释说明和改变环境。目的是强化现在的自我,调整外在环境,使情绪稳定,重新适应。

(2)重建性心理治疗:目的是协助患者重塑人格,帮助患者回顾过去,分析自己的行为,了解自己的内在情绪冲突与矛盾,领悟自身症状与人格形成的症结,去除心理障碍,重新面对自己。具体方法包括自由联想、转移、阻抗、解析、修通。

(3)训练性心理治疗:又称为教育性心理治疗,是帮助或训练患者改变不恰当的行为。该治疗以学习理论为基础,利用制约来解决患者的问题。具体方法有系统脱敏治疗、强化治疗、厌恶治疗、社交技巧训练等。

四、操作程序

以精神分析性心理治疗为例。

(一)基本要求

1. 观察　从见到患者的第一眼开始,根据他的穿着打扮、言谈举止、音容笑貌、目光眼神来洞察他的内心世界。

2. 倾听　耐心地、同情地、理解地倾听患者诉说,要保持眼神交流,适当地给予反应,不要随便打断患者谈话。消除患者担心倾诉后被人看不起等顾虑,产生被理解、信任、接受和被尊重感;听懂患者诉说的全部内容,既要注意患者的消极面,也要注意患者的积极面;注意言语中的逻辑推理错误及赘诉不休的内容,并注意叙述中引起情绪反应的人或事。

3. 说话　治疗者的谈吐要言语流畅、简单明了、亲切自然、符合逻辑、适合患者的理解习惯和水平;解释应根据科学知识,并善于引导患者自己寻求答案;解释既要言之有理,又要掌握分寸;对患者缺乏特定心理知识造成的问题应给予必要的健康教育和提供信息,提供指导和建议;避免用技术性词汇。

(二)治疗方法和步骤

1. 治疗心理活动的探讨

(1)治疗开始前要仔细了解患者的个人史,包括患者的家庭背景和关系等。

(2)深度了解患者的心理活动与潜意识境界,适时分析患者的幻想、白日梦、失言、笑话或梦等受理智约束较少的内容,了解接近患者潜意识的精神状况、本能的表现、早期存留下来的情结与动机等。

(3)进行心理活动探讨,包括患者曾遭遇的心理挫折或情绪上的应激及其处理与反应,特别要注意患者所使用的心理防御机制,了解患者常用的反应模式。

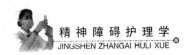

2. 综合了解患者心理,连贯各种资料

(1)从"过去"来了解"现在":从患者过去的生活与体验中,了解目前的行为动机与理由。

(2)连接"有意识"与"无意识":当患者在揭示自己内心潜意识的欲望或行动时,要思考与意识的关系,发现其心理与行为的真面目。

(3)发掘"理智"与"情绪化"的因果关系:如患者一直很理智的思考、说明、解释,则要注意尚未表达出来的感情,或被掩饰的感情内容。

(4)比较"会谈"时与"外界"的行为:即对患者"此时此地"与"彼时彼地"的外在行为进行比较,患者在心理治疗场所的行为表现是非常珍贵的资料,可与患者口头所描述的、在外界生活环境里所发生的心理行为作比较,从"前后、内外、表里、纵横"全方位地了解患者。

3. 指导解释、注意技巧　了解患者的心理动态及病情之后,要逐渐向患者指导说明,但要注意指导的时机与方式、阻抗作用的处理、情感上的吸收与转变。

4. 工作修通　"修通"这一概念一方面是获得新的机能方式以及学会抑制旧习惯建立新习惯的过程,是一种特殊形式的解释,这也是治疗上最重要的过程。修正的基本任务是追溯患者生活不同领域的冲突。患者经过对病情的了解并认知,进而改变自己的态度与做法及对心理困难的适应方法。并经治疗师的反复鼓励、督促和练习,逐步改善自己的心理状态,促进情绪上的成熟。

五、心理治疗的护理

(一) 治疗前的准备

1. 评估患者是否适合参加心理治疗:这要求接受心理治疗的患者的病情不能太重,应有治疗的动机,有内省力,个性富有弹性。

2. 提供一个恰当的治疗环境:安静、整洁、宽松、愉悦、无他人干扰。

3. 作好患者的准备:预约患者提前 30 分钟到治疗室,初步了解患者的情况,做好必要的纪录,根据患者的情况做好必要的健康指导。

(二) 治疗初期

1. 与患者建立治疗性关系,强化患者接受治疗的动机,以同情、关怀的态度接纳患者,使患者产生信任感。

2. 收集资料,包括患者求治的主要心理问题、个性特点、职业、生活习惯、对治疗的期望等。在充分了解患者背景资料的基础上有的放矢地与患者建立良好的治疗性关系。

(三) 治疗中期

1. 协助患者了解自己及确立问题,鼓励患者观察自己的行为、情绪和认知等。

2. 提供学习和应用适当行为的机会,指导患者学习如何与人交往和建立良好的人际关系。

3. 了解对治疗促力与阻力,鼓励患者面对问题和焦虑情景,学习处理困扰情绪的方法,提升自信与自尊。

4. 协助患者培养独立性和责任感,当患者了解并接受自己,并体验以新的行为替代旧行为的正性影响时,才能对自己的问题负起改善的责任。因此护士应不断鼓励和支持。

(四) 治疗末期

1. 回顾整个治疗过程,肯定患者的努力与进步。

2. 处理分离情绪。

3. 鼓励患者将所学到的适应性行为应用到日常生活中。

4. 协助患者培养独立性与责任感,让患者自己做决定。

六、注意事项

1. 治疗者必须由经过专业培训并有一定经验的治疗师担任。

2. 应遵循保密的原则,维护患者的隐私权。

3. 治疗师与患者之间要建立积极良好的治疗与被治疗关系。一旦超越这种客观界限时,应立即终止治疗关系。

4. 根据患者的需要选择恰当的治疗方法,而不是要求患者去适应某种治疗方法。

5. 应用科学而通俗易懂的语言,采用摆事实、讲道理的方法,对患者的态度和想法不做道德评价和对与错的评判。

6. 要重视非语言性沟通,治疗者的姿态言语要得体。

7. 心理治疗组(至少 3 人)要定期进行病案讨论和工作总结。

8. 在治疗过程中如患者出现危害自身生命或危及社会安全的情况,应立即采取干预措施,并通知其家属或被攻击的对象,以防意外事件的发生。

第十节　中药治疗与护理

我国传统医学有着悠久的历史,有其独特的理论体系与治疗方法。近年来运用现代医学方法对传统中医理论和实践的研究更加科学化和规范化。中国中西医结合学会精神疾病专业委员会先后制订了精神分裂症、躁狂抑郁症和神经症精神障碍的辨证分型标准,以便统一认识,推动科研和中西医结合治疗的进展,并在实践中不断修改完善。

一、中医辨证论治与中药治疗

辨证论治是祖国医学理论的重要组成部分。癫症与狂症都是精神异常,其症状类似西医的精神分裂症和躁狂症,但不完全画等号。癫狂症辨证论治是以主症、舌质、舌苔、脉象为主要依据,以八纲(阴、阳、寒、热、虚、实、表、里)为基础,结合病因、病机对精神症状进行辨证。

治疗原则:癫症宜补虚扶正、宁心安神、壮阳兴奋为主;狂症宜清热泻火、攻痰化痰为主;狂久宜滋阴降火;癫症痰郁宜清化痰热。就是实则泻之,虚则补之,调整阴阳平衡。

二、中药治疗的护理

1. 中药的温度应适宜:一般药液温度在 40~60℃,不可服用凉药,以免伤了胃气。

2. 根据病情选用服药方法:火性多动,肝火上炎消耗津液的患者,药液宜稍凉,量可稍大,在饭前或睡前缓慢服下;妄想症状严重的患者,药液最好在饭后 2 小时后服用,避免引起呕吐而加重妄想症状。

3. 根据药物的作用选择服药方法:发汗药要趁热服下,促使患者发汗,并禁忌食醋和生冷食物;服用滋补药者禁喝茶和吃萝卜。

4. 由于中药汤剂量多、味苦,要耐心说服。注意防止不合作的患者择机将药物倒掉。对仍不合作的患者或木僵患者可给予鼻饲。

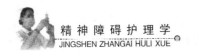

5. 注意观察中药的副反应,患者如果在服药后出现呕吐、胸闷、手颤、畏寒、心悸、眩晕时,要立即报告医生并做好记录及交班。

第十一节　电针治疗与护理

脉冲电针仪是一种能产生各种类型脉冲的仪器,所产生的脉冲通过扎针输入人体经络,产生刺激作用,以代替人工机械振荡之刺激作用,已成为临床普遍使用的治疗方法之一。

一、适应证与禁忌证

临床上作为一种辅助或从属的治疗手段,主要治疗神经症、睡眠障碍、兴奋状态及其他精神症状。年老、体弱、醉酒、饥饿、过饱、过劳、心脏病、孕妇慎用。

二、准备工作

(一)患者评估

1. 精神症状　评估患者的精神状态、当前的主要症状,确定选择合适的穴位。
2. 躯体状况　评估有无感染发热,局部皮肤有无硬结、破溃等。

(二)环境与用物

1. 环境　安静整洁、空气新鲜、无干扰;治疗仪器性能良好,处备用状态。
2. 用物　治疗盘、电针仪、无菌干棉球及棉签、消毒用具、镊子、毫针、弯盘(2个)、大毛巾、垫枕等,必要时备屏风。

三、操作程序

1. 将电针治疗仪装上1号干电池四节,注意正负极性。
2. 检查各部位旋钮是否都处于关闭状态(逆时针方向旋到底),将电源插头插入220V交流电插座内,启动仪器面板上的开关,调试波形、频率及强度,然后关闭开关备用。
3. 将患者带至电针治疗室,向患者作好必要的解释,以消除其紧张情绪。
4. 根据病情及医嘱,核对床号、姓名,选择相应的穴位,用酒精棉球消毒皮肤表面穴位,扎上毫针。
5. 将毫针电极插头插入输出孔,再次检查各旋钮开关是否置于关闭状态。
6. 夹针夹于针柄上,然后启动仪器面板上的工作开关,根据患者的具体情况选择波形和频率,然后缓慢调节强度到患者感觉有麻刺感,但无不适,局部肌肉有搐动,即是所需的强度,如作较长时间的电针治疗,患者会逐渐产生电适应性,即感到刺激渐渐变弱,此时可适当增加刺激强度,或采用间歇通电的方法。
7. 询问患者的感觉并观察其情绪变化,做好记录。
8. 治疗结束,关闭开关,拔出毫针,用棉球按压进针部位。将治疗仪上的所有旋钮退回到"off"位置,取下夹针,清理用物。
9. 询问患者有无不适。

四、护理

1. 做好解释说服工作　治疗前应了解病情、诊断、治疗目的、患者对治疗的态度,向患者说明电针治疗的优点,解除其思想顾虑,避免晕针。

2. 做好治疗前的准备 检查电针仪性能是否良好,输出值是否正常;其他用物及器械是否齐全、安全、适用;治疗室温度是否适宜。

3. 合理安置体位,严格根据医嘱选择穴位。

4. 严格消毒 操作前要洗手,消毒需针刺的穴位处皮肤,防止感染。

5. 取穴和针刺手法要正确,进针速度适当,操作认真、细致。

6. 缓慢调节输出量 严格控制电量、时间及强度。先给予弱刺激,待患者适应后逐步加强刺激;

7. 靠近延脑、脊髓等部位使用电针时,电流量宜小,且不可过强刺激。

8. 电流方向不可直接通过心脏,胸前区禁用电针,背部腧穴不宜针刺,以免引起气胸。

9. 观察治疗过程中的反应 护理人员不得离开,随时注意观察患者的治疗反应,若出现面色苍白、出汗、脉搏加快、心慌、头晕等情况,应嘱患者平卧暂停治疗并报告医生。

10. 记录与整理 治疗结束后,先关闭治疗机,取下输电线,按顺序拔出毫针,并清点针数,认真填写治疗单,做好纪录。

11. 仪器应置于干燥、通风良好、灰尘少、无腐蚀气体,防潮防尘的室内储存。避免放在日光直射和暖气附近处。电池电压不足时应及时更换,不可将新旧电池混合使用,长时间不用必须取出电池。

(方晓云、邵华芹、王秀华)

参考文献

[1] 沈渔邨.精神病学[M].第5版北京:人民卫生出版社,2009.

[2] 郝伟.精神病学[M].第6版.北京:人民卫生出版社,2011.

[3] 陈彦方.CCMD-3相关精神障碍的治疗与护理.济南:山东科学技术出版社,2001.

[4] 李小麟.精神科护理技术[M].北京:人民卫生出版社,2011.

[5] 吴建红,梅红彬,张春娇.现代精神障碍护理学[M].北京:科学技术文献出版社,2010.

[6] 王荣俊.精神科护理学[M].合肥:安徽科学技术出版社,2010.

[7] 陈淑清,王述彭,刘静芬.精神科护理学[M].长春:吉林科学技术出版社,1994.

[8] 曹新妹.实用精神科护理学[M].上海:上海科学技术出版社,2007.

[9] 薛萍.精神科护理技术[M].南京:东南大学出版社,2006.

附:同步练习

一、填充题

1. 心理治疗的基本原则有 _____ 、_____ 、_____ 、_____ 。

2. 精神药物按临床作用分为 _____ 、_____ 、_____ 、_____ 四类。

3. 抗精神病药物的治疗作用主要归为三个方面:① _____ ;② _____

_____;③_____。

4. 电休克治疗是一种利用_____,引起_____
_____,以达到_____。

5. 抗抑郁剂可分三类:_____、_____
_____、_____。

6. 康复治疗原则:是_____、_____、_____。

二、单选题

1. 支持性心理治疗以下哪一项是常采用的基本技术 （ ）
   A. 指导、解释和批评　　　　　　B. 倾听、指导、解释、鼓励
   C. 要向患者绝对保证　　　　　　D. 做患者思想工作

2. 按临床作用特点,治疗精神障碍的药物分类中以下哪项是错误的 （ ）
   A. 抗精神病药物　　　　　　　　B. 脂肪胺类药物
   C. 心境稳定剂　　　　　　　　　D. 抗焦虑药物

3. 抗精神病药物对血液的反应,可引起 （ ）
   A. 粒细胞减少　　　　　　　　　B 血小板减少
   C. 白细胞增多　　　　　　　　　D. 血转氨酶升高

4. 碳酸锂中毒的早期症状为 （ ）
   A. 厌食、恶心、呕吐　　　　　　B. 震颤、共济失调
   C. 发热、定向障碍　　　　　　　D. 多尿

5. 精神障碍患者吞咽障碍的主要原因是 （ ）
   A. 进食过快　　　　　　　　　　B. 锥体外系反应所致吞咽肌群反射迟钝
   C. 意识模糊　　　　　　　　　　D. 脑器质性疾病患者吞咽反射迟钝

6. 提高精神障碍患者的药物治疗依从性,以下哪一项是不正确的 （ ）
   A. 掌握精神药物治疗的原则
   B. 提高患者和家属对服药必要性的认识
   C. 每天强迫精神障碍患者服药
   D. 减少药物不良反应的发生

7. 以下有关抗精神病药物的描述中哪一项是不正确的 （ ）
   A. 主要用于治疗精神分裂症和其他具有精神病性症状的精神障碍
   B. 按药理作用可分为典型抗精神病药物和非典型抗精神病药物
   C. 典型抗精神病药物的主要药理作用为阻断中枢多巴胺 D_2 受体
   D. 典型抗精神病药物比非典型抗精神病药物疗效好

8. 关于抗精神病药物所致的急性肌张力障碍的描述,以下哪一项是不正确的 （ ）
   A. 应立即停止抗精神病药物治疗
   B. 大多发生于使用传统(经典)药物治疗的患者
   C. 表现为眼上翻、斜颈、面部怪相和扭曲、吐舌、角弓反张等
   D. 肌注东莨菪碱 0.3mg 或异丙嗪 25～50mg,可即时缓解

9. 对于抗精神病药物所致的锥体外系副作用,不正确的说法是 （ ）
   A. 表现为运动不能、肌张力高、震颤和自主神经功能紊乱

B. 最初始的形式是运动过缓,患者表现为写字越来越小

C. 应常规应用抗胆碱能药物以防止锥体外系症状的发生

D. 体征主要为手足震颤和肌张力增高

10. 三环类抗抑郁药物最常见的副作用是 （   ）

    A. 中枢神经系统副作用   B. 心血管系统副作用

    C. 抗胆碱能副作用   D. 过敏性皮炎

11. 关于三环类抗抑郁药物(TCAs)的副作用,以下哪一项描述不正确 （   ）

    A. 抗胆碱能副作用是 TCAs 治疗中最常见的副作用

    B. TCAs 可以诱发癫痫

    C. 不引起体重增加

    D. 超量服用或误服可发生严重的毒性反应,危及生命

12. 使用碳酸锂时,以下哪项症状提示血锂浓度接近中毒 （   ）

    A. 手指粗大震颤   B. 体重增加

    C. 手指细颤   D. 恶心、呕吐

13. 锂盐中毒时的处理不正确的是 （   ）

    A. 立即停药   B. 给予大量生理盐水

    C. 进行人工透析   D. 减少钠盐摄入

14. 关于苯二氮䓬类抗焦虑药的临床应用,以下哪一项是不正确的 （   ）

    A. 可用于各型神经症的对症治疗

    B. 可治疗多种原因所致的失眠

    C. 长期应用不引起耐受与依赖

    D. 可治疗各种躯体疾病伴随出现的焦虑、紧张、失眠

15. 电休克治疗的适应证,错误的是 （   ）

    A. 有强烈自杀自伤行为者   B. 不服从管理者

    C. 紧张型精神分裂症   D. 极度兴奋躁动者

16. 关于电休克治疗的临床应用,错误的描述是 （   ）

    A. 治疗前 8 小时停服抗癫痫药和抗焦虑药等,禁食禁水 4 小时以上

    B. 必要时可于治疗前 15～30 分钟皮下注射阿托品 0.5～1.0mg

    C. 把专用牙垫放置于两侧上、下磨牙间,同时用手紧托下颌,防止下颌脱位

    D. 电极安置在大脑的非优势侧副作用较大

17. 精神障碍康复的目标和方向为 （   ）

    A. 全面康复   B. 减少复发   C. 重返社会   D. 功能训练

18. 关于工娱治疗的叙述,哪一项不正确 （   ）

    A. 工娱治疗可缓解患者的精神症状

    B. 工娱治疗可促进患者康复

    C. 工娱治疗可防止患者精神衰退

    D. 工娱治疗是患者处于急性期的一种辅助治疗手段

19. 锥体外系反应表现不包括 （   ）

    A. 急性肌张力障碍   B. 静坐不能

    C. 迟发性运动障碍   D. 意识障碍

20. 抗精神病药物的锥体外系副反应中最严重的症状是   （   ）

    A. 震颤麻痹综合征   B. 急性肌张力障碍

    C. 静坐不能   D. 迟发性运动障碍

21. 下列陈述哪一项不正确   （   ）

    A. 精神障碍的躯体治疗主要包括药物治疗和电休克治疗

    B. 药物治疗是治疗严重精神障碍的主要措施

    C. 电休克治疗在精神障碍急性期的治疗中占有重要地位

    D. 胰岛素休克和神经外科治疗等仍是治疗重性精神障碍的主要措施

三、多选题

1. 抗精神病药物的锥体外系副反应包括   （   ）

    A. 震颤麻痹综合征   B. 急性肌张力障碍

    C. 静坐不能   D. 迟发性运动障碍

2. 抗精神病药物阻断肾上腺素能受体后,可产生以下效应   （   ）

    A. 镇静作用   B. 体位性低血压

    C. 性功能减退   D. 心动过速

3. 抗精神病药物的适应证包括   （   ）

    A. 治疗精神分裂症

    B. 预防精神分裂症的复发

    C. 控制躁狂发作

    D. 具有精神病性症状的非器质性或器质性精神障碍

4. 某精神分裂症患者经常有藏药或拒服药行为,护理人员应该 （   ）

    A. 发药前做好解释工作

    B. 服药时仔细检查患者口腔、舌下等

    C. 服药后注意观察患者是否吐药

    D. 发现患者持续拒服药要报告医生,建议改变给药途径或治疗方法

5. 关于抗精神病药物所致恶性综合征的正确描述为   （   ）

    A. 意识波动   B. 肌肉强直

    C. 高热   D. 自主神经功能不稳定

6. 关于电休克治疗的适应证,下列说法正确的是   （   ）

    A. 严重抑郁,有强烈自伤、自杀企图及行为和明显自责自罪者

    B. 极度兴奋躁动及冲动伤人者

    C. 拒食、违拗和紧张、木僵者

    D. 精神药物治疗无效者

7. 抗精神病药物按其药理作用分为   （   ）

    A. 典型抗精神病药物   B. 抗阴性症状药物

    C. 抗阳性症状药物   D. 非典型抗精神病药物

8. 在心理治疗护理中,下列哪一些是正确的

    A. 建立良好的护患关系   B. 耐心倾听患者的述说

C. 只要患者有要求均应答应办　　　　D. 协助患者认识自己存在的问题

9. 关于工娱治疗的叙述,哪几项是正确的　　　　　　　　　　　　　（　　）

A. 工娱治疗可缓解患者的精神症状

B. 工娱治疗可促进患者康复

C. 工娱治疗可防止患者精神衰退

D. 工娱治疗是患者处于急性期的一种辅助治疗手段

10. 康复治疗的基本原则　　　　　　　　　　　　　　　　　　　　（　　）

A. 重返社会　　　B. 功能训练　　　C. 全面康复　　　D. 适应社会

第十六章 精神康复与护理

【学习目标】
- 掌握:精神康复的概念。
- 熟悉:精神科常用的康复训练措施。
- 了解:技能程式训练的内容与步骤。
- 运用:能运用技能程式训练对精神障碍患者开展自我管理训练。

第一节 概 述

康复是指应用各种有效的措施减轻残疾的影响,并使残疾人重返社会。康复不仅是训练残疾人使其适应周围的环境,而且要调整残疾人周围的环境和社会条件以利于他们重返社会,提高生活质量。

精神康复又称社会心理康复,是运用可行手段,尽量纠正患者病理心理障碍,最大限度地恢复其适应社会的功能。精神康复护理强调发掘患者在日常生活中起正面作用的自身元素,如功能水平、特长、技巧、社会和心理支持等。目的是鼓励患者参与康复、协助融入社会、独立生活和享受最佳的生活质量。精神康复的最新进展是加入了"恢复"的概念,表明精神障碍患者可以与疾病和症状共存,即患者虽受到疾病的影响,但仍可以过着有意义和有目标的生活。

第二节 精神障碍患者的康复护理

一、精神康复的原则

(一)功能训练
主要是训练患者心理活动、躯体活动、语言交流、日常生活、职业活动、社会生活等方面能力。这是康复的方法和手段。

(二)全面康复
全面康复是指在心理(精神)、生理(躯体)及社会生活各方面实现全面、整体的康复,又称为综合康复。这是康复的总则和方针。

(三)重返社会
重返社会是指患者成为独立自主和价值的人,能重新参加社会生活和履行社会职责,并对社会作出应有的贡献。这是康复的目标和方向,是一切康复行为的目的。

二、精神康复的形式与内容

长期、反复住院的慢性精神障碍患者长期生活在与外界隔绝的病室环境中,各种社会活动被剥夺,变得主动性缺乏、意志减退、兴趣丧失、社会功能退化等,这些更增加了他们重返社会生活的困难。因此,院内康复应早期介入,利用各种有益的康复措施来促进患者的康复,延缓或防止患者精神和躯体的衰退。

(一)医院精神康复的管理

1. 实行开放管理制度,改善患者的社会生活环境:在保证安全的前提下,建立适度的开放型生活环境,提供适合的病房设施以及配备康复治疗和活动的场所与设备等,改善服务态度,尊重患者,建立良好的医患关系,努力培养患者的独立自主能力。

2. 健全医院内的康复管理体制和相关制度:设立康复中心或部门,配备专职康复人员,建立康复管理制度及各种康复治疗规程,定期评估、总结和提高。

3. 认真做好心理社会功能方面的训练工作:包括生活、学习、工作及社交能力方面的康复训练。

4. 专科医院应承担康复工作的技术指导及各级康复人员的培训工作,以及向政府部门提供有关资料,以便于政府作出相应的决策。

(二)医院精神康复流程

由患者的主管医师开出康复医嘱之后,由康复师或专职的康复护士根据患者病前社会功能、疾病对患者的心理社会功能损害以及患者的兴趣爱好等进行系统评估,根据评估结果与患者讨论制订康复计划,选择适合患者的康复项目训练,训练后进行系统评估。通过良好的康复训练达到康复效果,直到患者出院,进入社区康复。

(三)精神康复训练与护理

1. 生活技能训练　病程较长的慢性衰退患者往往行为退缩、情感淡漠、活动减少、生活懒散、仪表不整,甚至完全不能自理日常生活。

(1)训练目的:帮助患者逐步掌握适应生活环境的行为技能,使其获得独立生活能力,养成良好的个人卫生习惯,以及懂得使用公共设施和交通工具等。

(2)康复对象:主要为慢性精神障碍患者。

(3)训练内容:包括个人卫生、盥洗、饮食、衣着、排便、理财、出行、基本的社交礼仪、求助、合理着装等。

(4)组织形式:由专职的康复护士组织,一般采用小组形式(5～6人)进行训练。

(5)训练步骤:首先由专职康复护士讲解相关知识并示范某项技能,然后患者进行演示和练习,在练习过程中康复护士不断给予纠正、正性强化和督促,并持之以恒。

2. 社交技能训练　精神病患者的社会交往能力往往因脱离社会生活而削弱甚至丧失,而这项技能对参与社会生活起重要的作用,应尽可能促进其恢复。

(1)训练目的:是恢复和提高社交能力,改善患者应对应激情况的能力,提高社会适应能力,增加参与社会生活的机会。

(2)技能的类型:主要有两种较为成熟的社交技能训练程式。一种是Liberman的独立生活技能训练中的回归社会技能训练程式,通过人际交往的演练促进患者社交技能的提高。

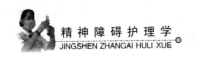

另一种是 Bellack 的社会交往技能训练,将复杂的社交技能分解成一个个单元,分别进行训练。

(3)训练内容:主要包括基本社交技能(发起谈话、维持谈话、表达积极感受、表达消极感受)、会谈技能、决断的技能、处理冲突的技能、集体生活技能、交友约会的技能、维护健康的技能、职业/工作的技能和拒绝饮酒、吸毒的技能。

(4)训练步骤:每次训练过程中,首先由治疗师讲解并演示一项社交技能,然后患者以角色扮演的方式进行练习,治疗师不断给予反馈、建议和正性强化,练习结束后要完成一定的课后作业,当患者掌握每一个单独的单元之后,再练习并将它们进行整合,自然流畅地使用。

3. 家庭生活技能训练 帮助患者在回归家庭前学习有关家庭生活、业余活动的某些技能,对促进心理与社会康复,改善家庭职能、家庭关系及取得家庭支持有重要的作用。内容包括:家庭清洁工作、家庭布置、物品采购、烹饪、管理钱账、家庭社交礼节、交通工具使用等。

(四) 技能训练程式与护理

美国加利福尼亚大学洛杉矶分校(UCLA)医学院利伯曼(R. P. Liberman)教授的《社会独立生活技能训练程式》精神康复技术,在欧美发达国家和亚洲日本等精神病防治机构应用较广。它从精神病理学、疾病临床特征和心理社会功能损害等问题出发,应用相关的生物心理社会干预措施来提高患者的自我管理能力而促进其康复。我国引进吸收后,经北京、上海等主要城市试用并结合中国人文特征进行了改编创新,经相关科研和推广证实,接受训练的精神障碍患者维持治疗的依从性较好,对于减轻精神病性症状,改善认知功能,提高社会功能,降低复发率和再住院率有积极的作用。

1. 技能训练程式的内容 主要包括《药物自我处置技能训练程式》、《症状自我监控技能训练程式》和《回归社会技能训练程式》。每一程式都是结构化课程,包含训练者手册,为训练者提供模式中要教给患者内容和具体程式和方法;患者手册包括相关表格和检查表;光盘是患者学习的技能演示。

(1)《药物自我处置技能训练程式》包括 4 个技能领域:

①获得抗精神病药物作用的有关知识:目的是让患者了解服用抗精神病药对他们有何帮助,为什么需要维持治疗。

②学会自我管理和评价药物作用的正确方法:目的是帮助患者学会正确服药和评价药物疗效的方法。

③识别和处置药物的副作用:目的是让患者知道什么是药物的副反应,如何处理这些副反应。

④学会与医务人员联系商讨有关药物治疗问题的技能:目的是让患者学习如何从医务工作者处寻求适宜的帮助,以及如何有效地与他们进行交流。例如,如何给医院医生打电话? 如何汇报症状和病情的进展等。

(2)《症状自我监控技能训练程式》包括 4 个技能领域:

①识别病情复发的先兆症状:目的是让患者了解慢性精神病常见的先兆症状;学会如何区分先兆症状;学会在他人帮助下观察自己的先兆症状。

②监控病情复发的先兆症状:学会区分自己的先兆症状和持续症状;药物副作用和正常情绪变化从专业人员处获得帮助;学会用具体的方法处理先兆症状;学会制订一套突发事件处理计划。

③识别和处置持续症状:目的是让患者学会辨别个人的持续症状;学会区分个人先兆症状和持续症状、药物副作用和正常情绪变化;学会用具体的方法识别和应对持续症状;学会观察持续症状。

④拒绝饮酒和吸毒:目的是让患者知道酒和毒品的危害以及戒除的好处;会拒绝饮酒、吸毒的技能;学会抵制依赖这些东西,消除焦虑、抑郁和增强自尊心;学会如何与专业人员讨论酒和毒品的危害。

(3)《回归社会技能训练程式》目的是让患者学会在社会中具有独立的社会技能和知识,能够从住院治疗较容易地过渡到正常的社会生活中,并逐渐脱离别人监护而独立适应正常的社会生活,减少病情的反复和再住院。包括9个技能领域:

① 对回归社会技能训练程式的介绍:介绍并讨论参加训练带来的好处,使患者有兴趣参加训练。对患者的表现给予多次、及时的表扬。

② 复习精神疾病的表现:辨别出院后或开始独立生活前可能出现的症状和行为。

③ 出院前的准备:帮助患者进行一些出院前的必要准备,认清自身当前仍然存在的精神症状,强化患者的服药意识,以及一些需要学习的行为,如避免服用违禁药物、避免酗酒,与人有效交流等。

④ 回归社会的计划:参与制订出院后或者开始独立生活的计划。包括解决居住、经济方面的一些技能。

⑤ 与社区进行联系:学习怎样正确地与社区服务人员进行接触。

⑥ 应对社区中的压力:使患者认识到内心压力可以使疾病复发,应该想办法应对生活中的压力,如获得在社区中参加娱乐活动的信息。

⑦ 制订社区日常生活计划:让患者了解制订日程计划的好处,并实施。

⑧ 约会和践约:使患者掌握在社区中如何制订和遵守约会。

⑨ 把应急计划带回社区:使患者能够解释应急计划的内容;找到一名监护者并与其保持接触;在必要时能够帮助实施应急计划;真正掌握在回归生活技能训练中学习各种技能的必要性。

2. 训练步骤　每部分技能训练都被分为7个学习步骤。

(1)介绍技能训练的主要内容:向患者介绍即将训练的主题,解释需要掌握技能的内容,鼓励学员积极参加。

(2)放录像、提问/回答问题:用录像带示范应掌握和使用的各种技能,用提问和回答的方法复习所学技能。

(3)角色扮演:练习使用已学的技巧,鼓励患者反复进行角色扮演练习,直至真正掌握光盘中所提供的技能和信息。

(4)资源利用:讨论要使用这些技能所需要准备的条件,用提问的方式教会患者在生活中如何获取和应用习得技能所必备的资源。

(5)解决新出现的问题:分析使用这些技能时可能会出现的新问题,讨论如何加以解决。

(6)实地练习:在训练课以外,与医务人员和其他患者在实际环境中进行练习。

(7)课后作业:让患者单独完成课后作业,并在下一次训练开始时进行复习。

(五)职业技能训练

1. 职业技能训练的作用　通过职业技能训练能转移患者的病态注意力,从而减轻或消

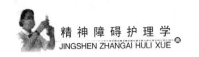

除精神症状的影响。患者在参加感兴趣的工作和劳动时,从中取得成功后,可增加自信,消除自卑感,促进患者恢复正常的人际交往,延缓社会功能衰退,为重返社会打下基础。

2. 职业技能训练

(1)简单的劳动作业:又称"工疗"。是较常采用的简单的劳动作业安排,一般集体进行。其性质简单安全,技术要求不高,适合大多数精神障碍患者。如粘贴信封、折叠纸盒等。患者在治疗中可享受一定的经济奖励,以激发患者的始动性和工作积极性。

(2)工艺制作训练:工艺制作训练是一项有价值,患者又较乐意接受的训练项目。通过训练达到激发患者创造力、增强技能、提高兴趣、稳定情绪等目的。同时,工艺操作加强了患者肌肉力量和控制能力,改善关节活动度。通常采用的工艺训练包括刺绣、编织、缝纫、工艺品制作、美术创作、园艺种植等。

(3)就业前训练:这是患者回归社会就业前的准备工作,通常在社区或在庇护性过渡机构中进行。从理论上讲,就业前培训应尽可能与回归后从事职业相类似,但实际上难以做到,故一般按具体条件选择较接近的工种即"替代性工作"。

(六)健康教育

健康教育是一种旨在为患者及其家属提供与疾病相关的信息、改善他们的应对策略的治疗方式。目的是提高患者和家庭的社会功能,降低患者的再住院率,改善患者的预后。如开展针对不同人群的健康教育讲座,介绍疾病和药物的相关知识、观察病情和预防复发、训练解决问题的能力、情绪管理等。

三、精神康复评估

评估是精神康复的关键环节之一。精神障碍患者因病种、症状表现不同,康复的重点不一。有的患者缺乏独立生活、工作或管理药物的能力,有的存在明显的行为异常,有的则是为了维持病情稳定、改善社会功能。因此,康复护士要了解患者精神康复的目的,指导评估者有的放矢地对患者进行评估。

(一)精神康复的评估形式

1. 初次评估 指在制订康复计划和开展第一次康复治疗前的评估,目的是了解功能情况及障碍程度、致残原因及康复潜力,估计康复的预后,以作为康复目标和制订康复的依据。包括患者的一般资料、简要病史、治疗情况、家庭背景、生活和人际交往能力等。

2. 中期评估 当康复治疗达一定阶段,为判定治疗效果、调整康复治疗方案而进行的评估。一般在接受康复治疗护理的中期进行评估,也可根据具体情况进行多次中期评估。以便了解经过一段时间的康复训练后的功能改变情况,分析原因,作为调整康复计划的依据。

3. 出院前评估 在患者出院前或治疗结束后评价康复治疗效果,继续康复的可能性,为重返社会或进一步康复,提供有价值的建议。

(二)常用的精神康复评定工具

1. 简明精神障碍评定量表(BPRS)

2. 社会功能缺陷筛选量表(SDSS)

3. 阳性与阴性症状评定量表(PANSS)

4. 日常生活能力量表(ADL)

5. 护士观察量表（NOSIE）

6. 住院精神患者康复疗效评定量表（IPROS）

7. 住院精神患者社会功能评定量表（SSPI）

8. 社交技能评定量表（SSC）

9. 社会适应能力评定量表（SAFE）

10. 自知力与治疗态度问卷（ITAQ）

（章秋萍、章小彩、冯怡）

参考文献

[1] 邓景元.康复科手册[M].北京:科学出版社,2008.

[2] 陈彦方.CCMD-3 相关精神障碍的治疗和护理[M].济南:山东科学技术出版社,2001.

[3] 虎松艳,任宏,杨慎峭.精神病社区康复的现状及对策[J].现代医药卫生,2005,21(13)：1665—1667.

[4] Hughes,Weinstein. Best Practices in Psychosocial Rehabilitation[M].Columbia, MA：International Association of Psychosocial Rehabilitation Services，2000.

[5] 申文武,李小麟.精神科护理手册[M].北京:科学出版社,2010.

[6] Bellack AS. Skills training for people with severe mental illness [J]. Psychiatr Rehabil J, 2004, 27 (4):375—391.

[7] Wirshing WC, Marder SR, Eckman T, et al. Acquisition and retention of skills training methods in chronic schizophrenic outpatients [J] Psychopharmacol Bull, 1992, 28 (3): 241—245.

[8] Kopelowicz A,Libennan RP, Zarate R. Recent advances in social skills training for schizophrenia[J]. Schizophr Bull,2006,32(Suppl 1):512—523.

[9] 马征,应向强,翁永振,等.《技能训练程式》对 133 例出院精神分裂症患者康复作用的 2 年随访[J].中国神经精神疾病杂志,2004,30(5)：335—338.

[10] 陈美玉,徐佳军.精神康复实践手册[M].北京:人民卫生出版社,2011.

[11] 翁永振.精神分裂症的康复操作手册[M].北京:人民卫生出版社,2009.

[12] 张国芳,张伟波,沈文龙,等.三种技能训练程式对社区精神分裂症康复疗效的影响[J].中国康复医学杂志,2012,25(7):679—681.

[13] 向应强,翁永振,侯也之,等.药物自我处置和症状自我监控技能训练对预防精神分裂症复发的作用初探[J].中华精神科杂志,2001,34(3):153—156.

[14] 项玉涛,李文咏,翁永振,等.社区精神分裂症患者应用重返社会程式训练的一年随访研究[J].中华精神科杂志,2004,37(1):37—40.

[15] 王金爱.临床实用精神科护理学[M].长沙:湖南科学技术出版社,2010.

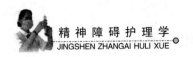

附：同步练习

一、填空题

1. 精神康复护理强调发掘患者在日常生活中起_____的自身元素，如_____、_____、社会和心理支持等。

2. 精神康复功能训练主要是训练患者_____、_____、语言交流、日常生活、_____、社会生活等方面能力。

二、单选题

1. 全面康复又称为 （　　）
   A. 综合康复　　　B. 心理康复　　　C. 生理康复　　　D. 社会康复

2. 通过技能训练提高患者治疗的依从性不包括 （　　）
   A. 改善认知功能　　　　　　B. 患者督促下料理生活
   C. 降低复发率　　　　　　　D. 减轻精神病性症状

3. 职业技能训练那项除外 （　　）
   A. 工疗活动　　　B. 工艺制作　　　C. 替代性工作　　　D. 健康教育

4. 介绍技能训练的主要内容以下哪项不妥 （　　）
   A. 主题　　　　　B. 技能　　　　　C. 复述　　　　　D. 参与

5. 健康教育内容中达到的目标最关键的是 （　　）
   A. 疾病和药物问题　　　　　B. 预防和复发问题
   C. 问题和应对问题　　　　　D. 情绪和行为问题

三、多选题

1. 精神康复的原则 （　　）
   A. 功能训练　　　B. 全面康复　　　C. 重返社会　　　D. 故步自封

2. 院内康复应早期介入的意义是为了防止患者 （　　）
   A. 意志减退　　　B. 兴趣丧失　　　C. 功能退化　　　D. 缺乏主动

3. 药物自我处置技能训练程式包括几个技能领域 （　　）
   A. 获得抗精神病药物作用的有关知识
   B. 监控病情复发的先兆症状
   C. 识别和处置药物的副作用
   D. 学会与医务人员联系商讨有关药物治疗问题的技能

4. 精神康复初次评估的目的 （　　）
   A. 是了解功能情况及障碍程度、致残原因及康复潜力
   B. 估计康复的预后、以作为康复目标和制订康复的依据
   C. 了解经过一段时间的康复训练后的功能改变情况
   D. 为重返社会或进一步康复,提供有价值的建议

5. 患者自我监控病情复发的先兆症状有 （　　）
   A. 学会在区分自己的先兆症状和持续症状

B. 药物副作用和正常情绪变化从专业人员那里获得帮助

C. 学会用具体的方法处理先兆症状

D. 学会制订一套突发事件处理计划

6. 技能训练程式的主要内容　　　　　　　　　　　　　　　　　（　　）

A. 药物自我处置技能训练程式

B. 症状自我监控技能训练程式

C. 回归社会技能训练程式

D. 应用相关的生物心理社会进行干预

第十七章　精神障碍患者的社区与家庭护理

【学习目标】
- 熟悉：精神障碍的三级预防内容，社区精神卫生工作中护士的角色。
- 了解：精神障碍社区康复的具体形式。

精神医疗与护理的最终目的是促进精神障碍患者的康复，协助患者早日回归家庭与社会。卫生部的资料显示，精神障碍在中国疾病总负担的排名中居首位，精神卫生问题成为我国重要的公共卫生问题和突出的社会问题。不同人群受心理行为问题困扰较为普遍，抑郁症、焦虑障碍等常见精神障碍患病率逐渐增加，1600万罹患精神分裂症等重性精神障碍的患者救治救助、服务管理问题尚未得到有效解决。在社区层面上实施和研究精神障碍的预防、治疗及康复是社区精神医学的重要任务之一，也是生物医学模式向生物心理社会医学模式转变的必然产物，在患者回归过程中占举足轻重的位置。而家庭护理作为整个健康的重要环节，在增进、维持及恢复个人健康，将疾病和残障降到最低限度起着重要作用。

第一节　精神障碍患者的社区卫生服务

世界卫生组织于1974年集合社区卫生护理界的专家，共同界定适用于社区卫生作用的社区（community）定义："是指某固定的地理区域范围内的社会团体，其成员有着共同的兴趣，彼此认识且互相来往，行使社会功能，创造社会规范，形成特有的价值体系和社会福利事业。每个成员均经由家庭、近邻、社区而融入更大的社区。"目前，我国的精神专科医务人员严重短缺，住院模式与精神障碍患者的需要不相适应，大量精神障碍患者不能得到及时有效的治疗与康复，精神残疾给患者、家庭和社会都带来了沉重的负担和危害，并且我国有90%以上的精神障碍患者生活在社区。因此，发展精神障碍的社区卫生服务，普及精神障碍的防治知识，是适合我国国情和广大患者需求的最佳精神卫生模式，是帮助精神障碍患者及时、有效地得到专科治疗和改善社会功能的有效途径，并且投资少、见效快，能够实现对精神障碍患者防治、康复、管理一体化服务的最佳途径。

一、我国精神障碍患者社区卫生服务现状

新中国成立以来，国家对于精神障碍采取了以预防为主、以医院为中心、扩大院外防治工作的措施，不断建立和健全适合我国国情的社区精神卫生服务的防治体系，对早期发现、及时治疗精神障碍患者取得了一定的疗效。但是在专业人员和防治机构严重不足的情况下，精神卫生防治工作的重点还是在建立新的精神障碍专科医院，对重性精神障碍患者的收

容、管理和治疗。

1958 年全国第一次精神卫生工作会议上,首次提出了"积极防治、就地管理、重点收容、开放治疗"的工作方针,开始重视药物治疗和社会治疗相结合。全国各地先后建立了精神病防治机构,并不断地完善和健全。在城市精神卫生服务体系中,有各级政府及其职能部门组成建立了市、区、街道三级防治管理网络,负责全市的精神障碍防治工作。主要包括对辖区内患者的门诊、住院、转院、会诊,指导下一级精神卫生机构的防治工作,同时开展药物治疗、工娱治疗及心理治疗等全方位的精神卫生服务。社区中各医疗康复机构和相应的组织也都组成了防治康复系统,对社区的精神障碍患者起到了康复治疗、病情监测、患者监管和精神健康宣传的积极作用。

在 70 年代,我国已经基本完成了城乡基层卫生组织的建设,各地精神病专科医院都建立了防治科,负责以精神病防治为主的社区精神卫生服务,开展了大规模精神疾病普查和流行病学的调查,掌握了精神障碍的患病情况,为制订精神卫生服务计划提供重要的依据,还举办大规模的基层医务人员的专业培训活动,宣传和普及精神卫生知识。不少城乡建立了三级管理防治网络,开办了街道精神卫生工疗站、精神卫生的家访组,鼓励患者尽早参加社会生活和劳动,大大降低了精神障碍患者的肇事肇祸率,提高了慢性精神障碍患者的社会和劳动能力,减轻了患者家庭及社会的负担,保证了对社区内精神障碍患者的治疗、管理及预防复发的社会康复工作。

20 世纪 80 年代,卫生部、公安部和民政部门联合召开了全国第二次精神卫生工作会议,明确指出:必须在各级政府的领导下成立由卫生、民政、公安、教育等与精神卫生有关的部门或社会团体组成精神卫生协调小组,有力地推进社区精神障碍的防治和康复工作。

20 世纪 90 年代,国家实施《全国残疾人事业"八五"计划纲要》,制订了与之相配套的《全国精神病防治康复工作"八五"实施方案》,把精神障碍的防治康复工作纳入了国家发展计划,首先在 64 个市、县开展工作,在这些地区建立并形成了社会化的工作体系,实行开放式的防治工作。

跨入 21 世纪,我国的精神卫生服务工作已经从多层面逐渐推进,中国残疾人联合会在全国部分地区开展了精神病专科医院指导下,由基层医疗卫生机构实施的"贫困精神病患者免费服务医疗救助项目"为辖区内的精神残疾贫困患者申请基本精神科药物。2004 年,精神卫生作为唯一的非传染性疾病项目正式进入国家公共卫生行列。由卫生部牵头在全国范围内实施中央补助地方重性精神疾病管理治疗项目(686 项目),旨在建立重性精神障碍社区防治与康复管理工作机制的网络,以及综合预防和控制重性精神疾病患者危险行为的有效机制,贫困精神疾病患者可以在门诊服药、化验、检查,住院治疗费用上得到相应的优惠和补助,从而达到以患者为中心的服务目标。2012 年卫生部根据《全国精神卫生工作体系发展指导纲要(2008—2015 年)》和《精神卫生防治体系建设与发展规划》的相关要求,制订了《重性精神疾病管理治疗工作规范(2012 年版)》,在全国范围内建立起重性精神障碍患者管理治疗网络,主要服务内容为登记重性精神障碍患者,定期随访社区康复的精神障碍患者,提供康复的指导,为困难精神障碍患者提供医疗救助,为有肇事、肇祸的贫困患者提供免费住院和药物治疗,免费处理肇事肇祸的行为等。

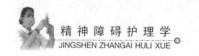

二、开展精神障碍患者社区卫生服务的意义

1. 改善患者的精神症状，降低复发率和住院率，减少肇事和肇祸率。

2. 提高患者的职业技能、人际交往能力、对抗应激的能力和生活质量，使他们能最大限度地参与社会生活，与正常人享受同等权利，获得有力的社会支持，同时减轻家庭及社会的负担。

3. 促进社会的稳定、经济的发展以及社会主义精神文明建设。也是人道主义的具体体现。

4. 宣传和普及精神卫生知识，使社区居民更多地了解精神卫生方面的知识，维护自身的健康。

三、精神障碍患者社区卫生服务的组织管理网络

精神障碍患者的社区服务工作是一项科学性与社会性很强的工作，需要运用与精神卫生有关的医学、心理学和社会学知识，同时需要社会各个部门的密切配合，才能对精神障碍开展积极的预防，妥善管理和合理安置患者，为精神障碍患者提供及时、足够的医疗康复条件，促进健康。具体的做法是：

1. 政府支持　组成由政府牵头，卫生、残联、民政、公安等部门参加的各级政府领导小组，在各级政府的主持下，建立市、县（区）、街道（镇）各级精神障碍防治康复工作领导小组，领导机构一般有各级政府的分管领导同志担任组长，领导小组分别有各级政府和有关职能部门组成。在各个市、县（区）、街道（乡镇）都建立办公室，形成和地区行政部系统相吻合的防治康复系统。有领导小组负责制订本地区规划和实施的方案，组织发动、协调关系、检查督导、总结和经验的推广工作。办公室是领导小组的办事机构，承担掌握动态、收集资料、向政府反映情况，定期讨论和研究工作，处理有关的行政事务。

2. 完善的组织管理　依靠基层卫生保健机构和城乡基层行政机构建立各级组织管理网络，在各级政府的直接领导和支持下，以地方基层医务人员、患者家庭和单位、患者所在地区的组织的共同关心和参与下的群防群治组织管理网络。

3. 建立业务指导系统　社区精神疾病防治工作是专业性和技术性很强的工作，需要有专业的机构和队伍。我国主要通过各级精神病专科医院的防治科来组织实施，成为社区防治康复规划的技术骨干力量。由于我国社区精神疾病防治康复的专业队伍力量还很薄弱，不能满足社区精神疾病防治康复工作的需要。在技术指导网络的建设中，首要是重视人才的培养，培训和提高各级精神卫生防治人员的专业技术水平，让基层的卫生人员经过短期和定时的专科培训，成为专职或兼职的基层精神科医生，在基层开展精神障碍的防治工作。这对精神疾病的早期诊治、就近诊治和提供持续综合的服务起到了重要的作用。同时，有计划地向广大群众宣传和普及精神障碍的知识，使群众从传统观念的束缚中解脱出来，摒弃对精神障碍患者的歧视，在精神疾病防治康复工作中形成一个群众性互动的看护网。

四、社区精神疾病的防治

随着社区精神卫生事业的发展，社区精神卫生服务的内涵得到不断深化，服务氛围逐渐扩大，服务要求也越来越高。根据我国有关预防保健要求，精神疾病的社区防治分为三个层

次,即一级预防、二级预防和三级预防。

1. 一级预防　为病因预防,属于最积极主动的预防措施,主要目标是通过消除或减少致病因素来防治和减少精神障碍的发生。服务对象是心理健康者,即心理问题和精神障碍发生前的人群。主要内容包括:

(1)心理健康教育:宣传精神卫生知识,包括不同生理阶段的心理卫生教育,培养健全的人格,提高应变能力。

(2)心理咨询:优生优育咨询、高危儿童咨询、青少年问题咨询、家庭咨询、婚姻咨询、父母咨询以及某些健康政策信息咨询等。

(3)促进精神健康的工作:提倡健康的生活方式,良好的居住和工作环境等。

(4)特殊预防工作:开展疾病监测、预防工作,提高个体及家庭成员的适应能力,保护高危人群,特殊应激事件后的心理干预等。

2. 二级预防　主要目标是及时发现与治疗精神障碍患者,达到稳定病情、预防复发,争取良好的预后,减少精神残疾对个人及社会所造成的损害。服务对象是精神健康危害发生前以及疾病早期的患者或需要紧急照顾的急性期和危重患者。主要内容包括:

(1)早期发生精神障碍患者:由于群众对精神障碍的认识不清,导致患者和家属对已存在的问题采取回避的态度,错过了治疗的最佳时期,致使病程迁延、慢性化;对患者个人、家属和社会造成重大的财产损失和精神负担。因此,社区医护人员要不断地充实自身的精神卫生专业知识和技能,通过定期的精神健康筛查,及时识别和发现精神障碍边缘状态者和精神障碍患者;同时,通过向患者和家属宣传精神卫生知识,改变群众对精神障碍者的认识和态度,协助群众了解精神医疗机构的分布及功能,让居民能早一些察觉自身或身边人精神异常的症状,及时寻求医疗救助。

(2)及时帮助和照顾精神障碍患者:及时进行危机干预,督促患者就医、及时提供必要的医学干预、防止各种意外事件的发生;帮助严重的患者联系会诊、转诊;对出院患者定期进行家庭访视,指导患者坚持服药,协助家属解决患者的心理问题,为家庭成员提供防止复发的医学常识;做到早发现、早治疗。

(3)确认与精神健康有关的问题:收集影响精神健康并造成精神障碍的危险因素,分析问题的症结,寻求解决问题的途径,与有关部门协作,争取社会支持系统的帮助。

3. 三级预防　主要目标是促进精神障碍患者的康复,减轻精神残疾程度,预防再复发或再住院。服务对象是临床期、康复期和长期照顾的精神障碍患者。主要内容包括:

(1)巩固治疗效果:定期家庭访视,指导患者坚持按时按量服药,保证患者在家庭和社会生活中继续得到治疗。

(2)防止精神残疾:住院期间要注意维持患者与原来生活环境中的有关人、物的接触,联络、增进彼此的良好关系;出院前,须与患者的相关社区网络接触和沟通;出院后尽可能帮助患者恢复心理与社会工作,减少后遗症和并发症。

(3)日常生活指导:指导亲友、邻居接纳患者,协助安排合适的日常生活,及时解答患者和家属碰到的实际问题,重整患者在家庭中的角色。

(4)康复管理措施:建立各种工娱疗站、作业站、中途宿舍、寄养家庭,共同租屋、庇护中心等生活和职业训练场所,对患者进行生活自理能力和职业技能训练,使患者充分享受社会生活,从而预防疾病复发,减轻家庭和社会负担。

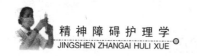
五、精神障碍社区卫生防治工作流程

精神障碍的社区卫生防治工作的流程依次为：建立社会工作体系，制订规则，培训人员，摸底调查，建档立卡，落实措施，总结评估。整个流程是动态的，每个环节也都是紧密联系、互相影响的，而精神障碍防治康复工作的效果取决于每一个环节的质量保证。应根据工作进展情况及工作中出现的问题，及时调整、补充，以保证精神障碍防治康复工作的顺利进行。

第二节　社区精神卫生护理

社区精神卫生护理是精神障碍护理学的一个新兴的应用性分支，是应用社会精神病学、流行精神病学、精神障碍护理学、社区护理学及预防医学和其他行为科学的理论和及时对一定地域人口中的精神障碍进行预防、治疗、康复和社会适应的指导与管理，以此提高患者的社会适应能力和生活质量，延缓精神衰退。功能上不再局限于对患病个体的早期诊治和后期康复，而是面向整个社区，促进群体精神卫生水平的提高，尽可能地降低社区内精神障碍的诱发因素，加速社区精神卫生事业的发展。

社区精神卫生服务的对象是所有居民，精神障碍患者是主要服务对象。社区中患者的特点是：轻性精神障碍者多（如神经症、人格障碍、适应障碍及精神发育障碍）、慢性病者多、精神残疾和智力残疾者多，其中以慢性精神分裂症最多。患者的社会功能有明显障碍或缺陷，不能适应相应的社会角色。社区精神卫生服务的重点是促进患者康复，通过多种方式、多种渠道帮助患者适应并发展其原有的功能，达到最佳的社会功能水平。康复工作强调社会实践、社会功能和社会标准，这是一个长期的训练过程，贯穿于服务的整个过程。

一、社区精神卫生服务工作中护士的角色

（一）宣传教育者

通过讲座、发送宣传册等多种形式向社区群众普及精神卫生知识，提高居民对精神卫生工作的认识。

（二）转诊和联络者

发现患者出现心理危机或者异常症状，及时转介给适当的医疗机构，使患者得到及时的治疗。

（三）咨询和治疗者

经过专业训练和特殊教育并获得相应资质的护士，可以在各种咨询中心或者精神医疗机构服务，也可以到患者家庭从事心理危机的咨询工作。

（四）协调者

各种专业人员的彼此合作，才能使治疗发挥最大的效果，包括社会工作者、心理医生、职业治疗师、全科医生等，护士是最主要的协调者。

（五）研究者

通过不同的工作场合进行资料的收集、分析、解释、讨论等研究工作，使精神卫生的护理工作更加科学化。

二、社区精神卫生护理的工作程序

1. 对护士进行培训,要求护士掌握相关的社区护理知识和技能。

2. 对社区公众进行精神卫生健康教育,定期举行健康教育的讲座,发放精神卫生宣教资料。

3. 对精神障碍患者进行定期随访,进行精神症状、心理健康状态以及危险性评估。

4. 请精神科医生和有经验的心理医生对出现的危急情况进行干预。

5. 指导家属严格管理好精神药物,防止患者在病情不稳定的情况下多服或漏服,监督患者按医嘱服用。

6. 请有经验的心理医生对社区内的精神障碍患者进行心理干预,帮助患者建立有益于健康的心理防御方式。

7. 定期到患者的家里对患者进行护理服务。

8. 帮助患者建立起社会家庭的支持系统,为疾病的康复做好社会支持。

9. 采用社会评定等量表,定期对患者的精神状态和生活质量进行专业的评估,对康复计划的整改提供依据。

第三节 精神障碍患者的社区康复与护理

精神障碍患者的社区康复工作是一个多部门协调、共同参与的工作,只有从思想上重视起来,消除来自社会的阻力,行动上互相配合,才能真正地做到提高患者的生活质量,有效地完成对精神障碍患者的社会管理,避免精神障碍患者对社会生活的干扰,实现对社会治安的综合管理,达到社会安定的目的。

社区精神康复护理是精神障碍护理学的一个分支,是应用社会精神障碍学与其他行为科学的理论、技术和护理,对一定地域内人口的精神障碍患者进行预防、治疗、康复和整体护理服务,帮助患者减轻从医院返回家庭后的困难,协助患者利用社区资源,进行康复休养、巩固治疗效果,防治疾病复发,恢复社会适应能力,最终达到回归社会的目的。

一、个案管理

个案管理是精神康复和干预的主要形式:指定某一个人或一组人为个案管理员,确保患者获得持续性及综合性的服务。例如某个案管理员可陪同一位患者去一所福利机构,如果患者错过一次复诊,个案管理员可上门家访,或者针对患者的服务召集一次不同机构人员参加的会议,共同制订一项有精神科医生参与的完整的治疗方案。开展这一工作的特点是根据每一患者和家属的需求制订治疗、护理、康复计划,并在实际运作过程不断调整。具体包括以下的连续过程:识别个案对象;评估服务需求(包括治疗和护理需求,康复训练等);设计个案管理服务方案;协调与监控服务的内容和质量;再评估服务方案实施质量和效益;修改服务方案并重复运行。这一工作是由一组分工不同的人员进行的,其中包括精神科医生、护士、街道办事处工作者,有时也有志愿者参加。这时大部分医疗服务和康复训练工作深入到患者的家庭中进行,并且提供 24 小时的服务监控。其内容几乎涵盖了社区康复的所有项目。

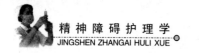

二、职业技能康复

精神障碍患者的职业康复可看作一个从医院康复到社区康复的连续康复服务过程,其中大部分在社区进行。当今社会一般病残者的职业安置比健全者困难得多,而精神残疾者的职业安置尤为困难。因此除了针对性的职业康复设施外,还需要必要的政策和法规作为保障。需要注意,并非所有患者都必须通过这一康复全过程,例如较严重的精神残疾者可能停顿在康复步骤的中段(如庇护工场),而有良好技能的患者可能一开始就较快进入康复的最后步骤。这个连续的康复服务过程可分为:工作技能评估、工作适应训练、职业技能训练、庇护性就业、过渡性就业、工作安置和职业保持7个步骤。

三、主动式社区康复程序(PACT)

该程序专门是为那些适应及功能较差的精神障碍患者而设计,以利于预防复发、增强社会及职业功能。主要针对每个患者的技能缺陷、资源能力以及社区生活需要不同,采用不同的社区治疗。治疗由团队实施,多在患者家中、邻舍及工作场所进行。这是一个综合性的过程,要帮助患者进行日常生活,如洗衣、购物、烹饪、梳洗、理财及使用交通工具。还应尽量支持和帮助患者寻找工作、继续学业,或安排在一个庇护性工场内工作。工作人员继续与患者保持接触,并指导患者积极地享用闲暇时间、运用社会技能。

PACT强调增强患者社区生活适应,为患者的家庭、雇主、朋友、熟人及社区机构等自然支持系统提供支持及咨询,主动延伸服务以确保患者处在PACT治疗程序中。PACT还强调患者服药的依从性,及时与精神科医生取得联系。一些对照研究表明,对于依从性较差的重性疾病患者(如:精神分裂症患者)受益匮浅,而其他社会功能尚好或依从性较好的患者,则不需要这类高强度的服务。

四、技能训练

1. 社会技能训练　社会技能训练的基本策略与人类的学习原理一致,都是通过矫正错误的假设和消极的动机来建立正性期待。也就是说,恰当的行为在自然生存环境中受到了阳性强化,那么这一行为就将会长期保持。即通过联合使用各种信息传递的教学方法、对角色扮演者的某一特异性行为予以鼓励的办法和布置家庭作业在现实生活中练习的方式,不断使患者将习得的技能从一种环境向另一种环境转化或应用,达到行为改变的目的。

2. 药物治疗的自我管理技能训练　使患者了解药物治疗对预防病情复发恶化的重要意义,自觉接受药物治疗,直至达到掌握安全用药的技巧、不良反应的监测处理、向医生正确有效地描述自己的问题和症状等方面的自我管理。

3. 症状自我控制技能　教会患者识别和处置病情复发的先兆症状,并较好地对待持续症状,控制饮酒和吸毒等,同时能够将所学的技能应用到社会工作中。

4. 人际交往技能训练　教会患者交谈技巧,包括:交谈时的目光对视、体态、姿势动作、面部表情、语调变化、声音大小、语速快慢及精力是否充沛等。

五、过渡性康复站

这一社区照顾方法是由 Fairweather 等在 1960 年提出的。他们从住院机构中挑选那些能和睦相处或在症状及社会功能上彼此互补的患者,先在医院内接受训练,然后转到监护下过渡性康复站继续恢复性治疗,最终达到自治自理之目的。该方式强调患者的自理能力,并对其临床情况微小的进步、体现的内聚力和相互支持,进行鼓励。通常这些康复站都与医院保持着密切联系。

六、自助团队

(一)治疗性自助团体

该团体较少地依赖专业人员,扩大患者及其家庭在治疗计划和实施方面的影响,并致力于为治疗和研究精神障碍获得充分的支持。这类组织主要分为三种形式。

1. 患者组织,是由患者自己创建的独立社团,主要目标是倡议并致力于维护患者在治疗上的选择权力,包括不作任何治疗的可能性。

2. 治疗性自助组织,基本属于教育和认知性质的。

3. 家属组织,多由分裂症患者家属组成,主要通过教育及倡议,使精神科的综合性服务有所改善。应注意治疗性自助团体可能造成分裂症患者拒绝某些能有效防止复发的专科治疗,并排斥一些维持和改善其功能的处理。这些排斥行为包括拒绝服药或反对 ECT(在某些情况下可作为选择的治疗)之类的躯体治疗。

(二)心理社会俱乐部

这种社区照顾模式的主要功能在于积极推动患者自助和体现反偏见价值。在俱乐部中有专职人员负责管理及作出临床判断,同时鼓励成员自己作出决策并参与到治疗中。俱乐部的活动集中在休闲、职业及履行住所的功能。这种俱乐部模式的关键在于是一种过渡形式,依靠俱乐部的成员,在娱乐、工作及居所监管范围内,逐渐承担越来越多的责任和权力。

七、日间住院

日间住院是指患者只在日间到医院接受治疗护理,参加各种工娱治疗。这样一方面可以减少患者与家庭成员面对面的情绪冲突,另一方面可以继续接受一些医疗护理,并且可以使医护人员对患者及其亲属进行家庭心理治疗。在日间医院要指导患者处理家庭的关系,再逐步帮助患者回归家庭。

八、寄宿康复

寄宿康复是患者暂时与家人分开,住入具有一定照料的暂时寓所。寄宿中,患者尽量自理生活,由精神科医护人员定期随访指导,最后过渡到回归家庭。过渡性康复措施的目的是减少各种不良因素,有利于患者康复。

九、重新安置工作

康复治疗的最终目标是使患者能回归家庭和社会,并发挥积极作用。为了实现这一目标,应注意不宜操之过急,从简单到复杂,先易后难,从家务劳动过渡到社会工作,直至恢复原有的工作能力。

需要指出的是,只有在药物使患者的症状得到较好控制的前提下,各种工娱治疗、康复手段和干预措施才可能顺利实施。因此,主张对精神障碍患者应进行全程的躯体、心理、康

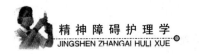

复三位一体的综合性治疗康复措施。

第四节　精神障碍患者的家庭康复与护理

　　家庭是个体接触最密切、最长久的群体，是患者支持系统最主要的来源之一。精神障碍患者即使经过充分的治疗，也仅有部分患者可以达到临床痊愈。有些患者的症状虽然缓解，却仍有复发的可能，这就需要在医院和社会、家庭之间建立一个具有统一整体性和连续性的医疗服务网，从而使患者得到家庭和社会的支持与关怀，消除或减少、避免一切不利于患者康复的因素。

　　家庭护理是以家庭系统为单位，把家庭看成一个整体，并在特殊环境中进行心理治疗、康复治疗及护理的过程。旨在借助家庭内部沟通与互动方式的改变，以护理人员为主体，直接实施和指导、协助患者家属实施对患者的护理，帮助患者更好地调试并适应其生存空间。

一、护理评估

（一）对患者的评估

　　1. 生理功能评估　包括生命体征、意识状态、营养和排泄、饮食和睡眠、日常活动情况及躯体功能等。

　　2. 心理功能评估

　　（1）认知方面：有无感觉过敏或减退，错觉、幻觉及感知觉综合障碍等；有无注意障碍、记忆障碍和智能损害；对自身疾病有无自知力；思维联想、逻辑性和思维活动形式是否存在障碍，有无妄想等。

　　（2）情感方面：有无焦虑、抑郁、恐惧、情绪不稳、易激惹或情感淡漠迟钝等。

　　（3）意志行为：有无病理性意志增强或减退，有无怪异、刻板、仪式化或强迫行为，有无冲动攻击、自伤自杀行为等。

　　3. 社会功能评估

　　（1）生活自理能力：能否自我照料日常生活，大小便能否自理。

　　（2）环境适应能力：包括学习工作能力、语言交流能力、自我控制和自我保护能力，是否主动与人交往，能否使用公共设施及交通工具等。

（二）对患者家属的评估

　　1. 家庭结构　评估家庭类型，了解家庭成员在家庭中的位置、责任、权利情况和运转规则，他们所承受的心理压力、经济负担、精神负担等各种压力情况。

　　2. 家庭功能　家庭能否给患者提供生存、成长所需要的生理、心理和社会方面的基本需要，家属是否有观察病情和预测病态行为的能力。

　　3. 家庭环境　家庭的情感氛围是否属于高情感表达家庭，家属对患者的态度、对治疗和护理的态度，有无不恰当的家庭教养方式或家庭矛盾和危机。

二、护理目标

　　1. 家庭能够提供适合患者的生活环境，在医护人员的指导下为患者安排合理的作息时间,养成良好的生活习惯。

2. 家庭成员了解疾病的性质,能配合医护人员共同制订治疗和康复计划,并督促实施。

3. 家庭成员能了解疾病的相关知识,识别疾病复发的先兆症状,及时复诊。

4. 家庭成员了解药物治疗的注意事项,保管好药物,督促患者按时按量服药,识别药物副作用。

5. 患者的精神症状逐渐好转或维持稳定,家庭与社会功能逐渐恢复,包括日常生活能力、学习工作能力和人际交往能力得到恢复,能承担必要的家庭角色等。

三、护理措施

(一)生活护理

1. 居室环境 患者的居室要求安全、安静、简洁,室内不可放可能造成自伤或伤人的危险物品,如电源、热水瓶、刀剪、铁锤、绳索、玻璃器具、农药等。病情稳定的患者最好与亲人住在一起,不易独居或关锁。

2. 个人卫生 督促和协助料理个人卫生,但不可家属包办。应对患者进行教育和训练,指导康复期患者尽快摆脱患者角色,调整心态,按时起床、梳洗、打扫卫生。必要时可采用一些行为强化手段来培养患者的健康生活习惯。

3. 饮食护理 注意饮食卫生和营养搭配,不暴饮暴食、不随意进补、少食辛辣,不饮酒、不饮浓茶、不吸烟。老年患者宜进食清淡易消化食物,忌油腻、辛辣、生冷及坚硬食物;吞咽困难者,要劝慰缓慢进食,谨防窒息。

4. 睡眠护理 指导家属为患者创造良好的睡眠环境,避免强光和噪音刺激,鼓励患者白天多参加一些有益的活动,睡前不饮茶和咖啡等兴奋性饮料,不观看引起强烈情绪变化的电视节目和活动。可做些放松训练、热水泡脚、听催眠曲等,必要时可应用安眠药辅助睡眠。

5. 生活自理能力训练 帮助患者制订适宜的作息时间,逐步开始有规律的生活,做到起居有节,饮食如常,睡眠良好,注意仪表,训练患者重新掌握家庭生活技能,参加力所能及的劳动,包括家庭清洁卫生、家庭布置、物品采购、食物烹调、钱财管理及社交礼节等。切忌整日卧床,避免过分照顾,防止患者社会功能衰退。

(二)用药护理

长期维持服药是精神障碍的主要治疗手段,维持用药护理是精神障碍患者家庭护理中的一个主要内容。指导患者和家属长期维持用药的重要性,了解药物的作用与副作用。指导家属督促患者按时服药并做好记录。指导其家属妥善保管好药品,防止药物变质及患者一次性大量吞服药物,以免发生不良后果。

(三)观察病情

指导家属高度重视病情的观察,注意患者在家庭生活中的各种表现,包括患者的睡眠变化、情绪变化、生活工作能力、有无幻觉、妄想和言行异常等精神症状复现。发现病情变化及时就医。

(四)心理社会功能训练与护理

1. 尊重和关心患者 家庭成员的理解与支持,不但可使患者享受到亲情和温暖,并可获得精神上的安慰。指导家属正确认识精神障碍,平等对待患者,不嫌弃、不讽刺、不歧视、不一味指责患者,也不要一味迁就患者。同时,家属的期望值不宜过高,必须逐步和量力而

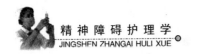

行,不能操之过急,对患者的每一点进步都要给予肯定和表扬。

2. 指导家属给予患者表达情感的机会　指导家属经常与患者沟通,让患者有机会表达对疾病的恐惧不安及焦虑,耐心启发患者认识到自己疾病的现象和状态,缓解因症状缠绕而产生的焦虑情绪和自卑感,帮助其正视问题、克服困难。

3. 教会应付应激的技巧　学会自我解脱,正确处理负面情绪,帮助患者克服懒散性、依赖性及行为退缩,以及自身个性方面的弱点,培养乐观开朗的性格,鼓励患者主动地融入到正常社会人群中去,及时帮助患者解决在生活、工作和学习中遇到的问题,避免心理因素导致的各种心理压力,让患者感到自己是对社会和家庭有用的人。

4. 鼓励参加社交活动　组织患者参加文体活动,活跃患者的情绪,促进人际关系的恢复和发展。精神障碍患者病后存在不同程度的情感淡漠、行为退缩、依赖性强等不利于人际关系恢复的因素,周围人群也以不同的目光看待患者,其中不乏偏见和误解,应帮助患者正确对待社会偏见,恢复原有的人际关系和发展新的人际关系。

（五）特殊症状的护理与安全防范

1. 冲动和暴力行为　指导家属了解掌握发生冲动暴力的可能原因,是否与幻觉妄想有关;关心体贴患者,不要与患者争辩,避免激惹患者;指导家属学会控制自己的情绪,用镇静、坚定、简洁的言语说明行为的后果,不要流露紧张和恐惧表情,不要指责患者;减少无关刺激,疏散周围无关人员,不要围观起哄;设法取下患者手持的工具,请患者较为尊重的人进行劝解;采取必要的隔离保护措施,对攻击对象及时采取回避和保护措施;经上述处理无效后立刻报警,请求协助处理或送医院处理。

2. 消极自杀行为　指导家属观察患者有无消极自杀的先兆,如情绪和行为一改以往常态,无缘无故向亲友赠送纪念品,处理财产,偿还不起眼的债务,对某些别人已忘记的小事道歉,对疾病感到耻辱,对疾病能否根治深表担忧,对病后的生活、工作深感焦虑等。对自杀观念强烈的患者要有专人看护,尤其是凌晨和午夜。鼓励患者表达需要,增强患者的自信心,采取积极的态度应对困境,尝试运用积极有效的解决问题的方法,而非自杀行为,并及时复诊。

3. 幻觉妄想　指导家属不要与患者争辩,不要试图说服患者其幻觉妄想不是真实的,也不可附和患者。应安慰患者,对其感受表示理解和同情,持中立的态度并列举一些事实提出疑问,让患者思考。安排充实的生活,转移其注意力,并配合药物治疗。

4. 淡漠退缩　指导家属多关心照顾患者,保证足够的营养。鼓励并带动起参加各种活动,如讲新闻、看电视、看报纸、外出活动,安排参加一定量的家务劳动和社交活动;从简到繁,从少到多,不要急于求成,对于患者的细微进步要及时鼓励;切忌空洞训斥或盲目照顾迁就。

四、护理评价

1. 家庭能否为患者提供适合的生活环境,安排合理的作息时间,养成良好的生活习惯。

2. 家庭成员是否了解疾病的性质,识别疾病复发的先兆症状,及时复诊。家庭成员能了解疾病的相关知识。

3. 家庭成员是否妥善保管好药物,并督促患者按时按量服药。

4. 患者的精神症状是否逐渐好转或维持稳定,家庭与社会功能是否得到逐渐恢复。

第五节　精神卫生健康教育

一、健康教育的意义

充分宣传我国精神卫生防治的有关政策和科学知识,发动全社会积极参与精神障碍和心理健康问题防治,加大心理行为问题预防和心理危机干预工作力度,传授改善心理健康、提升心理素质的知识和技能,维护心理健康,共同创建和谐社会。

二、健康教育的方法和形式

(一)健康教育的具体方法和形式

1. 媒体宣传　开发和动员各种媒体的广泛参与,通过健康教育普及对精神障碍的认识,纠正并消除对精神障碍的错误认知,提高宣传效应。

2. 口头宣传　以报告会、专题讲座、座谈会、家庭访谈等形式进行系列知识教育课程。

3. 文字宣传　通过标语、横幅、传单、黑板报等形式进行宣传,也包括在医学期刊上进行专题宣传。

4. 上层动员　要引起各级政府及相关部门的重视以及社会各界的理解,有必要对有关领导开展高层次的宣传,可涉及各个政府决策的重要会议期间,通过各种渠道提供社区防治的宣传资料及对策建议,请有影响的人士及团体代表都来关注社区精神卫生防治工作。

(二)根据不同的对象进行相应的健康宣传

1. 针对各级政府部门的领导干部,宣传要侧重在精神障碍的患病率及其对工作、生活和社会的影响,说明开展防治工作的重要性和必要性。

2. 针对基层精神卫生干部,主要宣传介绍精神障碍的社区防治工作管理及各项宏观调控的概况,强调全社会应该将精神障碍防治工作作为一项基础性服务工作,常抓不懈。

3. 针对患者家属和照料者,应强调如何做到早发现、早治疗。预防因精神症状而导致自杀冲动行为,减少复发;在疾病康复期间如何关心和护理患者,减少环境中的应激因素,同时又避免使其陷入"患者"的角色难以摆脱,鼓励患者接触社会、融入社会;传授家属如何看管患者服药、服药后注意哪些方面的观察,若出现不良反应如何处理以及如何发现复发的早期征兆和预防疾病的复发等。

4. 针对基层精神卫生医务人员,主要介绍常用的抗精神病药物以及存在的副作用,一般的处理对策,强调维持药物治疗的重要性,提高患者服药的依从性,介绍一些实用的和可行的心理治疗方法,培养患者的生活自理能力、人际交往技能和应激应对技能。

5. 对地方公安干部、民政干部以及残联、劳动等部门的人员,主要讲解精神障碍及其导致自杀冲动的危害性,介绍精神障碍患者的识别方式,强调精神障碍患者是一类需要社会关注的特殊人群,说明国家福利政策的落实,对维护社会稳定,保障人民利益,解除家庭痛苦,造福整个社会的重要性。

总之,通过健康教育促进和完善精神障碍患者的康复支持系统,帮助家属获得精神康复的技巧,提高全社会对精神障碍患者的关爱,了解对精神障碍患者应急处置的相关法律问题及方法,担负起治疗患者、促进患者康复的责任,为精神障碍患者提供安全、平等参与、共享

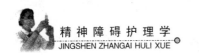

美好生活的康复环境,使患者达到巩固疗效、减少复发、回归社会的目的。

(章秋萍、刘影、冯怡)

参考文献

[1] (澳大利亚)Neil Preston,王晓慧,张松.现代社区精神障碍学[M].北京:人民军医出版社,2009.

[2] 粟克清,杨新建,梁占凯,等.常见重性精神障碍社区防治手册[M].北京:人民卫生出版社,2011.

[3] 沈渔邨.精神病学[M].第5版.北京:人民卫生出版社,2009.

[4] 张伟.社区精神卫生服务手册[M].成都:四川大学出版社,2010.

[5] 薄绍华.中国精神病防治康复工作现状、问题及对策[J]..中国康复理论与实践,2004,10(4):195—197.

[6] 李守春,卢振胜,胡雅伟,等.社区综合干预对慢性精神分裂症患者生活质量的影响[J].临床精神医学杂志,2010,20(1):46—47.

[7] 艾春启,王虹,程时秀,等.常见重性精神疾病社区管理与防治[M].北京:中国医药科技出版社,2012。

附:同步练习

一、填空题

1. 20世纪90年代,国家把精神障碍的防治康复工作纳入了国家发展计划,首先在64个市、县建立并形成了_____的工作体系,实行_____的防治工作。

2. 社区精神康复护理是应用社会精神障碍学与其他行为科学的理论、技术和护理,对一定地域内人口的精神障碍患者进行_____、_____、_____和整体护理服务。

二、单选题

1. 一级预防的服务对象是 （　　）

    A. 心理问题严重者   B. 精神障碍临床期患者

    C. 心理健康者   D. 精神障碍康复期患者

2. 卫生部、公安部和民政部门联合召开了全国第二次精神卫生工作会议是在20世纪什么年代 （　　）

    A. 60年代   B. 70年代   C. 80年代   D. 90年代

3. 社区精神卫生服务的对象是 （　　）

    A. 精神残疾者   B. 智力残疾者   C. 人格障碍者   D. 所有居民

4. 精神康复和干预的主要形式是 （　　）

    A. 个案管理   B. 主动式社区康复程序

    C. 职业技能康复   D. 日间住院

5. 精神障碍患者家庭护理中的一个主要内容是 （　　）

A. 生活护理　　　B. 用药护理　　　　C. 观察病情　　　D. 心理护理

7. 主动式社区康复程序(PACT)主要针对每个患者的技能缺陷、资源能力以及社区生活需要不同,采用不同的社区治疗。实施治疗者是　　　　　　　　　　　(　　)

A. 医生　　　　　B. 护士　　　　　　C. 家庭　　　　　D. 团队

三、多选题

1. 1958 年全国第一次精神卫生工作会议上,首次提出了哪些工作方针　　　(　　)

A. 积极防治　　　B. 重点收容　　　　C. 就地管理　　　D. 开放治疗

2. 治疗性自助团体这类组织的形式有　　　　　　　　　　　　　　　(　　)

A. 患者组织　　　　　　　　　　　B. 社区组织

C. 治疗性自助组织　　　　　　　　D. 家属组织

3. 社区精神卫生服务工作中护士的角色有　　　　　　　　　　　　(　　)

A. 转诊和联络者　　　　　　　　　B. 咨询和治疗者

C. 宣传教育者和协调者　　　　　　D. 研究者

4. 三级预防的主要目标是　　　　　　　　　　　　　　　　　　(　　)

A. 消除或减少精神疾病诱发因素　　B. 减轻精神残疾程度

C. 促进精神障碍患者的康复　　　　D. 预防再复发或再住院

5. 健康教育的具体方法和形式有　　　　　　　　　　　　　　　(　　)

A. 媒体宣传　　　B. 口头宣传　　　　C. 文字宣传　　　D. 上层动员

第十八章　精神障碍患者安全目标与护理工作制度

【学习目标】
- 熟悉:精神障碍患者安全目标与策略。
- 了解:精神障碍专科护理工作制度。

第一节　精神障碍患者安全目标与策略

目标一:提高医务人员对患者身份识别的准确性

1. 精神障碍患者的有效识别包括身份识别、状态识别和危急值识别。

2. 意识障碍、无自主能力的患者在诊疗活动中使用"腕带"作为操作前、用药前、输血前等诊疗活动时辨别患者的必备手段,腕带一旦脱落,应立即查对后补戴。

3. 治疗、发药等至少同时使用两种识别患者身份的方法,采用反向询问法由患者说出自己的姓名,不得直接称呼患者姓名而获得患者的应答。

4. 严格执行三查八对制度:摆药后查,服药、注射、处置前查,服药、注射、处置后查。对床号、姓名、药名、剂量、浓度、时间、用法、面貌特征。

5. 输血前,需经两人查对,无误后方可输入。

6. 患者需统一穿医院的病员服。

目标二:提高安全意识,减少患者坠床、跌倒事件的发生

1. 患者入院、病情及用药变化时,进行坠床、跌倒风险评估,高危患者定期评估,包括患者的意识、生活自理能力和肌力等,制订有效措施。

2. 对有坠床、跌倒风险的患者有明显的"坠床跌倒风险"警示牌。

3. 步态不稳的患者需有人陪护;意识障碍患者必要时使用保护性约束,并做好相应护理与登记。指导患者穿合身衣裤,勿穿滑底鞋。

4. 确保行人通道无障碍物,病室、卫生间、盥洗室等地面保持干燥。

5. 给有坠床风险的卧床患者拉上床栏。

6. 坐轮椅时系上安全带,使用平车时系上安全带及拉上床栏。

7. 指导患者及家属、陪护人员,改变体位、起床等动作宜慢。

目标三：及时识别患者的情绪，防范意外事件发生（暴力、自杀、出走、溺水等）

1. 了解患者以往的暴力、自杀、出走等行为史。

2. 对新入院、严重自伤、自杀、外逸、冲动、毁物的患者进行风险评估，并主动告知患者及监护人，高危患者定期评估。

3. 认真落实预防严重自伤、自杀、外逸、冲动、毁物行为及保护性约束和木僵患者的措施并重点交接班。

4. 交接班时清点患者人数，患者出入病室要清点人数并交接。

5. 非开放患者外出检查、活动等应有工作人员陪同，病区内理发、刮胡须、修剪指甲等应在工作人员的监护下使用，禁止将危险工具直接交给有暴力倾向和自杀意向的患者自行使用。

6. 进出治疗室、配膳室、盥洗室、储藏室等应随时锁门。钥匙、剪刀、消毒与剧毒药品、注射器、体温计、氧气筒、约束带等均定量、定位放置，并详细交接班。一旦发现数目不符，立即追查清楚。

7. 严格执行每周一次安全大检查，并做好记录。检查范围包括衣服口袋、床铺、褥垫、床头柜和患者活动场所等。

8. 对探视者作好解释宣传工作，不得把危险品、限制物等直接交给患者。

9. 定时巡视各活动场所，尤其是偏僻角落；禁止患者在门边溜达。

10. 洗澡时温度不能过高，工作人员先试水温后方可让患者洗，防止水温过高引起烫伤，放置好防滑设备，防止滑倒、溺水、打架等意外发生。

目标四：关注患者饮食，提高患者的饮食安全性，防范噎食、呛咳、吞食异物等意外事件

1. 患者入院、病情变化和用药量增大时，进行噎食风险评估，高危患者定期评估，落实各项预防措施。

2. 密切观察患者的病情和药物副反应，进食期间有工作人员看护，指导患者细嚼慢咽，观察有无吞咽困难。

3. 出现吞咽困难、面肌痉挛、唇舌震颤等症状者，要给予稀、软的流质或半流质饮食，缓慢进餐、或协助喂食，不可催促患者，忌食馒头、饼及坚硬的、长条、大块食物，避免带骨带刺的食物。

4. 对抢食、暴饮暴食者应单独进餐。

5. 老年患者忌食年糕、汤圆、粽子、蛋黄、香蕉、糖果、豆子、花生等食品。

目标五：保障保护性约束患者和木僵患者的安全

1. 根据医嘱执行保护性约束。

2. 在约束前、约束过程中和解除约束时均应向患者作好解释工作，一旦患者自控能力恢复时即予以解除。

3. 保护性约束的患者、木僵患者应安置在单独易观察的病室，防止遭到其他患者的袭击、伤害或解脱。

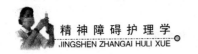

4. 患者的肢体应处于功能位置,松紧适度,约束处放置保护垫,确保患者不能触及约束带。

5. 进行床头交接班,包括约束松紧度、肢体血循状态、约束带数目等。

6. 定时供给开水和足够营养,做好基础护理,及时处理大小便,保持身体、床褥清洁干燥。

7. 定时检查约束肢体的颜色、温度、感觉,有无自行解脱现象,做好记录,重点交接班。

目标六:防范和减少电休克治疗并发症

1. 疗前按规定时间禁食、禁水,排空大、小便,取下活动假牙、眼镜、发夹。

2. 疗前测生命体征,发现异常及时报告。准备好抢救物品和药品。

3. 治疗时协助患者平卧,四肢自然伸直,解开领口及裤带。

4. 将压舌板垫于患者上下臼齿间,双手紧托住患者下颌,自然扶持肢体,保护好肩、肘、髋、膝关节,防止受损。

5. 治疗后安置在重管室或复苏室进行监护,予以平卧头偏向一侧,专人守护,防止误吸、坠床或跌倒。

6. 运送过程拉起护栏,平稳推行,上下坡时头端在上位,防止坠落、翻倒。

目标七:保证用药准确性,防范和减少药物副反应

1. 取药、发药须严格执行查对制度。

2. 发药前要准备好温开水。

3. 熟记患者床号、姓名、面貌特征,按次序发药,先易后难。如有疑问及时核对,无误后再发给。

4. 发药时认真检查患者口腔、舌下和颊部,证实药已咽下方可离开,避免藏药、吐药。

5. 发药盘放于适当位置,严防患者抢药或弄翻药盘。

6. 服药完毕清点用物,防止遗漏在病室,发药杯实行一人一杯制,用后消毒。

7. 服药后注意观察并及时处理药物副反应,静脉给药者要注意输液反应、体位性低血压等。

目标八:预防和减少突发事件,保障人身和环境安全

1. 制订各类突发事件的应急预案,反复演练,提高医护人员和患者的自救、救护和疏散逃生能力。

2. 定期做好病室环境及设施的安全检查。若有损坏,应及时修理。

3. 患者吸烟应在指定地点,防止乱扔烟蒂,禁止在床上吸烟。

4. 定期检查消防设施、灭火器材,并放置在安全区域,防止患者玩耍、损坏或伤人。

5. 定期检查电路线路,防止老化漏电等发生意外。

6. 保持病房通道畅通,不堆放杂物,妥善保管通道门钥匙。

目标九:防范与减少院内感染的危险性(呼吸系统、消化系统、泌尿系统、皮肤病、传染病)

1. 有活动能力的患者起床后组织到活动室参加各种有益活动,督促患者餐前便后洗手。

2. 卧床患者使用合理的防护措施,如:叩背、变换体位、减压、减少潮湿、摩擦力、剪切力、皮肤护理和营养支持。

3. 对患者进行压疮风险评估,对高危患者或难免压疮患者规范实施防范压疮的护理措施。

4. 不宜翻身的患者,使用气垫床、水垫等减压用具。给患者变换体位时,使用抬人工具,以减少对患者皮肤的直接摩擦。使用便器时避免拉、拽、刮伤皮肤。

5. 对营养状态差的患者,使用皮肤保护剂,如鞣酸软膏、凡士林,改善患者机体营养状态,以提高其皮肤抗压能力。

6. 对于皮肤经常潮湿的患者,及时擦拭、更换衣物床单、调整室内温度,以保持皮肤的干爽。

7. 对尿便失禁的患者,注意保持皮肤清洁,积极控制失禁情况,并使用油剂或贴膜类材料保护会阴部皮肤。

8. 感觉障碍的患者,禁止使用热水袋。

9. 病室每天至少通风 2 次,地面、床单位每天用消毒液拖擦 1 次。

10. 餐具每餐用后消毒处理,外带的食物需经医护人员检查符合要求后方可给患者食用。

目标十:提高工作人员职业安全

1. 精神障碍专科工作人员上岗前应接受相关培训,既要有"挨打"的心理准备,又要有防范"袭击"的技能。

2. 了解病史,是否有自杀、自伤、伤人、毁物、逃跑等情况,病史中有自杀、伤人、逃跑等行为或潜在危险者,都要列为重点监护,作好醒目的标志。

3. 与患者交谈时要态度诚恳,语言亲切,不要讥笑患者,更不要用恶语刺激、中伤、激惹患者。患者提出的合理要求尽量解决,解决不了的要耐心解释,避免用简单生硬的语言刺激患者。

4. 与异性患者接触时态度要自然、稳重而谨慎,避免说笑,以免引起患者的误解。

5. 严格执行安全检查制度,杜绝将危险品带入病室,随时收检病房内的杂物,严防患者将石头、碎玻璃、碎铁等物品带入病室,尤其是外出归来或家属探视完毕时,更要注意检查。

6. 病室内的设施、家具、电器等物品损坏应及时维修,维修使用的工具应清点后带出病室并清扫现场。

7. 每次组织患者理发,或将指甲刀、剃须刀交给患者使用时,应有专人看管,避免患者自伤或伤人。

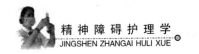

8. 对持器具伤人企图的患者,要大胆、镇静地采取有效的措施转移患者注意力,设法将器具取下或选择患者最相信的人进行说服、诱导,切不可强行夺取,以防意外。

9. 遇患者冲动伤人或外跑时,应从患者的背后或侧面阻止患者行动,不可迎面阻拦。

10. 对患者所表现出来的兴奋症状,要有冷静的态度,采取引导、表扬等方法,将患者的注意力转移到有益于身心的活动上来。

11. 进病室进行治疗护理时,尽量 2 人同行,并使自己处于近门侧以便紧急情况时离开现场;夜间查房时尽量沿着墙壁行走,避免患者从暗处突然袭击。单独进入治疗室、保管室等静僻处要随手关门,防范患者进入。

第二节　精神障碍专科护理工作制度

一、分级护理制度

精神障碍专科分级护理是根据精神障碍患者的病情轻重和对自身、他人、周围环境安全的影响程度,确定护理级别及相应的护理要求。可分为特级护理及一、二、三级护理。躯体疾病的护理按相应疾病的分级护理标准执行。

(一) 特级护理

1. 护理对象

(1)精神障碍患者伴有严重躯体疾病,病情危重者。

(2)有极严重的自伤、自杀危险。

(3)受伤或自杀未遂后果严重、生命体征不稳定者。

2. 护理要点

(1)设专人护理,安置在重管室严密观察,每班评估,并做好护理记录。

(2)认真落实基础护理及各项治疗和护理措施,严防并发症。

(二) 一级护理

1. 护理对象

(1)重症但尚不需特护的患者,如中毒、脱水、自杀、癫痫发作、木僵、谵妄、昏迷、瘫痪、外伤患者;心、肝、肾功能衰竭,或身体极为衰弱,或需严格卧床休息,生活不能自理者。

(2)较明显的自杀、自伤或极度兴奋躁动者,或严重的被害、自罪妄想、幻觉可能导致患者自杀、出走、伤人者。

(3)特殊治疗需要严密评估病情和加强监护者,如 ECT 者,以及大剂量精神药物治疗或有明显不良反应者。

(4)入院 3 天内的患者。

2. 护理要点

(1)安置重点病室,实行全封闭式管理,在规定的范围内活动,每半小时至少巡视 1 次,做好重点交接。

(2)患者外出必须由工作人员陪护,物品由工作人员管理。

(3)有自杀、自伤、冲动行为者,予以保护性约束时应做好基础及安全护理。

(4)对长期卧床生活不能自理者,应做好基础护理,防止并发症。

(5)每天评估病情并记录,病情变化随时记录,并报告医生及时处理。

(三)二级护理

1.护理对象

(1)一级护理患者病情好转且稳定,精神症状不危害自己和他人。

(2)生活需协助者,或年老体弱、儿童等患者。

(3)有轻度抑郁或出走念头,但能听劝说且无行为者。

2.护理要点

(1)安置在一般病室,以半开放式管理为主。日常生活物品可由患者自行管理。可在工作人员陪护下参加各种户外活动。

(2)每2小时至少巡视1次,评估病情及治疗反应。

(3)督促或协助其进行生活料理,如梳洗、饮食、衣着、大小便等。

(4)有计划地安排患者参加工娱疗、体疗等各项康复活动。

(5)进行针对性的健康教育,做好心理护理。

(6)护理记录每周至少1次,病情变化随时记录。

(四)三级护理

1.护理对象

(1)症状缓解、病情稳定、等待出院的康复期患者。

(2)无自伤、自杀、冲动、出走危险的患者。

2.护理要点

(1)安置在一般病室,用物可自行管理。

(2)评估病情,了解患者出院前的心理状态。

(3)与患者商讨制订劳动技能训练计划,鼓励每天参加院内工娱疗及体育活动,为出院恢复工作、学习等做适应性准备。

(4)护理记录每2周至少1次,住院半年以上且病情稳定者每月护理记录至少1次,病情变化等及时记录。

二、病区安全管理制度

1.严格执行交接班制度。新入院患者及有严重自杀、逃跑、毁物及保护性约束或调换床位的患者应作重点交接班。

2.患者出入病室要清点人数,并有工作人员陪伴。严防患者趁机出走或将违禁物品带入病室。

3.患者外出活动前,要对室外活动场所进行安全检查,消除不安全因素。

4.根据分级护理标准对患者进行巡视,三防患者重点巡视。夜间患者上厕所时应及时查看。午休和夜寝时勿使患者蒙头睡觉,以防意外。

5.患者洗澡应有工作人员照料,防止烫伤、跌倒、溺水或逃跑。理发、刮胡须、修剪指甲时须专人监护,不得将危险工具直接交给患者使用。

6.病室各种设备,如电器、灭火器、门窗、玻璃、床架等应定期检查,若有损坏,应及时申请修理。

7.患者吸烟应集中在指定地点,防止乱扔烟蒂引起火灾。

8. 出入治疗室、配膳室、盥洗室、储藏室等处的门应随时锁好。钥匙、剪刀、消毒液、注射器、体温计、氧气筒、约束带等均应定量定位放置,并详细交接班。一旦发现数量不符,及时追查。

9. 每周二次安全大检查。①检查范围:衣服口袋、床铺、褥垫、床头柜和患者活动场所等。②检查内容:患者是否藏有药品、钱、绳索、刀剪、碎玻璃片、火柴等,并做详细记录。

10. 对前来探视者作好解释宣传工作,不得把危险品、限制物等直接交给患者。

三、重管室护理安全制度

1. 患者入住重管病室,护士要进行安全检查,严防危险品、限制品带入。

2. 每日对重管病室环境及床单位等做安全检查,每周2次安全大检查。

3. 重管病室患者必须在工作人员视野内活动,消极患者不单独安置在房间内。

4. 重管病室患者会客时必须在工作人员视野内,家属带来的物品要经工作人员检查后才能转交患者,防止危险物品带入。

5. 进餐时要密切观察患者的进餐情况,防止呛食、噎食等意外事件的发生。

6. 重管病室工作人员要保持高度警惕性,不擅离工作岗位,必须离开时应做好交接。

7. 非重管病室工作人员不得在重管病室内闲谈,以免分散工作人员的注意力,注意保持病区安静。

8. 保护性约束患者严格按照约束保护制度执行。

四、病区巡视制度

1. 工作人员应加强工作责任心,提高安全防范意识。对重点患者应做到心中有数,密切观察患者的动态,及时巡视病区。

2. 白天患者集中在饭厅内活动,不得将患者独自留在病室,加强厕所、盥洗室等偏僻处的巡视。

3. 患者卧床期间,巡视者需到患者床边,观察患者的脸色及呼吸情况。巡视时,发现患者病情有变化,或异常体征,或有不适主诉等,应及时通知医生,及时处理,并做好记录。

4. 按分级护理制度执行,做好相应的巡视与记录。

5. 外出活动、检查、洗澡等,必须穿病员服,由工作人员带领陪同,注意路途中的安全防范。

6. 夜间按规定巡视,一旦发生意外,及时采取有效的护理措施,积极配合医生做好抢救工作,并写好详细的护理记录。

五、"三防"患者护理管理制度

1. "三防"患者(防消极、防外跑、防冲动)在一览表做好标记。

2. 工作人员熟记"三防"患者床号、姓名、病情和面貌特征。

3. 严重消极患者、或明显伤人毁物行为患者、或有出走企图或行为的患者,应安排在重管病室内,24小时重点监护。

4. 对有严重自伤、自杀行为的患者根据医嘱予以约束保护,必要时可请监护人24小时陪护。

5. 对有暴力行为的患者,工作人员不可将自己单独与患者同置一室,须有 2 人以上协同工作,以免受到伤害。

6. 做好床边交接班,加强观察,严格落实巡视制度。做好三防风险评估,落实相应防范措施。

7. 每日进行常规安全检查,如外出返回时应再作安全检查。

六、护送患者外出管理制度

1. 遵照医嘱确认患者的身份,核对检查项目的准备事宜完成情况。

2. 由主管医师对患者进行风险评估,患者离开病区时一定要穿医院病员服。

3. 一般风险患者由护士通知相关工作人员接送,患者必须穿病员服,采用一对一护送,护士要交待清楚患者的主要病情和注意事项,并交接清患者数及签名。

4. 存在外跑、自伤自杀等高风险患者暂缓外出检查,必要时通知监护人家属与医护人员共同护送。

5. 护送途中要密切观察、前后呼应,患者必须在工作人员的视野内,特别是分叉路口、转弯处要设立观察岗,密切注意患者的动态。

6. 外出期间不得让患者接触各种危险物品(如刀剪、绳索、玻璃等),不得让患者靠近危险地带(如露台、门口、窗台等),防止患者跳楼、逃跑或自杀自伤,随时观察患者的反应,保证患者检查途中的安全。

7. 整个外出检查过程中,护送人员不得离开患者身旁,患者上厕所时工作人员也必须陪同,检查完毕后及时将患者送回病房并与护士做好交接。

8. 护送人员注意力要集中,不得与其他工作人员闲谈。

9. 患者进出病区时护士要认真清点人数,做好交班。

10. 病区护工不得擅自送患者或开门让患者出病区。

11. 外出患者数在 2~10 人时应至少有 2 位工作人员护送;患者数>10 人时应至少有 3 位以上工作人员护送或分批护送,确保患者安全。

七、精神障碍专科保护约束性制度

1. 保护约束时,应按保护约束操作常规执行。无医嘱情况下,护理人员不得擅自约束患者,如遇到突发事件(自伤、伤人等)需采取紧急保护措施时,应在采取约束保护后,由当班医师(必须在 2 小时内)及时补开医嘱。

2. 实施保护约束时,工作人员应态度和蔼,说明目的,消除患者的恐惧,避免动作粗暴。严禁用约束惩罚患者。

3. 患者约束保护期间,应安置在重管病室内,防止被其他患者袭击、伤害或解脱约束发生意外。

4. 每半小时观察患者的病情、约束带的松紧、肢体的血液循环等,做好生活护理。

5. 对被约束保护患者,应定时喂开水和足够营养,及时处理大小便,保持床褥清洁干燥,防止压疮发生。

6. 被保护肢体必须处于功能位置,约束带松紧度应适中,定时检查有无肢体发绀、红肿情况,有无自行解脱现象,一旦症状有所改善或患者安静入睡后即解除约束。

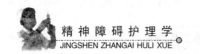
7. 严格床头交接班,内容主要为约束带松紧度及数目、肢体循环状况、床褥及衣裤是否干燥清洁,并作好重点交班和记录。

8. 执行约束保护后,护理人员必须完整、正确地填写约束保护登记单,并按要求书写护理记录及巡视记录单。

9. 约束保护患者情绪稳定后,及时与医师联系,医师开出解除约束保护医嘱,及时执行并做好登记。

10. 下列情况的患者可考虑保护约束:①极度兴奋躁动,伴有躯体疾患、用药及短时间内难以控制其躁动者;②各种原因引起的谵妄状态;癫痫伴有意识障碍;③治疗需要,如胰岛素治疗,输液或其他治疗不合作者;④其他特殊情况需暂时保护者。

八、患者物品保管制度

1. 护士负责保管好患者住院期间的生活物品,防止损坏或遗失。

2. 患者入院时,护士应逐项检查、登记生活用品及衣物,并做好标记。建立"患者存物登记本",收存与取物双方签名,以备查证。严防违禁物品带入病房。

3. 贵重物品由护送人员清点签字后带回,特殊情况由护士长签名留存。

4. 家属探视时带入的食品存放于食品柜内,每日由护士按时发放。食品柜每日用消毒液擦拭。

5. 根据季节存放患者衣物,必要时与家属联系,调换衣服。

九、服药制度

1. 严格执行查对制度,做到准确无误。

2. 发药前准备好温开水,以防烫伤。

3. 熟记患者床号、姓名、面貌、药名,按次序发药。有疑问要及时核对无误后再发给。

4. 发药时认真检查患者口腔、舌下和颊部,证实药已咽下方可离开,防止藏药、吐药、丢药、积蓄药品造成意外和影响疗效。

5. 发药盘放于适当位置,严防患者抢夺或弄翻药盘。

6. 对拒服药者,进行说服解释工作;对躁动不合作患者,必要时给予鼻饲服药,并严防呛入气管。

7. 服药后注意观察用药反应,发现异常立即报告医生,及时处理。

8. 服药完毕清点用物,防止遗漏在病室。

9. 安眠药的使用应及时登记,避免短时间内重复服用,用药前注意有无禁忌证及过敏史。

十、探视管理制度

1. 探视时安排工作人员负责大门口的安全,防止患者趁探视家属进出时出走,保管或责任护士负责检查、登记家属带来的物品,防止危险品带入病区。

2. 一般应在规定地点探视,不得任意进入卧室(卧床者除外),如带患者离开病室,须经值班医生同意,但不得离开医院。

3. 护士负责接待,耐心解答探视者的询问,有关医疗及预后等问题可通知医生给予介绍。

4. 患者探视时必须穿医院病员服,防止患者与家属混淆出走。

5. 探视时要严密观察患者的动态,对情绪波动明显的患者应及时劝慰,必要时通知医生暂停探视,并采取相应措施。

6. 督促家属遵守探视规则,禁止探视人员将违禁物品(各种凶器、锐利品、酒类以及易燃物)带入病室。不可将手机借给患者,若为其他患者代发书信,须经主管医生同意后方可代发。

7. 特殊感染的患者原则上不探视,必要时须在医护人员指导下按规定防护后方可探视。

8. 探视时加强巡视,观察患者的情况并做好宣教,防止进食过快引起噎食。

9. 护士应向患者及家属做好健康宣教工作。

十一、陪护管理制度

1. 陪护由医生根据病情决定并开具医嘱,由护士长发给陪护证。

2. 工作人员应向陪护人员介绍病室有关制度、注意事项并督促执行。

3. 陪护人员不得擅自离开病室,不得携带贵重或违禁物品进入病室,在病室内不得高声谈笑或议论患者病情或预后,不得随意睡在患者床上,不得逗弄患者取乐,不得为其他患者代发书信或买东西等。

4. 未经医生许可,不得擅自带患者外出或请外院医生诊治和服用其他药物。

5. 陪护人员应遵守医院及病室制度,听从医务人员的指导,爱护公共财物,维护病室整洁。

6. 陪护人员应经常注意患者情况,如有病情变化应及时向医务人员汇报。

7. 陪护人员暂时离开患者时(如去食堂进餐等)应经护士同意后再离开。

十二、患者开放制度

1. 经治医生根据患者的症状表现和精神障碍专科分级开放标准,确定开放等级并开具医嘱。

2. 严格执行开放标准,填写"开放护理单",责任监护人(家属、单位或亲属等)签名。

3. 开放外出患者必须穿病员服,明确返回时间,按时返回。

4. 外出及回病室时护士必须清点人数;一旦发现逃跑应立即追寻并及时报告。

5. 开放患者必须在规定范围内活动,不得擅自离院,禁止到不安全地方活动,禁止将违禁物品带入病房,禁止给其他病友带东西。

6. 设立患者小组长,病友间团结互助,发现异常情况及时向医务人员反映。

7. 开放期间患者病情变化或有违反规定行为时,应及时采取措施,并终止开放。

8. 教育患者爱护院内花草、树木及公共财物。

9. 开放级别及范围:

一级开放:在规定区域内由工作人员组织并带领活动。活动范围如工疗室、花园。

二级开放:在规定时间由工作人员带领,到医院内规定区域活动;或在工作人员带领下,到院外参加集体活动。

三级开放:在监护人陪伴下到院内外活动。

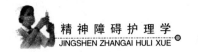
十三、老年痴呆患者外出活动安全管理制度

1. 老年痴呆患者因认知功能障碍,步态不稳,并常伴有多种躯体疾病,容易发生跌倒、走失、低血糖、低血压、病情变化等危险,医护人员须对监护人进行告知。

2. 病情稳定的患者外出活动需由监护人提出申请,经医生评估病情,病情允许并经医生签字同意后方可外出散步。未经医生许可擅自外出,按自动出院办理。

3. 患者外出活动必须穿病员服并有人全程陪同(家属或陪护人员),走动的患者须注意衣裤和鞋子合适,在搀扶下活动;坐轮椅的患者必须事先检查轮椅,确保平稳和坐妥;上下坡、走台阶和进出电梯应加以防护。

4. 活动范围:住院大厅、医院花园,不得离开医院,注意避开嘈杂和不安全的环境。

5. 活动时间:上午 9:30～10:30,下午 14:30～16:00,每名患者活动时间不宜超过 1 个小时。

6. 活动期间可携带少量食物和水。

7. 陪同人员必须时刻关注患者安全,若发现患者病情变化、身体不适和疲劳等及时返回病区。禁止轧堆闲聊和擅自离开患者。

8. 活动期间发生意外等必须立即通知病房,情况紧急时直接送急诊室并通知病区,或请周围医护人员协助处理。

9. 离开病区和返回病区必须经护士确认并登记。

10. 护士负责活动期间病情观察与指导(10 名患者以内安排 1 名护士,10 名以上安排 2 名护士巡查)。

十四、心身科病房管理制度

1. 同普通病房管理制度。

2. 病区大门及病室出入口,应随手锁门,钥匙要妥善保管。

3. 新入院患者,除携带日常用品外,其他物品不准带入病房,违禁物品(包括刀、剪、绳等)严禁带入病房。

4. 在规定的时间内探视,若因病情需要等特殊情况,须经医师同意,方可在相应时间探视。

5. 对存在严重躯体疾病、生活完全不能自理、高龄以及"三防"(防消极、防外跑、防冲动)患者,留家属或监护人 24 小时陪护,防止意外事件发生。

6. 每周进行环境(包括门、窗等)安全检查。

7. 对三防患者,定期进行安全检查,检查范围包括患者周围环境、随身用品和患者个体本身。

8. 需要进行病房外医学检查时,需有专人陪护。

9. 按分级护理要求对患者进行巡视,对三防患者重点巡视。

10. 开放式管理的参照综合科病房制度执行。

(冯怡、徐美英、储伟芳)

附：同步练习

一、填空题

1. 精神障碍患者的危急识别包括 ＿＿＿＿＿＿＿＿＿＿＿ 、＿＿＿＿＿＿＿＿＿＿＿ 和 ＿＿＿＿＿＿＿＿＿＿＿ 识别。

2. 严格执行三查八对制度,是指在摆药后查,服药、注射、处置前查,服药、注射、处置后查。对床号、姓名、药名、＿＿＿＿＿＿＿、＿＿＿＿＿＿＿ 时间、用法、＿＿＿＿＿＿＿＿＿＿ 。

3. ＿＿＿＿＿＿＿、严重 ＿＿＿＿＿＿＿ 、＿＿＿＿＿＿＿ 、＿＿＿＿＿＿＿ 、＿＿＿＿＿＿＿ 行为的患者进行风险评估,并主动告知患者和监护人。

4. 患者 ＿＿＿＿＿＿＿、＿＿＿＿＿＿＿＿＿ 时进行坠床、跌倒、噎食等风险评估,＿＿＿＿＿＿＿定期评估。

5. 对探视者作好解释宣传工作,不得把 ＿＿＿＿＿＿＿＿＿＿＿ 、＿＿＿＿＿＿＿＿＿＿＿ 等直接交给患者。

6. 出现 ＿＿＿＿＿＿＿＿＿＿＿ 、＿＿＿＿＿＿＿＿＿＿＿ 、＿＿＿＿＿＿＿＿＿＿＿ 等症状者,要给予稀、软的流质或半流质饮食,缓慢进餐或协助喂食。

7. ＿＿＿＿＿＿＿＿＿＿＿ 的患者、＿＿＿＿＿＿＿＿＿＿ 患者应安置在单独易观察的病室,防止遭到其他患者的袭击、伤害或解脱。

8. 对保护性约束患者应进行床头交接班,包括 ＿＿＿＿＿＿＿＿＿＿ 、＿＿＿＿＿＿＿＿＿＿ 、＿＿＿＿＿＿＿＿＿＿ 等。

9. 制定各类突发事件的应急预案,反复演练,提高医护人员和患者的 ＿＿＿＿＿＿＿ 、＿＿＿＿＿＿＿ 和 ＿＿＿＿＿＿＿ 能力。

10. 对患者进行压疮风险评估,对高危患者和难免压疮患者 ＿＿＿＿＿＿＿＿＿＿＿ 。

11. 感觉障碍的患者,＿＿＿＿＿＿＿ 使用热水袋。

12. 受伤或自杀未遂后果严重、生命体征不稳定者应采用 ＿＿＿＿＿＿＿ 。

13. 严重的被害、自罪妄想、幻觉可能导致的患者自杀、出走、伤人者应采用 ＿＿＿＿＿＿＿ 。

14. 遇到突发事件(自伤、伤人等)紧急保护性约束后,由当班医师(必须在 ＿＿＿＿＿＿＿ 小时内)及时补开医嘱。

15. 保护性约束时,被保护肢体必须处于 ＿＿＿＿＿＿＿ 位置,约束带松紧度应适中,定时检查有无肢体发绀、红肿情况,有无自行解脱现象,一旦 ＿＿＿＿＿＿＿＿＿＿ 或患者 ＿＿＿＿＿＿＿＿＿＿ 即解除约束。

参考答案

第一章 绪 论

一、填空题

1. 管理者的角色 治疗者的角色 照料者的角色 辅导者的角色 咨询者的角色 教育者的角色 协调者

2. 积极有效地维护和促进大众的心理健康 预防和矫正各种精神障碍 保持并促进人们的身心健康 以提高人们适应社会环境的措施和方法

3. 完全补偿性系统 部分补偿性系统 支持—教育系统

4. 能否正确地理解相关信息 能否明了自己的状况 能否理性分析接受医疗过程的后果 能否正确表达自己的决定

5. 提供信息 信息的理解 做决定的能力 自愿参加

6. 2012 10 26 2013 5 1

二、单选题

1. B 2. D 3. B 4. A 5. C 6. B 7. D 8B 9. D 10. D

三、多选题

1. ABCD 2. ABD 3. ABC 4. ABC 5. ABD 6. BCD 7. ABC 8. ABC
9. ABCD 10. ABD

第二章 精神障碍的病因与分类

一、单选题

1. C 2. D 3. B 4. C 5. C 6. B 7. A 8. D 9. A 10. D

第三章 精神障碍的症状学

一、填空题

1. 感觉增强 感觉减退 感觉倒错 内感性不适

2. 错觉 幻觉 感知综合障碍

3. 间接性 概括性

4. 原发性妄想 继发性妄想

5. 识记 保持 认知（再认） 回忆（再现）

6. 虚构 近事遗忘 定向障碍

7. 童样痴呆 刚塞尔综合征

8. 蜡样屈曲 空气枕头

9. 人格解体 双重人格 交替人格 人格转换

10. 紧张性木僵 抑郁性木僵 心因性木僵 器质性木僵

11. 近事　远事

12. 选择的功能　保持的功能　调节和监督功能

13. 顺行性遗忘　逆行性遗忘　进行性遗忘　心因性遗忘

14. 紧张性兴奋　紧张性木僵

15. 逼真的知觉体验　存在于客观空间　不属于患者自己　患者不能控制。

二、单选题

1. C　2. D　3. C　4. A　5. A　6. B　7. A　8. B.　9. A　10. C　11. D　12. B　13. D　14. A　15. C　16. B　17. B　18. D　19. D　20. C

三、多选题

1. ACD　2. ABCD　3. BCD　4. ABC　5. BC　6. ABCD　7. AC　8. ABCD　9. ABC　10. BCD

四、案例题

1. 该患者存在:物理影响妄想,幻视,幻听,感知综合障碍,原发性妄想,持续言语,被洞悉感,刚塞尔综合征,被害妄想,关系妄想。

2. 该患者存在:情绪高涨、易激惹、夸大妄想、思维奔逸、活动增多、被害妄想、幻听、自知力缺乏

第四章　精神障碍护理基本内容与要求

一、单选题

l. D　2. C　3. A　4. A　5. D　6. D　7. C　8. B　9. D　10. D

二、多选题

1. ABD　2. ABCD　3. ABCD　4. ABC　5. ABCD

第五章　精神科专科护理基本技能

一、单选题

1. B　2. D　3. C　4. C　5. A　6. D　7. A　8. C　9. D　10. C

二、多选题

1. ABD　2. ABC　3. ABCD　4. ABCD　5. ABC

第六章　器质性精神障碍与护理

一、单选题

1. B　2. B　3. A　4. B　5. C　6. B　7. D　8. B　9. C　10. C

二、多选题

1. AB　2. ABD　3. ABCD　4. BCD　5. ACD

三、判断题

1. ×　2. ×　3. √　4. √　5. ×

第七章　精神活性物质所致精神障碍与护理

一、填空题

1. 躯体依赖　心理依赖　耐受性　戒断　强烈的渴求　特殊快感

2. 吸毒人数持续增加　生产、制造的毒品种类和产量越来越多　毒品危害日益严重

3. 麻醉性镇痛药　中枢神经系统兴奋剂　大麻类药物　致幻剂　挥发性溶剂

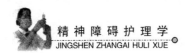

4. 清晰　嫉妒　被害

5. 自我意识　环境意识障碍

二、判断题

1. N　2. Y　3. N　4. Y　5. N

三、单选题

1. D　2. C　3. D　4. A　5. D　6. C　7. A　8. D　9. C　10. B

四、多选题

1. ABCD　2. ABCD　3. ABCD　4. ABCD

第八章　精神分裂症与护理

一、单选题

1. A　2. C　3. A　4. D　5. C　6. D　7. C　8. B　9. A　10. B

二、多选题

1. BC　2. ABCD　3. BC　4. ABC　5. CD

三、案例题

1. 主要精神症状:被害妄想、物理影响妄想、幻听、情感淡漠、无自知力。

2. 疾病诊断:精神分裂症(偏执型)。

3. 主要护理措施:见本章第三节精神分裂症患者的护理。

第九章　心境障碍与护理

一、单选题

1. D　2. D　3. B　4. C　5. C　6. C　7. A　8. B　9. C　10. D

二、多选题

1. ABCD　2. ABD　3. ABCD　4. ABC　5. BCD　6. ABCD

三、案例题

案例1:

(1)主要精神症状:情感高涨、思维迟缓、活动增多、食欲增加、睡眠需要减少、无自知力。

(2)疾病诊断:躁狂发作。

(3)主要护理措施:见本章第四节躁狂发作护理措施。

案例2:

(1)主要精神症状:情感低落、思维奔逸、意志活动减退、食欲减退、睡眠障碍、无自知力。

(2)疾病诊断:抑郁发作。

(3)主要护理措施:见本章第四节抑郁发作护理措施。

第十章　应激相关障碍与护理

一、填充题

1. 应激性生活事件　个体的易感性　生物学基础

2. 急性应激障碍　创伤后应激障碍　适应障碍

3. 意识障碍　精神运动性兴奋　精神运动性抑制　情绪障碍和自主神经系统症状

4. 闯入性症状　回避性症状　警觉性增高症状

一、单选题

1. C 2. A 3. D 4. B 5. C 6. B 7. D 8. C 9. B 10. C 11. C 12. A 13. C 14. B 15. B

二、多选题

1. AB 2. AB 3. ABCD 4. ABCD 5. ABD

第十一章　神经症、癔症与护理

一、填空题

1. 心理社会因素　个性特征因素　持续因素

2. 场所恐惧症　社交恐惧症　单一恐惧症

3. 急性焦虑(惊恐发作)　慢性焦虑(广泛性焦虑)

4. 分离性癔症　转换性癔症

二、单选题

1. B 2. C 3. B 4. D 5. D 6. C 7. B 8. D 9. C 10. D

三、多选题

1. ABCD 2. AC 3. BCD 4. ABC 5. BCD 6. ABCD 7. ABC 8. ABCD

第十二章　心理生理障碍与护理

一、填空题

1. 心理生理障碍　进食障碍　睡眠障碍及性功能障碍　心身疾病　原发性高血压　支气管哮喘　消化性溃疡

2. 社会心理因素　生物学因素　个体的易感素质

3. 失眠症　嗜睡症　发作性睡病　睡眠—觉醒节律障碍　异常睡眠

4. 心理治疗　药物治疗　对症治疗

5. 1～2周　较短　最低,苯二氮䓬类(BDZ)

二、单选题

1. A 2. B 3. D 4. C 5. C 6. A

三、多选题

1. ABCD 2. ABCD 3. ABCD 4. ABD 5. ACD

第十三章　儿童和青少年精神障碍与护理

一、单选题

1. D 2. D 3. A 4. D 5. B 6. A 7. D 8. B 9. A 10. B

二、多选题

1. ABCD 2. ABC 3. BCD 4. ABCD 5. ABCD 6. ABCD 7. ABC 8. ABCD 9. ACD

第十四章　精神障碍患者危急状态的防范与护理

一、单选题

1. C 2. B 3. C 4. D 5. D 6. A 7. C 8. D 9. B 10. D

二、多选题

1. ABCD 2. ABCD 3. BCD 4. ACD 5. ABCD

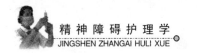

第十五章　精神障碍患者的治疗与护理

一、填空题

1. 倾听　疏导　支持　保证

2. 抗精神病药物　抗抑郁药物　抗躁狂药物　焦虑药物

3. 抗精神病作用　非特异性镇静作用　预防疾病复发作用、

4. 短暂适量的电流刺激大脑　患者短暂的意识丧失和全身性抽搐发作　控制精神病症状的一种治疗方法

5. 一类是三环类和四环类抗抑郁剂　一类是单胺氧化酶抑制剂，还分为不可逆的和可逆的两类　一类是新型抗抑郁药

6. 功能训练　全面康复　重返社会

二、单选题

1. B　2. B　3. A　4. A　5. B　6. C　7. D　8. A　9. C　10. C　11. C　12. A
13. D　14. C　15. B　16. D　17. C　18. D　19. D　20. D　21. D

三、多选题

1. ABCD　2. ABCD　3. ABCD　4. ABCD　5. ABCD　6. ABCD　7. AD
8. ABD　9. ABC　10. ABC

第十六章　精神康复与护理

一、填空题

1. 正面作用　功能水平　特长　技巧

2. 心理活动　躯体活动　职业活动

二、单选题

1. A　2. B　3. D　4. C　5. B

三、多选题

1. ABC　2. ABCD　3. ABCD　4. AB　5. ABC

第十七章　精神障碍患者的社区与家庭护理

一、填空题

1. 社会化　开放式

2. 预防　治疗　康复

二、单选题

1. C　2. C　3. D　4. A　5. B　6. D

三、多选题

1. ABCD　2. ACD　3. ABCD　4. BCD　5. ABCD

第十八章　精神障碍患者安全目标与护理工作制度

一、单选题

1. 身份识别　状态识别　危急值

2. 剂量　浓度　面貌特征

3. 新入院　自伤　自杀　外逸　冲动　毁物

4. 入院　病情及用药变化　高危患者

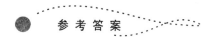

5. 危险品　限制物

6. 吞咽困难　面肌痉挛　唇舌震颤

7. 保护性约束　木僵

8. 约束松紧度　肢体血循状态　约束带数目

9. 自救　救护　疏散逃生

10. 规范实施防范压疮的护理措施

11. 禁止

12. 特级护理

13. 一级护理

14. 2

15. 功能　症状有所改善　安静入睡后

附　　录

《精神障碍护理学》教学大纲

（供护理学专业本科生使用）

一、课程基本信息

课程名称:精神障碍护理学(mental disorder nursing)

课称号(代码):

课程类别:专业主干课

学时:48(讲授 26,自习 16,见习 6)　　　　**学分**:3

二、适用层次、专业

本大纲适用于护理本科(包括全日制护理本科、专升本、中升本)。

三、教学目的与要求

随着社会经济的快速发展和日趋激烈的竞争,各种心理社会因素给人们的心身健康带来极大的冲击,精神障碍问题日益突出,已成为全球重大的公共卫生问题和突出的社会问题,不仅严重影响患者及其家属的身心健康与生存质量,也影响社会稳定和人民群众生命财产安全。因此,社会对精神卫生服务需求不断增加,急需一大批较系统掌握精神障碍护理知识与技术的护理人才,以适应时代的要求。精神障碍护理学(mental disorder nursing)是培养高级护理人才所必需的知识和技能,是护理学的一个重要分支,是以精神病学为指导,以护理学理论为基础,结合精神障碍的具体特点,从生物、心理、社会三个方面研究和帮助精神障碍患者恢复健康,研究和帮助人类保持健康和预防精神障碍的一门应用性学科。

本课程介绍了精神障碍护理学发展简史与发展趋势,精神障碍的病因、症状学、常见精神障碍的临床表现、治疗与护理、精神康复与社区家庭护理等。通过本课程的学习,学生能掌握精神障碍患者护理的基本理论、基础知识、基本技能;熟悉常见精神障碍的临床特点和治疗原则;能运用护理程序对常见精神障碍患者进行整体护理;应用沟通技巧与患者建立治疗性关系;在临床、社区中遇到精神障碍个体或群体时,能正确、客观地认识,表现出对护理对象的尊重与关爱,并能运用护理程序,对护理对象进行整体护理,维护其利益与尊严。

该课程需要有基础护理学理论和技术作为基础,在学习该课程之前,学生应拥有内外科护理知识、护理心理学知识、人际沟通、健康评估等理论知识和技术作为前期知识。通过本课程和教学配套(PPT)光盘的学习,学生应能够:

1．熟悉精神障碍护理学的发展趋势。

2．掌握精神障碍的基本症状。

3．熟悉精神障碍患者的基础护理和整体护理。

4．掌握精神障碍专科护理观察的内容和方法。

5．熟悉常见器质性疾病所致精神障碍的临床表现与护理。

6．熟悉精神活性物质所致精神障碍的类型、临床表现与护理。

7．掌握精神分裂症的临床特点、分型与护理。

8．掌握心境障碍的临床分类、临床表现与护理。

9．掌握应激相关障碍的临床特征与护理。

10．熟悉神经症各亚型与癔症的临床表现与护理。

11．熟悉常见心理因素相关生理障碍的临床特征与护理

12．熟悉儿童和青少年精神障碍的临床类型与的护理。

13．掌握精神障碍患者危急状态的防范与护理。

14．熟悉精神药物的种类、不良反应与处理、MECT 的护理。

15．熟悉精神障碍患者的康复护理与社区家庭护理。

四、教学内容(见后)

五、教材(名称、作者、出版社、出版时间)

《精神障碍护理学》,冯怡主编.浙江大学出版社,2012 年 12 月出版。

六、主要参考资料

1．本教材的同步练习和配套 PPT 光盘。

2．沈渔邨.精神病学,北京:人民卫生出版社,2008.

3．李凌江.精神科护理学.北京:人民卫生出版社,2006.

七、成绩评定

采取综合评价方法:

1．课堂或网上讨论参与情况　　　　占 5%

2．平时作业　　　　占 10%

3．期末理论考试(闭卷)　　　　占 85%

90 分钟闭卷,题型包括单选、多选、是非题/填空题、名词解释、简答、综合案例分析应用 6 种类型。内容涉及每个章节。

总成绩按百分制计算,60 分及格。

第一章　绪　　论

【学习目的】

1．掌握　精神障碍护理学、心理现象、精神卫生、精神障碍等概念;精神障碍护理学的

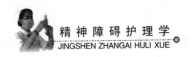

基本任务。

2. 熟悉　精神障碍护理学的发展趋势；精神障碍专科护理人员的角色和素质要求。

3. 了解　精神障碍护理学的发展简史；精神障碍护理相关的伦理与法律。

4. 运用　能运用相关理论指导精神障碍患者的临床护理与科研。

【讲授内容】

1. 精神障碍护理学、心理现象、精神障碍、精神卫生的概念。

2. 精神障碍护理学的发展简史。

3. 精神障碍护理学的发展趋势。

4. 精神障碍护理学的基本任务。

5. 精神障碍护理学的相关理论。

6. 精神障碍患者的权利与知情同意。

【自学内容】

1. 精神障碍专科护理人员的角色。

2. 精神障碍专科护理人员的素质要求。

3. 精神障碍患者的刑事和民事法律问题。

4. 同步练习。

【重点与难点】

1. 精神障碍护理学的发展简史。

2. 精神医学的四次革新运动。

3. 精神障碍护理的发展趋势。

4. 精神障碍护理学的基本任务。

5. 精神障碍护理学的相关理论。

6. 精神障碍患者的权利与知情同意。

【教学时数】

3 学时（讲 2 学时，习 1 学时）。

第二章　精神障碍的病因与分类

【学习目标】

1. 熟悉　精神病学、医学心理学、医学社会学、医学人类学、行为医学等概念，精神障碍的病因。

2. 了解　常用的精神障碍分类标准。

【讲授内容】

1. 精神病学、医学心理学、医学社会学、医学人类学、行为医学等概念。

2. 精神病学的临床工作特点。

3. 精神障碍的病因学及各因素相互作用对精神障碍的影响。

4. 精神障碍的分类学。

【自学内容】

同步练习。

【重点与难点】

精神障碍的病因学。

【教学时数】

1 学时（讲 1 学时）。

第三章　精神障碍的症状学

【学习目标】

1. 掌握　错觉、幻觉、妄想、自知力、定向力的概念；感知障碍的类型及特点；思维障碍的类型及特点。

2. 熟悉　情感障碍、记忆障碍、意志行为障碍、注意障碍、意识障碍、智力障碍的类型及特点。

3. 了解　各种常见综合征。

4. 运用　能运用症状学知识对案例进行症状分析；能区分症状间的异同，尤其是思维贫乏与思维迟钝、强迫性思维与强制性思维、情感低落与情感淡漠的异同及临床意义。

【讲授内容】

1. 精神障碍症状学特点、精神正常和异常、单一症状和综合征。

2. 感知觉的概念，感觉障碍与知觉障碍的类型、表现与临床意义。

3. 思维的概念与基本特征，思维障碍的类型、表现与临床意义。

4. 注意的概念与基本特征，注意障碍的类型、表现与临床意义。

5. 记忆的概念与基本环节，记忆障碍的类型、表现与临床意义。

6. 智能与智商的概念，智能障碍的类型、表现与临床意义。

7. 定向的概念，定向障碍的类型、表现与临床意义。

8. 自知力的概念与临床意义。

9. 情感的概念，情感障碍的类型、表现与临床意义。

10. 意识的概念，意识障碍的类型、表现与临床意义。

11. 常见的精神障碍综合征。

【自学内容】

1. 同步练习。

2. 对相关案例进行症状分析，区分不同症状间的异同与临床意义。

【重点与难点】

1. 精神障碍症状学的相关概念、精神症状的特点、精神正常和异常。

2. 感觉和知觉的概念、知觉的特征、感觉与知觉的区别。

3. 感觉障碍与知觉障碍的类型与临床表现。

4. 思维的概念与基本特征。

5. 思维障碍的类型与临床表现。

6. 注意障碍的类型与临床表现。

7. 记忆障碍的类型与临床表现。

8. 智能障碍的类型与临床表现。

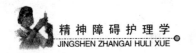

9. 定向障碍的类型与临床表现。

10. 自知力的概念与临床意义。

11. 情感障碍的类型与临床表现。

12. 意识障碍的类型与临床表现。

13. 常见的精神障碍综合征。

【教学时数】

5 学时(讲 4 学时、习 1 学时)。

第四章　精神障碍护理基本内容与要求

【学习目标】

1. 掌握　精神障碍患者的安全护理。

2. 熟悉　精神障碍患者的基础护理和整体护理。

3. 了解　精神障碍患者的组织与管理。

【讲授内容】

1. 精神障碍患者的基础护理。

2. 精神障碍患者的安全护理。

3. 精神障碍患者的整体护理。

【自学内容】

1. 精神障碍患者的组织与管理。

2. 同步练习。

【重点与难点】

1. 环境设施的安全管理。

2. 危险物品的安全管理。

3. 患者的安全管理。

4. 家属的安全管理。

5. 护士自身安全管理。

【教学时数】

2 学时(讲 1 学时,习 1 学时)。

第五章　精神障碍专科护理基本技能

【学习目标】

1. 掌握　精神障碍患者护理观察的内容和方法。

2. 熟悉　护患沟通技巧。

3. 了解　护患沟通的意义。

4. 运用　能运用所学的内容对精神障碍患者进行沟通、观察和记录。

【讲授内容】

1. 护患沟通的技巧。

2. 精神障碍患者的观察内容、方法与要点。

3. 精神障碍专科护理记录的原则与要求、方式和内容。

【自学内容】

1. 护患沟通的意义与原则。

2. 建立良好护患关系的要素。

3. 同步练习。

【重点与难点】

1. 护患沟通的技巧。

2. 特殊状态患者的沟通。

【教学时数】

2 学时（讲 1 学时，习 1 学时）。

第六章　器质性精神障碍与护理

【学习目标】

1. 掌握　器质性精神障碍患者的护理评估、护理措施。

2. 熟悉　常见器质性疾病所致精神障碍的概念、临床表现。

3. 了解　脑器质性精神障碍和躯体疾病所致精神障碍的种类治疗。

4. 运用　运用护理程序对器质性精神障碍患者实施护理。

【讲授内容】

1. 脑器质性精神障碍、躯体疾病所致的精神障碍的类型。

2. 谵妄综合征、痴呆综合征的特点、治疗与预后。

3. 阿尔茨海默病的病因、临床表现、治疗与预后。

4. 血管性痴呆的病因、临床表现、治疗与预后。

5. 器质性精神障碍患者的护理评估、护理诊断、护理目标、护理措施、护理评价。

【自学内容】

1. 癫痫性精神障碍的病因、临床表现、治疗与预后。

2. 中枢神经系统感染所致精神障碍的病因、临床表现、治疗与预后。

3. 颅脑损伤所致精神障碍的病因、临床表现、治疗与预后。

4. 颅内肿瘤所致精神障碍的病因、临床表现、治疗与预后。

5. 躯体感染所致精神障碍的病因、临床表现、治疗与预后。

6. 内脏疾病所致精神障碍的病因、临床表现、治疗与预后。

7. 内分泌疾病和代谢性疾病所致精神障碍的病因、临床表现、治疗与预后。

8. 风湿性疾病所致精神障碍的病因、临床表现、治疗与预后。

9. 血液病所致精神障碍的病因、临床表现、治疗与预后。

10. 同步练习。

【重点与难点】

1. 阿尔茨海默病的认知功能缺损症状、精神行为症状。

2. 血管性痴呆的早期症状、局限性神经系统的症状体征、痴呆症状。

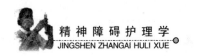

3. 器质性精神障碍患者的护理评估、护理诊断、护理目标、护理措施、护理评价。

【教学时数】

4 学时（讲 2 学时、习 1 学时、见习 1 学时）。

第七章　精神活性物质所致精神障碍与护理

【学习目标】

1. 掌握　精神活性物质所致精神障碍的基本概念和护理要点。
2. 熟悉　精神活性物质所致精神障碍的主要类型与临床表现。
3. 了解　精神活性物质所致精神障碍的病因、发病机制及分类。
4. 运用　能运用所学的知识对精神活性物质所致精神障碍患者实施护理。

【讲授内容】

1. 精神活性物质、躯体依赖和精神依赖、滥用、耐受性、戒断状态的概念。
2. 精神活性物质的分类。
3. 酒精所致精神障碍的临床类型及表现。
4. 阿片类物质所致精神障碍的临床类型及表现。
5. 精神活性物质所致精神障碍的治疗。
6. 精神活性物质所致精神障碍患者的护理。

【自学内容】

1. 酒精所致精神障碍的流行病学、病因与发病机制。
2. 使用精神活性物质的相关因素。
3. 镇静催眠药或抗焦虑药所致精神障碍的临床表现。
4. 中枢神经系统兴奋剂所致精神障碍的临床表现。
5. 氯胺酮、大麻、烟草所致精神障碍的临床表现。
6. 对相关案例进行分析，判断存在的症状、可能的医学诊断，并进行护理。
7. 同步练习。

【重点与难点】

1. 精神活性物质依赖与滥用的基本概念。
2. 急性酒精中毒的分型与临床表现。
3. 慢性酒中毒的分型与临床表现。
4. 酒精中毒性脑病的类型与临床表现。
5. 阿片类物质的作用、依赖症状和戒断症状。
6. 精神活性物质所致精神障碍的药物和心理行为治疗。
7. 阿片类及非酒精成瘾物质所致精神障碍的脱毒治疗、急性中毒的治疗、防复吸治疗、精神病性症状的治疗及心理行为治疗。
8. 精神活性物质所致精神障碍患者的护理。

【教学时数】

3 学时（讲 2 学时，习 1 学时）。

第八章　精神分裂症与护理

【学习目标】

1. 掌握　精神分裂症的概念;精神分裂症的护理评估和护理措施。

2. 熟悉　精神分裂症的临床表现及分型;精神分裂症的治疗与预后。

3. 了解　精神分裂症的流行病学;精神分裂症的病因及发病机制。

4. 运用　能运用所学知识正确判断精神分裂症的主要临床症状;能运用护理程序对精神分裂症患者进行相应的护理。

【讲授内容】

1. 精神分裂症的病因及发病机制。

2. 精神分裂症的概念与临床表现。

3. 精神分裂症的常见类型与特征。

4. 精神分裂症的治疗与预后。

5. 精神分裂症患者的护理评估、护理诊断、护理目标、护理措施和评价。

【自学内容】

1. 精神分裂症的流行病学。

2. 对相关案例进行分析,判断存在的症状、可能的医学诊断,并进行护理。

3. 同步练习。

【重点与难点】

1. 精神分裂症的概念。

2. 精神分裂症的临床特征。

3. 精神分裂症的护理。

【教学时数】

5 学时(讲 2 学时,习 1 学时,见习 2 学时)。

第九章　心境障碍与护理

【学习目标】

1. 掌握　心境障碍的概念;心境障碍患者的护理评估、护理措施。

2. 熟悉　心境障碍的临床分类;躁狂发作和抑郁发作的临床表现。

3. 了解　心境障碍的病因与发病机制;心境障碍的治疗与预后。

4. 运用　能运用所学知识判断心境障碍患者的临床症状;运用护理程序对心境障碍患者进行相应的护理。

【讲授内容】

1. 心境障碍的病因及发病机制。

2. 心境障碍的概念与临床表现。

3. 心境障碍的常见类型与特征。

4. 心境障碍的治疗与预后。

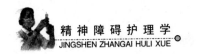

5. 心境障碍患者的护理评估、护理诊断、护理目标、护理措施和评价。

【自学内容】

1. 心境障碍的流行病学。

2. 对相关案例进行分析,判断症状、可能的医学诊断,并进行护理。

3. 同步练习

【重点与难点】

1. 抑郁发作和躁狂发作的临床特征。

2. 抑郁发作和躁狂发作的治疗与预后。

3. 抑郁发作和躁狂发作的患者的护理。

【教学时数】

5 学时(讲 2 学时,习 1 学时,见习 2 学时)。

第十章　应激相关障碍与护理

【学习目标】

1. 掌握　应激相关障碍的共同特点,常见应激相关障碍的临床特征。

2. 熟悉　应激相关障碍的治疗护理。

3. 了解　应激相关障碍的病因及发病机制。

4. 运用　能运用护理程序对应激相关障碍患者进行护理。

【讲授内容】

1. 应激相关障碍的概念。

2. 应激相关障碍的流行病学研究、病因。

3. 应激相关障碍的临床类型与主要表现。

4. 应激相关障碍的治疗与预后。

5. 应激相关障碍患者的护理评估、护理诊断、护理目标、护理措施与护理评价。

【自学内容】

1. 对相关案例进行分析,判断症状、可能的医学诊断,并进行护理。

2. 同步练习。

【重点与难点】

1. 应激相关障碍的概念。

2. 应激相关障碍的病因与发病机制。

3. 急性应激障碍的概念与临床特征。

4. 创伤后应激障碍的概念与临床特征。

5. 适应障碍的概念与临床特征。

6. 应激相关障碍的护理评估的内容及护理措施。

【教学时数】

2 学时(讲 2 学时)。

第十一章 神经症、癔症与护理

【学习目标】

1. 掌握 神经症患者的共同特征；常见神经症与癔症的临床表现、护理措施。
2. 熟悉 神经症和癔症的护理评估、护理诊断、护理目标与评价。
3. 了解 了解神经症的临床分型、治疗。
4. 运用 能运用所学知识和护理程序对神经症和癔症患者进行相应的护理。

【讲授内容】

1. 神经症的概念。
2. 恐惧症的病因、发病机制、临床表现、治疗与预后。
3. 焦虑症的病因、发病机制、临床表现、治疗与预后。
4. 强迫症的病因、发病机制、临床表现、治疗与预后。
5. 躯体形式障碍的病因、发病机制、临床表现、治疗与预后。
6. 神经衰弱的病因、发病机制、临床表现、治疗与预后。
7. 癔症的病因、发病机制、临床表现、治疗与预后。
8. 神经症与癔症患者的护理。

【自学内容】

1. 神经症的流行病学、病因和分类。
2. 压力源的评估及应对压力的方式的技巧。
3. 对相关案例进行分析，判断症状、可能的医学诊断，并进行护理。
4. 同步练习。

【重点与难点】

1. 神经症的概念和共同特征。
2. 恐惧症、焦虑症、强迫症的临床表现及异同点。
3. 躯体形式障碍、躯体化障碍、躯体形式自主神经功能紊乱、躯体形式疼痛障碍、疑病症的临床特点。
4. 神经衰弱、癔症的临床特点。
5. 神经症和癔症的护理。

【教学时数】

3 学时(讲 1 学时,习 1 学时,见习 1 学时)。

第十二章 心理生理障碍与护理

【学习目标】

1. 掌握 常见心理生理障碍的护理评估、护理措施。
2. 熟悉 常见心理生理障碍的临床表现。
3. 了解 心理生理障碍的病因。
4. 运用 能运用护理程序对心理生理障碍患者进行护理。

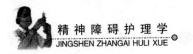

【讲授内容】

1. 心理生理障碍的概念。

2. 进食障碍的概念、类型与临床表现、治疗与预后。

3. 睡眠障碍的概念、类型与临床表现、治疗与预后。

4. 性功能障碍的概念、类型与临床表现、治疗与预后。

5. 心身疾病的概念、基本特征、分类、治疗。

6. 心理生理障碍的护理评估、护理诊断、护理目标、护理措施与护理评价。

【自学内容】

1. 进食障碍的病因和发病机制。

2. 睡眠障碍的病因和发病机制。

3. 性功能障碍的病因和发病机制。

4. 心身疾病的病因和发病机制。

5. 对相关案例进行分析,判断症状、可能的医学诊断,并进行护理。

6. 同步练习。

【重点与难点】

1. 心理生理障碍的概念。

2. 进食障碍的类型与临床特征。

3. 睡眠障碍的类型与临床特征。

4. 性功能障碍的类型与临床特征。

5. 心身疾病的概念、基本特征。

6. 心理生理障碍的护理。

【教学时数】

2 学时(讲 1 学时、习 1 学时)。

第十三章　儿童和青少年精神障碍与护理

【学习目标】

1. 掌握　精神发育迟滞、儿童孤独症、注意缺陷与多动障碍、儿童少年期情绪障碍的典型临床表现,护理措施。

2. 熟悉　儿童少年期常见精神障碍的种类与治疗原则。

3. 了解　精神发育迟滞、儿童孤独症、注意缺陷多动障碍、情绪障碍的病因。

4. 运用　能运用护理程序为儿童少年期精神障碍患者实施整体护理。

【讲授内容】

1. 儿童青少年精神障碍的流行病学、概念、观察中的注意事项。

2. 精神发育迟滞的定义、四个等级及临床表现。

3. 精神发育迟滞患者的护理。

4. 儿童孤独症主要表现、护理。

5. 注意缺陷多动障碍的特征与表现。

6. 注意缺陷多动障碍患儿的护理。

7. 品行障碍的临床表现与护理

8. 儿童少年期情绪障碍的临床表现与护理。

【自学内容】

1. 精神发育迟滞的流行病学、病因、治疗与预后。

2. 儿童孤独症的流行病学、病因、治疗与预后。

3. 注意缺陷多动障碍的流行病学、病因、治疗与预后。

4. 品行障碍的流行病学、病因、治疗与预后。

5. 儿童少年期情绪障碍的流行病学、病因、治疗与预后。

6. 对相关案例进行分析,判断症状、可能的医学诊断,并进行护理。

7. 同步练习。

【重点与难点】

1. 精神发育迟滞的四个等级及临床表现。

2. 儿童孤独症主要表现、护理。

3. 注意缺陷多动障碍的特征与表现。

4. 注意缺陷多动障碍患儿的护理。

5. 品行障碍的临床表现与护理。

6. 儿童少年期的情绪障碍的临床表现与护理。

【教学时数】

2 学时(讲 1 学时、习 1 学时)。

第十四章　精神障碍患者危急状态的防范与护理

【学习目标】

1. 掌握　精神障碍患者危急状态的护理措施。

2. 熟悉　精神障碍患者危急状态的表现形式护理评估。

3. 了解　精神障碍患者危急状态的护理诊断及护理目标。

4. 运用　能运用护理程序有效预防和处理精神障碍患者常见的危急事件。

【讲授内容】

1. 精神障碍患者危急状态的概念、常见的表现方式。

2. 暴力行为的概念、评估、防范与护理。

3. 自杀行为的概念、评估、防范与护理。

4. 出走行为的概念、评估、防范与护理。

5. 噎食的评估、防范与护理。

【自学内容】参考资料

1. 外伤的评估、防范与护理。

2. 火灾的评估、防范与护理。

3. 同步练习。

【重点与难点】

1. 暴力行为的危险因素、预见性评估、护理措施。

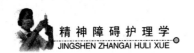
2. 自杀行为的危险因素、预见性评估。

3. 常见自杀的紧急救护。

4. 出走行为的危险因素、预见性评估、护理措施。

5. 噎食的危险因素、预见性评估、紧急救护。

6. 外伤的危险因素、预见性评估、紧急救护。

7. 火灾的危险因素、预见性评估、紧急救护。

【教学时数】

2.5 学时(讲授 2 学时、习 0.5 学时)。

第十五章 精神障碍的治疗与护理

【学习目标】

1. 掌握 精神药物治疗的不良反应表现和处理,MECT 的护理。

2. 熟悉 精神药物的种类、适应证及禁忌证,MECT 的适应证、禁忌证。

3. 了解 其他各种非药物治疗方法和护理。

4. 运用 能运用所学知识进行药物副作用的观察与处理,MECT 治疗前中后的护理。

【讲授内容】

1. 精神药物治疗的概述。

2. 抗精神病药物的作用、适应证、禁忌证、不良反应与处理。

3. 抗抑郁药物的作用、适应证、禁忌证、不良反应与处理。

4. 抗躁狂药物的作用、适应证、禁忌证、不良反应与处理。

5. 抗焦虑药物的作用、适应证、禁忌证、不良反应与处理。

6. 电抽搐治疗的作用、适应证、禁忌证、不良反应与处理。

7. 电抽搐治疗的术前、术中、术后护理。

【自学内容】

1. 胰岛素治疗的作用、适应证、禁忌证、不良反应与处理。

2. 脑波治疗的作用、适应证、禁忌证、操作与护理。

3. 跨颅磁刺激的作用、适应证、禁忌证、操作与护理。

4. 生物反馈治疗的作用、适应证、禁忌证、操作与护理。

5. 音乐治疗的作用、适应证、禁忌证、操作与护理。

6. 工娱治疗的作用、适应证、禁忌证、操作与护理。

7. 心理治疗的作用、适应证、禁忌证、操作与护理。

8. 中药治疗与护理。

【重点与难点】

1. 抗精神病药物的不良反应与处理。

2. 抗抑郁药物的不良反应与处理。

3. 抗躁狂药物的不良反应与处理。

4. 抗焦虑药物的不良反应与处理。

5. 电抽搐治疗的作用、适应证、禁忌证、不良反应与处理。

【教学时数】

3 学时(讲 2 学时,习 1 学时)。

第十六章　精神康复与护理

【学习目标】

1. 掌握　精神康复的概念。

2. 熟悉　精神障碍患者的康复训练措施。

3. 了解　技能训练程式的内容与步骤。

4. 运用　能运用技能训练程式对精神障碍患者开展自我管理训练。

【讲授内容】

无。

【自学内容】

1. 康复、精神康复的概念。

2. 精神康复的原则。

3. 精神康复的形式与内容。

4. 精神康复评估。

【重点与难点】

1. 精神康复的原则。

2. 精神康复训练与护理。

3.《药物自我处置技能训练程式》的技能领域与训练步骤。

4.《症状自我监控技能训练程式》的技能领域与训练步骤。

5.《回归社会技能训练程式》的技能领域与训练步骤。

6. 职业技能训练。

7. 常用的精神康复评定工具。

【教学时数】

1 学时(习 1 学时)。

第十七章　精神障碍患者的社区与家庭护理

【学习目标】

熟悉:精神障碍的三级预防内容,社区精神卫生工作中护士的角色。

了解:精神障碍社区康复的具体形式。

【讲授内容】

无。

【自学内容】

1. 我国精神障碍患者社区卫生服务现状。

2. 开展精神障碍患者社区卫生服务的意义。

3. 精神障碍患者社区卫生服务的组织管理网络。

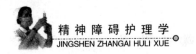

4. 社区精神卫生服务工作中护士的角色。

5. 社区精神卫生护理的工作程序。

6. 精神障碍患者的社区康复与护理。

7. 精神障碍患者家庭康复与护理。

【重点与难点】

1. 精神障碍患者社区卫生服务的意义。

2. 精神疾病的社区三级防治内容。

3. 精神障碍患者的社区康复的形式。

4. 精神障碍患者家庭康复护理评估、护理目标、护理措施、护理评价。

【教学时数】

1 学时(习 1 学时)。

第十八章　精神障碍患者安全目标与护理工作制度

【学习目标】

1. 熟悉：精神障碍患者安全目标与策略。

2. 了解：精神障碍专科护理工作制度。

【讲授内容】

无。

【自学内容】

1. 提高医务人员对患者身份识别的准确性。

2. 提高安全意识，减少患者坠床、跌倒事件的发生。

3. 及时识别患者的情绪，防范意外事件发生(暴力、自杀、出走、溺水等)。

4. 关注患者饮食，提高患者的饮食安全性，防范噎食、呛咳、吞食异物等意外事件。

5. 保障保护性约束和木僵患者的安全。

6. 防范和减少 ECT 并发症。

7. 保证用药准确性，防范和减少药物副反应。

8. 预防和减少突发事件，保障人身和环境安全。

9. 防范与减少院内感染的危险性(呼吸系统、消化系统、泌尿系统、皮肤病、传染病)。

10. 提高工作人员职业安全。

11. 分级护理制度。

12. 病区安全管理制度。

13. 重管室护理安全制度。

14. 病区巡视制度。

15. 三防患者护理管理制度。

16. 护送患者外出管理制度。

17. 精神科约束保护制度。

18. 患者物品保管制度。

19. 服药制度。

20．探视管理制度。

21．陪护管理制度。

22．患者开放制度。

23．老年痴呆患者外出活动安全管理制度。

24．心身科病房管理制度。

【重点与难点】

1．提高安全意识,减少患者坠床、跌倒事件的发生。

2．及时识别患者的情绪,防范意外事件发生(暴力、自杀、出走、溺水等)。

3．关注患者饮食,提高患者的饮食安全性,防范噎食、呛咳、吞食异物等意外事件。

4．保障保护性约束和木僵患者的安全。

5．防范和减少 ECT 并发症。

6．保证用药准确性,防范和减少药物副反应。

7．预防和减少突发事件,保障人身和环境安全。

8．分级护理制度。

【教学时数】

1.5 学时(习 1.5 学时)。

(冯怡)

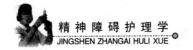
中英文索引

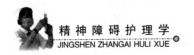

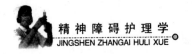

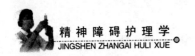

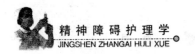